中医执业助理医师资格考试医学综合指导用书

（具有规定学历 师承或确有专长）

（下册）

国家中医药管理局中医师资格认证中心
中医类别医师资格考试专家委员会 编写

全国百佳图书出版单位

中国中医药出版社

·北 京·

图书在版编目（CIP）数据

中医执业助理医师资格考试医学综合指导用书：全二册/
国家中医药管理局中医师资格认证中心中医类别医师资格考试专家委员会编写 . —
北京：中国中医药出版社，2023.11（2023.11重印）

ISBN 978-7-5132-8469-1

Ⅰ.①中…　Ⅱ.①国…　Ⅲ.①中医师-资格考试-自学参考资料　Ⅳ.①R2

中国国家版本馆 CIP 数据核字（2023）第 190939 号

中国中医药出版社出版

北京经济技术开发区科创十三街 31 号院二区 8 号楼

邮政编码　100176

传真　010-64405721

三河市同力彩印有限公司印刷

各地新华书店经销

开本 889×1194　1/16　印张 64.5　字数 1638 千字

2023 年 11 月第 1 版　2023 年 11 月第 2 次印刷

书号　ISBN 978-7-5132-8469-1

定价　328.00 元（上、下册）

网址　www.cptcm.com

扫码添加客服微信
获取更多医考资讯

服 务 热 线　010-64405510

购 书 热 线　010-89535836

维 权 打 假　010-64405753

微信服务号　zgzyycbs

微商城网址　https://kdt.im/LIdUGr

官方微博　http://e.weibo.com/cptcm

天猫旗舰店网址　https://zgzyycbs.tmall.com

目　录

（下册）

针　灸　学

西医综合

诊断学基础

内 科 学

（师承或确有专长人员不测试）

传染病学

医学人文

医学伦理学

卫生法规

针 灸 学

第一单元 经络系统

细目一 经络系统的组成

经络是经脉和络脉的总称，是人体内运行气血的通道。经，有路径的含义，经脉贯通上下，沟通内外，是经络系统中的主干；络，有网络的含义，络脉是经脉别出的分支。

经络系统由经脉和络脉组成，其中经脉包括十二经脉、奇经八脉，以及附属于十二经脉的十二经别、十二经筋、十二皮部；络脉包括十五络脉和难以计数的浮络、孙络等。经络系统的组成见下表。

经络系统的组成表

```
                        ┌手太阴肺经
              ┌手三阴经─┤手厥阴心包经
              │         └手少阴心经
              │         ┌手阳明大肠经
              │ 手三阳经─┤手少阳三焦经
              │         └手太阳小肠经
       十二经脉┤         ┌足阳明胃经
              │ 足三阳经─┤足少阳胆经
              │         └足太阳膀胱经
              │         ┌足太阴脾经
              └足三阴经─┤足厥阴肝经
                        └足少阴肾经
经脉┤          ┌督脉
              │ 任脉
              │ 冲脉
              │ 带脉
       奇经八脉┤ 阴维脉
              │ 阳维脉
              │ 阴跷脉
              └阳跷脉
经络              十二经别┐
系统              十二经筋├十二经脉的附属部分
              十二皮部┘
              ┌十五络脉
络脉┤ 浮络
              └孙络
```

细目二 十二经脉

十二经脉是手三阴经（手太阴肺经、手厥阴心包经、手少阴心经）、手三阳经（手阳明大肠经、手少阳三焦经、手太阳小肠经）、足三阳经（足阳明胃经、足少阳胆经、足太阳膀胱经）、足三阴经（足太阴脾经、足厥阴肝经、足少阴肾经）的总称，是经络系统的主体，故又称之为"正经"。

◎ **要点一 十二经脉的名称**

十二经脉的名称是根据手足、阴阳、脏腑来命名的。循行分布在上肢的为手经，循行分布于下肢的为足经。阴阳的确定，一是根据中医理论，内属阴，外属阳，脏属阴，腑属阳。因此，隶属于五脏、分布于四肢内侧的经脉称为阴经；隶属于六腑、分布于四肢外侧的经脉称为阳经。二是根据古人对阴阳消长衍化的认识，阴阳气的多寡分为三阴（太阴、少阴、厥阴）、三阳（阳明、太阳、少阳）。经脉与脏腑有联属的关系，根据经脉联属的脏腑进一步命名，如隶属于肺脏的为肺经，隶属于大肠腑的为大肠经。

十二经脉的名称分别为手太阴肺经、手阳明大肠经、足阳明胃经、足太阴脾经、手少阴心经、手太阳小肠经、足太阳膀胱经、足少阴肾经、手厥阴心包经、手少阳三焦经、足少阳胆经和足厥阴肝经。

◎ 要点二　十二经脉的分布规律

十二经脉左右对称地分布于头面、躯干和四肢，纵贯全身。与六脏相配属的六条阴经（六阴经），分布于四肢内侧和胸腹，上肢内侧为手三阴经，下肢内侧为足三阴经；与六腑相配属的六条阳经（六阳经），分布于四肢外侧和头面、躯干，上肢外侧为手三阳经，下肢外侧为足三阳经。十二经脉在四肢的分布呈现一定规律，具体表述如下：

按正立姿势，两臂下垂拇指向前的体位，将上下肢的内外侧分别分成前、中、后三条区线。手足阳经为阳明在前、少阳在中、太阳在后；手足阴经为太阴在前、厥阴在中、少阴在后。其中足三阴经在足内踝上8寸以下为厥阴在前、太阴在中、少阴在后，至内踝上8寸以上，太阴交出于厥阴之前。

◎ 要点三　十二经脉的属络表里关系

十二经脉"内属于腑脏，外络于肢节"，在体内与脏腑有明确的属络关系。其中阴经属脏络腑主里，阳经属腑络脏主表。手太阴肺经属肺络大肠，手阳明大肠经属大肠络肺，足阳明胃经属胃络脾，足太阴脾经属脾络胃，手少阴心经属心络小肠，手太阳小肠经属小肠络心，足太阳膀胱经属膀胱络肾，足少阴肾经属肾络膀胱，手厥阴心包经属心包络三焦，手少阳三焦经属三焦络心包，足少阳胆经属胆络肝，足厥阴肝经属肝络胆。

十二经脉之间存在着表里配对关系。如《素问·血气形志》所载："足太阳与少阴为表里，少阳与厥阴为表里，阳明与太阴为表里，是为足

阴阳也。手太阳与少阴为表里，少阳与心主为表里，阳明与太阴为表里，是为手之阴阳也。"即手太阴肺经与手阳明大肠经相表里，足阳明胃经与足太阴脾经相表里，手少阴心经与手太阳小肠经相表里，足太阳膀胱经与足少阴肾经相表里，手厥阴心包经与手少阳三焦经相表里，足少阳胆经与足厥阴肝经相表里。互为表里的经脉在生理上有密切联系，病理上相互影响，治疗时可相互为用。

◎ 要点四　十二经脉的循行走向与交接规律

十二经脉的循行走向规律是：手三阴经从胸走手，手三阳经从手走头，足三阳经从头走足，足三阴经从足走腹胸。

十二经脉的循行交接规律是：①相表里的阴经与阳经在手足末端交接，如手太阴肺经在食指端与手阳明大肠经相交接；手少阴心经在小指端与手太阳小肠经相交接；手厥阴心包经在无名指端与手少阳三焦经相交接；足阳明胃经在大趾内端与足太阴脾经相交接；足太阳膀胱经在小趾端与足少阴肾经相交接；足少阳胆经在大趾外端与足厥阴肝经相交接。②同名的阳经与阳经在头面部交接，如手足阳明经交接于鼻旁，手足太阳经交接于目内眦，手足少阳经交接于目外眦。③相互衔接的阴经与阴经在胸中交接，如足太阴经与手少阴经交接于心中，足少阴经与手厥阴经交接于胸中，足厥阴经与手太阴经交接于肺中。十二经脉循环走向与交接规律见下图。

十二经脉循行走向与交接规律图

细目三　奇经八脉

◎ 要点一　奇经八脉的名称

奇经八脉指督脉、任脉、冲脉、带脉、阴维脉、阳维脉、阴跷脉、阳跷脉八条经脉，因与十二经脉不同而别道奇行，故称为奇经八脉。

"奇"有"异"的意思，即奇特、奇异。奇经八脉与十二正经不同，既不直属脏腑，也无表里配合关系，且"别道奇行"，故称"奇经"。

◎ 要点二　奇经八脉的作用

奇经八脉纵横交错地循行分布于十二经脉之间，主要作用体现在三方面：

1. **统率、主导作用**　奇经八脉将部位相近、功能相似的经脉联系起来，达到统率有关经脉气血，协调阴阳的作用。如：督脉督领诸阳经，统摄全身阳气和真元，为"阳脉之海"。任脉妊养诸阴经，总调全身阴气和精血，为"阴脉之海"。冲脉具有涵蓄十二经气血的作用，有"十二经脉之海"和"血海"之称。带脉横绕腰腹，约束了纵行躯干部的诸条经脉。阳维脉主一身之表，阴维脉主一身之里，阴阳维脉具有维系一身阴经和阳经的作用。阴阳跷脉主肢体两侧的阴阳，调节下肢运动与瘟寐。

2. **沟通、联络作用**　奇经八脉在循行分布过程中，与其他各经相互交会沟通，也加强了十二经之间的相互联系。手足三阳经共会督脉于大椎，关元、中极为任脉与足三阴经交会之处，冲脉加强了足阳明与足少阴经之间的联系，带脉联系着纵行于躯干的各条经脉等。

3. **蓄积、渗灌作用**　奇经八脉犹如湖泊水库，而十二经脉之气则犹如江河之水。当十二经脉和脏腑之气旺盛时，奇经储蓄气血；当十二经脉生理功能需要时，奇经又能渗灌和供应气血。

细目四　十五络脉

十二经脉和任、督二脉各自别出一络，加上脾之大络，总称十五络脉，或十五别络。十五络脉分别以其所别出处的腧穴命名。

◎ 要点　十五络脉的分布

十二经络脉在四肢肘膝关节以下本经的络穴分出后，均走向其相表里的经脉，阴经络脉走向阳经，阳经络脉走向阴经，阴阳经的络脉相互交通连接。任脉的别络，从胸骨剑突下鸠尾穴分出后，散布于腹部；督脉的别络，从尾骨下长强穴分出后，散布于头部，并走向背部两侧的足太阳经；脾的大络，出于腋下大包穴，散布于胸胁部。

细目五　十二经筋

十二经筋是十二经脉之气濡养筋肉骨节的体系，是附属于十二经脉的筋肉系统。

◎ 要点　十二经筋的分布

十二经筋均起于四肢末端，上行于头面胸腹部。行于体表，不入内脏。具有结、聚、散、络的特点。每遇骨节部位则结聚于此，遇胸腹壁或入胸腹腔则散布于该部而成片，但与脏腑无属络关系。

三阳经筋分布于项背和四肢外侧，三阴经筋分布于胸腹和四肢内侧。足厥阴肝经除结于阴器外，还能总络诸筋。

第二单元 经络学说的临床应用

◎ 要点一 诊断方面

经络具有反映病候的特点。其一，可以通过辨析患者的症状、体征以及相关部位发生的病理变化，以确定疾病所在的经脉。如头痛，可根据经脉在头部的循行分布规律进行鉴别，如前额痛与阳明经有关，侧头痛与少阳经有关，枕部痛与太阳经有关，颠顶痛与足厥阴经有关。其二，临床上常通过望诊、切诊以发现病理反应从而帮助诊断疾病。经络望诊主要观察全身经络腧穴的色泽、形态变化，如皮肤的皱缩、隆陷、松弛以及颜色的改变、光泽的明晦、色素的沉着和斑疹的有无等；经络切诊主要是在经络腧穴部位上运用按压、触摸等方法来寻找异常变化，如压痛、麻木、硬结、条索状物、肿胀、凹陷等。经络按诊的部位多为背俞穴，其次是胸腹部的募穴以及四肢的原穴、郄穴、合穴或阿是穴等。其三，还可以通过一些现代的检测方法，观察皮肤温度、皮肤电阻、红外热像等现象进行疾病诊断。

◎ 要点二 治疗方面

经络学说广泛应用于临床各科的治疗。主要表现在：

1. 指导针灸治疗 首先，指导针灸临床选穴。针灸临床通常根据经脉循行和主治特点进行循经取穴，如上病下取，下病上取，中病旁取，左右交叉取以及前后对取。又如胃痛近取中脘，循经远取足三里、梁丘，胁痛循经选取阳陵泉、太冲等。《四总穴歌》所载"肚腹三里留，腰背委中求，头项寻列缺，面口合谷收"就是循经取穴的具体体现。其次，指导刺灸方法的选用。如根据皮部与经络脏腑的密切联系，可用皮肤针、皮内针治疗脏腑经脉的病证；经络闭阻、气血瘀滞，可以刺其络脉出血进行治疗，如目赤肿痛刺太阳穴出血、软组织挫伤在其损伤局部刺络拔罐等。

2. 指导药物归经 中药治疗亦可通过经络使药达病所，从而发挥其治疗作用。如麻黄入肺、膀胱经，故能发汗、平喘和利尿。金元四大家中的张洁古还根据经络学说，创立了"引经报使药"理论，如治头痛，属太阳经的用羌活，属少阳经的用柴胡。

第三单元 腧穴的分类

腧穴可分为十四经穴、经外奇穴、阿是穴三类。

◎ 要点 十四经穴、经外奇穴、阿是穴

1. 十四经穴 是指分布在十二经脉和任督二脉上的腧穴，即归属于十四经的穴位，总称"十四经穴"，简称"经穴"。经穴具有固定的名称和位置，分布在十四经循行路线上，有明确的主治病证，是腧穴的主要组成部分。

关于经穴的数量，清代《针灸逢源》记载腧穴361个，2006年颁布的中华人民共和国国家标准《腧穴名称与穴位》（GB/T 12346-2006）督脉增加1穴印堂，经穴总数达362个。

2. 经外奇穴 是指未归属于十四经穴范围，但有固定名称和位置的经验效穴，统称"经外奇穴"，简称"奇穴"。奇穴是在"阿是穴"的基

础上发展起来的，这类腧穴的主治范围比较单一，多数对某些病证有特殊疗效，如百劳穴治瘰疬、四缝穴治小儿疳积等。

3. **阿是穴** 又称天应穴、不定穴等，是以压痛点或其他反应点作为刺灸的部位，既不是经穴，又不是奇穴，而是按压痛点取穴。这类穴既无具体名称，又无固定位置，多位于病变附近，也可在与病变距离较远处。阿是穴无一定数目。

第四单元　腧穴的主治特点和规律

细目一　主治特点

腧穴的主治特点主要表现在三个方面，即近治作用、远治作用和特殊作用。

◎ 要点一　近治作用

腧穴都能治疗其所在部位及邻近脏腑、组织、器官的病证，这是所有腧穴主治作用所具有的共同特点，即"腧穴所在，主治所在"。如眼区的睛明、承泣、四白、球后各穴，均能治眼病；耳区的听宫、听会、翳风、耳门诸穴，均能治疗耳病；胃部的中脘、建里、梁门等穴，均能治疗胃病。

◎ 要点二　远治作用

某些腧穴不仅能治局部病证，而且能治本经循行所到达的远隔部位的脏腑、组织、器官的病证。具有远治作用的腧穴，主要是十二经脉在四肢肘、膝关节以下的经穴，即"经脉所过，主治所及"。如合谷穴，不仅能治上肢病证，而且能治颈部和头面部病证等。

◎ 要点三　特殊作用

某些腧穴具有双向的良性调整作用和相对的特异性治疗作用。所谓双向的良性调整作用，指同一腧穴对机体不同的病理状态，可以起到两种相反而有效的治疗作用。如天枢可治泄泻，又可治便秘；内关在心动过速时可减慢心率，心动过缓时，又可提高心率。此外，腧穴的治疗作用还具有相对的特异性，某些腧穴可相对特异地治疗某些病证，如大椎退热、至阴矫正胎位等。

细目二　主治规律

腧穴的主治规律，可以归纳为分经主治规律和分部主治规律。

◎ 要点　分经主治规律

分经主治规律即某一经脉所属的经穴均可治疗该经循行部位及其相应脏腑的病证。同一经脉的不同经穴，可以治疗本经相同的病证，如手太阴经腧穴主治肺、喉病证，手阳明经腧穴主治头面病证等。根据腧穴的分经主治规律，后世医家在针灸治疗上有"宁失其穴，勿失其经"之说。

另外，手三阳、手三阴、足三阳、足三阴经穴、任脉和督脉穴既具有各自的分经主治规律，同时又在某些主治上有共同点。如任脉穴有回阳、固脱及强壮作用，督脉穴可治疗中风、昏迷、热病、头面病，而两脉腧穴均可治疗神志病、脏腑病、妇科病。总之，十四经腧穴的分经主治既各具特点，又具有某些共性。十四经腧穴分经主治规律如以下各表。

手三阴经腧穴主治规律表

经名	本经主治	二经相同主治	三经相同主治
手太阴经	肺、喉病		
手厥阴经	心、胃病	神志病	胸部病
手少阴经	心病		

手三阳经腧穴主治规律表

经名	本经主治	二经相同主治	三经相同主治
手阳明经	前头、鼻、口、齿病		
手少阳经	侧头、胁肋病	目病、耳病	目病、咽喉病、热病
手太阳经	后头、肩胛病、神志病		

足三阳经腧穴主治规律表

经名	本经主治	二经相同主治	三经相同主治
足阳明经	前头、口齿、咽喉病，胃肠病		
足少阳经	侧头、耳、项、胁肋病，胆病	眼病	神志病、热病
足太阳经	后头、项、背腰病，肛肠病		

足三阴经腧穴主治规律表

经名	本经主治	二经相同主治	三经相同主治
足太阴经	脾胃病		
足厥阴经	肝病	前阴病	腹部病、妇科病
足少阴经	肾病、肺病、咽喉病		

任脉、督脉腧穴主治规律表

经名	本经主治	二经相同主治
任脉	中风脱证、虚寒、下焦病	神志病、脏腑病、妇科病
督脉	中风、昏迷、热病、头面部病	

第五单元　特定穴

◎ 要点一　特定穴的分类及概念

特定穴是指十四经中具有特殊治疗作用，并有特定称号的腧穴。根据其不同的分布特点、含义和治疗作用，将特定穴分为五输穴、原穴、络穴、郄穴、下合穴、背俞穴、募穴、八会穴、八脉交会穴和交会穴等10类。特定穴主治规律强，应用范围广，有着极其重要的临床意义。

◎ 要点二　原穴、络穴、背俞穴、募穴、八脉交会穴、八会穴的内容及临床应用

（一）原穴、络穴

十二经脉在腕、踝关节附近各有一个腧穴，是脏腑原气经过和留止的部位，称为原穴，又名"十二原"。络穴是指络脉从本经别出的部位。"络"，是联络的意思。

1. 分布特点与组成　原穴分布在腕、踝关节附近的十二经上。阴经五脏之原穴，与五输穴中的输穴为同一穴，即阴经的输穴与原穴为同一穴；阳经则除输穴外，还另有一个原穴。

十二经的络穴都位于肘膝关节以下，任脉之络穴鸠尾位于上腹部，督脉之络穴长强位于尾骶部，脾之大络大包穴位于胸胁部，共十五穴，故称为"十五络穴"。

十二经脉原穴与络穴见下表。

十二经脉原穴与络穴表

经脉	原穴	络穴	经脉	原穴	络穴
手太阴肺经	太渊	列缺	手阳明大肠经	合谷	偏历
手厥阴心包经	大陵	内关	手少阳三焦经	阳池	外关
手少阴心经	神门	通里	手太阳小肠经	腕骨	支正
足太阴脾经	太白	公孙	足阳明胃经	冲阳	丰隆
足厥阴肝经	太冲	蠡沟	足少阳胆经	丘墟	光明
足少阴肾经	太溪	大钟	足太阳膀胱经	京骨	飞扬

2. 临床应用　原穴可用于诊断和治疗脏腑疾病。《灵枢·九针十二原》曰："五脏有疾也，应出十二原，而原各有所出，明知其原，睹其应，而知五脏之害矣。"原穴是脏腑原气所留止之处，因此脏腑发生病变时，就会反映到相应的原穴上。

《难经·六十六难》记载："三焦者，原气之别使也，主通行原气，历经于五脏六腑。五脏六腑之有病者，皆取其原也。"《灵枢·九针十二原》说："凡此十二原者，主治五脏六腑之有疾者也。"原穴有调治其脏腑经络虚实各证的功能，针刺原穴能使三焦原气通畅，从而发挥其维护正气、抗御病邪的作用。

十二络脉具有加强表里两经联系的作用，络穴能沟通表里二经，故有"一络通二经"之说，因此，十二经的络穴除可治疗本经脉的病证、本络脉的虚实病证外，还能治疗其相表里之经的病证。如手少阴心经别络的病候是实则胸中支满，虚则不能言语，皆可取其络穴通里来治疗。又如手太阴经的络穴列缺，能治肺经的咳嗽、喘息，也能治手阳明大肠经的齿痛、头项痛等疾患；肝经络穴蠡沟，既可治疗肝经病证，又可治疗胆经病证；同样胆经络穴光明，既可治疗胆经病证，又可治疗肝经病证。

在临床上，原穴和络穴可单独使用，也可相互配合使用。常把先病经脉的原穴和后病的相表里经脉的络穴相配合，称为"原络配穴法"或"主客原络配穴法"，是表里经配穴法的典型实例。如肺经先病，先取其原穴太渊，大肠后病，再取该经络穴偏历。反之，大肠先病，先取其原穴合谷，肺经后病，后取该经络穴列缺。

（二）背俞穴、募穴

背俞穴是脏腑之气输注于背腰部的腧穴。募穴是脏腑之气结聚于胸腹部的腧穴。

1. 分布特点和组成　背俞穴分布于背腰部的膀胱经第1侧线上，大体依脏腑所处位置的高低而上下排列，六脏（含心包）六腑各有一相应的背俞穴，共12个，依据脏腑的名称来命名。

募穴分布在胸腹部相关经脉上，又称为"腹募穴"。多位于相应脏腑附近的部位。六脏六腑各有一相应的募穴，共十二个。募穴分布有在本经者，有在他经者；有为双穴者，有为单穴者。分

布于肺经的有本脏募中府；分布于胆经的有本腑募日月、肾脏募京门；分布于肝经的有本脏募期门、脾脏募章门；分布于胃经的有大肠募天枢。其余募穴都分布于任脉，包括心包募膻中、心募

巨阙、胃募中脘、三焦募石门、小肠募关元、膀胱募中极。

背俞穴与募穴见下表。

背俞穴与募穴表

六脏	背俞穴	募穴	六腑	背俞穴	募穴
肺	肺俞	中府	大肠	大肠俞	天枢
心包	厥阴俞	膻中	三焦	三焦俞	石门
心	心俞	巨阙	小肠	小肠俞	关元
脾	脾俞	章门	胃	胃俞	中脘
肝	肝俞	期门	胆	胆俞	日月
肾	肾俞	京门	膀胱	膀胱俞	中极

2. 临床应用 由于背俞穴和募穴都是脏腑之气输注和汇聚的部位，在分布上大体与对应的脏腑所在部位的上下排列相接近，因此，主要用于治疗相关脏腑的病变，如：肺热咳嗽，可泻肺之背俞穴肺俞；寒邪犯胃出现的胃痛，可灸胃之募穴中脘。另外，背俞穴和募穴还可用于治疗与对应脏腑经络相联属的组织器官疾患，如：肝开窍于目，主筋，故目疾、筋病可选肝俞；肾开窍于耳，故耳疾可选肾俞。

脏病（阴病）多与背俞穴（阳部）相关，腑病（阳病）多与募穴（阴部）联系。所以临床上腑病多选其募穴治疗，脏病多选其背俞穴治疗。

《灵枢·卫气》云："气在胸者，止之膺与背俞。气在腹者，止之背俞……"，说明脏腑之气可通过气街与其俞、募穴相联系。由于俞、募穴密切联系脏腑之气，所以临床上常用俞募配穴法，即把病变脏腑的俞、募穴配合运用，发挥其协同作用，是前后配穴法典型的实例。

背俞穴和募穴也用于疾病的诊断，因为脏腑发生病变时，常在背俞穴、募穴上出现阳性反应，如压痛、敏感等。因此诊察按压背俞穴、募穴，可结合其他四诊资料诊断脏腑疾病。

（三）八脉交会穴

八脉交会穴是指与奇经八脉相通的十二经脉在四肢部的八个腧穴。

1. 分布特点和组成 八脉交会穴均分布于肘膝以下，包括公孙、内关、后溪、申脉、足临泣、外关、列缺、照海。

2. 临床应用 古人认为这八个腧穴分别与相应的奇经八脉经气相通。《医学入门·子午八法》说："周身三百六十穴，统于手足六十六穴，六十六穴又统于八穴。"这里的"八穴"就是指八脉交会穴。

临床应用中，八脉交会穴可以单独应用，治疗各自相通的奇经病证，如督脉病变出现的腰脊强痛，可选通督脉的后溪治疗，冲脉病变出现的胸腹气逆，可选通冲脉的公孙治疗。又常把公孙和内关、后溪和申脉、足临泣和外关、列缺和照海相配，治疗两条奇经相合部位的疾病，如公孙配内关治疗胃、心、胸部病证和疟疾，后溪配申脉治内眼角、耳、项、肩胛部位病及发热恶寒等表证，外关配足临泣治疗外眼角、耳、颊、颈、肩部病及寒热往来证，列缺配照海治咽喉、胸膈、肺病和阴虚内热等。

现将八脉交会穴配伍及主治病证列表如下：

八脉交会穴配伍及主治病证表

穴名	主治	相配合主治
公 孙	冲脉病证	心、胸、胃疾病
内 关	阴维脉病证	
后 溪	督脉疾病	目内眦、颈项、耳、肩部疾病
申 脉	阳跷脉病证	
足临泣	带脉病证	目锐眦、耳后、颊、颈、肩部疾病
外 关	阳维脉病证	
列 缺	任脉病证	肺系、咽喉、胸膈疾病
照 海	阴跷脉病证	

（四）八会穴

八会穴，是指脏、腑、气、血、筋、脉、骨、髓等精气所会聚的腧穴。"会"，是聚会的意思。

1. 分布特点和组成 八会穴分部在躯干部和四肢部，其中脏、腑、气、血、骨之会穴位于躯干部，筋、脉、髓之会穴位于四肢部。八会穴的组成是：脏会章门，腑会中脘，气会膻中，血会膈俞，筋会阳陵泉，脉会太渊，骨会大杼，髓会绝骨（见下表）。

八会穴表

八会	穴名	经属
脏会	章门	足厥阴肝经
腑会	中脘	任脉
气会	膻中	任脉
血会	膈俞	足太阳膀胱经
筋会	阳陵泉	足少阳胆经
脉会	太渊	手太阴肺经
骨会	大杼	足太阳膀胱经
髓会	绝骨	足少阳胆经

2. 临床应用 八会穴对于各自所会的脏、腑、气、血、筋、脉、骨、髓相关的病证有特殊的治疗作用，凡与此八者有关的病证均可选用相应的八会穴来治疗，如六腑之病可选腑之中脘、血证可选血会之膈俞等。

第六单元　腧穴的定位方法

◎ 要点一　骨度分寸定位法

骨度分寸定位法简称骨度法，是指以体表骨节为主要标志折量全身各部的长度和宽度，定出分寸，用于腧穴定位的方法，不论男女老幼、高矮胖瘦，一概以此标准折量作为量取腧穴的依据。折量分寸是以患者本人的身材为依据的。全身主要骨度折量寸见下表。

常用骨度折量寸表

部位	起止点	折量寸	度量法	说明
头面部	前发际正中至后发际正中	12	直寸	用于确定头部腧穴的纵向距离
	眉间（印堂）至前发际正中	3	直寸	用于确定前头部腧穴的纵向距离
	两额角发际（头维）之间	9	横寸	用于确定头前部腧穴的横向距离
	耳后两乳突（完骨）之间	9	横寸	用于确定头后部腧穴的横向距离
胸腹胁部	胸骨上窝（天突）至剑胸结合中点（歧骨）	9	直寸	用于确定胸部任脉穴的纵向距离
	剑胸结合中点（歧骨）至脐中	8	直寸	用于确定上腹部腧穴的纵向距离
	脐中至耻骨联合上缘（曲骨）	5	直寸	用于确定下腹部腧穴的纵向距离
	两肩胛骨喙突内侧缘之间	12	横寸	用于确定胸部腧穴的横向距离
	两乳头之间	8	横寸	用于确定胸腹部腧穴的横向距离
	腋窝顶点至第11肋游离端（章门）	12	直寸	用于确定胁肋部腧穴的纵向距离
背腰部	肩胛骨内侧缘至后正中线	3	横寸	用于确定背腰部腧穴的横向距离
上肢部	腋前、后纹头至肘横纹（平尺骨鹰嘴）	9	直寸	用于确定上臂部腧穴的纵向距离
	肘横纹（平尺骨鹰嘴）至腕掌（背）侧远端横纹	12	直寸	用于确定前臂部腧穴的纵向距离
下肢部	耻骨联合上缘至髌底	18	直寸	用于确定大腿内侧部腧穴的纵向距离
	髌底至髌尖	2	直寸	
	髌尖（膝中）至内踝尖	15	直寸	用于确定小腿内侧部腧穴的纵向距离
	胫骨内侧髁下方阴陵泉至内踝尖	13	直寸	用于确定小腿内侧部腧穴的纵向距离
	股骨大转子至腘横纹（平髌尖）	19	直寸	用于确定大腿前外侧部腧穴的纵向距离
	臀沟至腘横纹	14	直寸	用于确定大腿后部腧穴的纵向距离
	腘横纹（平髌尖）至外踝尖	16	直寸	用于确定小腿外侧部腧穴的纵向距离
	内踝尖至足底	3	直寸	用于确定足内侧部腧穴的纵向距离

◎ 要点二　体表解剖标志定位法

体表解剖标志定位法是以人体解剖学的各种体表标志为依据确定腧穴定位的方法。体表解剖标志可分为固定标志和活动标志两种。

1. 固定标志　指各部位由骨节、肌肉所形成的突起、凹陷及五官轮廓、发际、指（趾）甲、乳头、肚脐等，是在自然姿势下可见的标志，可以借助这些标志确定腧穴的位置。如：鼻尖取素髎；两眉中间取印堂；以眉头定攒竹；两乳中间取膻中；以脐为标志，脐中即为神阙，其旁开2寸定天枢；俯首显示最高的第7颈椎棘突下取大椎；腓骨小头前下方取阳陵泉。另外，背

腰部穴的主要取穴标志有肩胛冈平第3胸椎棘突，肩胛骨下角平第7胸椎棘突，髂嵴最高点平第4腰椎棘突等。

2. 活动标志　指各部的关节、肌肉、肌腱、皮肤随着活动而出现的空隙、凹陷、皱纹、尖端等，是在活动姿势下才会出现的标志，据此亦可确定腧穴的位置。例如：微张口，耳屏正中前缘凹陷中取听宫；闭口取下关；屈肘，于横纹头处取曲池；外展上臂时肩峰前下方的凹陷中取肩髃；拇指跷起，当拇长、短伸肌腱之间的凹陷中取阳溪。

◎ 要点三　手指同身寸定位法

手指同身寸定位法又称指量法、指寸定位法，是指依据患者本人手指所规定的分寸以量取腧穴的方法。在具体取穴时，医者应在骨度分寸定位法的基础上，参照被取穴者自身的手指进行比量，以确定腧穴的标准定位。

手指同身寸定位法分中指同身寸、拇指同身寸和横指同身寸（一夫法）三种。

1. **中指同身寸**　以患者的中指中节桡侧两端纹头（拇指、中指屈曲成环形）之间的距离作为 1 寸。

2. **拇指同身寸**　以患者拇指指间关节的宽度作为 1 寸。

3. **横指同身寸（一夫法）**　患者的食、中、无名、小指四指并拢，以中指中节横纹为准，其四指的宽度作为 3 寸。四指相并名曰"一夫"，用横指同身寸量取腧穴，又名"一夫法"。

第七单元　手太阴肺经、腧穴

◎ 要点一　经脉循行

手太阴肺经，起于中焦，向下联络大肠，再返回沿胃上口，穿过横膈，入属于肺。从肺系（肺与喉咙相联系的部位）向外横行至腋窝下，沿上臂内侧下行，循行于手少阴与手厥阴经之前，下至肘中，沿着前臂内侧桡骨尺侧缘下行，经寸口动脉搏动处，行至大鱼际，再沿大鱼际桡侧缘循行直达拇指末端。其支脉，从手腕后分出，沿着食指桡侧直达食指末端。

◎ 要点二　主治概要

1. **肺、胸、咽喉部等肺系相关病证**　咳嗽、气喘、咯血、咽喉肿痛、胸痛等。

2. **经脉循行部位的其他病证**　肩背痛、肘臂挛痛、手腕痛等。

◎ 要点三　常用腧穴的定位、主治要点和操作

1. **尺泽　Chǐzé（LU 5）　合穴**

【定位】在肘区，肘横纹上，肱二头肌腱桡侧缘凹陷中。

【主治】①咳嗽、气喘、咽喉肿痛、咯血等肺系病证；②肘臂挛痛；③小儿惊风、急性腹痛、吐泻等急症。

【操作】直刺 0.8~1.2 寸，或点刺出血。

2. **列缺　Lièquē（LU 7）　络穴；八脉交会穴，通任脉**

【定位】在前臂，腕掌侧远端横纹上 1.5 寸，拇短伸肌腱与拇长展肌腱之间，拇长展肌腱沟的凹陷中。简便取穴法：两手虎口自然平直交叉，一手食指按在另一手桡骨茎突上，指尖下凹陷中是穴。

【主治】①咳嗽、气喘、咽喉肿痛等肺系病证；②外感头痛、项强、齿痛、口㖞等头面五官疾患；③手腕痛。

【操作】向肘部斜刺 0.5~0.8 寸。

3. **太渊　Tàiyuān（LU 9）　输穴；原穴；八会穴之脉会**

【定位】在腕前区，桡骨茎突与手舟状骨之间，拇长展肌腱尺侧凹陷中。

【主治】①咳嗽、气喘、咳血、喉痹等肺系病证；②无脉症；③胸痛，缺盆中痛，腕臂痛。

【操作】避开桡动脉，直刺 0.3~0.5 寸。

4. **鱼际　Yújì（LU 10）　荥穴**

【定位】在手外侧，第 1 掌骨桡侧中点赤白肉际处。

【主治】①咳嗽、气喘、咳血、失音、喉痹、咽干等肺系病证；②外感发热，掌中热；③小儿疳积。

【操作】直刺 0.5~0.8 寸。

5. 少商 Shàoshāng（LU 11）　井穴

【定位】在手指，拇指末节桡侧，指甲根角侧上方 0.1 寸。

【主治】①咳嗽、气喘、咽喉肿痛、鼻衄等肺系实热病证；②中暑，发热；③昏迷，癫狂；④指肿、麻木。

【操作】浅刺 0.1 寸，或点刺出血。

第八单元　手阳明大肠经、腧穴

◎ 要点一　经脉循行

手阳明大肠经，起于食指之尖端（桡侧），沿食指桡侧，经过第 1、2 掌骨之间，上行至腕后两筋之间，沿前臂外侧前缘，至肘部外侧，再沿上臂外侧前缘上行到肩部，经肩峰前，向上循行至背部，与诸阳经交会于大椎穴，再向前行进入缺盆，络于肺，下行穿过横膈，属于大肠。其支脉，从缺盆部上行至颈部，经面颊进入下齿之中，又返回经口角到上口唇，交会于人中（水沟穴），左脉右行，右脉左行，止于对侧鼻孔旁。

◎ 要点二　主治概要

1. **头面五官病证**　头痛、鼻衄、齿痛、咽喉肿痛、口眼㖞斜、耳聋等。

2. **肠腑病证**　腹胀、腹痛、肠鸣、泄泻等。

3. **皮肤病证**　风疹、湿疹、瘾疹、荨麻疹、痤疮等。

4. **神志病证**　昏迷、癫狂等。

5. **热病**　发热、热病汗出等。

6. **经脉循行部位的其他病证**　手臂、肩部酸痛麻木、上肢不遂等。

◎ 要点三　常用腧穴的定位、主治要点和操作

1. **商阳 Shāngyáng（LI 1）　井穴**

【定位】在手指，食指末节桡侧，指甲根角侧上方 0.1 寸。

【主治】①热病，昏迷；②耳聋、青盲、咽喉肿痛、颐颔肿、齿痛等五官病证；③手指麻木。

【操作】浅刺 0.1 寸，或点刺出血。

2. **合谷 Hégǔ（LI 4）　原穴**

【定位】在手背，第 2 掌骨桡侧的中点处。

【主治】①头痛、齿痛、目赤肿痛、咽喉肿痛、牙关紧闭、口㖞、鼻衄、耳聋、痄腮等头面五官病证；②发热恶寒等外感病；③热病；④无汗或多汗；⑤经闭、滞产、月经不调、痛经、胎衣不下、恶露不止、乳少等妇科病证；⑥上肢疼痛、不遂；⑦皮肤瘙痒、荨麻疹等皮肤科病证；⑧小儿惊风，痉证；⑨腹痛、痢疾、便秘等肠腑病证；⑩牙拔出术、甲状腺手术等面口五官及颈部手术针麻的常用穴。

【操作】直刺 0.5~1.0 寸。孕妇不宜针。

3. **手三里 Shǒusānlǐ（LI 10）**

【定位】在前臂，肘横纹下 2 寸，阳溪与曲池连线上。

【主治】①手臂麻痛、肘挛不伸、上肢不遂等上肢病证；②腹胀、泄泻等肠腑病证；③齿痛颊肿。

【操作】直刺 0.8~1.2 寸。

4. **曲池 Qūchí（LI 11）　合穴**

【定位】在肘区，尺泽与肱骨外上髁连线的中点处。

【主治】①目赤肿痛、齿痛、咽喉肿痛等五官热性病证；②热病；③手臂肿痛、上肢不遂等上肢病证；④风疹、瘾疹、湿疹、丹毒、瘰疬等皮肤科病证；⑤腹痛、吐泻、痢疾等肠腑病证；⑥头痛，眩晕；⑦癫狂等神志病证。

【操作】直刺 1.0~1.5 寸。

5. 肩髃 Jiānyú（LI 15） **手阳明经与阳跷脉的交会穴**

【定位】在三角肌区，肩峰外侧缘前端与肱骨大结节两骨间凹陷中。

【主治】①肩痛不举，上肢不遂；②瘰疬；③瘾疹。

【操作】直刺或向下斜刺 0.8~1.5 寸。

6. 迎香 Yíngxiāng（LI 20）

【定位】在面部，鼻翼外缘中点旁，鼻唇沟中。

【主治】①鼻塞、鼻衄、鼻渊等鼻病；②口喎、面痒、面肿等口面部病证；③胆道蛔虫病。

【操作】略向内上方斜刺或平刺 0.3~0.5 寸。

第九单元　足阳明胃经、腧穴

◎ **要点一　经脉循行**

足阳明胃经，起于鼻旁，上行鼻根，与足太阳经脉相汇合，再沿鼻的外侧下行，入上齿龈中，返回环绕口唇，入下唇交会于承浆穴；再向后沿下颌下缘，至大迎穴处，再沿下颌角至颊车穴，上行到耳前，过足少阳经的上关穴处，沿发际至额颅部。其支脉，从大迎前下走人迎穴，沿喉咙入缺盆，下横膈，入属于胃，联络于脾。其直行的经脉，从缺盆沿乳房内侧下行，经脐旁到下腹部的气冲部；一支脉从胃口分出，沿腹内下行，至气冲部与直行经脉相汇合。由此经髀关、伏兔穴下行，至膝关节中。再沿胫骨外侧前缘下行，经足背到第 2 足趾外侧端（厉兑穴）；一支脉从膝下 3 寸处分出，下行到中趾外侧端；一支脉从足背分出，沿足大趾内侧直行到末端。

◎ **要点二　主治概要**

1. **脾胃肠病证**　胃痛、呕吐、腹痛、腹胀、肠鸣、泄泻、便秘等。

2. **头面五官病证**　头痛、眩晕、面痛、口喎、眼睑瞤动、齿痛、目赤肿痛、近视等。

3. **神志病证**　癫狂、谵语、吐舌等。

4. **热病**。

5. **经脉循行部位的其他病证**　下肢痿痹、中风瘫痪、足背肿痛、乳痈等。

◎ **要点三　常用腧穴的定位、主治要点和操作**

1. **地仓 Dìcāng（ST 4）　手、足阳明经与任脉的交会穴**

【定位】在面部，口角旁开 0.4 寸（指寸）。

【主治】口喎、眼睑瞤动、流涎、齿痛、颊肿等头面五官病证。

【操作】斜刺或平刺 0.3~0.8 寸，可向颊车穴透刺。

2. **颊车 Jiáchē（ST 6）**

【定位】在面部，下颌角前上方一横指（中指）。

【主治】口喎、口噤、齿痛、面痛等面口病证。

【操作】直刺 0.3~0.5 寸，或向地仓穴透刺 1.5~2 寸。

3. **下关 Xiàguān（ST 7）**

【定位】在面部，颧弓下缘中央与下颌切迹之间凹陷中。

【主治】①牙关不利、面痛、齿痛、口喎等面口病证；②耳鸣、耳聋、聤耳等耳疾。

【操作】直刺 0.5~1 寸。

4. **天枢 Tiānshū（ST 25）　大肠募穴**

【定位】在腹部，横平脐中，前正中线旁开 2 寸。

【主治】①绕脐腹痛、腹胀、便秘、泄泻、

痢疾等脾胃肠病证；②癥瘕、月经不调、痛经等妇科病证。

【操作】直刺1~1.5寸。

5. 归来 Guīlái（ST 29）

【定位】在下腹部，脐中下4寸，前正中线旁开2寸。

【主治】①小腹胀痛，疝气；②月经不调、经闭、痛经、带下、阴挺等妇科病证。

【操作】直刺1~1.5寸。

6. 足三里 Zúsānlǐ（ST 36）　合穴；胃下合穴

【定位】在小腿外侧，犊鼻下3寸，犊鼻与解溪连线上。

【主治】①胃痛、呕吐、腹胀、泄泻、痢疾、便秘、肠痈等脾胃肠病证；②膝痛、下肢痿痹、中风瘫痪等下肢病证；③癫狂、不寐等神志病证；④气喘，痰多；⑤乳痈；⑥虚劳诸证，为强壮保健要穴。

【操作】直刺1~2寸。

7. 上巨虚 Shàngjùxū（ST 37）　大肠下合穴

【定位】在小腿外侧，犊鼻下6寸，犊鼻与解溪连线上。

【主治】①肠鸣、腹中切痛、泄泻、便秘、

肠痈等肠腑病证；②下肢痿痹、中风瘫痪等下肢病证。

【操作】直刺1~2寸。

8. 条口 Tiáokǒu（ST 38）

【定位】在小腿外侧，犊鼻下8寸，犊鼻与解溪连线上。

【主治】①下肢痿痹、跗肿、转筋等下肢病证；②肩臂痛；③脘腹疼痛。

【操作】直刺1~1.5寸。

9. 丰隆 Fēnglóng（ST 40）　络穴

【定位】在小腿外侧，外踝尖上8寸，胫骨前肌的外缘。

【主治】①头痛、眩晕等头部病证；②癫狂；③咳嗽、哮喘、痰多等肺系病证；④下肢痿痹。

【操作】直刺1~1.5寸。

10. 内庭 Nèitíng（ST 44）　荥穴

【定位】在足背，第2、3趾间，趾蹼缘后方赤白肉际处。

【主治】①胃痛、吐酸、泄泻、痢疾、便秘等胃肠病证；②足背肿痛；③齿痛、咽喉肿痛、鼻衄等五官病证；④热病。

【操作】直刺或斜刺0.5~0.8寸，可灸。

第十单元　足太阴脾经、腧穴

◎ **要点一　经脉循行**

足太阴脾经，起于足大趾末端，沿着大趾内侧赤白肉际，经过大趾本节后的第1跖趾关节后面，上行至内踝前面，再沿小腿内侧胫骨后缘上行，至内踝上8寸处交于足厥阴经之前，再沿膝股部内侧前缘上行，进入腹部，属脾，联络胃；再经过横膈上行，夹咽部两旁，系舌根，分散于舌下。其支脉，从胃上膈，注心中。

◎ **要点二　主治概要**

1. 脾胃病证　腹满、腹胀、食不化、胃痛、呕吐、腹痛、泄泻、痢疾等。

2. 妇科病证　月经不调、痛经、经闭、崩漏等。

3. 前阴病证　阴挺、遗尿、癃闭、阳痿、疝气等。

4. 经脉循行部位的其他病证　胸胁胀痛、下肢痿痹、足踝肿痛等。

◎ **要点三　常用腧穴的定位、主治要点和操作**

1. 隐白 Yǐnbái（SP 1）　井穴

【定位】在足趾，大趾末节内侧，趾甲根角侧后方0.1寸（指寸）。

【主治】①月经过多、崩漏等妇科病证；②鼻衄、便血、尿血等出血证；③腹满、呕吐、泄泻等脾胃病证；④癫狂、多梦等神志病证；⑤惊风。

【操作】浅刺0.1寸。

2. 公孙 Gōngsūn（SP 4）　络穴；八脉交会穴，通冲脉

【定位】在跖区，第1跖骨底的前下缘赤白肉际处。

【主治】①胃痛、呕吐、肠鸣腹胀、腹痛、痢疾等脾胃病证；②心烦不寐、狂证等神志病证；③逆气里急，气上冲心（奔豚气）等冲脉病证。

【操作】直刺0.6~1.2寸。

3. 三阴交 Sānyīnjiāo（SP 6）　足三阴经的交会穴

【定位】在小腿内侧，内踝尖上3寸，胫骨内侧缘后际。

【主治】①肠鸣腹胀、泄泻、便秘等脾胃肠病证；②月经不调、经闭、痛经、带下、阴挺、不孕、滞产等妇产科病证；③心悸、不寐、癫狂等神志病证；④小便不利、遗尿、遗精、阳痿等生殖、泌尿系统病证；⑤下肢痿痹；⑥湿疹、荨麻疹等皮肤病证；⑦阴虚诸证。

【操作】直刺1~1.5寸；孕妇禁针。

4. 阴陵泉 Yīnlíngquán（SP 9）　合穴

【定位】在小腿内侧，胫骨内侧髁下缘与胫骨内侧缘之间的凹陷中。

【主治】①腹痛、泄泻、水肿、黄疸等脾湿证；②小便不利、遗尿、癃闭等泌尿系统病证；③遗精、阴茎痛等男科病证；④带下、妇人阴痛等妇科病证；⑤膝痛、下肢痿痹。

【操作】直刺1~2寸。

5. 血海 Xuèhǎi（SP 10）

【定位】在股前区，髌底内侧端上2寸，股内侧肌隆起处。

【主治】①月经不调、痛经、经闭、崩漏等妇科病证；②湿疹、瘾疹、丹毒、皮肤瘙痒等皮外科病证；③膝股内侧痛。

【操作】直刺1~1.5寸。

第十一单元　手少阴心经、腧穴

◎ 要点一　经脉循行

手少阴心经，起于心中，出属心系（心与其他脏器相连的组织）；下行经过横膈，联络小肠。其支脉，从心系向上，夹着食道上行，连于目系（眼球连接于脑的组织）。其直行经脉，从心系上行到肺部，再向外下到达腋窝部，沿着上臂内侧后缘，行于手太阴经和手厥阴经的后面，到达肘窝；再沿前臂内侧后缘，至掌后豌豆骨部，进入掌内，止于小指桡侧末端。

◎ 要点二　主治概要

1. **心系病证**　心痛、心悸、怔忡等。

2. **神志病证**　癫狂痫、瘾症、不寐等。

3. **经脉循行部位的其他病证**　肩臂疼痛、胸胁痛、肘臂挛痛、小指疼痛等。

◎ 要点三　常用腧穴的定位、主治要点和操作

1. 少海 Shàohǎi（HT 3）　合穴

【定位】在肘前区，横平肘横纹，肱骨内上髁前缘。

【主治】①心痛、瘾症、癫狂、痫证等心疾、神志病证；②肘臂挛痛、麻木，手颤；③腋胁痛，头项痛；④瘰疬。

【操作】直刺0.5~1寸。

2. 通里 Tōnglǐ（HT 5）　络穴

【定位】在前臂前区，腕掌侧远端横纹上1寸，尺侧腕屈肌腱的桡侧缘。

【主治】①心悸、怔忡等心疾；②暴暗、舌强不语等舌窍病证；③肘臂挛痛、麻木，手颤等

上肢病证。

【操作】直刺 0.5~1 寸。

3. 阴郄 Yīnxì（HT 6）　郄穴

【定位】在前臂前区，腕掌侧远端横纹上 0.5 寸，尺侧腕屈肌腱的桡侧缘。

【主治】①心痛、心悸、惊恐等心疾；②吐血、衄血等血证；③骨蒸盗汗。

【操作】直刺 0.3~0.5 寸。

4. 神门 Shénmén（HT 7）　输穴；原穴

【定位】在腕前区，腕掌侧远端横纹尺侧端，尺侧腕屈肌腱的桡侧缘。

【主治】①心痛、心烦、惊悸、怔忡等心疾；②不寐、健忘、痴呆、癫狂痫等神志病证；③胸胁痛。

【操作】直刺 0.3~0.5 寸。

5. 少冲 Shàochōng（HT 9）　井穴

【定位】在手指，小指末节桡侧，指甲根角侧上方 0.1 寸（指寸）。

【主治】①心悸、心痛等心疾；②癫狂、昏迷等神志病证；③目赤；④热病；⑤胸胁痛。

【操作】浅刺 0.1 寸，或点刺出血。

第十二单元　手太阳小肠经、腧穴

◎ 要点一　经脉循行

手太阳小肠经，起于手小指尺侧端，沿着手背外侧至腕部，出于尺骨茎突，直上沿着前臂外侧后缘，经尺骨鹰嘴与肱骨内上髁之间，沿上臂外侧后缘，到达肩关节，绕行肩胛部，交会于大椎，向下进入缺盆部，联络心，沿着食管，经过横膈，到达胃部，属于小肠。其支脉，从缺盆分出，沿着颈部，上达面颊，到目外眦，向后进入耳中。另一支脉，从颊部分出，上行目眶下，抵于鼻旁，至目内眦，斜行络于颧骨部。

◎ 要点二　主治概要

1. 头面五官病证　头痛、眩晕、目翳、耳鸣、耳聋、咽喉肿痛等。

2. 热病。

3. 神志病　癫、狂、痫等。

4. 经脉循行部位的其他病证　肩臂酸痛、肘臂疼痛、颈项强痛、小指麻木疼痛等。

◎ 要点三　常用腧穴的定位、主治要点和操作

1. 少泽 Shàozé（SI 1）　井穴

【定位】在手指，小指末节尺侧，指甲根角侧上方 0.1 寸（指寸）。

【主治】①肩臂后侧痛、小指麻木疼痛等上肢病证；②乳痈、乳少、产后缺乳等乳房病证；③昏迷、癫狂等神志病证；④头痛、咽喉肿痛、目翳、胬肉攀睛、耳聋、耳鸣等头面五官病证。

【操作】斜刺 0.1 寸或点刺出血。孕妇慎用。

2. 后溪 Hòuxī（SI 3）　输穴；八脉交会穴，通督脉

【定位】在手内侧，第 5 掌指关节尺侧近端赤白肉际凹陷中。

【主治】①头项强痛、腰背痛、手指及肘臂挛痛等痛证；②耳聋、目赤、咽喉肿痛等五官病证；③癫、狂、痫等神志病证；④疟疾。

【操作】直刺 0.5~1 寸。治手指挛痛可透刺合谷穴。

3. 养老 Yǎnglǎo（SI 6）　郄穴

【定位】在前臂后区，腕背横纹上 1 寸，尺骨头桡侧凹陷中。

【主治】①肩、背、肘、臂酸痛，项强等经脉循行所过部位病证；②急性腰痛；③目视不明。

【操作】直刺或斜刺 0.5~0.8 寸。

4. 天宗 Tiānzōng（SI 11）

【定位】在肩胛区，肩胛冈中点与肩胛骨下角连线的上 1/3 与下 2/3 交点凹陷中。

【主治】①肩胛疼痛；②气喘；③乳痈、乳癖等乳房病证。

【操作】直刺或斜刺 0.5~1 寸。遇到阻力不可强行进针。

5. 听宫 Tīnggōng（SI 19）

【定位】在面部，耳屏正中与下颌骨髁状突之间的凹陷中。

【主治】①耳鸣、耳聋、聤耳等耳部病证；②面痛、齿痛等口面病证；③癫、狂、痫等神志病证。

【操作】微张口，直刺 0.5~1.0 寸。

第十三单元　足太阳膀胱经、腧穴

◎ 要点一　经脉循行

足太阳膀胱经，起始于内眼角，向上过额部，与督脉交会于头顶。其支脉，从头顶分出到耳上角。其直行经脉，从头顶入颅内络脑，再浅出沿枕项部下行，从肩胛内侧脊柱两旁下行到达腰部，进入脊旁肌肉，入内络于肾，属于膀胱。一支脉从腰中分出，向下夹脊旁，通过臀部，进入腘窝中；一支脉从左右肩胛内侧分别下行，穿过脊旁肌肉，经过髋关节部，沿大腿外侧后缘下行，会合于腘窝内，向下通过腓肠肌，出外踝的后方，沿第 5 跖骨粗隆，至小趾的外侧末端。

◎ 要点二　主治概要

1. 脏腑病证　背部第一侧线的背俞穴及第二侧线的腧穴，主治与其相关的脏腑病证和有关的组织器官病证。

2. 神志病证　癫、狂、痫等。

3. 头面五官病证　头痛、鼻塞、鼻衄、目视不明等。

4. 经脉循行部位的其他病证　项、背、腰、下肢痹痛等。

◎ 要点三　常用腧穴的定位、主治要点和操作

1. 睛明 Jīngmíng（BL 1）

【定位】在面部，目内眦内上方眶内侧壁凹陷中。

【主治】①目赤肿痛、流泪、视物不明、目眩、近视、夜盲、色盲、目翳等眼病；②急性腰痛、坐骨神经痛；③心悸、怔忡等心疾。

【操作】嘱患者闭目，医者左手轻推眼球向外侧固定，右手缓慢进针，紧靠眶缘直刺 0.5~1 寸。遇到阻力时，不宜强行进针，应改变进针方向或退针。不捻转，不提插（或只轻微地捻转和提插）。出针后按压针孔片刻，以防出血。针具宜细，消毒宜严。禁灸。

2. 攒竹 Cuánzhú（BL 2）

【定位】在面部，眉头凹陷中，额切迹处。

【主治】①头痛、面痛、眉棱骨痛、面瘫等头面病证；②眼睑瞤动、眼睑下垂、目视不明、流泪、目赤肿痛等眼疾；③呃逆；④急性腰扭伤。

【操作】可向眉中或向眼眶内缘平刺或斜刺 0.5~0.8 寸，或直刺 0.2~0.3 寸。禁灸。

3. 肺俞 Fèishū（BL 13）　肺之背俞穴

【定位】在脊柱区，第 3 胸椎棘突下，后正中线旁开 1.5 寸。

【主治】①鼻塞、咳嗽、气喘、咯血等肺系病证；②骨蒸潮热、盗汗等阴虚病证；③背痛；④皮肤瘙痒，瘾疹。

【操作】斜刺 0.5~0.8 寸。热证宜点刺放血。

4. 心俞 Xīnshū（BL 15）　心之背俞穴

【定位】在脊柱区，第 5 胸椎棘突下，后正中线旁开 1.5 寸。

【主治】①心痛、惊悸、不寐、健忘、癫痫等心神病证；②胸闷、胸痛、咳嗽、吐血等胸肺病证；③遗精、白浊等男科病证；④盗汗。

【操作】斜刺0.5~0.8寸。

5. 膈俞 Géshū（BL 17）　八会穴之血会

【定位】在脊柱区，第7胸椎棘突下，后正中线旁开1.5寸。

【主治】①胃痛；②呕吐、呃逆、咳嗽、气喘等气逆之证；③贫血、吐血、便血等血证；④瘾疹、皮肤瘙痒等皮肤病证；⑤潮热、盗汗等阴虚证。

【操作】斜刺0.5~0.8寸。

6. 肝俞 Gānshū（BL 18）　肝之背俞穴

【定位】在脊柱区，第9胸椎棘突下，后正中线旁开1.5寸。

【主治】①胁痛、黄疸等肝胆病证；②目赤、目视不明、夜盲、迎风流泪等目疾；③眩晕，癫狂痫；④脊背痛，角弓反张，转筋。

【操作】斜刺0.5~0.8寸。

7. 脾俞 Píshū（BL 20）　脾之背俞穴

【定位】在脊柱区，第11胸椎棘突下，后正中线旁开1.5寸。

【主治】①腹胀、纳呆、呕吐、泄泻、痢疾、便血、多食善饥、身体消瘦等脾胃病证；②黄疸，水肿；③背痛。

【操作】斜刺0.5~0.8寸。

8. 肾俞 Shènshū（BL 23）　肾之背俞穴

【定位】在脊柱区，第2腰椎棘突下，后正中线旁开1.5寸。

【主治】①头晕、耳鸣、耳聋、慢性腹泻、气喘、腰酸痛、遗精、阳痿、不育等肾虚病证；②遗尿、癃闭等前阴病证；③月经不调、带下、不孕等妇科病证；④消渴。

【操作】直刺0.5~1寸。

9. 大肠俞 Dàchángshū（BL 25）　大肠之背俞穴

【定位】在脊柱区，第4腰椎棘突下，后正中线旁开1.5寸。

【主治】①腰痛；②腹胀、泄泻、便秘等肠腑病证。

【操作】直刺0.8~1.2寸。

10. 次髎 Cìliáo（BL 32）

【定位】在骶区，正对第2骶后孔中。

【主治】①月经不调、痛经、阴挺、带下等妇科病证；②遗精、阳痿等男科病证；③小便不利、癃闭、遗尿、疝气等前阴病证；④腰骶痛，下肢痿痹。

【操作】直刺1~1.5寸。

11. 委中 Wěizhōng（BL 40）　合穴；膀胱下合穴

【定位】在膝后区，腘横纹中点。

【主治】①腰背痛、下肢痿痹等；②急性腹痛、急性吐泻等急症；③癃闭、遗尿等泌尿系病证；④丹毒、瘾疹、皮肤瘙痒、疔疮等血热病证。

【操作】直刺1~1.5寸，或用三棱针点刺腘静脉出血。针刺不宜过快，过强、过深，以免损伤血管和神经。

12. 承山 Chéngshān（BL 57）

【定位】在小腿后区，腓肠肌两肌腹与肌腱交角处。

【主治】①腰腿拘急、疼痛；②痔疾，便秘；③腹痛，疝气。

【操作】直刺1~2寸。不宜过强地刺激，以免引起腓肠肌痉挛。

13. 昆仑 Kūnlún（BL 60）　经穴

【定位】在踝区，外踝尖与跟腱之间的凹陷中。

【主治】①后头痛、目眩、项强等头项病证；②腰骶疼痛，足踝肿痛；③癫痫；④滞产。

【操作】直刺0.5~0.8寸。孕妇禁用，经期慎用。

14. 申脉 Shēnmài（BL 62）　八脉交会穴，通阳跷脉；足太阳经与阳跷脉的交会穴

【定位】在踝区，外踝尖直下，外踝下缘与跟骨之间凹陷中。

【主治】①头痛、眩晕等头部疾病；②癫、狂、痫等神志病证；③嗜睡、不寐等眼睛开合不利病证；④腰腿酸痛，下肢运动不利。

【操作】直刺0.3~0.5寸。

15. 至阴 Zhìyīn（BL 67）　井穴

【定位】在足趾，小趾末节外侧，趾甲根角

侧后方0.1寸（指寸）。

【主治】①胎位不正、滞产、胞衣不下等胎产病证；②头痛、目痛、鼻塞、鼻衄等头面五官病证。

【操作】浅刺0.1寸。胎位不正用灸法。

第十四单元　足少阴肾经、腧穴

◎ 要点一　经脉循行

足少阴肾经，起于足小趾下，斜走足心，行舟骨粗隆下，经内踝的后方，向下进入足跟中，沿小腿内侧上行，经腘窝内侧，沿大腿内侧后缘上行，贯脊柱，属于肾，络于膀胱（有穴通路还出于前，从横骨穴处上行于腹部前正中线旁0.5寸，胸部前正中线旁2寸，止于锁骨下缘俞府穴处）。其直行支脉，从肾脏向上经过肝、膈，进入肺脏，沿着喉咙，夹舌根旁；另一支脉，从肺分出，联络心，流注于胸中。

◎ 要点二　主治概要

1. 头及五官病证　头痛、目眩、咽喉肿痛、齿痛、耳聋、耳鸣等。

2. 妇科病证，前阴病证　月经不调、遗精阳痿、小便频数等。

3. 经脉循行部位的其他病证　下肢厥冷、内踝肿痛等。

◎ 要点三　常用腧穴的定位、主治要点和操作

1. 涌泉 Yǒngquán（KI 1）　井穴

【定位】在足底，屈足卷趾时足心最凹陷中。

【主治】①昏厥、中暑、小儿惊风等急症；②癫狂痫、头痛、头晕、目眩、失眠等神志病证；③咽喉肿痛、喉痹、失音等头面五官病证；④大便难、小便不利等前后二阴病证；⑤足心热；⑥奔豚气。

【操作】直刺0.5~1.0寸。针刺时要防止刺伤足底动脉弓。临床常用灸法或药物贴敷。

2. 太溪 Tàixī（KI 3）　输穴；原穴

【定位】在踝区，内踝尖与跟腱之间的凹陷中。

【主治】①头晕目眩、不寐、健忘、遗精、阳痿、月经不调等肾虚证；②咽喉肿痛、齿痛、耳聋、耳鸣等阴虚性五官病证；③咳喘、胸痛、咳血等肺系病证；④消渴，小便频数，便秘；⑤腰脊痛，足跟痛，下肢厥冷。

【操作】直刺0.5~0.8寸。

3. 照海 Zhàohǎi（KI 6）　八脉交会穴，通阴跷脉

【定位】在踝区，内踝尖下1寸，内踝下缘边际凹陷中。

【主治】①月经不调、痛经、阴痒、赤白带下等妇科病证；②癫痫、不寐、嗜卧、癔症等神志病证；③咽喉干痛，目赤肿痛；④小便频数，癃闭；⑤便秘。

【操作】直刺0.5~0.8寸。

4. 复溜 Fùliū（KI 7）　经穴

【定位】在小腿内侧，内踝尖上2寸，跟腱前缘。

【主治】①腹胀，泄泻，癃闭，水肿；②盗汗、汗出不止或热病无汗等津液输布失调病证；③下肢痿痹，腰脊强痛。

【操作】直刺0.5~1寸。

第十五单元 手厥阴心包经、腧穴

◎ 要点一 经脉循行

手厥阴心包经，起于胸中，属心包络，向下经过横膈自胸至腹依次联络上、中、下三焦。其支脉，从胸部向外侧循行，至腋下3寸处，再向上抵达腋部，沿上臂内侧下行于手太阴、手少阴经之间，进入肘中，再向下到前臂，沿两筋之间，进入掌中，循行至中指的末端。一支脉从掌中分出，沿无名指到指端。

◎ 要点二 主治概要

1. **心胸、神志病证** 心痛、心悸、心烦、胸闷、癫狂痫等。

2. **胃腑病证** 胃痛、呕吐等。

3. **经脉循行部位的其他病证** 上臂内侧痛、肘臂挛麻、腕痛、掌中热等。

◎ 要点三 常用腧穴的定位、主治要点和操作

1. 曲泽 Qūzé（PC 3） 合穴

【定位】在肘前区，肘横纹上，肱二头肌腱的尺侧缘凹陷中。

【主治】①心痛、心悸、善惊等心疾；②胃痛、呕吐、泄泻等胃腑热性病证；③热病，中暑；④肘臂挛痛，上肢颤动。

【操作】直刺1~1.5寸；或三棱针点刺出血。

2. 郄门 Xìmén（PC 4） 郄穴

【定位】在前臂前区，腕掌侧远端横纹上5寸，掌长肌腱与桡侧腕屈肌腱之间。

【主治】①心痛、心悸、心烦、胸痛等心胸病证；②咳血、呕血、衄血等血证；③疔疮；④癫痫。

【操作】直刺0.5~1寸。

3. 内关 Nèiguān（PC 6） 络穴；八脉交会穴，通阴维脉

【定位】在前臂前区，腕掌侧远端横纹上2寸，掌长肌腱与桡侧腕屈肌腱之间。

【主治】①心痛、心悸、胸闷等心胸病证；②胃痛、呕吐、呃逆等胃腑病证；③不寐、郁病、癫狂痫等神志病证；④中风，眩晕，偏头痛；⑤胁痛，胁下痞块，肘臂挛痛。

【操作】直刺0.5~1寸。注意穴位深层有正中神经。

4. 劳宫 Láogōng（PC 8） 荥穴

【定位】在掌区，横平第3掌指关节近端，第2、3掌骨之间偏于第3掌骨。简便取穴：半握拳，中指尖下是穴。

【主治】①中风昏迷、中暑等急症；②心痛、烦闷等心疾；③癫狂痫等神志病证；④口疮，口臭；⑤鹅掌风。

【操作】直刺0.3~0.5寸。为急救要穴之一。

第十六单元 手少阳三焦经、腧穴

◎ 要点一 经脉循行

手少阳三焦经，起于无名指尺侧末端，向上经小指与无名指之间、手腕背侧，上达前臂外侧，沿桡骨和尺骨之间，过肘尖，沿上臂外侧上行至肩部，交出足少阳经之后，进入缺盆部，分布于胸中，散络于心包，向下通过横膈，从胸至腹，依次属上、中、下三焦。其支脉，从胸中分出，进入缺盆部，上行经颈项旁，经耳后直上，到达额角，再下行至面颊部，到达眼眶下部。另一支脉，从耳后分出，进入耳中，再浅出到耳

前，经上关、面颊到目外眦。

◎ 要点二　主治概要

1. 头面五官病证　头、目、耳、颊、咽喉病等。

2. 热病。

3. 经脉循行部位的其他病证　胸胁痛，肩臂外侧痛，上肢挛急、麻木、不遂等。

◎ 要点三　常用腧穴的定位、主治要点和操作

1. 中渚 Zhōngzhǔ（TE 3）　输穴

【定位】在手背，第4、5掌骨间，第4掌指关节近端凹陷中。

【主治】①手指屈伸不利，肘臂肩背痛；②头痛、耳鸣、耳聋、聤耳、耳痛、目赤、咽喉肿痛等头面五官病证；③热病，疟疾。

【操作】直刺0.3~0.5寸。

2. 外关 Wàiguān（TE 5）　络穴；八脉交会穴，通阳维脉

【定位】在前臂后区，腕背侧远端横纹上2寸，尺骨与桡骨间隙中点。

【主治】①耳鸣、耳聋、聤耳、耳痛、目赤肿痛、目生翳膜、目眩、咽喉肿痛、口噤、口喎、齿痛、面痛等头面五官病证；②头痛，颈项及肩部疼痛，胁痛，上肢痹痛；③热病，疟疾，伤风感冒；④瘰疬。

【操作】直刺0.5~1.0寸。

3. 支沟 Zhīgōu（TE 6）　经穴

【定位】在前臂后区，腕背侧远端横纹上3寸，尺骨与桡骨间隙中点。

【主治】①便秘；②热病；③耳鸣、耳聋、咽喉肿痛、暴喑、头痛等头面五官病证；④肘臂痛，胁肋痛，落枕；⑤瘰疬。

【操作】直刺0.5~1.0寸。

4. 肩髎 Jiānliáo（TE 14）

【定位】在三角肌区，肩峰角与肱骨大结节两骨间凹陷中。

【主治】①肩臂挛痛，不遂；②风疹。

【操作】直刺0.8~1.5寸。

5. 翳风 Yìfēng（TE 17）　手、足少阳经的交会穴

【定位】在颈部，耳垂后方，乳突下端前方凹陷中。

【主治】①耳鸣、耳聋、聤耳等耳病；②眼睑瞤动、颊肿、口喎、牙关紧闭、齿痛等面口病证；③瘰疬。

【操作】直刺0.5~1.0寸。

6. 丝竹空 Sīzhúkōng（TE 23）　手、足少阳经的交会穴

【定位】在面部，眉梢凹陷中。

【主治】①头痛、眩晕、目赤肿痛、眼睑瞤动、视物不清等头目病证；②癫痫；③齿痛，牙关拘急，口喎。

【操作】平刺0.3~0.5寸；不灸。

第十七单元　足少阳胆经、腧穴

◎ 要点一　经脉循行

足少阳胆经，起于目外眦，上行额角部，下行至耳后，沿颈项部至肩上，下入缺盆。耳部分支，从耳后进入耳中，出走耳前到目外眦后方。外眦部支脉，从目外眦下走大迎，会合于手少阳经到达目眶下，行经颊车，由颈部下行，与前脉在缺盆部会合，再向下进入胸中，穿过横膈，络肝，属胆，再沿胁肋内下行至腹股沟动脉部，经过外阴部毛际横行入髋关节部。其直行经脉从缺盆下行，经腋部、侧胸部、胁肋部，再下行与前脉会合于髋关节部，再向下沿着大腿外侧、膝外缘下行，经腓骨之前，至外踝前，沿足背部，止于第4趾外侧端。足背部分支，从足背上分出，沿第1、2跖骨间，出于大趾

端，穿过趾甲，出趾背毫毛部。

◎ 要点二　主治概要

1. **头面五官病证**　侧头、目、耳、咽喉病等。

2. **肝胆病证**　黄疸、口苦、胁痛等。

3. **神志病证**　癫狂等。

4. **热病**。

5. **经脉循行部位的其他病证**　胁肋痛，下肢痹痛、麻木、不遂等。

◎ 要点三　常用腧穴的定位、主治要点和操作

1. **阳白 Yángbái（GB 14）**　足少阳经与阳维脉的交会穴

【定位】在头部，眉上 1 寸，瞳孔直上。

【主治】①头痛，眩晕；②视物模糊、目痛等目疾；③眼睑瞤动、眼睑下垂等目疾。

【操作】平刺 0.3～0.5 寸。

2. **风池 Fēngchí（GB 20）**　足少阳经与阳维脉的交会穴

【定位】在颈后区，枕骨之下，胸锁乳突肌上端与斜方肌上端之间的凹陷中。

【主治】①中风、头痛、眩晕、不寐、癫痫等内风所致病证；②恶寒发热、口眼㖞斜等外风所致病证；③目赤肿痛、视物不明、鼻塞、鼻衄、鼻渊、耳鸣、咽喉肿痛等五官病证；④颈项强痛。

【操作】向鼻尖方向斜刺 0.8～1.2 寸。

3. **肩井 Jiānjǐng（GB 21）**　手、足少阳经与阳维脉的交会穴

【定位】在肩胛区，第 7 颈椎棘突与肩峰最外侧点连线的中点。

【主治】①头痛、眩晕、颈项强痛等头项部病证；②肩背疼痛，上肢不遂；③瘰疬；④乳痈、乳少、难产、胞衣不下等妇科病证。

【操作】直刺 0.3～0.5 寸，切忌深刺、捣刺。孕妇禁用。

4. **环跳 Huántiào（GB 30）**　足少阳经与足太阳经的交会穴

【定位】在臀区，股骨大转子最凸点与骶管裂孔连线的外 1/3 与内 2/3 交点处。

【主治】①下肢痿痹，半身不遂，腰腿痛；②风疹。

【操作】直刺 2～3 寸。

5. **风市 Fēngshì（GB 31）**

【定位】在股部，髌底上 7 寸：直立垂手，掌心贴于大腿时，中指尖所指凹陷中，髂胫束后缘。

【主治】①下肢痿痹；②遍身瘙痒。

【操作】直刺 1～2 寸。

6. **阳陵泉 Yánglíngquán（GB 34）**　合穴；胆下合穴；八会穴之筋会

【定位】在小腿外侧，腓骨头前下方凹陷中。

【主治】①黄疸、口苦、呕吐、胁痛等胆腑病证；②下肢痿痹、膝髌肿痛、肩痛等筋病；③小儿惊风；④脚气。

7. **悬钟 Xuánzhōng（GB 39）**　八会穴之髓会

【定位】在小腿外侧，外踝尖上 3 寸，腓骨前缘。

【主治】①中风、颈椎病、腰椎病等骨、髓病；②颈项强痛，偏头痛，咽喉肿痛；③胸胁胀痛；④下肢痿痹，脚气。

【操作】直刺 0.5～0.8 寸。

8. **丘墟 Qiūxū（GB 40）**　原穴

【定位】在踝区，外踝的前下方，趾长伸肌腱的外侧凹陷中。

【主治】①偏头痛，胸胁胀痛；②下肢痿痹，外踝肿痛，足下垂，脚气；③疟疾。

【操作】直刺 0.5～0.8 寸。

9. **足临泣 Zúlínqì（GB 41）**　输穴；八脉交会穴，通带脉

【定位】在足背，第 4、5 跖骨底结合部的前方，第 5 趾长伸肌腱外侧凹陷中。

【主治】①偏头痛、眩晕、目赤肿痛、目涩、耳鸣、耳聋等头面五官病证；②乳痈、乳胀、月经不调等妇科病证；③胁肋胀痛，足跗肿痛；④瘰疬；⑤疟疾。

【操作】直刺 0.3～0.5 寸。

第十八单元　足厥阴肝经、腧穴

◎ 要点一　经脉循行

足厥阴肝经，起于足大趾背毫毛部，沿足背经内踝前上行，至内踝上 8 寸处交于足太阴经之后，上经腘窝内缘，沿大腿内侧，上入阴毛中，环绕阴器；再上行抵达小腹，夹胃，属于肝，络于胆；再上行通过横膈，分布于胁肋部；继续上行经喉咙的后面，上入鼻咽部，连目系，从额部浅出，与督脉在颠顶部相会。其支脉，从目系下循面颊，环绕唇内。另一支脉，从肝部分出，穿过横膈，注于肺。

◎ 要点二　主治概要

1. **肝胆病证**　黄疸、胸胁胀痛、呕逆、中风、头痛、眩晕、惊风等。

2. **妇科病和前阴病证**　月经不调、痛经、崩漏、带下、遗尿、小便不利等。

3. **经脉循行部位的其他病证**　下肢痹痛、麻木、不遂等。

◎ 要点三　常用腧穴的定位、主治要点和操作

1. **大敦 Dàdūn（LR 1）**　井穴

【定位】在足趾，大趾末节外侧，趾甲根角侧后方 0.1 寸（指寸）。

【主治】①疝气，少腹痛；②遗尿、癃闭、淋证等泌尿系病证；③月经不调、经闭、崩漏、阴挺等妇科病证；④癫痫。

【操作】浅刺 0.1~0.2 寸，或点刺出血。

2. **行间 Xíngjiān（LR 2）**　荥穴

【定位】在足背，第 1、2 趾之间，趾蹼缘后方赤白肉际处。

【主治】①头痛、目眩、目赤肿痛、青盲、口喝等头面五官热性病证；②月经过多、崩漏、痛经、经闭、带下等妇科病证；③阴中痛，疝气；④小便不利，癃闭，尿痛；⑤胁痛，黄疸。

【操作】直刺 0.5~0.8 寸。

3. **太冲 Tàichōng（LR 3）**　输穴；原穴

【定位】在足背，第 1、2 跖骨间，跖骨底结合部前方凹陷中，或触及动脉搏动处。

【主治】①中风、癫狂痫、头痛、眩晕、口眼喝斜、小儿惊风等内风所致病证；②目赤肿痛、口喝、青盲、咽喉干痛、耳鸣、耳聋等头面五官热性病证；③月经不调、崩漏、痛经、难产等妇科病证；④黄疸、胁痛、腹胀、呕逆等肝胃病证；⑤下肢痿痹，足跗肿痛。

【操作】直刺 0.5~1 寸。

4. **期门 Qīmén（LR 14）**　肝募穴；足厥阴经与足太阴经的交会穴

【定位】在胸部，第 6 肋间隙，前正中线旁开 4 寸。

【主治】①胸胁胀痛；②腹胀、呃逆、吞酸等肝胃病证；③郁病，奔豚气；④乳痈。

【操作】斜刺 0.5~0.8 寸。

第十九单元　督脉、腧穴

◎ 要点一　经脉循行

督脉，起于小腹内，下行于会阴部，向后从尾骨端上行脊柱的内部，上达项后风府，进入脑内，上行至颠顶，沿前额下行鼻柱，止于上唇系带处。

◎ 要点二　主治概要

1. **脏腑病证**　胸背腰段的腧穴主治与其相

关的脏腑病证和有关的组织器官病证。

2. **神志病** 癫狂痫等。

3. **热病。**

4. **头面五官病证** 头痛、口喝、面肿等。

5. **经脉循行部位的其他病证** 腰骶、背项疼痛等。

◎ 要点三 常用腧穴的定位、主治要点和操作

1. **腰阳关 Yāoyángguān（GV 3）**

【定位】 在脊柱区，第 4 腰椎棘突下凹陷中，后正中线上。

【主治】 ①月经不调、带下等妇科病证；②遗精、阳痿等男科病证；③腰骶疼痛，下肢痿痹。

【操作】 直刺或向上斜刺 0.5~1 寸。

2. **大椎 Dàzhuī（GV 14）　督脉与足三阳经的交会穴**

【定位】 在脊柱区，第 7 颈椎棘突下凹陷中，后正中线上。

【主治】 ①恶寒发热、疟疾等外感病证；②热病，骨蒸潮热；③咳嗽、气喘等肺气失于宣降证；④癫狂痫、小儿惊风等神志病证；⑤风疹、痤疮等皮肤疾病；⑥项强、脊痛等脊柱病证。

【操作】 直刺或向上斜刺 0.5~1 寸。

3. **哑门 Yǎmén（GV 15）　督脉与阳维脉的交会穴**

【定位】 在颈后区，第 2 颈椎棘突上际凹陷中，后正中线上。

【主治】 ①暴喑，舌强不语，聋哑；②癫狂痫、癔症等神志病证；③头痛，项强。

【操作】 伏案正坐位，头微前倾，项肌放松，向下颌方向缓慢刺入 0.5~1 寸。不可向上斜刺或深刺，以免刺入枕骨大孔，伤及延髓。

4. **百会 Bǎihuì（GV 20）　督脉与足太阳经的交会穴**

【定位】 在头部，前发际正中直上 5 寸。

【主治】 ①晕厥、中风、失语、痴呆等脑病；②癫狂、不寐、健忘等神志病；③头风、颠顶痛、眩晕、耳鸣等头面病证；④脱肛、阴挺、胃下垂等气虚下陷证。

【操作】 平刺 0.5~0.8 寸，升阳固脱多用灸法。

5. **水沟 Shuǐgōu（GV 26）　督脉与手、足阳明经的交会穴**

【定位】 在面部，人中沟的上 1/3 与中 1/3 交点处。

【主治】 ①昏迷、晕厥、中风、中暑、脱证等急症，为急救要穴之一；②癫狂痫、癔症、急慢惊风等神志病；③闪挫腰痛，脊背强痛；④口喝、面肿、鼻塞、牙关紧闭等头面五官病证。

【操作】 向上斜刺 0.3~0.5 寸，强刺激；或指甲按掐。

6. **印堂 Yìntáng（GV 29）**

【定位】 在头部，两眉毛内侧端中间的凹陷中。

【主治】 ①不寐、健忘、痴呆、痫证、小儿惊风等神志病；②头痛、眩晕、鼻渊、鼻衄、鼻鼽等头面五官病证；③小儿惊风，产后血晕，子痫。

【操作】 平刺 0.3~0.5 寸，或三棱针点刺出血。

第二十单元　任脉、腧穴

◎ 要点一 经脉循行

任脉，起于小腹内，下出于会阴部，向前上行于阴毛部，循腹沿前正中线上行，经关元等穴

至咽喉，再上行环绕口唇，经面部进入目眶下，联系于目。

◎ 要点二 主治概要

1. **脏腑病** 腹部、胸部相关脏腑病。

2. **妇科病、男科病及前阴病** 月经不调、痛经、带下、遗精、阳痿、遗尿、小便不利等。

3. **神志病** 癫痫、失眠等。

4. **虚证** 部分腧穴具有强壮作用，主治各种虚证、虚劳、虚脱等。

5. **经脉循行部位的其他病证** 颈、头、胸、腹的局部病证。

◎ 要点三 常用腧穴的定位、主治要点和操作

1. 中极 Zhōngjí（CV 3） 膀胱之募穴；任脉与足三阴经的交会穴

【定位】在下腹部，脐中下4寸，前正中线上。

【主治】①遗尿、癃闭、尿频、尿急等泌尿系病证；②遗精、阳痿、不育等男科病证；③崩漏、月经不调、痛经、经闭、不孕、带下病等妇科病证。

【操作】直刺1~1.5寸，应在排尿后针刺，以免伤及深部膀胱。孕妇慎用。

2. 关元 Guānyuán（CV 4） 小肠之募穴；任脉与足三阴经的交会穴

【定位】在下腹部，脐中下3寸，前正中线上。

【主治】①中风脱证、虚劳羸瘦、脱肛、阴挺等元气虚损所致病证；②遗精、阳痿、早泄、不育等男科病证；③崩漏、月经不调、痛经、闭经、不孕、带下等妇科病证；④遗尿、癃闭、尿频、尿急等泌尿系病证；⑤腹痛、泄泻、脱肛、便血等肠腑病证；⑥保健要穴。

【操作】直刺1~1.5寸，应在排尿后针刺，以免伤及深部膀胱。孕妇慎用。

3. 气海 Qìhǎi（CV 6）

【定位】在下腹部，脐中下1.5寸，前正中线上。

【主治】①中风脱证、虚劳羸瘦、脱肛、阴挺等气虚证；②遗精、阳痿、疝气、不育等男科病证；③崩漏、月经不调、痛经、经闭、不孕、带下等妇科病证；④遗尿、癃闭等泌尿系病证；④水谷不化、绕脐疼痛、便秘、泄泻等肠腑病证；⑤保健要穴。

【操作】直刺1~1.5寸，孕妇慎用。

4. 神阙 Shénquè（CV 8）

【定位】在脐区，脐中央。

【主治】①中风脱证、虚脱、脱肛、阴挺、胃下垂等元气虚损证；②腹胀、腹痛、肠鸣、泄泻、痢疾、便秘、水肿等脾肾虚损所致病证；③保健要穴。

【操作】此穴禁针，多用艾条灸或隔盐灸。

5. 中脘 Zhōngwǎn（CV 12） 胃之募穴；八会穴之腑会；任脉与手少阳经、手太阳经、足阳明经的交会穴

【定位】在上腹部，脐中上4寸，前正中线上。

【主治】①胃痛、呕吐、完谷不化、食欲不振、腹胀、泄泻、小儿疳积等脾胃病证；②癫痫、不寐等神志病；③黄疸。

【操作】直刺1~1.5寸。

6. 膻中 Dànzhōng（CV 17） 心包之募穴；八会穴之气会

【定位】在胸部，横平第4肋间隙，前正中线上。

【主治】①咳嗽、气喘、胸闷等胸肺气机不畅病证；②心痛、心悸等心疾；③产后乳少、乳痈、乳癖等乳病；④呕吐、呃逆等胃气上逆证。

【操作】直刺0.3~0.5寸，或平刺。

7. 廉泉 Liánquán（CV 23） 任脉与阴维脉的交会穴

【定位】在颈前区，喉结上方，舌骨上缘凹陷中，前正中线上。

【主治】中风舌强不语、舌缓流涎、舌下肿痛、咽喉肿痛、暴喑、吞咽困难、喉痹等咽喉口舌病证。

【操作】向舌根斜刺0.5~0.8寸。

8. 承浆 Chéngjiāng（CV 24） 任脉与督脉及手、足阳明经的交会穴

【定位】在面部，颏唇沟的正中凹陷处。

【主治】①口㖞、流涎、齿龈肿痛、口舌生疮等面口舌病证；②癫狂；③暴喑。

【操作】斜刺 0.3~0.5 寸。

第二十一单元 奇 穴

◎ **要点 常用奇穴的定位、主治要点和操作**

1. 四神聪 Sìshéncōng（EX-HN 1）

【定位】在头部，百会前后左右各旁开 1 寸，共 4 穴。

【主治】①头痛、眩晕、健忘等头脑病证；②不寐、癫痫等神志病证。

【操作】平刺 0.5~0.8 寸。

2. 太阳 Tàiyáng（EX-HN 4）

【定位】在头部，眉梢与目外眦之间，向后约一横指的凹陷中。

【主治】①头痛；②目赤肿痛，眼睑眴动，色盲；③面瘫。

【操作】直刺 0.3~0.5 寸，或点刺出血。

3. 夹脊 Jiájǐ（EX-B 2）

【定位】在脊柱区，第 1 胸椎至第 5 腰椎棘突下两侧，后正中线旁开 0.5 寸，一侧 17 穴。

【主治】上背部的夹脊穴治疗心肺及上肢病证，下背部的夹脊穴治疗胃肠病证，腰部的夹脊穴治疗腰腹及下肢病证。

【操作】直刺 0.5~1 寸，或梅花针叩刺。

4. 外劳宫 Wàiláogōng（EX-UE 8）

【定位】在手背，第 2、3 掌骨间，掌指关节后 0.5 寸（指寸）凹陷中。

【主治】①落枕；②手背红肿，手指麻木；③脐风。

【操作】直刺 0.5~0.8 寸。

5. 十宣 Shíxuān（EX-UE 11）

【定位】在手指，十指尖端，距指甲游离缘 0.1 寸（指寸），左右共 10 穴。

【主治】①中风、昏迷、晕厥等神志病；②中暑、高热等急症；③咽喉肿痛；④手指麻木。

【操作】直刺 0.1~0.2 寸，或点刺出血。

6. 内膝眼 Nèixīyǎn（EX-LE 5）

【定位】在膝部，髌韧带内侧凹陷处的中央。

【主治】①膝痛，腿痛。②脚气等下肢病证。

【操作】向膝中斜刺 0.5~1 寸，或透刺对侧膝眼。

7. 胆囊 Dǎnnáng（EX-LE 6）

【定位】在小腿外侧，腓骨小头直下 2 寸。

【主治】①胁痛、胆道蛔虫症等胆道病证；②下肢痿痹。

【操作】直刺 1~1.5 寸。

8. 阑尾 Lánwěi（EX-LE 7）

【定位】在小腿外侧，髌韧带外侧凹陷下 5 寸，胫骨前嵴外一横指（中指）。

【主治】①腹痛，胃痛，消化不良；②下肢痿痹。

【操作】直刺 1~1.5 寸。

第二十二单元　毫针刺法

细目一　针刺准备

◎ 要点一　消毒

针刺前要注意做好消毒工作，包括针具消毒、医生手指消毒、针刺部位消毒和治疗室内消毒。

1. 针具消毒

（1）高压蒸汽灭菌法　将毫针等针具用布包好，放在高压蒸汽锅内灭菌。一般在98～147kPa的压强、115℃～123℃的高温下，保持30分钟以上。

（2）药液浸泡消毒法　将针具放入75%酒精内浸泡30~60分钟，取出用无菌巾或无菌棉球擦干后使用。也可置于器械消毒液内浸泡，如"84"消毒液，按规定浓度和时间进行浸泡消毒。直接和毫针接触的针盘、针管、针盒、镊子等，可用戊二醛溶液（保尔康）浸泡10~20分钟。

（3）煮沸消毒法　将毫针等器具用纱布包扎后，放在盛有清水的容器内，加温煮沸。一般在水沸后再煮15~20分钟，可达到消毒目的。

2. 医生手指消毒　在针刺前，医者应先用肥皂水将手洗刷干净，手干后再用75%酒精棉球擦拭，方可持针操作。持针施术时，如操作需要触及针身时，应注意接触手指的消毒。

3. 针刺部位消毒　在穴位皮肤用75%酒精棉球擦拭消毒，或先用2%碘酊涂擦，稍干后，再用75%酒精棉球擦拭脱碘。擦拭时应从腧穴部位的中心点向外绕圈消毒。

4. 治疗室内消毒　包括治疗台上的床垫、枕巾、毛毯、垫席等物品，要按时换洗晾晒。治疗室也应定期消毒净化，保持空气流通，环境卫生洁净。

◎ 要点二　体位

临床上针刺的常用体位主要有以下几种：

1. 仰卧位　适宜于取头、面、胸、腹部腧穴和上下肢部分腧穴。

2. 侧卧位　适宜于取身体侧面少阳经腧穴和上、下肢部分腧穴。

3. 俯卧位　适宜于取头、项、背、腰骶部腧穴和下肢背侧及上肢部分腧穴。

4. 仰靠坐位　适宜于取前头、颜面和颈前等部位的腧穴。

5. 俯伏坐位　适宜于取后头和项、背部的腧穴。

6. 侧伏坐位　适宜于取头部的一侧、面颊及耳前后部位的腧穴。

对初诊、精神紧张或年老、体弱、病重的患者，应尽量采取卧位，以防患者感到疲劳或晕针；对患有严重心脏病和严重呼吸系统疾病的患者应慎用俯卧位。

细目二　进针方法

一般将持针的手称为"刺手"，辅助针刺的手称为"押手"。进针方法包括单手进针、双手进针、管针进针等方法。临床常用的双手进针法主要有以下几种：

◎ 要点一　指切进针法

又称爪切进针法，用押手拇指或食指端切按在腧穴位置的旁边，刺手持针，紧靠手指甲面将针刺入腧穴。本法适用于短针的进针。

◎ 要点二　夹持进针法

又称骈指进针法，即用押手拇、食二指持捏无菌干棉球，夹住针身下端，将针尖固定在所刺腧穴的皮肤表面位置，刺手捻动针柄，将针刺入腧穴。本法适用于长针的进针。

◎ 要点三　舒张进针法

用押手拇、食二指将欲针刺腧穴部位的皮肤向两侧撑开，使皮肤绷紧，刺手持针，使针从押手拇、食二指的中间刺入。本法主要用于皮肤松弛部位腧穴的进针。

◎ 要点四　提捏进针法

用押手拇、食二指将欲针刺腧穴部位的皮肤提起，刺手持针，从捏起皮肤的上端将针刺入。本法主要用于皮肉浅薄部位腧穴的进针，如印堂穴。

细目三　针刺的方向、角度和深度

针刺的方向、角度和深度，是对毫针刺入皮下后的具体操作要求。

◎ 要点一　方向

针刺的方向是指针刺时针尖所朝的方向。针刺方向是否正确，是决定针刺疗效的因素之一。确定针刺的方向主要根据以下三个方面：

1. 依经脉循行定方向　根据治疗需要使用的针刺补泻手法，采用顺经脉循行方向而刺的补法，或逆经脉循行方向而刺的泻法。如"迎随补泻"手法，补法针尖须与经脉循行的方向一致；泻法针尖则与经脉循行的方向相反。

2. 依腧穴位置定方向　根据腧穴的局部解剖，针刺某些穴位时，必须朝向某一特定方向进针。如哑门穴，针尖应朝下颌方向缓慢刺入；廉泉穴，针尖应朝向舌根方向缓慢刺入；背部膀胱经第1侧线的腧穴，针尖一般朝向脊柱方向等。

3. 依病性定方向　根据病位的深浅、病性的虚实，选择针尖朝向阳经刺或朝向阴经刺。

4. 依病位定方向　为使针感达到病变所在的部位，即达到"气至病所"的目的，针尖应朝向病所。

◎ 要点二　角度

针刺角度是指针身与皮肤表面所形成的夹角。一般分为以下三种角度：

1. 直刺　是针身与皮肤表面呈90°刺入。此法适用于人体大部分腧穴。

2. 斜刺　是针身与皮肤表面约呈45°刺入。此法适用于皮肉浅薄处或内有重要脏器，或不宜直刺、深刺的腧穴。

3. 平刺　也称横刺、沿皮刺。是针身与皮肤表面呈约15°或沿皮以更小的角度刺入。此法适用于皮薄肉少部位的腧穴，如头部的腧穴等。

◎ 要点三　深度

针刺的深度是指针身刺入人体内的深浅度数，针刺的深浅必须得当。临床上应结合患者的体质、年龄、病情、腧穴部位等具体情况加以确定。

1. 年龄　年老体弱，气血衰退，小儿娇嫩，稚阴稚阳，均不宜深刺。中青年身强体壮者，可适当深刺。

2. 体质　对形瘦体弱者，宜相应浅刺；形盛体强者，宜深刺。

3. 病情　阳证、新病宜浅刺；阴证、久病宜深刺。

4. 病位　在表、在肌肤宜浅刺；在里、在筋骨、在脏腑宜深刺。

5. 腧穴部位　头面、胸腹及皮薄肉少处的腧穴宜浅刺；四肢、臀、腹及肌肉丰满处的腧穴可深刺。

另外，不同季节对针刺深浅的要求也不同，一般原则是春夏宜浅、秋冬宜深。

针刺的角度和深度相互关联，一般来说，深刺多用直刺，浅刺多用斜刺、平刺。

细目四　行针手法

◎ 要点　基本手法

行针的基本手法是毫针刺法的基本动作，主要有提插法、捻转法两种。

1. 提插法　即将针刺入腧穴一定深度后，施以上提下插的操作手法。针由浅层向下刺入深层的操作谓之插，从深层向上引退至浅层的谓之提，如此反复地上下呈纵向运动的行针手法，即为提插法。提插幅度的大小、层次的变化、频率的快慢和操作时间的长短，应根据患者的体质、病情、腧穴部位和针刺目的等灵活掌握。

操作时，指力要均匀一致，幅度不宜过大，一般以 3~5 分为宜，频率不宜过快，每分钟 60 次左右，保持针身垂直，不改变针刺角度、方向。一般认为行针时提插的幅度大，频率快，刺激量就大；反之，提插的幅度小，频率慢，刺激量就小。

2. 捻转法 即将针刺入腧穴一定深度后，施向前向后捻转动作，使针在腧穴内反复前后来回旋转的行针手法。捻转角度的大小、频率的快慢、时间的长短等，需根据患者的体质、病情、腧穴的部位、针刺目的等具体情况而定。

操作时，指力要均匀，角度要适当，一般应掌握在 180°~360°，不能单向捻针，否则针身易被肌纤维等缠绕，引起局部疼痛和导致滞针而使出针困难；频率快慢要一致；用力要均匀，勿时轻时重。一般认为捻转角度大，频率快，用力重，刺激量就大；反之，刺激量就小。

细目五　得　气

◎ **要点　得气的概念及临床意义**

1. 概念 得气古称"气至"，近又称"针感"，是指毫针刺入腧穴一定深度后，施以提插或捻转等行针手法，使针刺部位获得"经气"感应，谓之得气。

针下是否得气，可以从患者对针刺的感觉和反应、医者对刺手指下的感觉等两方面加以判断。当针刺得气时，患者的针刺部位有酸、麻、胀、重等自觉反应；有时可出现局部的热、凉、痒、痛、蚁行等感觉；或呈现沿着一定方向和部位的传导和扩散现象；少数患者还会出现循经性肌肤瞤动、震颤等反应；有的还可见到针刺腧穴部位的循经性皮疹带或红、白线状现象。当患者有自觉反应的同时，医者的刺手亦能体会到针下

沉紧、涩滞或针体颤动等反应。若针刺后未得气，则患者无任何特殊感觉或反应，医者刺手亦感觉到针下空松、虚滑。"轻滑慢而未来，沉涩紧而已至……气之至也，如鱼吞钩饵之浮沉；气未至也，如闲处幽堂之深邃"（《标幽赋》）是对得气与否所作的形象描述。

2. 临床意义 得气是施行针刺产生治疗作用的关键，是判断患者经气盛衰、取穴准确与否的依据，是施行补泻手法的基础。得气与否、气至的迟速，不仅关系到针刺的治疗效果，而且可以借此窥测疾病的预后。《灵枢·九针十二原》之"刺之要，气至而有效"表明了针刺得气的重要意义。一般而言，得气迅速时，临床疗效较好；得气较慢时效果就差；若不得气时，就难以取效；若经反复施用各种候气、催气手法后，经气仍不至者，多属正气衰竭，预后极差；若初诊不得气或得气缓慢，经使用正确的针刺方法治疗之后，开始得气或得气较快，表示患者正气恢复，预后良好。《金针赋》所谓"气速效速，气迟效迟"即为此意。但也应当注意，得气的强弱也因人因病而异，如一般体弱者得气宜弱，健壮者得气宜强，痹证者宜针感强些，面肌痉挛宜针感弱些。

细目六　针刺补泻

目前临床常用的单式补泻手法如下。

◎ **要点一　捻转补泻**

1. 补法 针下得气后，捻转角度小，用力轻，频率慢，操作时间短，结合拇指向前、食指向后（左转用力为主）者为补法。

2. 泻法 针下得气后，捻转角度大，用力重，频率快，操作时间长，结合拇指向后、食指向前（右转用力为主）者为泻法。

◎ **要点二　提插补泻**

1. 补法 针下得气后，先浅后深，重插轻提，提插幅度小，频率慢，操作时间短者为补法。

2. 泻法 针下得气后，先深后浅，轻插重

提，提插幅度大，频率快，操作时间长者为泻法。

◎ **要点三　平补平泻**

进针得气后，施行均匀的提插、捻转手法。

细目七　针刺异常情况

常见的针刺异常情况有以下几种：

◎ **要点一　晕针**

晕针是在针刺治疗中患者发生的晕厥现象。

1. **原因**　患者体质虚弱，精神紧张，或疲劳、饥饿、大汗、大泻、大出血之后，或体位不当，或医者在针刺时手法过重等。

2. **现象**　患者突然出现精神疲倦，头晕目眩，面色苍白，恶心欲吐，多汗，心慌，四肢发冷，血压下降，脉象沉细，甚则神志昏迷，仆倒在地，唇甲青紫，二便失禁，脉微细欲绝。

3. **处理**　立即停止针刺，将针全部起出。使患者平卧，注意保暖。轻者仰卧片刻，给饮温开水或糖水后，即可恢复正常。重者在上述处理基础上，可刺人中、素髎、内关、足三里，灸百会、关元、气海等穴，即可恢复。若仍不省人事，呼吸细微，脉细弱者，应配合其他治疗或采用急救措施。

4. **预防**　对于晕针应注重于预防，措施得当，晕针是可以避免的。对初次接受针刺治疗或精神过度紧张，身体虚弱者，应先做好解释安抚，消除对针刺的顾虑和恐惧，同时选择舒适的体位，最好采用卧位，选穴宜少，手法要轻；若饥饿、疲劳、大渴时，应在进食、休息、饮水后再行针刺；医者在针刺治疗过程中，要精神专一，注意观察患者的神色，询问其感觉，一旦有不适等晕针先兆，可及早采取处理措施，防患于未然。

◎ **要点二　滞针**

滞针是指在行针时或留针期间出现医者感觉针下涩滞，捻转、提插、出针均感困难，而患者则感觉痛剧的现象。

1. **原因**　患者精神紧张，当针刺入腧穴后，局部肌肉强烈收缩，或行针手法不当，向单一方向捻针太过，以致肌肉组织缠绕针体而成滞针。若留针时间过长，有时也可出现滞针。

2. **现象**　针在体内，捻转不动，提插、出针均感困难，若勉强捻转、提插时，患者痛不可忍。

3. **处理**　若患者精神紧张、局部肌肉过度收缩，可稍延长留针时间，或于滞针腧穴附近，进行循按或叩弹针柄，或在附近再刺一针，以宣散气血，而缓解肌肉的紧张。若行针不当，或单向捻针而致者，可向相反方向将针捻回，并用刮柄、弹柄法，使缠绕的肌纤维回缩，即可消除滞针。

4. **预防**　对精神紧张者，应先做好解释工作，消除患者不必要的顾虑。注意行针的操作手法和避免单向捻转，若用搓法时，应注意与提插法的配合，则可避免肌纤维缠绕针身，防止滞针的发生。

◎ **要点三　血肿**

血肿是指针刺部位出现的皮下出血而引起的肿胀疼痛。

1. **原因**　针尖弯曲带钩，使皮肉受损，或刺伤血管所致。

2. **现象**　针刺过程中或出针后，针刺部位肿胀疼痛，继则皮肤呈现紫色。

3. **处理**　若微量的皮下出血而局部小块青紫时，一般不必处理，可以自行消退。若局部肿胀疼痛较剧，青紫面积大而且影响到活动功能时，可先做冷敷止血后，再做热敷或在局部轻轻揉按，以促使局部瘀血消散吸收。

4. **预防**　仔细检查针具，熟悉人体解剖部位，避开血管针刺，出针时立即用消毒干棉球揉按压迫针孔。

◎ **要点四　断针**

断针又称折针，是指针体折断在人体内。若能术前做好针具的检修和施术时加以应有的注意，是可以避免的。

1. **原因**　针具质量欠佳，针身或针根有损伤剥蚀。进针前失于检查，针刺时将针身全部刺入腧穴，行针时强力提插、捻转，肌肉猛烈收缩，留针时患者随意变更体位，或弯针、滞针未能进行及时正确的处理等，均可造成断针。

2. **现象**　行针时或出针后发现针身折断，其断端部分针身尚露于皮肤外，或断端全部没入皮肤之下。

3. **处理**　医者态度必须从容镇静，嘱患者切勿更动原有体位，以防断针向肌肉深部陷入。若残端部分针身显露于体外时，可用手指或镊子将针起出。若断端与皮肤相平或稍凹陷于体内者，可用左手拇、食二指垂直向下挤压针孔两旁，使断针暴露体外，右手持镊子将针取出。若断针完全深入皮下或肌肉深层时，应在 X 线下定位，手术取出。

4. **预防**　为了防止折针，应认真仔细地检查针具，对认为不符合质量要求的针具，应剔出不用。避免过猛、过强的行针。在行针或留针时，应嘱患者不要随意更换体位。针刺时更不宜将针身全部刺入腧穴，应留部分针身在体外，以便于针根折断时取针。在进针行针过程中，如发现弯针时，应立即出针，切不可强行刺入、行针。对于滞针等亦应及时正确地处理，不可强行硬拔。

◎ 要点五　弯针

弯针是指进针时或将针刺入腧穴后，针身在体内形成弯曲。

1. **原因**　医者进针手法不熟练，用力过猛、过速，以致针尖碰到坚硬组织器官或患者在针刺或留针时移动体位，或因针柄受到某种外力压迫、碰击等，均可造成弯针。

2. **现象**　针柄改变了进针或刺入留针时的方向和角度，提插、捻转及出针均感困难，而患者感到疼痛。

3. **处理**　出现弯针后，即不得再行提插、捻转等手法。如针柄轻微弯曲，应慢慢将针起出。若弯曲角度过大时，应顺着弯曲方向将针起出。若由患者移动体位所致，应使患者慢慢恢复原来体位，局部肌肉放松后，再将针缓缓起出，切忌强行拔针以免将针体折断在体内。

4. **预防**　医者进针手法要熟练，用力要均匀，并要避免进针过速、过猛。选择适当体位，在留针过程中，嘱患者不要随意更动体位，注意保护针刺部位，针柄不得受外物硬碰和压迫。

◎ 要点六　刺伤内脏

1. **气胸**　针刺引起创伤性气胸是指针具刺穿了胸膜腔且伤及肺组织，气体积聚于胸膜腔，从而造成的气胸。

（1）**原因**　主要是针刺胸部、背部和锁骨附近的穴位过深，针具刺穿了胸膜腔且伤及肺组织，气体积聚于胸膜腔。

（2）**现象**　患者突感胸闷、胸痛、气短、心悸，严重者呼吸困难、发绀、冷汗、烦躁、恐惧，到一定程度会发生血压下降、休克等危急现象。检查：患侧肋间隙变宽，胸廓饱满，叩诊鼓音，听诊肺呼吸音减弱或消失，气管可向健侧移位。如气窜至皮下，患侧胸部、颈部可出现握雪音，X 线胸部透视可见肺组织被压缩现象。有些病情轻者，出针后并不出现症状，而是过一定时间才慢慢感到胸闷、疼痛、呼吸困难。

（3）**处理**　一旦发生气胸，应立即出针，采取半卧位休息，要求患者心情平静，切勿因恐惧而翻转体位。一般漏气量少者，可自然吸收。同时要密切观察，随时对症处理，如给予镇咳消炎药物，以防止肺组织因咳嗽扩大创孔，加重漏气和感染。对严重病例，如发现呼吸困难、发绀、休克等现象需组织抢救，予胸腔排气、少量慢速输氧、抗休克等。

（4）**预防**　针刺治疗时，术者必须思想集中，选好适当体位，注意选穴，根据患者体型肥瘦，掌握进针深度，施行提插手法的幅度不宜过大。对于胸部、背部及缺盆部位的腧穴，最好平刺或斜刺，且不宜太深，一般避免直刺，不宜留针时间过长。

2. **刺伤其他内脏**　针刺引起内脏损伤是指针

刺内脏周围腧穴过深，针具刺入内脏引起内脏损伤，出现各种症状的现象。

（1）**原因**　由于针刺的角度和深度不当，造成内脏损伤。

（2）**现象**　刺伤内脏主要症状是疼痛和出血。刺伤肝、脾时，可引起内出血，患者可感到肝区或脾区疼痛，有的可向背部放射。如出血不止，腹腔内积血过多，会出现腹痛、腹肌紧张，并有压痛及反跳痛等急腹症症状。刺伤心脏时，轻者可出现剧烈的刺痛；重者有剧烈的撕裂痛，引起心外射血，立即导致休克、死亡。刺伤肾脏时，可出现腰痛，肾区叩击痛，呈血尿，严重时血压下降、休克。刺伤胆囊、膀胱、胃、肠等空腔脏器时，可引起局部疼痛、腹膜刺激征或急腹症症状。

（3）**处理**　伤轻者，卧床休息后一般即可自愈。如果损伤严重或出血明显者，应密切观察，注意病情变化，特别是要定时检测血压。若损伤严重，出血较多，出现休克、腹膜刺激征，应立即采取相应措施，必须迅速进行输血等急救或外科手术治疗。

（4）**预防**　医者必须熟悉解剖学、腧穴学。操作时，注意凡有脏器组织，大的血管、神经处都应改变针刺方向，避免深刺。肝、脾、胆囊肿大以及心脏扩大的患者，胸、背、胁、腋的穴位不宜深刺；尿潴留、肠粘连的患者，腹部的穴位不宜深刺。

◎ **要点七　刺伤脑与脊髓**

刺伤脑与脊髓是指针刺颈项、背部腧穴过深，针具刺入脑脊髓，引起头痛、恶心等现象。

1. **原因**　针刺督脉腧穴及华佗夹脊等穴时，针刺过深或进针方向不当，均可伤及脑与脊髓，造成严重后果。

2. **现象**　如误伤延髓时，可出现头痛、恶心、呕吐、抽搐、呼吸困难、休克和神志昏迷等。如刺伤脊髓，可出现触电样感觉向肢端放射，引起暂时性瘫痪，有时可危及生命。

3. **处理**　应立即出针。轻者，安静休息，

经过一段时间可自行恢复；重则应配合有关科室如神经外科，进行及时的抢救。

4. **预防**　凡针刺督脉腧穴（12 胸椎以上的项、背部）及华佗夹脊穴，都要认真掌握进针深度和进针方向。如风府、哑门，针刺不可向上斜刺，也不可过深。悬枢穴以上的督脉穴及华佗夹脊穴均不可过深。行针中尽可能捻转手法，尽量避免提插，更不可行捣刺。

◎ **要点八　外周神经损伤**

外周神经损伤是指针刺操作不当造成相应的神经干的损伤。

1. **原因**　使用粗针强刺激，或出现触电感后仍然大幅度的提插，造成神经及神经干的损伤。

2. **症状**　刺中神经干或神经根时，会出现触电样针感。当神经受损后，多出现麻木、灼痛等症状，甚至出现神经分布区域及所支配脏器的功能障碍或末梢神经炎等症状。

3. **处理**　一旦出现神经损伤症状，勿继续提插捻转，应缓慢出针。可应用 B 族维生素类药物治疗。严重者可在相应经络腧穴上进行 B 族维生素类药物穴位注射，或根据病情需要应用激素冲击疗法以对症治疗。

4. **预防**　针刺神经干附近穴位时，手法宜轻；出现触电感时，不可再使用强刺激手法。

细目八　针刺注意事项

针刺治病应注意不同针刺部位的特点以及患者的身体状况，以提高针刺的安全性。

◎ **要点一　施术部位的宜忌**

1. **颈项部位腧穴的针刺注意事项**　针刺颈部的天突穴时，应注意针刺角度、方向和深度，避免刺伤气管、主动脉弓；针刺人迎穴时要用押手拨开颈总动脉，缓慢进针。针刺项部的风府、哑门等腧穴时，要注意掌握针刺角度、方向和深度，不宜大幅度的提插、捻转，以免刺伤延髓。

2. **眼区腧穴的针刺注意事项**　针刺眼区的睛明、承泣、上明、球后等腧穴时，应注意针刺的

方向、角度和深度，缓慢进针，仔细体察针下感觉，避免使用大幅度提插、捻转的手法。出针时动作轻柔，出针后按压针孔以防止或减少出血。

3. 胸胁、腰背部腧穴的针刺注意事项 对胸、胁、腰、背脏腑所居之处的腧穴不宜直刺、深刺，肝脾肿大、肺气肿患者更应注意。医者在进行针刺过程中，精神必须高度集中，令患者选择适当的体位，严格掌握进针的深度、角度，以防止事故的发生。

4. 腹部腧穴的针刺注意事项 上腹部近胸部的腧穴不宜深刺或向上斜刺，以免刺伤胃、肝或心脏。针刺下腹部腧穴时，应了解患者膀胱充盈状况，如有尿潴留时要掌握适当的针刺方向、角度、深度等，避免误伤膀胱。对于妇女，应注意询问其怀孕情况。

◎ 要点二　患者状态的宜忌

1. 过于饥饿、疲劳，精神过于紧张者不宜立即进行针刺。

2. 年老体弱、针刺耐受程度差、初次针刺

者，应使用卧位针刺，且不宜强刺激。

3. 妇女行经时，若非为了调经，三阴交、合谷、昆仑、至阴等一些通经活血的腧穴应慎刺。妊娠妇女针刺时应注意：妇女怀孕 3 个月以内者，不宜针刺小腹部的腧穴；若怀孕 3 个月以上者，腹部、腰骶部的腧穴也不宜针刺。三阴交、合谷、昆仑、至阴等腧穴，在怀孕期间亦应禁刺。此外，怀孕期间需要针刺治疗者，应注意精简针刺穴位，不宜使用强刺激手法。习惯性流产的孕妇则应慎用针刺。

4. 小儿囟门未合时，头项部的腧穴一般不宜针刺。对于不能合作的小儿，针刺时宜用快针，不宜留针。

◎ 要点三　病情的宜忌

1. 常有自发性出血或损伤后出血不止的患者，不宜针刺。

2. 皮肤有感染、溃疡、瘢痕或肿瘤的部位，不宜针刺。

第二十三单元　灸　法

灸法主要是借灸火的热力给人体以温热性刺激，通过经络腧穴的作用，以达到防治疾病目的的一种方法。

细目一　灸法的作用

◎ 要点一　温经散寒

灸火的温和热力具有直接的温通经络、驱散寒邪之功。临床上常用于治疗寒凝血滞、经络痹阻所引起的寒湿痹痛、痛经、经闭、胃脘痛、寒疝腹痛、泄泻等。灸法更适合治疗寒性病证。

◎ 要点二　扶阳固脱

灸火的热力具有扶助阳气、举陷固脱的功能。阳气下陷或欲脱之危证，皆可用灸法，以扶

助虚脱之阳气。临床上多用于治疗虚寒证、寒厥证、脱证和中气不足、阳气下陷而引起的遗尿、脱肛、阴挺、崩漏、带下、久泄、久痢、痰饮等。

◎ 要点三　消瘀散结

艾灸具有行气活血、消瘀散结的作用。灸能使气机通畅，营卫调和，从而消瘀散结。临床常用于治疗气血凝滞之疾，如乳痈初起、瘰疬、瘿瘤等。

◎ 要点四　防病保健

灸法可以激发人体正气，增强抗病能力，无病时施灸有防病保健的作用。常灸关元、气海、命门、足三里有防病保健作用，今人称之为"保健灸"。

◎ **要点五　引热外行**

艾火的温热能使皮肤腠理开放，毛窍通畅，引热外行。《医学入门·针灸》曰："热者灸之，引郁热之气外发。"灸法可用于治疗某些实热病证，如疔肿、带状疱疹、丹毒、甲沟炎等。对阴虚发热也可使用灸法，如选用膏肓、四花穴等治疗骨蒸潮热、虚劳咳喘。

细目二　灸法的种类

常用灸法分为艾灸法和其他灸法。艾灸法主要以艾绒为材料，包括艾炷灸、艾条灸、温针灸、温灸器灸；其他灸法则使用艾绒以外的其他材料，常用的包括灯火灸、天灸（如白芥子灸、蒜泥灸、斑蝥灸等）。常用灸法如下表。

灸法的种类

◎ **要点一　艾炷灸**

艾炷灸是将艾绒制作成艾炷后，置于施灸部位点燃而治病的方法。艾炷灸又分直接灸与间接灸两类。

（一）直接灸

直接灸是将大小适宜的艾炷，直接放在皮肤上施灸的方法。又称明灸、着肤灸、着肉灸。若

施灸时需将皮肤烧伤化脓，愈后留有瘢痕者，称为瘢痕灸；若不使皮肤烧伤化脓，不留瘢痕者，称为无瘢痕灸。

1. **瘢痕灸**　又名化脓灸。施灸时先将所灸腧穴部位涂以少量的大蒜汁，以增加黏附和刺激作用，然后将艾炷置于腧穴上，用火点燃艾炷施灸。每个艾炷必须燃尽，除去灰烬后，方可继续易炷再灸，待规定壮数灸完为止。施灸时由于艾火烧灼皮肤，因此可产生剧痛，此时可用手在施灸腧穴周围轻轻拍打，借以缓解疼痛。在正常情况下，灸后 1 周左右，施灸部位化脓形成灸疮，5~6 周左右，灸疮自行痊愈，结痂脱落后而留下瘢痕。因此，施灸前必须征求患者同意后，方可使用本法。临床上常用于治疗哮喘、肺痨、瘰疬等慢性顽疾。

2. **无瘢痕灸**　又名非化脓灸。施灸时先在所灸腧穴部位涂以少量的凡士林，以使艾炷便于黏附，然后将艾炷置于腧穴上点燃施灸，当艾炷燃剩至 1/3 而患者感到微有灼痛时，即可易炷再灸，待将规定壮数灸完为止。一般应灸至局部皮肤出现红晕而不起疱为度。一般虚寒性疾患，均可采用此法。

（二）间接灸

间接灸是指用药物或其他材料将艾炷与施灸腧穴部位的皮肤隔开，进行施灸的方法，又称隔物灸。常用的有如下几种：

1. **隔姜灸**　将鲜姜切成直径大约 2~3cm，厚约 0.2~0.3cm 的薄片，中间以针刺数孔，置于应灸的腧穴部位或患处，再将艾炷放在姜片上点燃施灸。当艾炷燃尽，再易炷施灸。灸完所规定的壮数，一般 6~9 壮，以使皮肤红润而不起泡为度。本法有温胃止呕、散寒止痛的作用，常用于因寒而致的呕吐、腹痛以及风寒痹痛等病证。

2. **隔蒜灸**　用鲜大蒜头，切成厚约 0.2~0.3cm 的薄片，中间以针刺数孔（捣蒜如泥亦可），置于应灸腧穴或患处，然后将艾炷放在蒜片上，点燃施灸。待艾炷燃尽，易炷再灸，直至灸完规定的壮数，一般 5~7 壮。本法有清热解

毒、杀虫等作用，多用于治疗瘰疬、肺痨及肿疡初起等病证。

3. 隔盐灸 用干燥的食盐（以青盐为佳）填敷于脐部，或于盐上再置一薄姜片，上置大艾炷施灸，一般灸5~9壮。本法有回阳、救逆、固脱的作用，多用于治疗伤寒阴证或吐泻并作、中风脱证等。治疗时需连续施灸，不拘壮数，以脉起、肢温、证候改善为度。

4. 隔附子饼灸 将附子研成粉末，用酒调和做成直径约3cm，厚约0.8cm的附子饼，中间以针刺数孔，放在应灸腧穴或患处，上面再放艾炷施灸，直至灸完所规定壮数为止。本法有温补肾阳等作用。多用于治疗命门火衰而致的阳痿、早泄或疮疡久溃不敛等病证。

◎ 要点二　艾条灸

艾条灸是将艾绒制作成艾条进行施灸，可分为悬起灸和实按灸两种方式。

（一）悬起灸

施灸时将艾条悬放在距离穴位一定高度上进行熏烤，不使艾条点燃端直接接触皮肤，称为悬起灸。悬起灸根据其操作方法不同，分为温和灸、雀啄灸和回旋灸。

1. 温和灸 施灸时将艾条的一端点燃，对准应灸的腧穴部位或患处，约距皮肤2~3cm，进行熏烤，使患者局部有温热感而无灼痛为宜。一般每处灸10~15分钟，至皮肤出现红晕为度。对于昏厥、局部知觉迟钝的患者，医者可将中、食二指分开，置于施灸部位的两侧，这样可以通过医者手指的感觉来测知患者局部的受热程度，以便随时调节施灸的距离和防止烫伤。

2. 雀啄灸 施灸时，将艾条点燃的一端对准施灸部位的皮肤，并不固定在一定的距离，而是像鸟雀啄食一样上下活动，以给施灸局部一个变量的刺激。

3. 回旋灸 施灸时，艾卷点燃的一端与施灸部位的皮肤虽然保持一定的距离，但不固定，而是向左右方向移动或反复回旋施灸。

以上诸法对一般应灸的病证均可采用，但温

和灸多用于慢性病，雀啄灸、回旋灸多用于急性病。

（二）实按灸

将点燃的艾条隔布或隔棉纸数层实按在穴位上，使热气透入皮肉，火灭热减后重新点火按灸，称为实按灸。实按灸根据药条中加入的药物不同分为太乙针灸、雷火针灸。

1. 太乙针灸 施灸时，将太乙针的一端燃着，用布7层包裹其燃着的一端，立即紧按于应灸的腧穴或患处，进行灸熨，针冷则再燃再熨。如此反复灸熨7~10次为度。此法可用于治疗风寒湿痹、肢体顽麻、痿弱无力、半身不遂等病证。

2. 雷火针灸 施灸方法与"太乙针灸"相同，其适应证与"太乙针灸"基本相同。

◎ 要点三　温针灸

温针灸是针刺与艾灸结合应用的一种方法，适用于既需要留针而又适宜用艾灸的病证。操作方法是，将针刺入腧穴，得气后给予适当补泻手法。留针时间，将纯净细软的艾绒捏在针尾上，或将一段长约2cm的艾条插在针柄上，点燃施灸。待艾绒或艾条烧完后除去灰烬，将针取出。此法针灸并用、简便易行，可以发挥针和灸的双重作用，达到治疗疾病的目的。

细目三　灸法的注意事项

◎ 要点一　施灸的禁忌

1. 对颜面、五官和有大血管的部位以及关节活动部位，不宜采用瘢痕灸。

2. 孕妇的腹部和腰骶部也不宜施灸。

3. 一般空腹、过饱、极度疲劳和对灸法恐惧者，应慎施灸。

4. 对于体弱患者，灸治时艾炷不宜过大，刺激量不可过强，以防晕灸。一旦发生晕灸，应立即停止施灸，并做出及时处理，其方法同晕针。

◎ 要点二　灸后处理

施灸后，局部皮肤出现微红灼热，属于正常

现象，无须处理。

如因施灸过量，时间过长，局部出现小水疱，只要注意不擦破，可任其自然吸收。如水疱较大，可用无菌毫针刺破水疱，放出水液，或用注射针抽出水液，再涂以烫伤油等，并以纱布包敷。

如用化脓灸者，在灸疮化脓期间，要注意适当休息，加强营养，保持局部清洁，并可用敷料保护灸疮，以防污染，待其自然愈合。如处理不当，灸疮脓液呈黄绿色或有渗血现象者，可用消炎药膏或玉红膏涂敷。

此外，施灸时应注意艾火勿烧伤皮肤或衣物。用过的艾条等，应装入小口玻璃瓶或筒内，以防复燃。

第二十四单元　拔罐法

拔罐法是以罐为工具，利用燃烧、抽吸、挤压等方法排出罐内空气，造成负压，使之吸附于腧穴或相应体表，产生刺激，使被拔部位的皮肤充血、瘀血，以达到防治疾病目的的方法。

◎ 要点一　拔罐的操作方法

常用的拔罐法有以下几种。

1. **留罐法**　又称坐罐。将罐吸附在体表后，使罐子吸拔留置于施术部位，留罐的时间视拔罐后皮肤的反应与患者的体质而定，一般为5~15分钟，然后将罐起下。此法是常用的一种方法，一般疾病均可应用，而且单罐、多罐皆可应用。

2. **走罐法**　亦称推罐法或拉罐法。拔罐时先在施术部位的皮肤或罐口上，涂一层润滑油，再将罐拔住，然后，医者用右手握住罐子，向上、下或左、右需要拔的部位，往返推动，至所拔部位的皮肤红润、充血，甚或瘀血时，将罐起下。此法适用于面积较大，肌肉丰厚部位，如脊背、腰臀、大腿等部位。

3. **闪罐法**　即将罐拔住后，立即起下，反复多次地拔住起下、起下拔住，直至皮肤潮红、充血或瘀血为度。多用于局部皮肤麻木、疼痛或功能减退等疾患，尤其适用于不宜留罐的部位，如小儿、年轻女性的面部。

4. **刺血拔罐法**　又称刺络拔罐法。将施术部位的皮肤消毒后，用三棱针点刺或皮肤针叩刺出血后，再将火罐吸附于点刺的部位，使之出血，以加强刺血治疗的作用。出血量视病情而定，少则几滴，多则3~5mL。一般刺血后拔罐留置5~15分钟。多用于热证、实证、瘀血证及某些皮肤病，如神经性皮炎、痤疮、丹毒、扭伤、乳痈等。

5. **留针拔罐法**　简称针罐。即在针刺留针时，将罐拔在以针为中心的部位上，约5~10分钟，待皮肤红润、充血或瘀血时，将罐起下后出针，此法能起到针罐配合的作用。

上述拔罐操作时，应根据部位选择大小合适的罐，注意避免烧伤患者皮肤，留罐过程中应注意观察，一般避免出现水疱。皮肤有过敏、溃疡、水肿现象的部位，以及孕妇的腹部和腰骶部不宜拔罐。

◎ 要点二　拔罐的作用和适用范围

拔罐法具有通经活络、行气活血、消肿止痛、祛风散寒等作用。其适应范围较为广泛，一般多用于风寒湿痹、颈肩腰腿痛、关节痛、软组织闪挫扭伤、伤风感冒、头痛、咳嗽、哮喘、胃脘痛、呕吐、腹痛、痛经、中风偏枯等。此外可用于防病保健、清除疲劳。

◎ 要点三　拔罐的注意事项

1. 拔罐操作时要做到动作稳、准、轻、快；患者体位要舒适，拔罐后不要移动体位；同时拔多个罐时，罐间距离不宜太近；拔针罐时应避免以吸气末或呼气开始时较为明显。屏住呼吸时胸膜摩擦音消失，可借此与心包摩擦音区别。深呼吸或在听诊器体件上加压时胸膜摩擦音常更清楚。胸膜摩擦音可发生于胸膜的任何部位，但最常见于脏层胸膜与壁层胸膜发生位置改变最大的部位——胸廓下侧沿腋中线处。

胸膜摩擦音是干性胸膜炎的重要体征，主要见于以下几种情况：①胸膜炎症，如结核性胸膜炎、化脓性胸膜炎以及其他原因引起的胸膜炎症；②原发性或继发性胸膜肿瘤；③肺部病变累及胸膜，如肺炎、肺梗死等；④胸膜高度干燥，如严重脱水等；⑤其他，如尿毒症等。

◎ 要点七　听觉语音检查

听觉语音减弱见于过度衰弱、支气管阻塞、阻塞性肺疾病、胸腔积液、气胸、胸膜增厚或水肿。听觉语音增强见于肺实变、肺空洞及压迫性肺不张；听觉语音增强、响亮，且字音清楚，称为支气管语音，见于肺组织实变，此时常伴有触觉语颤增强、病理性支气管呼吸音等肺实变的体征，但以支气管语音出现最早。耳语音增强见于肺实变、肺空洞及压迫性肺不张；耳语音增强且字音清晰者，为胸耳语音，是肺实变较广泛的征象。

◎ 要点八　呼吸系统常见疾病的体征

1. 肺实变

（1）视诊　两侧胸廓对称，患侧呼吸动度可局限性减弱或消失。

（2）触诊　气管居中，患侧语音震颤增强。

（3）叩诊　患侧呈实音。

（4）听诊　患侧肺泡呼吸音消失，可听到病理性支气管呼吸音，支气管语音增强。

2. 阻塞性肺疾病

（1）视诊　胸廓呈桶状，两侧呼吸动度减弱。

（2）触诊　气管居中，语音震颤减弱。

（3）叩诊　两肺过清音，严重者心界叩不出；肺下界下降，肺下界移动度减低。

（4）听诊　两肺肺泡呼吸音减弱，呼气延长，听觉语音减弱，心音较遥远。

3. 胸腔积液

（1）视诊　患侧胸廓饱满，呼吸动度减弱或消失。

（2）触诊　气管移向对侧，患侧语音震颤减弱或消失。

（3）叩诊　患侧叩诊浊音或实音。

（4）听诊　患侧呼吸音减弱或消失，液面上方可听到病理性支气管呼吸音。

4. 气胸

（1）视诊　患侧胸廓饱满，肋间隙增宽，呼吸动度减弱或消失。

（2）触诊　气管移向对侧，患侧语音震颤减弱或消失。

（3）叩诊　患侧呈鼓音。左侧气胸时，心界叩不出；右侧气胸时，肝浊音界下移。

（4）听诊　患侧呼吸音减弱或消失。

细目九　心脏、血管检查

◎ 要点一　心脏视诊

1. 心前区隆起　心前区隆起见于以下几种情况：①某些先天性心脏病，如法洛四联症、肺动脉瓣狭窄等。②儿童时期患慢性风湿性心脏瓣膜病伴右心室增大者。

2. 心尖搏动

（1）**正常成人心尖搏动**　位于左侧第5肋间隙、锁骨中线内侧0.5~1cm处，搏动范围的直径约2~2.5cm。

（2）**心尖搏动位置改变**　①生理因素：卧位时心尖搏动可稍上移；左侧卧位时，心尖搏动可向左移2~3cm；右侧卧位时可向右移1~2.5cm。小儿及妊娠时心脏常呈横位，心尖搏动可向上外方移位；瘦长体型者，心脏呈垂直位，心尖搏动可向下、向内移至第6肋间隙。②病理因素：左心室增大时，心尖搏动向左下移位；右心室增大时，心尖搏动向左移位；肺不张、粘连性胸膜炎时，心尖搏动移向患侧；胸腔积液、气胸时，心尖搏动移向健侧；大量腹水、肠胀气、腹腔巨大肿瘤或妊娠等，心尖搏动位置向上外移位。

（3）心尖搏动强度及范围改变 左心室肥大、甲状腺功能亢进症、重症贫血、发热等疾病时心尖搏动增强；心包积液、左侧气胸或胸腔积液、阻塞性肺疾病等，心尖搏动减弱甚或消失；负性心尖搏动见于粘连性心包炎，也可见于显著右心室肥大。

◎ 要点二 心脏触诊

1. **心尖搏动异常** 左心室肥大时，心尖搏动呈抬举性。

2. **心脏震颤（猫喘）** 此为器质性心血管疾病的体征。震颤出现的时期、部位和临床意义见下表。

心脏常见震颤的临床意义

时期	部位	临床意义
收缩期	胸骨右缘第2肋间	主动脉瓣狭窄
	胸骨左缘第2肋间	肺动脉瓣狭窄
	胸骨左缘第3、4肋间	室间隔缺损
舒张期	心尖部	二尖瓣狭窄
连续性	胸骨左缘第2肋间及其附近	动脉导管未闭

3. **心包摩擦感** 此为干性心包炎的体征，见于结核性、化脓性心包炎，也可见于风湿热、急性心肌梗死、尿毒症、系统性红斑狼疮等引起的心包炎。通常在心前区或胸骨左缘第3、4肋间最易触及，心脏收缩期和舒张期均可触及，以收缩期明显。坐位稍前倾或深呼气末更易触及。

◎ 要点三 心脏叩诊

1. **叩诊方法** 采用间接叩诊法，沿肋间隙从外向内、自下而上叩诊，板指与肋间隙平行并紧贴胸壁。叩诊心脏左界时，从心尖搏动外2~3cm处由外向内进行叩诊。如心尖搏动不明显，则自第6肋间隙左锁骨中线外的清音区开始，然后按肋间隙逐一上移，至第2肋间隙为止；叩诊心脏右界时，自肝浊音界的上一肋间隙开始，逐一叩诊至第2肋间隙。

2. **心脏浊音界改变的临床意义**

（1）心脏与血管本身病变 ①左心室增大：心脏浊音界向左下扩大，使心脏外形呈靴形，见于主动脉瓣关闭不全、高血压性心脏病。②右心室增大：显著增大时，心界向左、右两侧扩大，以向左增大较为显著。常见于二尖瓣狭窄、肺心病。③左心房增大或合并肺动脉段扩大：心腰部饱满或膨出，心脏浊音区呈梨形，见于二尖瓣狭窄。④左、右心室增大：心界向两侧扩大，称为普大型心脏，见于扩张型心肌病等。⑤心包积液：坐位时心脏浊音界呈烧瓶形，卧位时心底部浊音界增宽。

（2）心脏以外因素 大量胸腔积液、积气时，心浊音界向健侧移位；胸膜增厚粘连、肺不张则使心界移向患侧；阻塞性肺疾病时心浊音界变小。

◎ 要点四 心脏瓣膜听诊区

1. **二尖瓣区** 位于心尖搏动最强处，又称心尖区。

2. **主动脉瓣区**

（1）主动脉瓣区 位于胸骨右缘第2肋间，主动脉瓣狭窄时的收缩期杂音在此区最响。

（2）主动脉瓣第二听诊区 位于胸骨左缘第3、4肋间，主动脉瓣关闭不全时的舒张期杂音在此区最响。

3. **肺动脉瓣区** 位于胸骨左缘第2肋间。

4. **三尖瓣区** 位于胸骨下端左缘，即胸骨左缘第4、5肋间处。

◎ 要点五 心率听诊、心律听诊

1. **心率** 正常成人心率为60~100次/分钟，超过100次/分钟为心动过速，临床意义同脉率增快；低于60次/分钟为心动过缓，临床意义同脉率减慢。

2. 心律 正常人的心律基本规则。呼吸性窦性心律不齐常见于健康青少年及儿童，表现为吸气时心率增快，呼气时心率减慢，屏住呼吸时节律变规整；期前收缩见于情绪激动、酗酒、饮浓茶以及各种心脏病、心脏手术、心导管检查、低血钾等；心房颤动（房颤）多见于二尖瓣狭窄、冠心病、甲状腺功能亢进症，具有心律绝对不规则、第一心音强弱不等、脉搏短绌的听诊特点。

◎ **要点六　正常心音及其产生机制**

正常心音：正常心音有 4 个。按其在心动周期中出现的顺序，依次命名为第一心音（S_1）、第二心音（S_2）、第三心音（S_3）及第四心音（S_4）。S_1 主要是二尖瓣、三尖瓣关闭振动而产生，标志心室收缩期的开始；S_2 主要是主动脉瓣、肺动脉瓣关闭振动而产生，标志心室舒张期的开始。S_2 有两个主要部分，即主动脉瓣部分（A_2）和肺动脉瓣部分（P_2）。一般情况下，青少年 $P_2 > A_2$，成年人 $P_2 = A_2$，老年人 $P_2 < A_2$。

◎ **要点七　心音听诊**

1. 正常心音 如上所述，正常心音有 4 个，成年人可以听到 S_1 和 S_2，儿童和部分青少年可听到 S_3，一般听不到 S_4。第一、第二心音的区别，见下表。

第一、第二心音的区别

区别点	第一心音	第二心音
声音特点	音强，调低，时限较长	音弱，调高，时限较短
最强部位	心尖部	心底部
与心尖搏动及颈动脉搏动的关系	与心尖搏动和颈动脉搏动同时出现	心尖搏动之后出现
与心动周期的关系	S_1 和 S_2 之间的间隔（收缩期）较短	S_2 到下一心动周期 S_1 的间隔（舒张期）较长

2. 心音改变及其临床意义

（1）两个心音同时增强见于胸壁较薄、情绪激动、甲亢、发热、贫血等。

（2）两个心音同时减弱见于肥胖、胸壁水肿、左侧胸腔积液、阻塞性肺疾病、心包积液、缩窄性心包炎、甲状腺功能减退症、心肌炎、心肌病、心肌梗死、心力衰竭等。

（3）S_1 增强见于发热、甲状腺功能亢进症、二尖瓣狭窄等，完全性房室传导阻滞可产生极响亮的 S_1，称为"大炮音"。S_1 减弱见于心肌炎、心肌病、心肌梗死、二尖瓣关闭不全等。S_1 强弱不等见于早搏、心房颤动、二度房室传导阻滞、高度房室传导阻滞。

（4）A_2 增强见于高血压病、主动脉粥样硬化等；A_2 减弱见于低血压、主动脉瓣狭窄和关闭不全。

（5）P_2 增强见于肺动脉高压、二尖瓣狭窄、左心衰竭、室间隔缺损、动脉导管未闭、肺心病；P_2 减弱见于肺动脉瓣狭窄或关闭不全。

（6）心音性质改变：心肌有严重病变时，心肌收缩力明显减弱，致使 S_1 失去其原有特征而与 S_2 相似，同时因心率增快使舒张期明显缩短致收缩期与舒张期时间几乎相等，此时听诊 S_1、S_2 酷似钟摆的"滴答"声，称为钟摆律。如钟摆律时心率超过 120 次/分，酷似胎儿心音，称为胎心律，提示病情严重。以上两者可见于大面积急性心肌梗死和重症心肌炎等。

（7）心音分裂：①S_1 分裂：当左、右心室收缩明显不同步时，可出现 S_1 分裂，在二、三尖瓣听诊区都可听到，但以胸骨左下缘较清楚，多见于二尖瓣狭窄等，偶见于儿童及青少年。②第 S_2 分裂：临床上较常见，由主、肺动脉瓣关闭明显不同步所致，在肺动脉瓣区听诊较明显。可见于青少年，尤以深吸气更明显。临床上最常见的 S_2 分裂，见于右室排血时间延长，肺动脉瓣关闭明显延迟（如完全性右束支传导阻滞、肺动脉瓣狭窄、二尖瓣狭窄等），或左心室射血时间缩短，主动脉关闭时间提前（如二尖瓣关闭不全、室间隔缺损等）时。

3. 喀喇音 是心脏收缩期出现的额外心音，可发生于收缩早、中、晚期。

（1）收缩早期喀喇音（收缩早期喷射音） 心底部听诊最清楚。肺动脉瓣区的收缩早期喀喇音见于肺动脉高压、轻中度肺动脉瓣狭窄、房间隔缺损、室间隔缺损等疾病；主动脉瓣收缩早期喀喇音见于高血压、主动脉瓣狭窄、主动脉瓣关闭不全、主动脉瘤等。

（2）收缩中、晚期喀喇音 在心尖部及其稍内侧最清楚。多见于二尖瓣脱垂。

4. 奔马律及开瓣音 奔马律是发生在心脏舒张期的额外心音。

（1）舒张早期奔马律 最常见的奔马律，是病理性第三心音，又称S_3奔马律或室性奔马律，以左心室奔马律占多数，所以，在心尖部容易听到。舒张早期奔马律的出现，提示心脏有严重的器质性病变，见于各种原因的心力衰竭、急性心肌梗死、重症心肌炎等。

（2）开瓣音（二尖瓣开放拍击音） 见于二尖瓣狭窄而瓣膜弹性尚好时，是二尖瓣分离术适应证的重要参考条件。

◎ **要点八　心脏杂音产生机制**

1. 血流加速 见于剧烈运动后、发热、贫血、甲亢等。

2. 瓣膜口、大血管通道狭窄 如二尖瓣狭窄、主动脉瓣狭窄、肺动脉瓣狭窄、梗阻性肥厚型心肌病等。

3. 瓣膜关闭不全 如二尖瓣关闭不全、主动脉瓣关闭不全、主动脉硬化、扩张型心肌病、二尖瓣脱垂等。

4. 异常通道 如室间隔缺损、动脉导管未闭及动静脉瘘等。

5. 心腔内漂浮物 如心内膜炎时赘生物产生的杂音等。

6. 大血管腔瘤样扩张 如动脉瘤。

◎ **要点九　心脏杂音的特征**

1. 最响部位 一般来说，杂音最响的部位，就是病变所在的部位。杂音在心尖部最响，提示病变在二尖瓣；杂音在主动脉瓣区或肺动脉瓣区最响，提示病变在主动脉瓣或肺动脉瓣；杂音在胸骨下端近剑突偏左或偏右处最响，提示病变在三尖瓣。胸骨左缘3、4肋间听到响亮粗糙的收缩期杂音则可能为室间隔缺损。

2. 出现的时期 按杂音出现的时期不同，将杂音分为：①收缩期杂音：出现在S_1与S_2之间。②舒张期杂音：出现在S_2与下一个心动周期的S_1之间。③连续性杂音：连续出现于收缩期及舒张期，并不为S_2打断。④双期杂音：收缩期和舒张期都出现，但不连续，性质不一致。舒张期杂音及连续性杂音均为器质性，收缩期杂音可为功能性。二尖瓣关闭不全的收缩期杂音可占整个收缩期，并可遮盖S_1甚至S_2，称全收缩期杂音；二尖瓣狭窄的舒张期杂音常出现在舒张中晚期；主动脉瓣关闭不全的舒张期杂音则出现在舒张早期，也可为早中期或全期；肺动脉瓣狭窄的收缩期杂音常为收缩中期杂音；动脉导管未闭时可出现连续性杂音。

3. 杂音的性质 分为吹风样、隆隆样（或雷鸣样）、叹气样、机器样及乐音样等，进一步分为粗糙、柔和。如心尖区粗糙的吹风样收缩期杂音，常提示二尖瓣关闭不全；心尖区舒张中晚期隆隆样杂音是二尖瓣狭窄的特征性杂音；心尖区柔和而高调的吹风样杂音常为相对性二尖瓣关闭不全；主动脉瓣第二听诊区叹气样舒张期杂音见于主动脉瓣关闭不全；胸骨左缘第2肋间及其附近机器声样连续性杂音，见于动脉导管未闭；听诊时杂音如海鸥鸣或鸽鸣样，常见于感染性心内膜炎及梅毒性主动脉瓣关闭不全。

4. 收缩期杂音强度 杂音的强度与下列因素有关：①狭窄程度：一般而言，狭窄越重杂音越强。但当极度狭窄以致通过的血流极少时，杂音反而减弱或消失。②血流速度：血流速度越快，杂音越强。③狭窄口两侧压力差：压力差越大，杂音越强。如风湿性二尖瓣狭窄伴心衰加重时，心肌收缩力减弱，狭窄口两侧压力差减小，血流速度减慢，杂音减弱甚至消失。当心功能改善时两侧压力差增大，血液加快，杂音又增强。

④胸壁厚薄：胸壁薄者杂音较强，胸壁厚者杂音较弱。采用 Levine 6 级分级法。

1 级：杂音很弱，所占时间很短，须仔细听诊才能听到。

2 级：较易听到，杂音柔和。

3 级：中等响亮的杂音。

4 级：响亮的杂音，常伴有震颤。

5 级：很响亮的杂音，震耳，但听诊器如离开胸壁则听不到，伴有震颤。

6 级：极响亮，听诊器稍离胸壁时亦可听到，有强烈的震颤。

杂音强度的表示法：4 级杂音记为"4/6 级收缩期杂音"。一般而言，3/6 级及以上的收缩期杂音多为器质性。但应注意，杂音的强度不一定与病变的严重程度成正比。病变较重时，杂音可能较弱；相反，病变较轻时也可能听到较强的杂音。

5. 传导方向 二尖瓣关闭不全的收缩期杂音在心尖部最响，并向左腋下及左肩胛下角处传导；主动脉瓣关闭不全的舒张期杂音在主动脉瓣第二听诊区最响，并向胸骨下端或心尖部传导；主动脉瓣狭窄的收缩期杂音以主动脉瓣区最响，可向上传至胸骨上窝及颈部；肺动脉瓣关闭不全的舒张期杂音在肺动脉瓣区最响，可传至胸骨左缘第 3 肋间。

较局限的杂音：二尖瓣狭窄的舒张期杂音常局限于心尖部；肺动脉瓣狭窄的收缩期杂音常局限于胸骨左缘第 2 肋间；室间隔缺损的收缩期杂音常局限于胸骨左缘第 3、4 肋间。

6. 杂音与体位的关系 体位改变可使某些杂音减弱或增强，而有助于病变部位的诊断。例如，左侧卧位可使二尖瓣狭窄的舒张中晚期隆隆样杂音更明显；前倾坐位可使主动脉瓣关闭不全的舒张期杂音更易于听到；仰卧位则使肺动脉瓣、二尖瓣、三尖瓣关闭不全的杂音更明显。

7. 杂音与呼吸的关系 深吸气时可使右心相关瓣膜（三尖瓣、肺动脉瓣）的杂音增强；深呼气时可使左心相关瓣膜（二尖瓣、主动脉瓣）的杂音增强。

8. 杂音与运动的关系 运动后心率加快，增加循环血流量及流速，在一定的心率范围内可使杂音增强。例如，运动可使二尖瓣狭窄的舒张中晚期杂音增强。

◎ **要点十 各瓣膜区常见杂音听诊**

1. 二尖瓣区收缩期杂音 见于二尖瓣关闭不全、二尖瓣脱垂、冠心病乳头肌功能不全等，杂音为吹风样，较粗糙、响亮，多在 3/6 级以上，可占全收缩期；左心室扩张引起的二尖瓣相对关闭不全（如高血压心脏病、扩张型心肌病、风湿热、贫血性心脏病等），杂音为 3/6 级以下柔和的吹风样，传导不明显；运动、发热、贫血、妊娠、甲亢等产生的杂音一般为 2/6 级以下，性质柔和，较局限，病因去除后杂音消失。

2. 二尖瓣区舒张期杂音 二尖瓣狭窄时，心尖部可闻及舒张中晚期隆隆样杂音，呈递增型，音调较低而局限，左侧卧位呼气末时较清楚，常伴有 S_1 亢进、二尖瓣开放拍击音及舒张期震颤，P_2 亢进及分裂。主动脉瓣关闭不全所致的相对性二尖瓣狭窄的杂音，称为奥-弗杂音（Austin-Flint 杂音），性质柔和，不伴有 S_1 亢进、开瓣音，无震颤。

3. 主动脉瓣区收缩期杂音 见于各种病因的主动脉瓣狭窄，杂音为喷射性，响亮而粗糙，呈递增-递减型，沿大血管向颈部传导，常伴有收缩期震颤及 A_2 减弱；主动脉粥样硬化、高血压性心脏病等引起的相对性主动脉瓣狭窄，杂音柔和，常有 A_2 增强。

4. 主动脉瓣区舒张期杂音 在主动脉瓣第二听诊区深呼气末最易听到，为叹气样，递减型，可传至胸骨下端左侧或心尖部，常伴有 A_2 减弱及周围血管征，见于先天性或风湿性主动脉瓣关闭不全、梅毒性升主动脉炎等。

5. 肺动脉瓣区收缩期杂音 多见于先天性肺动脉瓣狭窄，杂音粗糙，呈喷射性，强度在 3/6 级以上，常伴收缩期震颤及 P_2 减弱；二尖瓣狭窄、房间隔缺损等引起的相对性肺动脉瓣狭窄时，杂音限较短，较柔和，伴 P_2 增强亢进。

6. 肺动脉瓣区舒张期杂音 器质性极少，多由相对性肺动脉瓣关闭不全所引起，常见于二尖瓣狭窄、肺心病等，伴明显肺动脉高压，杂音为叹气样，柔和，递减型，卧位吸气末增强，常伴 P_2 亢进，称为格-斯杂音（Graham-Steell 杂音）。

7. 三尖瓣区收缩期杂音 器质性者极少见。多为右心室扩大导致的相对性三尖瓣关闭不全，见于二尖瓣狭窄、肺心病等，杂音柔和，在3/6级以下。

8. 其他部位的收缩期杂音 胸骨左缘第3、4肋间响亮而粗糙的收缩期杂音，该杂音或伴收缩期震颤，不向左腋下传导，见于室间隔缺损或肥厚型梗阻性心肌病。

9. 连续性杂音 这是一种连续、粗糙、类似机器转动的声音，在胸骨左缘第2肋间隙及其附近听到，见于动脉导管未闭。

器质性与功能性收缩期杂音的鉴别，见下表。

器质性与功能性收缩期杂音的鉴别

区别点	器质性	功能性
部位	任何瓣膜听诊区	肺动脉瓣区和（或）心尖部
持续时间	长，常占全收缩期，可遮盖 S_1	短，不遮盖 S_1
性质	吹风样，粗糙	吹风样，柔和
传导	较广而远	比较局限
强度	常在3/6级或以上	一般在2/6级或以下
心脏大小	有心房和（或）心室增大	正常

◎ 要点十一　心包摩擦音听诊

在心前区或胸骨左缘第3、4肋间较易听到，被检查者坐位稍前倾，深呼气后更明显，见于急性心包炎。

◎ 要点十二　周围血管征

1. 毛细血管搏动征 用手指轻压被检查者指甲床末端，或以干净玻片轻压被检查者口唇黏膜，如见到红白交替的、与其心搏一致的节律性微血管搏动现象，称为毛细血管搏动征。

2. 水冲脉 脉搏骤起骤降，急促而有力。检查者用手紧握患者手腕掌面，将患者的前臂高举过头，则水冲脉更易触知。

3. 枪击音与杜氏双重杂音 将听诊器体件放在肱动脉等外周较大动脉的表面，可听到与心跳一致的"嗒——嗒——"音，称为枪击音。如再稍加压力，则可听到收缩期与舒张期双重杂音，即杜氏双重杂音。

头部随脉搏呈节律性点头运动、颈动脉搏动明显、毛细血管搏动征、水冲脉、枪击音与杜氏双重杂音统称为周围血管征，它们均由脉压增大所致，常见于主动脉瓣关闭不全、贫血及甲状腺功能亢进症等。

细目十　腹部检查

◎ 要点一　腹部视诊

1. 腹部外形 正常腹部平坦。腹部明显膨隆或凹陷见于以下几种情况：

（1）全腹膨隆　①腹内积气：胃肠道内积气，腹部呈球形，两侧腰部膨出不明显，变换体位时其形状无明显改变，见于各种原因所致的肠梗阻或肠麻痹。积气在肠道外腹腔内者，称为气腹，见于胃肠穿孔或治疗性人工气腹。②腹腔积液：当腹腔内大量积液时，在仰卧位腹部外形呈宽而扁状，称为蛙腹。常见于肝硬化门脉高压症、右心衰竭、缩窄性心包炎、肾病综合征、结核性腹膜炎、腹膜转移癌等。结核性腹膜炎症、肿瘤浸润时，腹形常呈尖凸状，也称为尖腹。③腹腔巨大肿块：以巨大卵巢囊肿最常见，腹部呈球形膨隆而以囊肿部位较明显。

（2）局部膨隆　常见于腹部炎性包块、胃肠胀气、脏器肿大、腹内肿瘤、腹壁肿瘤和疝等。左上腹膨隆见于脾肿大、巨结肠或结肠脾曲肿瘤；上腹中部膨隆见于肝左叶肿大、胃扩张、胃癌、胰腺囊肿或肿瘤；右上腹膨隆见于肝肿大

（淤血、脓肿、肿瘤）、胆囊肿大及结肠肝曲肿瘤；腰部膨隆见于大量肾盂积水或积脓、多囊肾、巨大肾上腺瘤；左下腹部膨隆见于降结肠肿瘤、干结粪块；下腹部膨隆多见于妊娠、子宫肌瘤、卵巢囊肿、尿潴留等；右下腹膨隆见于阑尾周围脓肿、回盲部结核或肿瘤等。

（3）全腹凹陷　见于严重脱水、明显消瘦及恶病质等。严重者呈舟状腹，见于恶性肿瘤、结核、糖尿病、甲状腺功能亢进症等消耗性疾病。

2. 呼吸运动　腹式呼吸减弱见于各种原因的急腹症、大量腹水、腹腔巨大肿瘤等；腹式呼吸消失见于急性弥漫性腹膜炎等。

3. 腹壁静脉　正常时腹壁静脉一般不显露。当门静脉高压或上、下腔静脉回流受阻导致侧支循环形成时，腹壁静脉呈现扩张、迂曲状态，称为腹壁静脉曲张。

（1）门脉高压时，腹壁曲张的静脉以脐为中心向周围伸展，肚脐以上腹壁静脉血流方向从下向上，肚脐以下腹壁静脉血流方向自上向下。

（2）上腔静脉梗阻时，胸腹壁静脉血流方向自上向下，流入下腔静脉。

（3）下腔静脉梗阻时，腹壁浅静脉血流方向向上，进入上腔静脉。

4. 胃肠型和蠕动波　正常人腹部一般看不到蠕动波及胃型和肠型，有时在腹壁菲薄或松弛的老年人、极度消瘦者或经产妇可能见到。

幽门梗阻时，可见到胃蠕动波自左肋缘下向右缓慢推进（正蠕动波），有时可见到逆蠕动波及胃型；脐部出现肠蠕动波见于小肠梗阻，严重梗阻时，脐部可见横行排列呈多层梯形的肠型和较大肠蠕动波；结肠梗阻时，宽大的肠型多出现于腹壁周边，同时盲肠多胀大呈球形。

◎ 要点二　腹部触诊

腹部触诊时，被检者采取仰卧位，两手平放于躯干两侧，两腿并拢屈曲，使腹壁肌肉放松，做缓慢的腹式呼吸运动。医生站在其右侧，面向被检者，以便观察其有无疼痛等表情。检查者的手要温暖，动作轻柔；边与被检者交谈，边进行

检查；从健康部位开始对腹部进行全面检查。检查时注意腹壁紧张度、有无压痛和反跳痛等。

1. 腹壁紧张度　正常人腹壁柔软、无抵抗。在某些病理情况下，可出现全腹或局部紧张度增加、减弱或消失。

（1）腹壁紧张度增加（腹肌紧张）　①弥漫性腹肌紧张多见于胃肠道穿孔或实质脏器破裂所致的急性弥漫性腹膜炎，此时腹壁常强直，硬如木板，故称为板状腹。②局限性腹肌紧张多系局限性腹膜炎所致，如右下腹腹壁紧张多见于急性阑尾炎，右上腹腹壁紧张多见于急性胆囊炎；腹膜慢性炎症时，触诊如揉面团一样，不易压陷，称为揉面感，常见于结核性腹膜炎、癌性腹膜炎。

（2）腹壁紧张度减低或消失　全腹紧张度减低见于慢性消耗性疾病或刚放出大量腹水者，也可见于身体瘦弱的老年人和经产妇；全腹紧张度消失见于脊髓损伤所致的腹肌瘫痪和重症肌无力等。

2. 压痛及反跳痛

（1）压痛　①广泛性压痛见于弥漫性腹膜炎。②局限性压痛见于局限性腹膜炎或局部脏器的病变。明确而固定的压痛点是诊断某些疾病的重要依据。如麦氏（Mc Burney）点（右髂前上棘与脐连线中外1/3交界处）压痛多考虑急性阑尾炎；胆囊点（右腹直肌外缘与肋弓交界处）压痛考虑胆囊病变。

（2）反跳痛　反跳痛表示炎症已波及腹膜壁层，腹肌紧张伴压痛、反跳痛称为腹膜刺激征，是急性腹膜炎的可靠体征。

◎ 要点三　腹内脏器触诊

1. 肝脏触诊

（1）检查方法　采用单手或双手触诊法，分别在右侧锁骨中线延长线和前正中线上触诊肝脏下缘。检查时患者取仰卧位，双腿稍屈曲，使腹壁松弛，医师位于患者右侧。

（2）正常肝脏　正常成人的肝脏一般触不到，但腹壁松弛的消瘦者于深吸气时可触及肝下缘，多在肋弓下1cm以内，剑突下如能触及，多在3cm以内。2岁以下小儿的肝脏相对较大，易

触及。正常肝脏质地柔软，边缘较薄，表面光滑，无压痛和叩击痛。

（3）肝脏触诊的注意事项　触及肝脏时，应仔细感觉并详细描述其大小、质地、表面光滑度及边缘情况、有无压痛及搏动等。

（4）肝脏大小变化的临床意义　弥漫性肝肿大见于肝炎、脂肪肝、肝淤血、早期肝硬化、白血病、血吸虫病等；局限性肝肿大见于肝脓肿、肝囊肿（包括肝包虫病）、肝肿瘤等；肝脏缩小见于急性和亚急性重型肝炎、晚期肝硬化。

（5）肝脏质地分级　分为质软、质韧（中等硬度）和质硬三级。正常肝脏质地柔软，如触口唇；急性肝炎及脂肪肝时质地稍韧；慢性肝炎质韧，如触鼻尖；肝硬化质硬，肝癌质地最硬，如触前额；肝脓肿或囊肿有积液时呈囊性感。

（6）肝脏常见疾病的临床表现　①急性肝炎时肝脏轻度肿大，质稍韧，表面光滑，边缘钝，有压痛。②慢性肝炎时肝脏肿大较明显，质韧或稍硬，压痛较轻。③肝硬化早期肝常肿大，晚期则缩小变硬，表面呈结节状，边缘较薄，无压痛。④肝癌时肝脏进行性肿大，质坚硬如石，表面呈大小不等的结节状或巨块状，高低不平，边缘不整，压痛明显。⑤脂肪肝所致的肝肿大，质软或稍韧，表面光滑，无压痛。⑥肝淤血时肝脏明显肿大，质韧，表面光滑，边缘圆钝，有压痛，右心衰竭引起的肝淤血肿大时，压迫右上腹肝区，可使颈静脉怒张更明显，称为肝-颈静脉回流征阳性，还可见于心包积液、缩窄性心包炎。

2. 胆囊触诊

（1）墨菲征的检查方法　医生将左手掌平放在被检者的右肋，拇指放在胆囊点，用中等压力按压腹壁，然后嘱被检者缓慢深呼吸，如果深吸气时被检者因疼痛而突然屏气，则称墨菲征（Murphy sign）阳性，见于急性胆囊炎。

（2）临床意义　正常胆囊不能触到。急性胆囊炎时胆囊肿大，呈囊性感，压痛明显，常有墨菲征阳性；胰头癌压迫胆总管导致胆囊显著肿大时无压痛，但有逐渐加深的黄疸，称库瓦济埃征（Courvoisier sign）阳性；胆囊肿大，有实性感者，见于胆囊结石或胆囊癌。

3. 脾脏触诊

（1）检查方法　仰卧位或右侧卧位，右下肢伸直，左下肢屈髋、屈膝进行检查。

（2）注意事项　正常脾脏不能触及。内脏下垂、左侧大量胸腔积液或积气时，脾向下移而可触及。除此之外能触及脾脏，则提示脾肿大。触及脾脏后应注意其大小、质地、表面形态、有无压痛及摩擦感等。

（3）脾肿大的分度方法　深吸气时脾脏在肋下不超过2cm者为轻度肿大；超过2cm但在脐水平线以上，为中度肿大；超过脐水平线或前正中线为高度肿大，又称巨脾。中度以上脾肿大时其右缘常可触及脾切迹，这一特征可与左肋下其他肿块相鉴别。

（4）脾肿大的测量方法　用三线记录法（单位：厘米），甲乙线测量左锁骨中线与左肋缘交点（甲点）至脾下缘（乙点）之间的距离；甲丙线是测量甲点至脾脏最远端（丙点）之间的距离；丁戊线是测量脾右缘丁点与前正中线之间的距离；如脾脏高度增大，向右越过前正中线，则测量脾右缘至前正中线的最大距离，以"＋"表示；未超过前正中线，则测量脾右缘与前正中线的最短距离，以"－"表示。

（5）脾肿大的临床意义　轻度脾大见于慢性肝炎、粟粒型肺结核、伤寒、感染性心内膜炎、败血症和急性疟疾等，一般质地较柔软。中度脾大见于肝硬化、慢性溶血性黄疸、慢性淋巴细胞性白血病、系统性红斑狼疮、疟疾后遗症及淋巴瘤等，一般质地较硬。高度脾大，表面光滑者见于慢性粒细胞性白血病、慢性疟疾和骨髓纤维化症等。表面不平而有结节者见于淋巴瘤和恶性组织细胞病等。脾脓肿、脾梗死和脾周围炎时，可触到摩擦感且压痛明显。

◎ **要点四　正常腹部可触及的结构和腹部肿块触诊**

1. 正常腹部可触及的结构　除瘦弱者和多产妇可触到右肾下极，儿童可触及肝脏下缘外，正常腹部可触及到腹主动脉、腰椎椎体与骶骨岬、横结肠、乙状结肠、盲肠等结构。

2. 腹部肿块触诊　腹腔脏器的肿大、异位、肿瘤、囊肿或脓肿、炎性组织粘连或肿大的淋巴结等均可形成肿块。如触到肿块要鉴别其来源于何种脏器，上腹中部肿块多来源于胃或胰腺的肿瘤，右肋下肿块常与肝胆有关，两侧腹部的肿块常为结肠肿瘤；是炎症性还是非炎症性，炎性肿块压痛明显，如肝炎、肝脓肿、阑尾周围脓肿等，而非炎性肿块压痛轻微或不明显；是实质性还是囊性，实质性肿块质地可柔软、中等硬或坚硬，见于炎症、结核和肿瘤，而囊性肿块触之柔软，见于脓肿或囊肿等；是良性还是恶性，良性肿块多为圆形且表面光滑，而形态不规整、表面凹凸不平及坚硬者多为恶性；在腹腔内还是在腹壁上。还须注意肿块的部位、大小、形态、质地、压痛、搏动、移动度、与邻近器官的关系等。

◎ 要点五　腹部叩诊

1. 肝脏叩诊　匀称体型者的正常肝上界在右锁骨中线上，第 5 肋间，下界位于右季肋下缘。右锁骨中线上，肝浊音区上下径之间的距离约为 9~11cm；在右腋中线上，肝上界在第 7 肋间，下界相当于第 10 肋骨水平；在右肩胛线上，肝上界为第 10 肋间，下界不易叩出。瘦长型者肝上下界均可低一个肋间，矮胖型者则可高一个肋间。

病理情况下，肝浊音界向上移位见于右肺不张、气腹及鼓肠等；肝浊音界向下移位见于阻塞性肺疾病、右侧张力性气胸等。肝浊音界扩大见于肝炎、肝脓肿、肝淤血、肝癌和多囊肝等；肝浊音界缩小见于急性肝坏死、晚期肝硬化和胃肠胀气等；肝浊音界消失，代之以鼓音，是急性胃肠穿孔的重要征象，亦可见于人工气腹。肝炎、肝脓肿时可出现肝区叩击痛。

2. 脾脏叩诊　脾浊音区宜采用轻叩法，在左腋中线自上而下进行叩诊。正常脾浊音区在左腋中线上第 9~11 肋间，宽约 4~7cm，前方不超过腋前线。脾浊音区缩小或消失见于左侧气胸、胃扩张及鼓肠等；脾浊音区扩大见于脾肿大。

3. 移动性浊音　当腹腔内有 1000mL 以上游离液体时，患者仰卧位叩诊，脐部呈鼓音，腹部两侧呈浊音；侧卧位时，叩诊上侧腹部转为鼓音，下侧腹部呈浊音。这种因体位不同而出现浊音区变动的现象称为移动性浊音阳性，见于肝硬

化门静脉高压症、右心衰竭、肾病综合征、严重营养不良以及渗出性腹膜炎（如结核性或自发性）等引起的腹水。

◎ 要点六　腹部听诊

1. 肠鸣音（肠蠕动音）　正常肠鸣音大约每分钟 4~5 次，在脐部或右下腹部听得最清楚。当肠鸣音超过每分钟 10 次，但音调不特别高亢，称为肠鸣音活跃，见于服泻药后、急性肠炎或胃肠道大出血等；如肠鸣音次数多，且呈响亮、高亢的金属音，称肠鸣音亢进，见于机械性肠梗阻；肠鸣音明显少于正常，或 3~5 分钟以上才听到一次，称肠鸣音减弱或稀少，见于老年性便秘、电解质紊乱（低血钾）及胃肠动力低下等；如持续听诊 3~5 分钟未闻及肠鸣音，称肠鸣音消失或静腹，见于急性腹膜炎或各种原因所致的麻痹性肠梗阻。

2. 振水音　患者仰卧，医师用耳凑近患者上腹部或将听诊器体件放于此处，然后用稍弯曲的手指以冲击触诊法连续迅速冲击患者上腹部，如听到胃内液体与气体相撞击的声音为振水音。正常人餐后或饮入多量液体时，振水音阳性。若空腹或餐后 6~8 小时以上仍有此音，则提示胃内有液体潴留，见于胃扩张、幽门梗阻及胃液分泌过多等。

3. 血管杂音　上腹部的两侧出现收缩期血管杂音常提示肾动脉狭窄；左叶肝癌压迫肝动脉或腹主动脉时，可在包块部位闻及吹风样血管杂音；脐部收缩期血管杂音提示腹主动脉瘤或腹主动脉狭窄；肝硬化门脉高压侧支循环形成时，在脐周可闻及连续性的嗡鸣音。

细目十一　肛门、直肠检查及临床意义

◎ 要点一　肛门、直肠视诊

根据病情需要采取肘膝位、仰卧位、截石位、左侧卧位或蹲位等体位，观察患者肛门及周围情况。正常肛门周围皮肤色较黑，可见皮肤皱褶自肛门向外周放射。视诊肛门时注意观察肛门有无闭锁或狭窄、有无伤口及感染、有无肛瘘及肛裂、有无直肠脱垂、有无痔疮，并注意区分是

外痔（肛门齿状线以下的紫红色包块，表面为皮肤）、内痔（肛门齿状线以上的紫红色包块，表面为黏膜），还是混合痔。

◎ 要点二　肛门、直肠指诊

肛门、直肠指诊对肛门直肠疾病的诊断有重要价值。指诊有剧烈触痛见于肛裂与感染；触痛并有波动感见于肛门、直肠周围脓肿；触及柔软光滑而有弹性的包块见于直肠息肉；触及质地坚硬、表面凹凸不平的包块应考虑直肠癌。指诊后指套带有黏液、脓液或血液，说明存在炎症并有组织破坏。

细目十二　脊柱与四肢检查及临床意义

◎ 要点一　脊柱检查

1. 脊柱弯曲度

（1）检查方法　患者取立位或坐位，先从侧面观察脊柱有无过度的前凸与后凸；然后从后面用手指沿脊椎棘突用力从上向下划压，划压后的皮肤出现一条红色充血线，观察脊柱有无侧弯。

（2）临床意义　①脊柱后凸多发生于胸段，见于佝偻病、脊柱结核、强直性脊柱炎、脊柱退行性变等。②脊柱前凸多发生于腰段，见于大量腹水、腹腔巨大肿瘤、髋关节结核及髋关节后脱位等。③脊柱侧凸：姿势性侧凸的特点为弯曲度多不固定，如平卧或向前弯腰时可使侧弯消失，多见于儿童发育期坐立位姿势不良、椎间盘突出症、脊髓灰质炎等；器质性侧凸时，改变体位不能使侧凸得到纠正，见于佝偻病、脊椎损伤、胸膜肥厚等。

2. 脊柱活动度

（1）检查方法　检查颈段活动时，固定被检查者的双肩，让其做颈部的前屈、后伸、侧弯、旋转等动作；检查腰段活动时，固定被检查者的骨盆，让其做腰部的前屈、后伸、侧弯、旋转等动作。若已有外伤性骨折或关节脱位时，应避免做脊柱活动度检查，以防损伤脊髓。

（2）临床意义　脊柱活动受限常见于软组织损伤、骨质增生、骨质破坏、脊椎骨折或脱位、腰椎间盘突出。

3. 脊柱压痛与叩击痛

（1）检查方法　①检查脊柱压痛时，患者取坐位，身体稍向前倾，医师用右手拇指自上而下逐个按压脊椎棘突及椎旁肌肉。②脊柱叩击痛检查：患者取坐位，医师用手指或用叩诊锤直接叩击各个脊椎棘突，了解患者是否有叩击痛，此为直接叩诊法；或患者取坐位，医师将左手掌置于患者头顶部，右手半握拳，以小鱼际肌部位叩击左手背，了解患者的脊柱是否有疼痛，此为间接叩诊法。

（2）临床意义　正常人脊柱无压痛与叩击痛，若某一部位有压痛与叩击痛，提示该处有病变，如脊椎结核、脊椎骨折、脊椎肿瘤、椎间盘突出等。

◎ 要点二　四肢、关节检查

1. 四肢、关节形态改变及其临床意义

（1）匙状甲（反甲）　常见于缺铁性贫血，偶见于风湿热。

（2）杵状指（趾）　常见于支气管扩张、支气管肺癌、慢性肺脓肿、脓胸以及发绀型先天性心脏病、亚急性感染性心内膜炎等。

（3）指关节变形　以类风湿关节炎引起的梭形关节最常见。

（4）膝内翻、膝外翻　膝内翻为"O"形腿，膝外翻为"X"形腿。常见于佝偻病及大骨节病。

（5）膝关节变形　常见于风湿性关节炎活动期、结核性关节炎、关节积液等。

（6）足内翻、足外翻　多见于先天畸形、脊髓灰质炎后遗症等。

（7）肢端肥大　见于腺垂体功能亢进、生长激素分泌过多引起的肢端肥大症。

（8）下肢静脉曲张　多见于小腿，是下肢浅静脉血液回流受阻或静脉瓣功能不全所致。表现为下肢静脉如蚯蚓状怒张、弯曲，久立位更明显，严重时有小腿肿胀感，局部皮肤颜色暗紫红色或有色素沉着，甚至形成溃疡。常见于从事站立性工作者或栓塞性静脉炎患者。

2. 运动功能检查　关节活动障碍见于相应部位骨折、脱位、炎症、肿瘤、退行性变及肌腱、软组织损伤等。

细目十三　神经系统检查及临床意义

◎ 要点一　脑神经检查

面神经

（1）面神经主要支配面表情肌和分管舌前 2/3 味觉。面神经核位于脑桥，分上、下两部分：上部受双侧大脑皮质运动区支配，下部仅受对侧大脑皮质运动区支配。

（2）中枢性与周围性面神经麻痹的鉴别方法，见下表。

中枢性面神经麻痹与周围性面神经麻痹的鉴别方法

	中枢性面神经麻痹	周围性面神经麻痹
病因	核上组织（包括皮质、皮质脑干纤维、内囊、脑桥等）受损	面神经核或面神经受损
临床表现	病灶对侧颜面下部肌肉麻痹，可见鼻唇沟变浅，露齿时口角下垂（或称口角歪向病灶侧），不能吹口哨和鼓腮等	病灶同侧全部面肌瘫痪，从上到下表现为不能皱额、皱眉、闭目，角膜反射消失，鼻唇沟变浅，不能露齿、鼓腮、吹口哨，口角下垂（或称口角歪向病灶对侧）
临床意义	多见于脑血管病变、脑肿瘤和脑炎等	多见于受寒、耳部或脑膜感染、神经纤维瘤引起的周围型面神经麻痹，此外，还可出现舌前2/3味觉障碍等

◎ 要点二　感觉功能检查、感觉障碍及其常见类型

1. 感觉功能检查

（1）浅感觉　包括痛觉、触觉、温度觉。

（2）深感觉　包括运动觉、位置觉、振动觉。

（3）复合感觉（皮质感觉）　包括定位觉、两点辨别觉、立体觉和图形觉。

2. 感觉障碍

感觉障碍的形式有：疼痛、感觉减退、感觉异常、感觉过敏、感觉过度和感觉分离。

3. 感觉障碍的类型

（1）末梢型　表现为肢体远端对称性完全性感觉缺失，呈手套状、袜子状分布，也可有感觉异常、感觉过度和疼痛等。多见于多发性神经炎。

（2）神经根型　感觉障碍范围与某种神经根的节段分布一致，呈节段型或带状，在躯干呈横轴走向，在四肢呈纵轴走向。疼痛较剧烈，常伴有放射痛或麻木感，是脊神经后根损伤所致，见于椎间盘突出症、颈椎病和神经根炎等。

（3）脊髓型　根据脊髓受损程度分为：①脊髓横贯型：为脊髓完全被横断，其特点为病变平面以上完全正常，病变平面以下各种感觉均缺失，并伴有截瘫或四肢瘫，排尿排便障碍，多见于急性脊髓炎、脊髓外伤等。②脊髓半横贯型：仅脊髓一半被横断，又称布朗-塞卡尔综合征，其特点为病变同侧损伤平面以下深感觉丧失及痉挛性瘫痪；对侧痛、温觉丧失，见于脊髓外肿瘤和脊髓外伤等。

（4）内囊型　表现为病灶对侧半身感觉障碍、偏瘫、同向偏盲，常称为三偏征，常见于脑血管疾病。

（5）脑干型　特点是同侧面部感觉缺失和对侧躯干及肢体感觉缺失，见于炎症、肿瘤和血管病变。

（6）皮质型　特点为上肢或下肢感觉障碍，并有复合感觉障碍，见于大脑皮层感觉区损害。

◎ 要点三　运动功能检查

1. 随意运动

是指受意识支配的动作，由大脑皮质通过锥体束支配骨骼肌来完成。检查的重点是肌力。

（1）肌力分级　分为6级。

0级：无肢体活动，也无肌肉收缩，为完全

性瘫痪。

1 级：可见肌肉收缩，但无肢体活动。

2 级：肢体能在床面上做水平移动，但不能抬起。

3 级：肢体能抬离床面，但不能抵抗阻力。

4 级：能做抵抗阻力的动作，但较正常差。

5 级：正常肌力。

其中，0 级为全瘫，1～4 级为不完全瘫痪（轻瘫），5 级为正常肌力。

（2）瘫痪的表现形式　①单瘫：单一肢体瘫痪，多见于脊髓灰质炎。②偏瘫：为一侧肢体（上、下肢）瘫痪，常伴有同侧脑神经损害，多见于颅内病变或脑卒中。③交叉性偏瘫：为一侧偏瘫及对侧脑神经损害，见于脑干病变。④截瘫：为双下肢瘫痪，是脊髓横贯性损伤，见于脊髓外伤、炎症等。

2. 被动运动　是检查肌张力强弱的方法。

肌张力是肌肉在松弛状态下的紧张度和被动运动时的阻力。张力降低或缺失见于周围神经、脊髓灰质前角及小脑病变。折刀样张力增高见于锥体束损害；铅管样肌张力增高及齿轮样肌张力增高见于锥体外系损害，如帕金森病。

◎ **要点四　神经反射检查**

1. 浅反射

（1）角膜反射　直接角膜反射存在，间接角膜反射消失，为受刺激对侧的面神经瘫痪；直接角膜反射消失，间接角膜反射存在，为受刺激侧的面神经瘫痪；直接、间接角膜反射均消失为受刺激侧三叉神经病变；深昏迷患者角膜反射也消失。

（2）腹壁反射　上部腹壁反射消失说明病变在胸髓 7～8 节；中部腹壁反射消失说明病变在胸髓 9～10 节；下部腹壁反射消失说明病变在胸髓 11～12 节；一侧腹壁反射消失，多见于同侧锥体束病损；上、中、下腹壁反射均消失见于昏迷或

急腹症患者；肥胖、老年人、经产妇也可见腹壁反射消失。

（3）提睾反射　一侧反射减弱或消失见于锥体束损害，或腹股沟疝、阴囊水肿、睾丸炎等；双侧反射消失见于腰髓 1～2 节病损。

2. 深反射

（1）检查内容　肱二头肌反射、肱三头肌反射、桡骨骨膜反射、膝反射、踝反射、阵挛（髌阵挛、踝阵挛）

（2）临床意义　①深反射减弱或消失多为器质性病变，是相应脊髓节段或所属的脊神经的病变，常见于末梢神经炎、神经根炎、脊髓灰质炎、脑或脊髓休克状态等。②深反射亢进见于锥体束的病变，如急性脑血管病、急性脊髓炎休克期过后等。

3. 病理反射

（1）检查内容　巴宾斯基（Babinski）征、奥本海姆（Oppenheim）征、戈登（Gordon）征、查多克（Chaddock）征、霍夫曼（Hoffmann）征。

（2）临床意义　锥体束病变时，大脑失去对脑干和脊髓的抑制而出现的异常反射，称为病理反射。一岁半以内的婴幼儿由于锥体束尚未发育完善，可以出现上述反射现象。成人出现则为病理反射。

4. 脑膜刺激征

（1）检查内容　颈强直、凯尔尼格（Kernig）征、布鲁律斯基（Brudzinski）征。

（2）临床意义　脑膜刺激征阳性见于各种脑膜炎、蛛网膜下腔出血等。颈强直也可见于颈椎病、颈部肌肉病变。凯尔尼格征也可见于坐骨神经痛、腰骶神经根炎等。

5. 拉塞格征

为坐骨神经根受刺激的表现，又称坐骨神经受刺激征。阳性见于腰椎间盘突出症、坐骨神经痛、腰骶神经根炎等。

第四单元 实验室诊断

细目一 血液的一般检查及临床意义

◎ 要点一 血红蛋白测定和红细胞计数，红细胞形态变化

（一）参考值

血红蛋白（Hb）：男性 130~175g/L；女性 115~150g/L。

红细胞（RBC）：男性（4.3~5.8）×10¹²/L；女性（3.8~5.1）×10¹²/L。

（二）临床意义

血红蛋白测定与红细胞计数的临床意义基本相同。

1. 红细胞及血红蛋白减少 单位容积循环血液中血红蛋白量、红细胞数低于参考值低限称为贫血。以血红蛋白为标准，成年男性 Hb<130g/L，成年女性 Hb<115g/L，即为贫血。

临床上根据血红蛋白减低程度将贫血分为4级：①轻度：Hb<参考值低限，但>90g/L。②中度：Hb 90~60g/L。③重度：Hb 60~30g/L。④极重度：Hb<30g/L。

（1）生理性减少 见于妊娠中、后期，6个月至2岁的婴幼儿，老年人。

（2）病理性减少 ①红细胞生成减少：如叶酸及（或）维生素 B_{12} 缺乏所致的巨幼细胞贫血；血红蛋白合成障碍所致的缺铁性贫血、铁粒幼细胞性贫血等；骨髓造血功能障碍，如再生障碍性贫血、白血病；慢性系统性疾病，如慢性感染、恶性肿瘤、慢性肾病等。②红细胞破坏过多：见于各种原因引起的溶血性贫血，如异常血红蛋白病、珠蛋白生成障碍性贫血、阵发性睡眠性血红蛋白尿、免疫性溶血性贫血、脾功能亢进等。③红细胞丢失过多：如各种失血性贫血等。

2. 红细胞及血红蛋白增多 单位容积循环血液中血红蛋白量、红细胞数高于参考值高限。诊断标准：成年男性 Hb>180g/L，RBC>6.5×10¹²/L；成年女性 Hb>170g/L，RBC>6.0×10¹²/L。

（1）相对性增多 因血浆容量减少，血液浓缩所致。见于严重腹泻、频繁呕吐、大量出汗、大面积烧伤、糖尿病酮症酸中毒、尿崩症等。

（2）绝对性增多 ①继发性：组织缺氧所致，生理性见于新生儿及高原生活者；病理性见于严重的慢性心、肺疾病，如阻塞性肺疾病、肺源性心脏病、发绀型先天性心脏病等。②原发性：见于真性红细胞增多症。

3. 红细胞形态异常

（1）大小改变 ①小红细胞：红细胞直径<6μm，见于小细胞低色素性贫血，主要为缺铁性贫血。②大红细胞：红细胞直径>10μm，见于溶血性贫血、急性失血性贫血、巨幼细胞贫血。③巨红细胞：红细胞直径>15μm，见于巨幼细胞贫血。④红细胞大小不均：红细胞大小悬殊，直径可相差一倍以上，见于增生性贫血，如溶血性贫血、失血性贫血、巨幼细胞贫血，尤其以巨幼细胞贫血更为显著。

（2）形态改变 ①球形红细胞：主要见于遗传性球形红细胞增多症，也可见于自身免疫性溶血性贫血。②椭圆形红细胞：主要见于遗传性椭圆形红细胞增多症，巨幼细胞贫血时可见巨椭圆形红细胞。③靶形红细胞：常见于珠蛋白生成障碍性贫血、异常血红蛋白病，也可见于缺铁性贫血等。④口形红细胞：主要见于遗传性口形红细胞增多症，少量可见于 DIC 及乙醇中毒。⑤镰形红细胞：见于镰形细胞性贫血（血红蛋白 S 病）。⑥泪滴形红细胞：主要见于骨髓纤维化，为本病的特点之一，也可见于珠蛋白生成障碍性贫血、溶血性贫血等。

◎ 要点二 白细胞计数和白细胞分类计数，中性粒细胞核象变化

（一）参考值

白细胞总数：成人（3.5~9.5）×10⁹/L。

5种白细胞的百分数和绝对值见下表。

5种白细胞的正常百分数和绝对值

细胞类型		百分数（%）	绝对值（×10⁹/L）
中性粒细胞	杆状核	1~5	0.04~0.5
	分叶核	50~70	2~7
嗜酸性粒细胞		0.5~5	0.05~0.5
嗜碱性粒细胞		0~1	0~0.1
淋巴细胞		20~40	0.8~4
单核细胞		3~8	0.12~0.8

（二）临床意义

成人白细胞数>9.5×10⁹/L 称为白细胞增多，<3.5×10⁹/L 称为白细胞减少。白细胞总数的增减主要受中性粒细胞数量的影响。

1. 中性粒细胞

（1）增多 生理性增多见于新生儿、妊娠后期、分娩、剧烈运动或劳动后。病理性增多分为反应性增多和异常增生性增多两种。

反应性增多见于：①急性感染：化脓性感染最常见，如流行性脑脊髓膜炎、肺炎链球菌肺炎、阑尾炎等；也可见于某些病毒感染，如流行性出血热、流行性乙型脑炎、狂犬病等；某些寄生虫感染，如急性血吸虫病、肺并殖吸虫病等。②严重组织损伤：如大手术后、大面积烧伤、急性心肌梗死等。③急性大出血及急性溶血：如消化道大出血、脾破裂或输卵管妊娠破裂等。④急性中毒：如代谢性酸中毒（尿毒症、糖尿病酮症酸中毒）、化学药物中毒（安眠药中毒）、有机磷农药中毒等。⑤恶性肿瘤：各种恶性肿瘤的晚期，特别是消化道肿瘤（如胃癌、肝癌等）。⑥其他：如器官移植术后排斥反应、类风湿关节炎、自身免疫性溶血性贫血、痛风、严重缺氧及应用某些药物（如皮质激素、肾上腺素等）。

异常增生性增多见于：①急、慢性髓细胞白血病。②骨髓增殖性疾病：如真性红细胞增多症、原发性血小板增多症和骨髓纤维化等。

（2）减少 中性粒细胞绝对值<1.5×10⁹/L 称为粒细胞减少症，<0.5×10⁹/L 称为粒细胞缺

乏症。病理性减少见于：①感染性疾病：病毒感染最常见，如流行性感冒、病毒性肝炎、麻疹、风疹、水痘等；某些革兰阴性杆菌感染，如伤寒及副伤寒等；某些原虫感染，如恙虫病、疟疾等。②血液病：如再生障碍性贫血、粒细胞减少症、粒细胞缺乏症、非白血性白血病、恶性组织细胞病等。③自身免疫性疾病：如系统性红斑狼疮等。④单核-巨噬细胞系统功能亢进：如脾功能亢进，见于各种原因引起的脾脏肿大（如肝硬化等）。⑤药物及理化因素的作用：物理因素如X线、γ射线、放射性核素等；化学物质如苯、铅、汞等；化学药物如氯霉素、磺胺类药、抗肿瘤药、抗糖尿病药物及抗甲状腺药物等，均可引起白细胞及中性粒细胞减少。

（3）中性粒细胞核象变化 中性粒细胞的核象是指粒细胞的分叶状况，它反映粒细胞的成熟程度。正常时外周血中性粒细胞的分叶以3叶居多，但可见到少量杆状核粒细胞（1%~5%）。①核左移：当周围血中杆状核粒细胞增多（>5%），并出现晚幼粒、中幼粒、早幼粒等细胞时，称为核左移，常见于感染，特别是急性化脓性感染，也可见于急性大出血、急性溶血反应、急性中毒等。核左移伴白细胞总数增高，称为再生性左移，表示机体反应性强，骨髓造血功能旺盛；核左移而白细胞总数不增高，甚至减少，称为退行性左移，表示机体反应性低下，骨髓造血功能减低，见于再生障碍性贫血、粒细胞缺乏症。②核右移：正常人血中的中性粒细胞以3叶

者为主，若 5 叶者超过 3% 时称为核右移，常伴有白细胞总数减少，为骨髓造血功能减低或缺乏造血物质所致。常见于巨幼细胞贫血、恶性贫血，也可见于应用抗代谢药物（如阿糖胞苷、6-巯基嘌呤）之后。在感染的恢复期出现一过性核右移是正常现象；若在疾病进展期突然出现核右移，提示预后不良。

2. 嗜酸性粒细胞

（1）增多 ①变态反应性疾病：如支气管哮喘、血管神经性水肿、荨麻疹、药物过敏反应、血清病等。②皮肤病：如湿疹、剥脱性皮炎、天疱疮、银屑病等。③寄生虫病：如血吸虫病、蛔虫病、钩虫病、丝虫病等。④血液病：如慢性髓细胞白血病、淋巴瘤、多发性骨髓瘤等。

（2）减少 见于伤寒的极期、应激状态（如严重烧伤、大手术）、休克、库欣综合征及长期应用肾上腺皮质激素后等。

3. 嗜碱性粒细胞 增多见于慢性髓细胞白血病、骨髓纤维化、转移癌、慢性溶血、嗜碱性髓细胞白血病（临床上罕见）等。减少一般无临床意义。

4. 淋巴细胞

（1）增多 ①感染性疾病：主要为病毒感染，如麻疹、风疹、水痘、流行性腮腺炎、传染性单核细胞增多症、病毒性肝炎、肾综合征出血热等；某些杆菌感染，如结核病、百日咳、布鲁菌病等。②某些血液病：急性和慢性淋巴细胞白血病、淋巴瘤等。③急性传染病的恢复期。再生障碍性贫血和粒细胞缺乏症时，由于中性粒细胞减少，淋巴细胞比例相对增高，但绝对值并不增高。

（2）减少 主要见于应用肾上腺皮质激素、烷化剂、抗淋巴细胞球蛋白等的治疗，接触放射线，免疫缺陷性疾病，丙种球蛋白缺乏症等。

（3）异形淋巴细胞 正常人外周血中偶可见到（<2%）。增多主要见于病毒感染性疾病，如传染性单核细胞增多症、流行性出血热等。

5. 单核细胞 增多见于：①某些感染：如感染性心内膜炎、活动性结核病、疟疾、急性感染的恢复期等。②某些血液病：单核细胞白血病、

粒细胞缺乏症恢复期、恶性组织细胞病、淋巴瘤、骨髓增生异常综合征等。减少一般无临床意义。

◎ **要点三 网织红细胞计数**

网织红细胞是晚幼红细胞到成熟红细胞之间未完全成熟的过渡型红细胞。

1. 参考值 百分数 0.005 ~ 0.015（0.5% ~ 1.5%），绝对值（24~84）×10⁹/L。

2. 临床意义 网织红细胞计数反映骨髓造血功能状态，对贫血的鉴别诊断及指导治疗有重要意义。

（1）反映骨髓造血功能状态 ①增多：表示骨髓红细胞系增生旺盛。溶血性贫血和急性失血性贫血时明显增多；缺铁性贫血和巨幼细胞贫血时可轻度增多。②减少：表示骨髓造血功能减低，见于再生障碍性贫血、骨髓病性贫血（如急性白血病）。

（2）贫血治疗的疗效判断指标 缺铁性贫血及巨幼细胞贫血患者，治疗前网织红细胞可轻度增多，给予铁剂或叶酸治疗 3~5 天后，网织红细胞开始升高，7~10 天达到高峰。治疗后 2 周逐渐下降。

（3）观察病情变化 溶血性贫血和失血性贫血患者在治疗过程中，网织红细胞逐渐减低，表示溶血或出血已得到控制；反之，如持续不减低，甚至增高者，表示病情未得以控制，甚至还在加重。

◎ **要点四 血小板计数**

1. 参考值 （125~350）×10⁹/L。

2. 临床意义 血小板>350×10⁹/L 称为血小板增多，<125×10⁹/L 称为血小板减少。

（1）增多 ①反应性增多：见于急性大出血及溶血之后、脾切除术后等。②原发性增多：见于原发性血小板增多症、真性红细胞增多症、慢性髓细胞白血病、骨髓纤维化早期等。

（2）减少 ①生成障碍：见于再生障碍性贫血、急性白血病、急性放射病、骨髓纤维化晚期等。②破坏或消耗增多：见于原发免疫性血小板减少症、脾功能亢进、系统性红斑狼疮、淋巴

瘤、DIC、血栓性血小板减少症等。③分布异常：见于脾肿大，如肝硬化。

要点五　红细胞沉降率测定

红细胞沉降率（血沉）是指在一定条件下红细胞沉降的速度。

1. 参考值　成年男性0~15mm/h；成年女性0~20mm/h。

2. 临床意义

（1）生理性增快　见于妇女月经期、妊娠3个月以上、60岁以上高龄者。

（2）病理性增快　①各种炎症：细菌性急性炎症、结核病和风湿热活动期。②组织损伤及坏死：较大的组织损伤或手术创伤时血沉增快。急性心肌梗死血沉增快；而心绞痛时血沉则正常。③恶性肿瘤：恶性肿瘤血沉增快，良性肿瘤血沉多正常。④各种原因导致的高球蛋白血症：如慢性肾炎、多发性骨髓瘤、肝硬化、感染性心内膜炎、系统性红斑狼疮等。⑤贫血和高胆固醇血症时血沉可增快。

要点六　C反应蛋白（CRP）检测

CRP是一种能与肺炎链球菌C-多糖发生反应的急性时相反应蛋白。主要由肝脏产生，广泛存在于血清和其他体液中，具有激活补体、促进吞噬和免疫调理的作用。CRP测定对炎症、组织损伤、恶性肿瘤等疾病的诊断及疗效观察有重要意义。

1. 参考值　免疫扩散法：血清<10mg/L。

2. 临床意义

（1）CRP增高　见于各种急性化脓性炎症、菌血症、组织坏死、恶性肿瘤等的早期。

（2）可作为细菌感染与非细菌感染、器质性与功能性疾病的鉴别指标，一般细菌性感染、器质性疾病CRP增高。

细目二　血栓与止血检查

要点一　出血时间测定

1. 参考值　6.9±2.1分钟（测定器法），超

过9分钟为异常。

2. 临床意义　出血时间（BT）延长见于：①血小板显著减少：如原发性或继发性血小板减少症。②血小板功能异常：如血小板无力症、巨大血小板综合征。③毛细血管壁异常：如遗传性出血性毛细血管扩张症、维生素C缺乏症。④某些凝血因子严重缺乏：如血管性血友病、DIC。

要点二　凝血因子检测

（一）活化部分凝血活酶原时间（APTT）测定

APTT是反映内源性凝血系统各凝血因子总的凝血状况的筛选试验。

1. 参考值　32~43秒（手工法），较正常对照延长10秒以上为异常。

2. 临床意义

（1）APTT延长　①血浆Ⅷ、Ⅸ、Ⅺ因子缺乏：如重症A、B型血友病和遗传性因子Ⅺ缺乏症。②凝血酶原严重减少：如先天性凝血酶原缺乏症。③纤维蛋白原严重减少：如先天性纤维蛋白缺乏症。④纤溶亢进：DIC后期继发纤溶亢进。⑤APTT又是监测肝素治疗的首选指标。

（2）APTT缩短　见于血栓性疾病和血栓前状态，如DIC早期、脑血栓形成、心肌梗死等，但灵敏度、特异度差。

（二）血浆凝血酶原时间（PT）测定

1. 参考值　11~13秒。应有正常对照，超过正常对照3秒以上为异常。

2. 临床意义

（1）PT延长　①先天性凝血因子异常：如因子Ⅱ、Ⅴ、Ⅶ、Ⅹ减少及纤维蛋白原减少。②后天性凝血因子异常：如严重肝病、维生素K缺乏、DIC后期及应用抗凝药物。

（2）PT缩短　主要见于血液高凝状态，如DIC早期、脑血栓形成、心肌梗死、深静脉血栓形成、多发性骨髓瘤等。

（三）血浆纤维蛋白原（Fg）测定

1. 参考值　2~4g/L（凝血酶比浊法）。

2. 临床意义

（1）Fg 增高　见于糖尿病、急性心肌梗死、急性肾炎、多发性骨髓瘤、休克、大手术后、急性感染、妊娠高血压综合征、恶性肿瘤及血栓前状态等。

（2）Fg 减低　见于 DIC、原发性纤溶症、重症肝炎和肝硬化等。

细目三　肝脏病实验室检查

◎ 要点一　蛋白质代谢检查

血清蛋白测定

1. 参考值　血清总蛋白（STP）60～80g/L；白蛋白（A）40～55g/L；球蛋白（G）20～30g/L；A/G（1.5～2.5）：1。

2. 临床意义　STP<60g/L 或 A<25g/L，称为低蛋白血症；STP>80g/L 或 G>35g/L，称为高蛋白血症或高球蛋白血症。

（1）血清总蛋白及白蛋白减低　见于肝脏疾病。①慢性肝病：如慢性肝炎、肝硬化、肝癌时可有白蛋白减少，球蛋白增加，A/G 比值减低。②A/G 比值倒置：表示肝功能严重损害，如重度慢性肝炎、肝硬化。

低蛋白血症也可见于肝外疾病：①蛋白质摄入不足或消化吸收不良：如营养不良。②蛋白质丢失过多：如肾病综合征、大面积烧伤、急性大出血等。③消耗增加：见于慢性消耗性疾病，如重症结核、甲状腺功能亢进症、恶性肿瘤等。低蛋白血症时患者易出现严重水肿及胸、腹水。

（2）血清总蛋白及白蛋白增高　主要见于各种原因引起的严重脱水，如腹泻、呕吐、肠梗阻、肠瘘、肾上腺皮质功能减退症等。

（3）血清总蛋白及球蛋白增高　主要是因球蛋白增高引起，其中以 γ 球蛋白增高为主。高蛋白血症见于：①慢性肝病：如肝硬化、慢性肝炎等。②M 球蛋白血症：如多发性骨髓瘤、淋巴瘤、原发性巨球蛋白血症等。③自身免疫性疾病：如系统性红斑狼疮、类风湿关节炎、风湿热

等。④慢性炎症与慢性感染：如结核病、疟疾、黑热病等。

◎ 要点二　胆红素代谢检查

（一）血清总胆红素、结合胆红素、非结合胆红素测定

1. 参考值　血清总胆红素（STB）3.4～17.1μmol/L；结合胆红素（CB）0～6.8μmol/L；非结合胆红素（UCB）1.7～10.2μmol/L。

2. 临床意义

（1）判断有无黄疸　①STB>17.1μmol/L 可诊断为黄疸。②STB17.1～34.2μmol/L 为隐性黄疸；STB>34.2μmol/L 为显性黄疸。

（2）反映黄疸程度　①轻度黄疸：STB：34.2～171μmol/L。②中度黄疸：STB：171～342μmol/L。③高度黄疸：STB>342μmol/L。

（3）鉴别黄疸类型　①溶血性黄疸：STB 及 UCB 增高，以 UCB 增高为主，见于新生儿黄疸、溶血性贫血，如蚕豆病、珠蛋白生成障碍性贫血等。②肝细胞性黄疸：STB、UCB、CB 均增高，见于病毒性肝炎、中毒性肝炎、肝癌、肝硬化等。③阻塞性黄疸：STB 及 CB 增高，以 CB 增高为主，见于胆石症、胰头癌、肝癌等。

（二）尿胆红素定性试验

1. 参考值　正常定性为阴性。

2. 临床意义　尿胆红素定性试验阳性提示血液中 CB 增高。肝细胞性黄疸为阳性；阻塞性黄疸为强阳性；溶血性黄疸为阴性。

（三）尿胆原检查

1. 参考值　定性：阴性或弱阳性反应（阳性稀释度在 1：20 以下）。定量：0.84～4.2μmol/（L·24h）。

2. 临床意义

（1）尿胆原增高　①溶血性黄疸时明显增高。②肝细胞黄疸时可增高。③其他：如发热、心力衰竭、肠梗阻、顽固性便秘等尿胆原也可增高。

（2）尿胆原减低　①阻塞性黄疸时尿胆原减

低和缺如。②新生儿及长期应用广谱抗生素者，由于肠道菌群受抑制，使肠道尿胆原生成减少。

胆红素代谢检查对黄疸诊断和鉴别诊断具有重要的价值。3 种类型黄疸实验室检查鉴别见下表。

3 种类型黄疸实验室检查鉴别表

类型	STB	CB	UCB	CB/STB	尿胆原	尿胆红素
溶血性黄疸	↑↑	轻度↑或正常	↑↑↑	<20%	(+++)	(-)
阻塞性黄疸	↑↑↑	↑↑↑	轻度↑或正常	>50%	(-)	(+++)
肝细胞性黄疸	↑↑	↑↑	↑↑	20%~50%	(+)	(++)

◎ 要点三　血清酶及同工酶检查

肝脏病常用的血清酶及同工酶检查包括：①血清氨基转氨酶：丙氨酸氨基转移酶（ALT）、天门冬氨酸氨基转移酶（AST）及其同工酶（ASTs、ASTm）。②碱性磷酸酶（ALP）及其同工酶（ALP_1~ALP_6）。③γ-谷氨酰转移酶（γ-GT）。④乳酸脱氢酶（LDH）及其同工酶（LDH_1~LDH_5）。

（一）血清氨基转移酶测定

ALT 主要分布在肝脏，其次是骨骼肌、肾脏、心肌等组织中。AST 主要分布在心肌，其次是肝脏、骨骼肌、肾脏等组织中。AST 在肝细胞中有 2 种同工酶，分别是 ASTm（存在于线粒体中）和 ASTs（存在于线粒体以外的胞质中）。正常血清中 ASTs 含量多，ASTm 仅占 10%以下。

1. 参考值　连续监测法（37℃）：ALT：5~40U/L，AST：8~40U/L。ALT/AST≤1。

2. 临床意义

（1）肝脏疾病　①急性病毒性肝炎：ALT 与 AST 均显著增高，ALT 增高更明显，ALT/AST>1。急性重型肝炎 AST 增高明显，但在病情恶化时，黄疸进行性加深，酶活性反而降低，称为胆-酶分离，提示肝细胞严重坏死，预后不良。在急性肝炎恢复期，如血清氨基转移酶活性不能降至正常或再增高，提示急性病毒性肝炎转为慢性。②慢性病毒性肝炎：ALT 与 AST 轻度增高或正常，ALT/AST>1；若 AST 增高明显，ALT/AST<1，提示慢性肝炎进入活动期。

③肝硬化：血清氨基转移酶活性取决于肝细胞进行性坏死程度，终末期肝硬化血清氨基转移酶活性正常或降低。④肝内、外胆汁淤积：血清氨基转移酶轻度增高或正常。⑤其他肝病：如脂肪肝、肝癌等，血清氨基转移酶正常或轻度增高；酒精性肝病时 ALT 基本正常，AST 显著增高，ALT/AST<1。

（2）急性心肌梗死　发病后 6~8 小时 AST 增高，18~24 小时达高峰，4~5 天恢复正常，若再次增高提示梗死范围扩大或有新的梗死发生。

（3）AST 同工酶变化　①肝细胞轻度损害：如轻、中度急性肝炎时血清 AST 轻度增高，且以 ASTs 增高为主，ASTm 正常。②肝细胞严重损害：如重型肝炎、暴发性肝炎、严重酒精性肝病时，血清 ASTm 增高。③其他肝病：中毒性肝炎、妊娠脂肪肝、肝动脉栓塞术后及急性心肌梗死等，血清 ASTm 也增高。

（二）碱性磷酸酶及其同工酶测定

ALP 主要分布在肝脏、骨骼、肾、小肠及胎盘中，血清中大部分 ALP 来源于肝脏和成骨细胞，ALP 随胆汁排入小肠。ALP 有 6 种同工酶，分别是 ALP_1~ALP_6。

1. 参考值　磷酸对硝基苯酚连续监测法（37℃）：成人 40~150U/L，儿童<500U/L。ALP 同工酶：正常人血清中以 ALP_2 为主，占总 ALP 的 90%，有少量 ALP_3。发育期儿童 ALP_3 增高，占总 ALP 的 60%以上；妊娠晚期 ALP_4 增高，占总 ALP 的 40%~65%。

2. 临床意义

（1）胆道阻塞 各种肝内、外胆道阻塞性疾病，如胰头癌、胆道结石、原发性胆汁性肝硬化、肝内胆汁淤积等，ALP 明显升高，以 ALP_1 为主。尤其是癌性梗阻时，100%出现 ALP_1，且 $ALP_1>ALP_2$。

（2）肝脏疾病 急性肝炎时 ALP_2 明显增高，ALP_1 轻度增高，且 $ALP_1<ALP_2$；肝硬化患者80%以上 ALP_5 明显增高，可达总 ALP 的 40% 以上。

（3）黄疸的鉴别诊断 ①阻塞性黄疸：ALP 和胆红素水平明显增高。②肝细胞性黄疸：ALP 轻度增高。③肝内局限性胆道阻塞：如原发性肝癌、转移性肝癌、肝脓肿等，ALP 明显增高，血清胆红素大多正常。

（4）骨骼疾病 如纤维性骨炎、骨肉瘤、佝偻病、骨软化症、骨转移癌及骨折愈合期等，ALP 均可增高。

（三）γ-谷氨酰转移酶

γ-GT 主要存在于细胞膜和微粒体上，肾脏、肝脏和胰腺含量丰富，但血清中 γ-GT 主要来自肝胆系统。

1. 参考值 硝基苯酚连续监测法（37℃）：男性 11~50U/L，女性 7~32U/L。

2. 临床意义

（1）胆道阻塞性疾病 见于原发性胆汁性肝硬化、硬化性胆管炎等。

（2）肝脏疾病 ①肝癌：γ-GT 明显增高。②急性病毒性肝炎：γ-GT 中度增高。③慢性肝炎、肝硬化：非活动期 γ-GT 活性一般正常；若 γ-GT 活性持续增高，提示病变活动或病情恶化。④急性和慢性酒精性肝炎、药物性肝炎：γ-GT 明显或中度以上增高。

（3）其他疾病 脂肪肝、胰腺炎、胰腺肿瘤、前列腺肿瘤等，γ-GT 可轻度增高。

（四）乳酸脱氢酶及其同工酶测定

LDH 以心肌、骨骼肌、肾脏和红细胞中含量丰富。LDH 有 5 种同工酶，即LDH_1~LDH_5。

1. 参考值 LDH 总活性：连续检测法为104~245U/L，速率法（30℃）为 95~200U/L。LDH 同工酶：正常人 $LDH_2>LDH_1>LDH_3>LDH_4>LDH_5$。圆盘电泳法：$LDH_1$ 32.7%±4.6%；LDH_2 45.1%±3.53%；LDH_3 18.5%±2.96%；LDH_4 2.9%±0.89%；LDH_5 0.85%±0.55%。

2. 临床意义

（1）急性心肌梗死 发病后 8~18 小时开始增高，24~72 小时达高峰，6~10 天恢复正常。病程中 LDH 持续增高或再次增高，提示梗死面积扩大或再次出现梗死。急性心肌梗死早期 LDH_1 和 LDH_2 均增高，LDH_1 增高更明显，$LDH_1/LDH_2>1$。

（2）肝胆疾病 急性和慢性活动性肝炎、肝癌（尤其是转移性肝癌），LDH 明显增高。肝细胞损伤时 LDH_5 增高明显，LDH_5 是诊断肝细胞坏死的敏感指标，肝细胞坏死时 $LDH_5>LDH_4$。阻塞性黄疸 $LDH_4>LDH_5$。

（3）其他疾病 ①恶性肿瘤：LDH 增高程度与肿瘤增长速度有一定的关系，如恶性肿瘤转移至肝脏，常伴有 LDH_4 及 LDH_5 增高。②恶性贫血：LDH 极度增高，LDH_1 增高明显，且 $LDH_1>LDH_2$。

◎ 要点四 甲、乙型病毒性肝炎标志物检查

（一）甲型肝炎病毒标志物检测

甲型肝炎病毒（HAV）属嗜肝 RNA 病毒，存在于被感染者的肝细胞、血浆、胆汁和粪便中，通过粪-口途径传播。机体感染 HAV 后可产生抗 HAV-IgM、抗 HAV-IgA、抗 HAV-IgG 3 种抗体。抗 HAV-IgM 是 HAV 常规检查项目。

1. 参考值

（1）甲型肝炎病毒抗原检测 ELISA 法、RIA 法和 RT-PCR 法：HAVAg、HAV-RNA 阴性。

（2）甲型肝炎病毒抗体检测 ELISA 法：抗 HAV-IgM、抗 HAV-IgA、抗 HAV-IgG 均阴性。

2. 临床意义

（1）HAVAg 阳性　证实 HAV 在体内的存在，出现于感染后 10~20 天的粪便中，见于甲型肝炎。

（2）HAV-RNA 阳性　对甲型肝炎的诊断具有特异性，对早期诊断的意义更大。

（3）抗 HAV-IgM 阳性　说明机体正在感染 HAV，感染 1 周后产生，是早期诊断甲肝的特异性指标。

（4）抗 HAV-IgA 阳性　抗 HAV-IgA 为局部抗体，是机体感染 HAV 后由肠道黏膜细胞所分泌，出现在甲肝早期、急性期患者的粪便中。

（5）抗 HAV-IgG 阳性　抗 HAV-IgG 较抗 HAV-IgM 产生晚，是保护性抗体，一般在感染 HAV 3 周后出现在血清中，且持久存在，是获得免疫力的标志，提示既往感染，可作为流行病学调查的指标。

（二）乙型肝炎病毒标志物检测

乙型肝炎病毒（HBV）属嗜肝 DNA 病毒。HBV 主要通过血液途径传播，也可由性接触传播和母婴垂直传播。机体感染 HBV 后产生相应的免疫反应，形成三种不同的抗原抗体系统。

1. 参考值　ELISA 法、RIA 法：健康人检测结果均为阴性。

2. 临床意义

（1）HBsAg 阳性　是感染 HBV 的标志，见于乙型肝炎患者、HBV 携带者和与乙肝病毒感染相关的肝硬化、肝癌患者。

（2）抗-HBs 阳性　感染后 3~6 个月出现，是一种保护性抗体，见于注射过乙型肝炎疫苗、曾经感染过 HBV 和乙肝恢复期。

（3）HBeAg 阳性　是病毒复制的标志，传染性强。急性乙肝病毒感染者，如果 HBeAg 持续阳性，则有转为慢性感染的趋势。

（4）抗-HBe 阳性　表示乙肝病毒复制减少，传染性降低，但并非保护性抗体。

（5）HBcAg 阳性　HBcAg 阳性提示病人血清中有 HBV 存在，表示病毒复制活跃，传染性强。HBcAg 主要存在于受感染的肝细胞核内，HBcAg 外面被 HBsAg 包裹，故一般情况下血清中测不到游离的 HBcAg。

（6）抗-HBc 阳性　抗-HBc 不是中和抗体，而是反映肝细胞受到 HBV 感染的可靠指标。①抗 HBc-IgG：反映抗-HBc 总抗体的情况。抗 HBc-IgG 在体内长期存在，为 HBV 感染的标志，包括正在感染和既往感染。②抗 HBc-IgM：是机体感染 HBV 后在血液中最早出现的抗体，在感染急性期滴度高，抗 HBc-IgM 阳性是诊断急性乙型肝炎和判断病毒复制活跃的重要指标，并提示患者血液有强传染性。

细目四　肾功能检查

◎ 要点一　肾小球功能检测

（一）内生肌酐清除率（Ccr）测定

Ccr 是指肾脏在单位时间内把若干毫升血浆中的内生肌酐全部清除出去。Ccr 是测定肾小球滤过功能最常用的方法，也是反映肾小球滤过功能的主要指标。

1. 参考值　成人（体表面积以 1.73m² 计算）80~120mL/min。

2. 临床意义

（1）判断肾小球损害的敏感指标　当肾小球滤过率（GFR）降低至正常值 50% 时，Ccr 测定值可低至 50mL/min，但血肌酐、血尿素氮测定仍可在正常范围内，故 Ccr 能较早地反映 GFR。

（2）评估肾功能损害的程度　根据 Ccr 一般可将肾功能分为 4 期：①肾衰竭代偿期：Ccr 51~80mL/min。②肾衰竭失代偿期：Ccr 50~20mL/min。③肾衰竭期：Ccr 19~10mL/min。④肾衰竭终末期（尿毒症期）：Ccr<10mL/min。

（3）指导临床用药　Ccr30~40mL/min 应限制蛋白质的摄入；Ccr<30mL/min，用噻嗪类利尿剂无效，改用袢利尿剂；Ccr<10mL/min，袢利尿剂无效，应做透析治疗。亦用于指导由肾代谢或经肾排出药物的合理使用。

（二）血清肌酐（Cr）测定

血中 Cr 浓度取决于肾小球的滤过能力，当肾实质损害，GFR 降低至正常人的 1/3 时，血 Cr 浓度就会明显上升，故测定血中 Cr 浓度可作为 GFR 受损的指标。

1. **参考值** 全血 Cr：$88 \sim 177 \mu mol/L$。血清或血浆 Cr：男性 $53 \sim 106 \mu mol/L$，女性 $44 \sim 97 \mu mol/L$。

2. **临床意义**

（1）评估肾功能损害的程度 血 Cr 增高的程度与慢性肾衰竭呈正相关。①肾衰竭代偿期：血 $Cr<178 \mu mol/L$。②肾衰竭失代偿期：血 $Cr 178 \sim 445 \mu mol/L$。③肾衰竭期：血 $Cr>445 \mu mol/L$。

（2）鉴别肾前性和肾实质性少尿 ①肾前性少尿：血 Cr 增高一般 $\leqslant 200 \mu mol/L$。②肾实质性少尿：血 Cr 增高常 $>200 \mu mol/L$。

（三）血清尿素氮（BUN）测定

BUN 是血中非蛋白氮类物质的主要成分，约占 50%。90% 的 BUN 经肾小球滤过随尿排出体外，当肾实质受损害时，GFR 降低，使 BUN 增高。BUN 测定能反映肾小球滤过功能，但不是敏感和特异性指标。

1. **参考值** 成人 $3.2 \sim 7.1 mmol/L$。

2. **临床意义** BUN 增高见于以下几种情况：

（1）肾前性因素 ①肾血流量减少：见于心功能不全、水肿、脱水、休克等。②蛋白质分解增加：见于急性传染病、上消化道出血、大面积烧伤、大手术后、甲状腺功能亢进症等。

（2）肾性因素 见于严重肾脏疾病引起的慢性肾衰竭，如慢性肾炎、慢性肾盂肾炎、肾结核、肾肿瘤、肾动脉硬化症等的晚期。BUN 增高的程度与尿毒症病情的严重性成正比，故 BUN 测定对尿毒症的诊断及预后估计有重要意义。

（3）肾后性因素 见于尿路结石、前列腺增生、泌尿系肿瘤等引起的尿路梗阻。

（4）BUN/Cr 的意义 同时测定血 Cr 和 BUN 的临床意义更大，正常时 BUN/Cr（单位均应为 mg/dL）为 20：1。①肾前性少尿：BUN 上升较快，但 Cr 不相应上升，故 BUN/Cr 常 $>10：1$。②器质性肾衰竭：因 BUN 与 Cr 同时增高，故 $BUN/Cr \leqslant 10：1$。

（四）血 β_2-微球蛋白（β_2-MG）测定

β_2-MG 主要分布在血浆、尿、脑脊液、唾液及初乳中。正常人血中 β_2-MG 浓度很低，可自由通过肾小球，然后在近端肾小管内几乎全部被重吸收。在 GFR 下降时，血中 β_2-MG 增高，故 β_2-MG 测定可反映肾小球的滤过功能。

1. **参考值** 正常人血中 β_2-MG 为 $1 \sim 2 mg/L$。

2. **临床意义**

（1）血 β_2-MG 测定是反映肾小球滤过功能的敏感指标。在评估肾小球滤过功能上，血 β_2-MG 增高比血 Cr 更灵敏，在 $Ccr<80 mL/min$ 时即可出现，而此时血 Cr 浓度多无改变。若同时出现血和尿 β_2-MG 增高，但血 β_2-MG $<5 mg/L$，则说明肾小球和肾小管功能可能均受损。

（2）任何使 β_2-MG 合成增多的疾病也可导致 β_2-MG 增高，如恶性肿瘤、IgG 肾病及各种炎症性疾病。

（3）近端肾小管功能受损时，对 β_2-MG 重吸收减少，尿液中 β_2-MG 排出量增加。

（五）肾小球滤过率（GFR）测定

1. **参考值** 男性：(125 ± 15) mL/min；女性：约低 10%。

2. **临床意义**

（1）GFR 减低 见于各种原发性、继发性肾脏疾病。GFR 是反映肾功能最灵敏、最准确的指标。

（2）GFR 增高 常见于肢端肥大症、巨人症、糖尿病肾病早期等。

◎ 要点二 肾小管功能检测

（一）尿 β_2-微球蛋白（β_2-MG）测定

正常人 β_2-MG 可自由经肾小球滤过入原尿，但原尿中 99.9% 的 β_2-MG 在近端肾小管内被重吸收，仅微量自尿中排出。尿 β_2-MG 测定可反映近端肾小管的重吸收功能。

1. 参考值 正常成人尿 β_2-MG<0.3mg/L。

2. 临床意义

（1）尿 β_2-MG 增高 见于肾小管-间质性疾病、药物或毒物所致的早期肾小管损伤、肾移植后急性排斥反应早期。

（2）应同时检测血和尿 β_2-MG 只有血 β_2-MG<5mg/L 时，尿 β_2-MG 增高才反映肾小管损伤。

（二）昼夜尿比密试验（莫氏试验）

莫氏试验可了解肾脏的稀释-浓缩功能，是反映远端肾小管和集合管功能状态的敏感试验。

1. 参考值 成人尿量 1000～2000mL/24h；昼尿量/夜尿量比值为（3～4）:1；夜尿量<750mL；至少 1 次比密>1.018；昼尿中最高与最低尿比密差值>0.009。

2. 临床意义 莫氏试验用于诊断各种疾病对远端肾小管稀释-浓缩功能的影响。

（1）尿少、比密高 ①肾前性少尿：见于各种原因引起的肾血容量不足。②肾性少尿：见于急性肾炎及其他影响 GFR 的情况。

（2）夜尿多、比密低 提示肾小管功能受损，见于慢性肾炎、间质性肾炎、高血压肾病等。由于慢性肾脏病变致肾小管稀释-浓缩功能受损，患者夜尿量增多，尿最高比密<1.018，尿最高与最低比密差<0.009。

（3）尿比密低而固定 尿比密固定在 1.010～1.012，称为等渗尿，见于肾脏病变晚期，提示肾小管重吸收功能很差，浓缩稀释功能丧失。

（4）尿量明显增多（>4L/24h）而尿比密均<1.006，为尿崩症的典型表现。

◎ 要点三 血尿酸测定

血尿酸（UA）可自由经肾小球滤过入原尿，但原尿中 90%左右的 UA 在近端肾小管处被重吸收。血尿酸浓度受肾小球滤过功能和肾小管重吸收功能的影响。

1. 参考值 男性 150～416μmol/L，女性 89～357μmol/L。

2. 临床意义

（1）血 UA 增高 ①肾小球滤过功能损伤：见于急性或慢性肾炎、肾结核等。在反映早期肾小球滤过功能损伤方面，血 UA 比血 Cr 和 BUN 敏感。②痛风：血 UA 明显增高是诊断痛风的主要依据，主要是由于嘌呤代谢紊乱而使体内 UA 生成异常增多所致。③恶性肿瘤、糖尿病、长期禁食等血 UA 也可增高。

（2）血 UA 减低 ①各种原因所致的肾小管重吸收 UA 功能损害。②肝功能严重损害所致的 UA 生成减少。

细目五 常用生化检查

◎ 要点一 糖代谢检查

（一）空腹血糖（FPG）测定

1. 参考值 葡萄糖氧化酶法：3.9～6.1mmol/L。

2. 临床意义 FPG>7.0mmol/L 称为高糖血症；FPG>9.0mmol/L 时尿糖阳性；FPG<3.9mmol/L 时为血糖减低；FPG<2.8mmol/L 称为低糖血症。

（1）FPG 增高 生理性增高见于餐后 1～2 小时、高糖饮食、剧烈运动、情绪激动等。病理性增高见于：①各型糖尿病。②内分泌疾病：如甲状腺功能亢进症、肢端肥大症、巨人症、嗜铬细胞瘤、肾上腺皮质功能亢进症、胰高血糖素瘤等。③应激性因素：如颅脑外伤、急性脑血管病、中枢神经系统感染、心肌梗死、大面积烧伤等。④肝脏和胰腺疾病：如严重肝损害、坏死性胰腺炎、胰腺癌等。⑤其他：如呕吐、脱水、缺氧、麻醉等。

（2）FPG 减低 生理性减低见于饥饿、长时间剧烈运动等。病理性减低见于：①胰岛素分泌过多：如胰岛 β 细胞增生或肿瘤、胰岛素用量过大、口服降糖药等。②对抗胰岛素的激素缺乏：如生长激素、肾上腺皮质激素、甲状腺激素缺乏等。③肝糖原储存缺乏：如重型肝炎、肝硬化、肝癌等严重肝病。④急性酒精中毒。⑤消耗性疾病：如严重营养不良、恶病质等。

（二）葡萄糖耐量试验（GTT）

GTT 是检测葡萄糖代谢功能的试验，主要用于诊断症状不明显或血糖增高不明显的可疑糖尿病。现多采用 WHO 推荐的 75g 葡萄糖标准口服葡萄糖耐量试验（OGTT）。

1. OGTT 的适应证

（1）无糖尿病症状，随机血糖或 FPG 异常。

（2）无糖尿病症状，但有糖尿病家族史。

（3）有糖尿病症状，但 FPG 未达到诊断标准。

（4）有一过性或持续性糖尿者。

（5）分娩巨大胎儿的妇女。

（6）原因不明的肾脏疾病或视网膜病变。

2. 参考值

（1）FPG 3.9~6.1mmol/L。

（2）服糖后 0.5~1 小时血糖达高峰，一般在 7.8~9.0mmol/L，峰值<11.1mmol/L。

（3）服糖后 2 小时血糖（2h PG）<7.8mmol/L。

（4）服糖后 3 小时血糖恢复至空腹水平。

（5）每次尿糖均为阴性。

3. 临床意义

（1）诊断糖尿病（DM）　FPG>7.0mmol/L；OGTT 2hPG≥11.1mmol/L；随机血糖≥11.1mmol/L。

（2）判断糖耐量异常（IGT）　FPG<7.0mmol/L，2hPG 7.8~11.1mmol/L，且血糖到达高峰时间延长至 1 小时后，血糖恢复正常时间延长至 2~3 小时后，同时伴尿糖阳性者为糖耐量异常，其中 1/3 最终转为糖尿病。糖耐量异常常见于 2 型糖尿病、肢端肥大症、甲状腺功能亢进症等。

（3）确定空腹血糖受损（IFG）　FPG6.1~6.9mmol/L，2hPG<7.8mmol/L。

（三）血清糖化血红蛋白（GHb）检测

GHb 是血红蛋白 A_1（HbA_1）与糖类非酶促反应的产物。GHb 分为 3 种，其中 HbA_1c（HbA_1 与葡萄糖结合）含量最高，占 60%~80%，是临床最常检测的部分。GHb 不受血糖浓度暂时波动的影响，是糖尿病诊断和监控的重要指标。GHb 对高血糖，特别是血糖和尿糖波动较大时有特殊的诊断意义。

1. 参考值　HbA_1 5%~8%，HbA_1c 4%~6%。

2. 临床意义　GHb 水平取决于血糖水平、高血糖持续时间，其生成量与血糖浓度成正比，且反映的是近 2~3 个月的平均血糖水平。

（1）评价糖尿病的控制程度　GHb 增高提示近 2~3 个月糖尿病控制不良，故 GHb 水平可作为糖尿病长期控制程度的监控指标。

（2）鉴别诊断　糖尿病性高血糖 GHb 增高，应激性高血糖 GHb 则正常。

◎ 要点二　血脂测定

血脂是血清中脂质的总称，包括总胆固醇、甘油三酯、磷脂、游离脂肪酸等。血脂检测的适应证：①早期识别动脉粥样硬化的危险性。②使用降脂药物治疗的监测。

（一）血清总胆固醇（TC）测定

1. 参考值　合适水平：<5.18mmol/L；边缘水平：5.18~6.19mmol/L；增高：≥6.22mmol/L。

2. 临床意义

（1）TC 增高　①TC 增高是动脉粥样硬化的危险因素之一，常见于动脉粥样硬化所致的心、脑血管疾病。②各种高脂蛋白血症、甲状腺功能减退症、糖尿病、肾病综合征、阻塞性黄疸、类脂性肾病等。③长期高脂饮食、精神紧张、吸烟、饮酒等。

（2）TC 减低　①严重肝脏疾病，如急性重型肝炎、肝硬化等。②甲状腺功能亢进症。③严重贫血、营养不良和恶性肿瘤等。

（二）血清甘油三酯（TG）测定

1. 参考值　合适范围：<1.70mmol/L；边缘升高：1.70~2.25mmol/L；升高：≥2.26mmol/L。

2. 临床意义

（1）TG 增高　①TG 增高是动脉粥样硬化的

危险因素之一，常见于动脉粥样硬化症、冠心病。②原发性高脂血症、肥胖症、糖尿病、肾病综合征、甲状腺功能减退症、痛风、阻塞性黄疸和高脂饮食等。

（2）TG减低　见于甲状腺功能亢进症、肾上腺皮质功能减退症、严重肝脏疾病等。

（三）血清脂蛋白测定

1. 高密度脂蛋白（HDL）测定　临床上通过检测高密度脂蛋白-胆固醇（HDL-C）的含量来反映HDL水平。

（1）参考值　合适范围：≥1.04mmol/L；升高：≥1.55mmol/L；降低：<1.04mmol/L。

（2）临床意义　①HDL-C增高：HDL-C水平增高有利于外周组织清除胆固醇，防止动脉粥样硬化的发生。HDL-C与TG呈负相关，也与冠心病发病呈负相关，故HDL-C水平高的个体患冠心病的危险性小。②HDL-C减低：常见于动脉粥样硬化症、心脑血管疾病、糖尿病、肾病综合征等。

2. 低密度脂蛋白（LDL）测定　临床上通过检测低密度脂蛋白-胆固醇（LDL-C）的含量来反映LDL水平。

（1）参考值　合适范围：<3.37mmol/L；边缘升高：3.37~4.12mmol/L；升高：≥4.14mmol/L。

（2）临床意义　①LDL-C增高：判断发生冠心病的危险性，LDL-C是动脉粥样硬化的危险因素之一，LDL-C水平增高与冠心病发病呈正相关；还可见于肥胖症、肾病综合征、甲状腺功能减退症、阻塞性黄疸等。②LDL-C减低：见于无β-脂蛋白血症、甲状腺功能亢进症、肝硬化和低脂饮食等。

◎ 要点三　电解质检查

（一）血清钾测定

1. 参考值　3.5~5.3mmol/L。

2. 临床意义

（1）增高　血钾>5.3mmol/L称为高钾血症。高钾血症见于：①排出减少：如急性或慢性肾衰竭少尿期、肾上腺皮质功能减退症。②摄入过多：如高钾饮食、静脉输注大量钾盐、输入大量库存血液。③细胞内钾外移增多：如严重溶血、大面积烧伤、挤压综合征、组织缺氧和代谢性酸中毒等。

（2）减低　血钾<3.5mmol/L称为低钾血症。低钾血症见于：①摄入不足：如长期低钾饮食、禁食。②丢失过多：如频繁呕吐、腹泻、胃肠引流等；肾上腺皮质功能亢进症、原发性醛固酮增多症、肾衰竭多尿期等；长期应用排钾利尿剂。③分布异常：细胞外液稀释，如心功能不全、肾性水肿等；细胞外钾内移，如大量应用胰岛素、碱中毒等。

（二）血清钠测定

1. 参考值　137~147mmol/L。

2. 临床意义

（1）增高　血钠>147mmol/L称为高钠血症。高钠血症见于：①摄入过多：如输注大量高渗盐水。②水分丢失过多：如大量出汗、长期腹泻、呕吐。③尿排出减少：见于肾上腺皮质功能亢进症、醛固酮增多症患者，以及脑外伤、急性脑血管病等引起抗利尿激素分泌过多，排尿排钠减少。

（2）减低　血钠<137mmol/L称为低钠血症。低钠血症见于：①胃肠道失钠：如幽门梗阻、严重呕吐、腹泻、胃肠引流。②尿钠排出增多：如慢性肾衰竭多尿期、大量应用利尿剂，以及尿崩症、肾上腺皮质功能减退症等。③皮肤失钠：如大量出汗、大面积烧伤。④消耗性低钠：如肺结核、肿瘤等慢性消耗性疾病等。

（三）血清氯测定

1. 参考值　96~108mmol/L。

2. 临床意义

（1）增高　血氯>108mmol/L称为高氯血症。高氯血症见于：①排出减少：如急性或慢性肾衰竭少尿期、尿路梗阻。②血液浓缩：如反复腹泻、大量出汗。③吸收增加：如肾上腺皮质功能亢进症。④摄入过多：如过量输入生理盐水。

（2）减低　血氯<96mmol/L 称为低氯血症。低氯血症见于：①丢失过多：如严重呕吐、腹泻、胃肠引流。②排出过多：如肾上腺皮质功能减退症、慢性肾衰竭、糖尿病、应用利尿剂。③呼吸性酸中毒等。

（四）血清钙测定

1. 参考值　血清总钙：2.2~2.7mmol/L；离子钙：1.10~1.34mmol/L。

2. 临床意义

（1）增高　血钙>2.7mmol/L 称为高钙血症。高钙血症见于：①溶骨作用增强：如甲状旁腺功能亢进症、多发性骨髓瘤等。②吸收增加：如大量应用维生素 D。③摄入过多：如静脉输入钙过多。

（2）减低　血钙<2.2mmol/L 称为低钙血症。低钙血症见于：①成骨作用增强：如甲状旁腺功能减退症、恶性肿瘤骨转移等。②摄入不足：如长期低钙饮食。③吸收减少：如维生素 D 缺乏症、手足搐搦症、骨质软化症、佝偻病等。④肾脏疾病：如急性或慢性肾衰竭、肾病综合征等。⑤急性坏死性胰腺炎。⑥代谢性碱中毒等。

（五）血清磷测定

1. 参考值　0.97~1.61mmol/L。

2. 临床意义

（1）增高　①磷排出减少：如肾衰竭、甲状旁腺功能减退症时肾脏排磷减少。②吸收增加：如维生素 D 中毒时，小肠磷吸收增加，肾小管对磷的重吸收增加。③磷从细胞内释出：如酸中毒、急性肝坏死或白血病、淋巴瘤等化疗后。④多发性骨髓瘤及骨折愈合期等血磷升高。

（2）减低　①摄入不足：如慢性酒精中毒、长期腹泻、长期静脉营养而未补磷等。②吸收减少和排出增加：如维生素 D 缺乏，肠道吸收磷减少而肾脏排磷增加。③磷丢失过多：如甲状旁腺功能亢进症时，磷从肾脏排出增多，血液透析、肾小管性酸中毒及应用噻嗪类利尿剂等。

细目六　酶学检查

◎ 要点一　血、尿淀粉酶测定

1. 参考值　碘-淀粉比色法：血清 800~1800U/L，尿液 1000~12000U/L。

2. 临床意义　淀粉酶（AMS）活性增高见于以下几种情况：

（1）急性胰腺炎　发病后 2~3 小时血清 AMS 开始增高，12~24 小时达高峰，2~5 天后恢复正常。如达 3500U/L 应怀疑此病，超过 5000U/L 即有诊断价值。尿 AMS 于发病后 12~24 小时开始增高，尿中 AMS 活性可高于血清中的 1 倍以上，多数患者 3~10 天后恢复到正常。

（2）其他胰腺疾病　如慢性胰腺炎急性发作、胰腺囊肿、胰腺癌早期、胰腺外伤等。

（3）非胰腺疾病　急性胆囊炎、流行性腮腺炎、胃肠穿孔、胆管梗阻等。

◎ 要点二　心肌损伤常用酶检测

心肌酶包括血清肌酸激酶（CK）及其同工酶（CK-MB）、乳酸脱氢酶（LDH）及其同工酶。

（一）血清肌酸激酶（CK）测定

CK 主要存在于骨骼肌、心肌，其次存在于脑、平滑肌等细胞的胞质和线粒体中。正常人血清中 CK 含量甚微，当上述组织受损时血液中的 CK 含量可明显增高。

1. 参考值　酶偶联法（37℃）：男性 38~174U/L，女性 26~140U/L。

2. 临床意义　CK 活性增高见于以下几种情况：

（1）急性心肌梗死（AMI）　CK 在发病后 3~8 小时开始增高，10~36 小时达高峰，3~4 天后恢复正常，是 AMI 早期诊断的敏感指标之一。在 AMI 病程中，如 CK 再次升高，提示心肌再次梗死。

（2）心肌炎和肌肉疾病　病毒性心肌炎时 CK 明显增高。各种肌肉疾病，如进行性肌营养不良、多发性肌炎、骨骼肌损伤、重症肌无力时 CK 明显增高。

（二）血清肌酸激酶同工酶测定

CK 有 3 种同工酶，其中 CK-MB 主要存在于心肌，CK-MM 主要存在于骨骼肌和心肌，CK-BB 主要存在于脑、前列腺、肺、肠组织中。正常人血清中以 CK-MM 为主，CK-MB 少量，CK-BB 极少。CK-MB 对 AMI 的诊断具有重要意义。

1. **参考值** CK-MM：94%～96%。CK-MB：<5%。CK-BB 极少。

2. **临床意义** CK-MB 增高见于以下几种情况：

（1）AMI CK-MB 对 AMI 早期诊断的灵敏度明显高于 CK，且具有高度的特异性，阳性检出率达 100%。CK-MB 一般在 AMI 发病后 3～8 小时增高，9～30 小时达高峰，2～3 天恢复正常，因此对诊断发病较长时间的 AMI 有困难。

（2）其他心肌损伤 如心肌炎、心脏手术、心包炎、慢性心房颤动等 CK-MB 也可增高。

（三）乳酸脱氢酶（LDH）及其同工酶

乳酸脱氢酶（LDH）及其同工酶的详细内容见肝脏病实验室检查部分。

◎ 要点三 心肌蛋白检测

（一）心肌肌钙蛋白 T（cTnT）测定

1. **参考值** 0.02～0.13μg/L；0.2μg/L 为诊断临界值；>0.5μg/L 可诊断 AMI。

2. **临床意义**

（1）诊断 AMI cTnT 是诊断 AMI 的确定性标志物。AMI 发病后 3～6 小时开始增高，10～24 小时达高峰，10～15 天恢复正常。对诊断 AMI 的特异性优于 CK-MB 和 LDH；对亚急性及非 Q 波性心肌梗死或 CK-MB 无法诊断的心肌梗死患者更有诊断价值。

（2）判断微小心肌损伤 用于判断不稳定型心绞痛是否发生了微小心肌损伤，这种心肌损伤只有检测 cTnT 才能确诊。

（3）其他 对判断 AMI 后溶栓治疗是否出现再灌注，以及预测血液透析病人心血管事件的发生都有重要价值。

（二）心肌肌钙蛋白 I（cTnI）测定

1. **参考值** <0.2μg/L；1.5μg/L 为诊断临界值。

2. **临床意义**

（1）诊断 AMI。

（2）用于判断是否有微小心肌损伤，如不稳定型心绞痛、急性心肌炎。

◎ 要点四 脑钠肽测定

脑钠肽（BNP）主要由心肌细胞分泌的利尿钠肽家族的成员，又称 B 型利钠肽，具有排钠、排尿、舒张血管作用。心功能障碍能够极大地激活利钠肽系统，心室负荷增加导致 BNP 释放，形成 BNP 前体（pro-BNP），再裂解为无活性的、半衰期为 60～120 分钟的氨基末端 BNP 前体（NT-pro-BNP）和有活性的、半衰期仅为 20 分钟的 BNP 释放入血。BNP 的释放与心衰程度密切相关。

1. **参考值** BNP 1.5～9.0pmol/L，判断值 >22pmol/L（100ng/L）；NT-pro-BNP <125pg/ml。

2. **临床意义**

（1）心衰的诊断、监测和预后评估 BNP 升高对心衰具有极高的诊断价值。临床上，NT-pro-BNP>2000pg/ml，可以确定心衰。治疗有效时，BNP 水平可明显下降。若 BNP 水平持续升高或不降，提示心衰未得到纠正或进一步加重。

（2）鉴别呼吸困难 通过测定 BNP 水平可以准确筛选出非心衰患者（如肺源性）引起的呼吸困难，BNP 在心源性呼吸困难升高，肺源性呼吸困难不升高。

（3）指导心力衰竭的治疗 BNP 对心室容量敏感，半衰期短，可以用于指导利尿剂及血管扩张剂的临床应用；还可以用于心脏手术患者的术前、术后心功能的评价，帮助临床选择最佳手术时机。

细目七 免疫学检查

◎ 要点一 血清免疫球蛋白及补体测定

（一）血清免疫球蛋白测定

免疫球蛋白（Ig）是一组具有抗体活性的蛋白质，有抗病毒、抗菌、溶菌、抗毒素、抗寄生虫感染以及其他免疫作用。血清中的 Ig 分为五类：IgG、IgA、IgM、IgD 和 IgE。

1. **参考值** 成人血清 IgG $7.0 \sim 16.0g/L$；IgA $0.7 \sim 5.0g/L$；IgM $0.4 \sim 2.8g/L$；IgD $0.6 \sim 2mg/L$；IgE $0.1 \sim 0.9mg/L$。

2. **临床意义**

（1）单克隆增高 表现为 5 种 Ig 中仅有某一种增高。见于以下几种情况：①原发性巨球蛋白血症：IgM 单独明显增高。②多发性骨髓瘤：可分别见到 IgG、IgA、IgD、IgE 增高，并以此分型。③各种过敏性疾病：如支气管哮喘、过敏性鼻炎、寄生虫感染时 IgE 增高。

（2）多克隆增高 表现为 IgG、IgA、IgM 均增高。见于各种慢性炎症、慢性肝病、肝癌、淋巴瘤及系统性红斑狼疮、类风湿关节炎等自身免疫性疾病。

（3）Ig 减低 见于各类先天性和获得性体液免疫缺陷、联合免疫缺陷以及长期使用免疫抑制剂的患者，血清中 5 种 Ig 均有降低。

（二）血清补体测定

补体是血清中一组具有酶活性的糖蛋白。补体参与机体的抗感染及免疫调节，也参与破坏自身组织或细胞的免疫损伤。

1. **总补体溶血活性（CH_{50}）测定**

（1）参考值 试管法 $50 \sim 100kU/L$。

（2）临床意义 ①增高：见于各种急性炎症、组织损伤和某些恶性肿瘤。②减低：见于各种免疫复合物性疾病，如肾小球肾炎；自身免疫性疾病，如系统性红斑狼疮、类风湿关节炎、强直性脊柱炎以及同种异体移植排斥反应、血清病

等；补体大量丢失，如外伤、手术、大失血；补体合成不足，如慢性肝炎、肝硬化等。

2. **补体 C_3 测定**

（1）参考值 单向免疫扩散法 $0.85 \sim 1.7g/L$。

（2）临床意义 ①增高：见于急性炎症、传染病早期、某些恶性肿瘤及排斥反应等。②减低：见于大部分急性肾炎、狼疮性肾炎、系统性红斑狼疮、类风湿关节炎等。

◎ 要点二 感染免疫检测

（一）抗链球菌溶血素"O"（ASO）测定

1. **参考值** 乳胶凝集法（LAT）：$<500U$。

2. **临床意义** ASO 增高见于以下几种情况：

（1）活动性风湿热、风湿性关节炎、链球菌感染后急性肾小球肾炎、急性上呼吸道感染、皮肤或软组织感染等。

（2）曾有溶血性链球菌感染 在感染溶血性链球菌 1 周后 ASO 开始升高，$4 \sim 6$ 周达高峰，可持续数月甚至数年。所以，ASO 升高不一定是近期感染链球菌的证据。若动态升高，且 C 反应蛋白阳性、血沉增快，有利于风湿热的诊断。

（二）肥达反应

肥达反应是检测血清中有无伤寒、副伤寒沙门菌抗体的一种凝集试验。

1. **参考值** 直接凝集法：伤寒"O" $<1:80$，"H" $<1:160$；副伤寒甲、乙、丙均 $<1:80$。

2. **临床意义**

（1）血清抗体效价"O" $>1:80$、"H" $>1:160$，考虑伤寒；血清抗体效价"O" $>1:80$，副伤寒甲 $>1:80$，考虑诊断副伤寒甲；血清抗体效价"O" $>1:80$，副伤寒乙 $>1:80$，考虑诊断副伤寒乙；血清抗体效价"O" $>1:80$，副伤寒丙 $>1:80$，考虑诊断副伤寒丙。

（2）"O"不高、"H"增高 可能曾接种过伤寒疫苗或既往感染过。

（3）"O"增高、"H"不高 可能为感染早期或其他沙门菌感染。

◎ 要点三　肿瘤标志物检测

（一）血清甲胎蛋白（AFP）测定

AFP是人胎儿时期肝脏合成的一种特殊的糖蛋白，出生后1个月降至正常成人水平。在肝细胞或生殖腺胚胎组织恶变时，血中AFP含量明显升高，因此AFP测定常用于肝细胞癌及滋养细胞癌的诊断。

1. 参考值　放射免疫法（RIA）、化学发光免疫测定（CLIA）、酶联免疫吸附试验（ELISA）：血清<25μg/L。

2. 临床意义

（1）原发性肝癌　AFP是目前诊断原发性肝细胞癌最特异的标志物，血清中AFP>300μg/L可作为诊断阈值。

（2）病毒性肝炎、肝硬化　AFP可有不同程度的增高，但常<300μg/L。

（3）生殖腺胚胎肿瘤、胎儿神经管畸形AFP可增高。

（二）癌胚抗原（CEA）测定

CEA是一种富含多糖的蛋白复合物，胚胎期主要存在于胎儿的消化管、胰腺及肝脏，出生后含量极低。CEA测定有助于肿瘤的诊断及判断预后。

1. 参考值　RIA、CLIA、ELISA：血清<5μg/L。

2. 临床意义

（1）用于消化器官癌症的诊断　CEA增高见于结肠癌、胃癌、胰腺癌等，但无特异性。

（2）鉴别原发性和转移性肝癌　原发性肝癌CEA增高者不超过9%，而转移性肝癌CEA阳性率高达90%，且绝对值明显增高。

（3）其他　肺癌、乳腺癌、膀胱癌、尿道癌、前列腺癌等CEA也可增高。

◎ 要点四　自身抗体检查

（一）类风湿因子（RF）测定

RF是变性IgG刺激机体产生的一种自身抗体，主要存在于类风湿关节炎患者的血清和关节液内。

1. 参考值　乳胶凝集法：阴性，血清稀释度<1∶10。

2. 临床意义

（1）类风湿关节炎　未经治疗的类风湿性关节炎患者，RF阳性率80%，且滴度>1∶160。临床上动态观察滴定度变化，可作为病变活动及药物治疗后疗效的评价。

（2）其他自身免疫性疾病　如多发性肌炎、硬皮病、干燥综合征、系统性红斑狼疮等，RF也可呈阳性。

（3）某些感染性疾病　如传染性单核细胞增多症、结核病、感染性心内膜炎等，RF也可呈阳性。

（二）抗核抗体（ANA）测定

ANA是血清中存在的一组抗多种细胞核成分的自身抗体的总称，无器官和种族特异性。

1. 参考值　免疫荧光测定（IFA）：阴性；血清滴度<1∶40。

2. 临床意义

（1）ANA阳性　①多见于未经治疗的系统性红斑狼疮（SLE），阳性率可达95%以上，但特异性较差。②药物性狼疮、混合性结缔组织病、原发性胆汁性肝硬化、全身性硬皮病、多发性肌炎等患者的阳性率也较高。③其他自身免疫性疾病：如类风湿关节炎、桥本甲状腺炎等也可呈阳性。

（2）荧光类型　根据细胞核染色后的荧光类型，ANA可分为均质型、边缘型、颗粒型、核仁型4种。

细目八　尿液检查

◎ 要点一　一般性状检查

1. 尿量　正常成人尿量为1000~2000mL/24h。

（1）多尿　尿量>2500mL/24h。病理性多尿见于糖尿病、尿崩症、有浓缩功能障碍的肾脏疾病（如慢性肾炎、慢性肾盂肾炎等）及精神性多尿等。

（2）少尿或无尿　尿量＜400mL/24h 或＜17mL/h 为少尿；尿量＜100mL/24h 为无尿。见于以下几种情况：①肾前性少尿：休克、脱水、心功能不全等所致的肾血流量减少。②肾性少尿：急性肾炎、慢性肾炎急性发作、急性肾衰竭少尿期、慢性肾衰竭终末期等。③肾后性少尿：尿道结石、狭窄、肿瘤等引起的尿道梗阻。

2. 颜色　正常新鲜的尿液清澈透明，呈黄色或淡黄色。

（1）血尿　每升尿液中含血量＞1mL，即可出现淡红色，称为肉眼血尿。血尿见于泌尿系统炎症、结石、肿瘤、结核等；也可见于血液系统疾病，如血小板减少症、血友病等。

（2）血红蛋白尿　呈浓茶色或酱油色，镜检无红细胞，但隐血试验为阳性。见于蚕豆病、阵发性睡眠性血红蛋白尿、恶性疟疾和血型不合的输血反应等。

（3）胆红素尿　见于肝细胞性黄疸和阻塞性黄疸。

（4）乳糜尿　见于丝虫病。

（5）脓尿和菌尿　见于泌尿系统感染，如肾盂肾炎、膀胱炎等。

3. 气味　正常尿液的气味来自尿中挥发酸的酸性物质，久置后可出现氨味。排出的新鲜尿液即有氨味，提示慢性膀胱炎及尿潴留。糖尿病酮症酸中毒时尿呈烂苹果味。有机磷中毒时尿带蒜臭味。

4. 比重　正常人在普通膳食的情况下，尿比重为1.015～1.025。

（1）增高　见于急性肾炎、糖尿病、肾病综合征及肾前性少尿等。

（2）减低　见于慢性肾炎、慢性肾衰竭、尿崩症等。

◎ 要点二　化学检查

1. 尿蛋白　健康成人经尿排出的蛋白质总量为0～80mg/24h。尿蛋白定性试验阳性或定量试验＞150mg/24h 称为蛋白尿。

（1）生理性蛋白尿　见于剧烈运动、寒冷、精神紧张等，为暂时性，尿中蛋白含量少。

（2）病理性蛋白尿　①肾小球性蛋白尿：见于肾小球肾炎、肾病综合征等。②肾小管性蛋白尿：见于肾盂肾炎、间质性肾炎等。③混合性蛋白尿：见于肾小球肾炎或肾盂肾炎后期、糖尿病、系统性红斑狼疮等。④溢出性蛋白尿：见于多发性骨髓瘤、巨球蛋白血症、严重骨骼肌创伤、急性血管内溶血等。⑤组织性蛋白尿：肾组织破坏或肾小管分泌蛋白增多所致的蛋白尿，多为低分子量蛋白尿。肾脏炎症、中毒时排出量增多。

2. 尿糖　正常人尿内可有微量葡萄糖，定性试验为阴性；定量为0.56～5.0mmol/24h 尿。当血糖增高超过肾糖阈值8.89mmol/L 或血糖正常而肾糖阈值降低时，则定性检测尿糖呈阳性，称为糖尿。

（1）暂时性糖尿　见于强烈精神刺激、全身麻醉、颅脑外伤、急性脑血管病等，可出现暂时性高血糖和糖尿（应激性糖尿）。

（2）血糖增高性糖尿　糖尿病最常见；还可见于其他使血糖增高的内分泌疾病，如甲状腺功能亢进症、库欣综合征、嗜铬细胞瘤等。

（3）血糖正常性糖尿　又称肾性糖尿，见于慢性肾炎、肾病综合征、间质性肾炎、家族性糖尿等。

3. 尿酮体　正常人定性检查尿酮体为阴性。尿酮体阳性见于糖尿病酮症酸中毒、妊娠剧吐、重症不能进食等脂肪分解增强的疾病。

◎ 要点三　显微镜检查

（一）细胞

1. 红细胞

（1）参考值　玻片法0～3/HP（高倍视野），定量检查0～5/μL。

（2）临床意义　尿沉渣镜检红细胞＞3/HP，称镜下血尿。见于急性肾炎、急进性肾炎、慢性肾炎、急性膀胱炎、肾结核、肾盂肾炎、肾结石、泌尿系肿瘤等。

2. 白细胞和脓细胞

（1）参考值　玻片法 0~5/HP，定量检查0~10/μL。

（2）临床意义　尿沉渣镜检白细胞或脓细胞>5 个/HP，称镜下脓尿。多为泌尿系统感染，见于肾盂肾炎、膀胱炎、尿道炎及肾结核等。

3. 上皮细胞

（1）扁平上皮细胞　成年女性尿中多见，临床意义不大。尿中大量出现或片状脱落且伴有白细胞、脓细胞，见于尿道炎。

（2）大圆上皮细胞　偶见于正常人尿内，大量出现见于膀胱炎。

（3）尾形上皮细胞　见于肾盂肾炎、输尿管炎。

（4）小圆上皮细胞（肾小管上皮细胞）　提示肾小管病变，常见于急性肾炎，成堆出现表示有肾小管坏死，也可见于肾移植术后急性排斥反应。

（二）管型

1. 透明管型　偶见于健康人；少量出现见于剧烈运动、高热等；明显增多提示肾实质病变，如肾病综合征、慢性肾炎等。

2. 细胞管型

（1）红细胞管型　见于急性肾炎、慢性肾炎急性发作、狼疮性肾炎、肾移植术后急性排斥反应等。

（2）白细胞管型　提示肾实质感染性疾病，见于肾盂肾炎、间质性肾炎。

（3）肾小管上皮细胞管型　提示肾小管病变，见于急性肾小管坏死、慢性肾炎晚期、肾病综合征等。

3. 颗粒管型

（1）粗颗粒管型　见于慢性肾炎、肾盂肾炎、药物毒性所致的肾小管损害。

（2）细颗粒管型　见于慢性肾炎、急性肾炎后期。

4. 蜡样管型　提示肾小管病变严重，预后不良。见于慢性肾炎晚期、慢性肾衰竭、肾淀粉样变性。

5. 脂肪管型　见于肾病综合征、慢性肾炎急性发作、中毒性肾病。

6. 肾衰竭管型　常出现于慢性肾衰竭少尿期，提示预后不良；急性肾衰竭多尿早期也可出现。

◎ **要点四　尿沉渣计数**

尿沉渣计数，指 1 小时尿细胞计数。

1. 参考值　红细胞：男性<3×10^4/h，女性<4×10^4/h。白细胞：男性<7×10^4/h，女性<14×10^4/h。

2. 临床意义　白细胞数增多见于泌尿系感染，如肾盂肾炎及急性膀胱炎；红细胞数增多见于急、慢性肾炎。

细目九　粪便检查

◎ **要点一　一般性状检查**

1. 量　正常成人每日排便 1 次，约 100~300g。胃肠、胰腺病变或其功能紊乱时，粪便次数及粪量可增多或减少。

2. 颜色及性状　正常成人的粪便为黄褐色圆柱状软便，婴儿粪便呈金黄色。

（1）水样或粥样稀便　见于各种感染性或非感染性腹泻，如急性胃肠炎、甲状腺功能亢进症等。

（2）米泔样便　见于霍乱。

（3）黏液脓样或脓血便　见于痢疾、溃疡性结肠炎、直肠癌等。阿米巴痢疾时，以血为主，呈暗红色果酱样；细菌性痢疾则以黏液脓样或脓血便为主。

（4）冻状便　见于肠易激综合征、慢性菌痢。

（5）鲜血便　多见于肠道下段出血，如痔疮、肛裂、直肠癌等。

（6）柏油样便　见于各种原因引起的上消化道出血。

（7）灰白色便　见于阻塞性黄疸。

（8）细条状便　多见于直肠癌。

（9）绿色粪便　提示消化不良。

（10）羊粪样便　多见于老年人及经产妇排便无力者。

3. 气味

（1）恶臭味　见于慢性肠炎、胰腺疾病、结肠或直肠癌溃烂。

（2）腥臭味　见于阿米巴痢疾。

（3）酸臭味　见于脂肪和碳水化合物消化或吸收不良。

◎ 要点二　显微镜检查

1. 细胞

（1）红细胞　见于下消化道出血、痢疾、溃疡性结肠炎、结肠或直肠癌、痔疮、直肠息肉等。

（2）白细胞　正常粪便中不见或偶见，大量出现见于细菌性痢疾、溃疡性结肠炎。

（3）巨噬细胞　见于细菌性痢疾、溃疡性结肠炎。

2. 寄生虫

肠道有寄生虫时可在粪便中找到相应的病原体，如虫体或虫卵、原虫滋养体及其包囊。

◎ 要点三　化学检查

隐血试验　正常为阴性。阳性见于消化性溃疡活动期、胃癌、钩虫病、消化道炎症、出血性疾病等。消化道癌症呈持续阳性，消化性溃疡呈间断阳性。

细目十　浆膜腔穿刺液检查

◎ 要点一　浆膜腔积液分类及形成原因

浆膜腔包括胸腔、腹腔和心包腔。根据浆膜腔积液的形成原因及性质不同，可分为漏出液和渗出液。

1. 漏出液
漏出液为非炎症性积液。形成的原因主要有：①血浆胶体渗透压降低：如肝硬化、肾病综合征、重度营养不良等。②毛细血管内压力增高：如慢性心力衰竭、静脉栓塞等。③淋巴管阻塞：常见于肿瘤压迫或丝虫病引起的淋巴回流受阻。

2. 渗出液
渗出液为炎性积液。形成的主要原因有：①感染性：如胸膜炎、腹膜炎、心包炎等。②化学因素：如血液、胆汁、胃液、胰液等化学性刺激。③恶性肿瘤。④风湿性疾病及外伤等。

◎ 要点二　渗出液与漏出液的鉴别要点

渗出液与漏出液的鉴别见下表。

渗出液与漏出液的鉴别

	漏出液	渗出液
原因	非炎症所致	炎症、肿瘤、物理或化学性刺激
外观	淡黄，浆液性	不定，可为黄色、脓性、血性、乳糜性等
透明度	透明或微混	多混浊
比重	<1.015	>1.018
凝固	不自凝	能自凝
黏蛋白定性（Rivalta 试验）	阴性	阳性
蛋白质定量	<25g/L	>30g/L
葡萄糖定量	与血糖相近	常低于血糖水平
细胞计数	常<100×10^6/L	常>500×10^6/L
细胞分类	以淋巴细胞为主	根据不同的病因，分别以中性粒细胞或淋巴细胞为主，恶性肿瘤患者可找到癌细胞
细菌学检查	阴性	可找到病原菌
乳酸脱氢酶	<200U/L	>200U/L

细目十一 脑脊液检查

◎ 要点一 脑脊液检查的适应证、禁忌证

1. 适应证

（1）有脑膜刺激症状需明确诊断者。

（2）疑有颅内出血。

（3）疑有中枢神经系统恶性肿瘤。

（4）有剧烈头痛、昏迷、抽搐及瘫痪等表现而原因未明者。

（5）中枢神经系统手术前的常规检查。

2. 禁忌证

（1）颅内压明显增高或伴显著视乳头水肿者。

（2）有脑疝先兆者。

（3）处于休克、衰竭或濒危状态者。

（4）局部皮肤有炎症者。

（5）颅后窝有占位性病变者。

◎ 要点二 常见中枢神经系统疾病的脑脊液特点

常见中枢神经系统疾病的脑脊液特点见下表。

常见中枢神经系统疾病的脑脊液特点

	压力（mmH$_2$O）	外观	细胞数（×10^6/L）及分类	蛋白质定性	蛋白质定量（g/L）	葡萄糖（mmol/L）	氯化物（mmol/L）	细菌
正常	侧卧位 80~180	无色透明	0~8，多为淋巴细胞	(-)	0.15~0.45	2.5~4.5	120~130	无
化脓性脑膜炎	↑↑↑	混浊脓性，可有脓块	显著增加，以中性粒细胞为主	+++以上	↑↑↑	↓↓↓	↓	有致病菌
结核性脑膜炎	↑↑	微浊，毛玻璃样，静置后有薄膜形成	增加，以淋巴细胞为主	++	↑↑	↓↓	↓↓↓	抗酸染色可找到结核杆菌
病毒性脑膜炎	↑	清澈或微浊	增加，以淋巴细胞为主	+	↑	正常	正常	无
蛛网膜下腔出血	↑	血性为主	增加，以红细胞为主	+~++	↑	正常	正常	无
脑脓肿（未破裂）	↑↑	无色或黄色微浊	稍增加，以淋巴细胞为主	+	↑	正常	正常	有或无
脑肿瘤	↑↑	黄色或无色	正常或稍增加，以淋巴细胞为主	±~+	↑	正常	正常	无

第五单元　心电图诊断

细目一　心电图基本知识

◎ 要点一　常用心电图导联

（一）肢体导联

包括标准肢体导联 I 、II 、III 及加压肢体导联。标准肢体导联为双极肢体导联，反映两个肢体之间的电位差。加压肢体导联为单极导联，基本上代表检测部位的电位变化。

1. 标准肢体导联　I 导联：正极接左上肢，负极接右上肢。II 导联：正极接左下肢，负极接右上肢。III 导联：正极接左下肢，负极接左上肢。

2. 加压肢体导联

（1）加压右上肢导联（aVR）　探查电极置于右上肢并与心电图机正极相连，左上、下肢连接构成无关电极并与心电图机负极相连。

（2）加压左上肢导联（aVL）　探查电极置于左上肢并与心电图机正极相连，右上肢与左下肢连接构成无关电极并与心电图机负极相连。

（3）加压左下肢导联（aVF）　探查电极置于左下肢并与心电图机正极相连，左、右上肢连接构成无关电极并与心电图机负极相连。

（二）胸导联

胸导联属单极导联，包括 $V_1 \sim V_6$ 导联。将负极与中心电端连接，正极与放置在胸壁一定位置的探查电极相连。

V_1：胸骨右缘第 4 肋间。

V_2：胸骨左缘第 4 肋间。

V_3：V_2 与 V_4 两点连线的中点。

V_4：左锁骨中线与第 5 肋间相交处。

V_5：左腋前线 V_4 水平处。

V_6：左腋中线 V_4 水平处。

临床上为诊断后壁心肌梗死，需加做 $V_7 - V_9$ 导联；诊断右心病变，需加做 $V_3R - V_6R$ 导联。

◎ 要点二　心电图各波段的意义

每个心动周期在心电图上可表现为四个波（P 波、QRS 波群、T 波和 U 波）、三个段（PR 段、ST 段和 TP 段）、两个间期（PR 间期和 QT 间期）和一个 J 点（即 QRS 波群终末与 ST 段起始的交接点）。

P 波：为心房除极波，反映左、右心房除极过程中的电位和时间变化。

PR 段：是电激动过程在房室交界区以及希氏束、室内传导系统所产生的微弱电位变化，一般呈零电位，显示为等电位线（基线）。

PR 间期：自 P 波的起点至 QRS 波群的起点，反映激动从窦房结发出后经心房、房室交界、房室束、束支及普肯耶纤维网传到心室肌所需要的时间。

QRS 波群：为左、右心室除极的波，反映左、右心室除极过程中的电位和时间变化。

ST 段：从 QRS 波群终点至 T 波起点的一段平线，反映心室早期缓慢复极的电位和时间变化。

T 波：为心室复极波，反映心室晚期快速复极的电位和时间变化。

QT 间期：从 QRS 波群的起点至 T 波终点，代表左、右心室除极与复极全过程的时间。

U 波：为 T 波后的一个小波，产生机制未明。

细目二　心电图测量，正常心电图及临床意义

◎ 要点一　心率计算及各波段测量

1. 心率计算　心率（次/分钟）= 60/RR（或 PP）间期的秒数（s）。心律不齐者，取 5 ~ 10 个 RR 或 PP 间距的平均值，然后算出心率。

2. 心电图各波段测量

（1）测量时间　一般规定，测量各波时距应自波形起点的内缘测至波形终点的内缘。

（2）测量振幅（电压）　测量正向波形的高度，以基线上缘至波形顶点之间的垂直距离为准；测量负向波形的深度，以基线的下缘至波形底端的垂直距离为准。

（3）测量R峰时间　从QRS波群起点量到R波顶点与等电位线的垂直线之间的距离。有切迹或R′波，则以切迹第二峰或R′波顶点为准。一般只测V$_1$和V$_5$。

（4）测量间期　①PR间期：应选择有明显P波和Q波的导联（一般多选Ⅱ导联），自P波的起点量至QRS波群起点。②QT间期：选择T波比较清晰的导联，测量QRS波起点到T波终点的间距。

（5）ST段移位的测量　ST段是否移位，一般应与TP段相比较；如因心动过速等原因而TP段不明显时，可与PR段相比较；亦可以前后两个QRS波群起点的连线作为基线与之比较。斜行向上的ST段，以J点作为判断ST段移位的依据；斜行向下的ST段，以J点后0.06~0.08s处作为判断ST段移位的依据。①ST段抬高：从等电位线上缘垂直量到ST段上缘。②ST段下移：从等电位线下缘垂直量到ST段下缘。

◎ 要点二　心电轴测定

1. 测量方法　平均QRS心电轴（简称心电轴）是心室除极过程中全部瞬间综合向量形成的总向量。心电轴的测量方法有目测法、振幅法、查表法3种。

（1）目测法　根据Ⅰ、Ⅲ导联QRS波群的主波方向进行判断。如果Ⅰ、Ⅲ导联QRS波群的主波方向均向上，则电轴不偏；若Ⅰ导联QRS波群的主波方向向上，而Ⅲ导联QRS波群的主波方向向下，则心电轴左偏；若Ⅰ导联QRS波群的主波方向向下，而Ⅲ导联QRS波群的主波方向向上，则为心电轴右偏；如果Ⅰ、Ⅲ导联QRS波群的主波方向均向下，则为心电轴极度右偏或不确定电轴。

（2）振幅法　分别测算出Ⅰ、Ⅲ导联QRS波群振幅的代数和（R波为正，Q与S波为负），然后将其标记于六轴系统中Ⅰ、Ⅲ导联轴的相应位置，并由此分别做出与Ⅰ、Ⅲ导联轴的垂直线，两垂直线相交点与电偶中心点的连线即为所求之心电轴。测出该连线与Ⅰ导联轴正侧段的夹角即为心电轴的度数。

（3）查表法　根据计算出来的Ⅰ、Ⅲ导联QRS振幅的代数和直接查表，即可得出心电轴的度数。

2. 临床意义　正常心电轴一般在0°~+90°之间。心电轴在+30°~+90°，表示电轴不偏。0°~+30°为电轴轻度左偏，0°~-30°为中度左偏，-30°~-90°为电轴显著左偏，+90°~+120°为电轴轻度或中度右偏，+120°~+180°为电轴显著右偏，-90°~-180°为不确定性电轴。心电轴轻度、中度左偏或右偏不一定是病态。心电轴轻度左偏，可见于妊娠、肥胖、大量腹水、横位心脏等；左前分支阻滞、左心室肥大等，可使心电轴显著左偏。心电轴轻度右偏，可见于婴幼儿、垂位心脏等；左后分支阻滞、右心室肥大、广泛心肌梗死等，可使心电轴显著右偏。

◎ 要点三　心电图各波段正常范围及其变化的临床意义

1. P波　正常P波在多数导联呈钝圆形，有时可有切迹，但切迹双峰之间的距离<0.04s。窦性P波在aVR导联倒置，Ⅰ、Ⅱ、aVF、V$_3$~V$_6$导联直立，其余导联（Ⅲ、aVL、V$_1$、V$_2$）可直立、低平、双向或倒置。正常P波的时间≤0.11s；电压在肢导联<0.25mV，胸导联<0.2mV。

P波在aVR导联直立，Ⅱ、Ⅲ、aVF导联倒置时，称为逆行型P′波，表示激动起源于房室交界区或心房下部。P波时间>0.11s，有切迹，且切迹双峰间的距离≥0.04s，提示左心房异常；P波电压在肢导联≥0.25mV、胸导联≥0.2mV，常表示右心房异常；P波低平无病理意义。

2. PR间期　成年人心率在正常范围时，PR间期为0.12~0.20s。PR间期受年龄和心率的影响，年龄小或心率快时 PR 间期较短，老年人或心动过缓时较长，但一般不超过 0.22s。

PR 间期固定且超过 0.20s（老年人>0.22s），见于一度房室传导阻滞。PR 间期<0.12s，而 P 波形态、方向正常，见于预激综合征；PR 间期<0.12s，同时伴有逆行型 P'波，见于房室交界区心律。

3. QRS 波群

（1）时间　正常成人 QRS 波群时间为0.06~0.10s，V_1 导联 R 峰时间≤0.03s，V_5 导联 R 峰时间≤0.05s。QRS 波群时间或 R 峰时间延长，见于心室肥大、心室内传导阻及预激综合征。

（2）形态与电压　正常人 V_1、V_2 导联为 rS 型，R/S<1、R_{V1}<1.0mV，如超过此值提示右心室肥大。V_3、V_4 导联为过渡区图形，呈 RS 型，R/S 比值接近于 1。V_5、V_6 导联呈 qR、qRs、Rs 型，R/S>1、R_{V5}<2.5mV，如超过这些值提示左心室肥大。正常人的胸导联，自 V_1 至 V_5，R 波逐渐增高至最大，S 波逐渐变小。如果过渡区图形出现于 V_1、V_2 导联，表示心脏有逆钟向转位；如果过渡区图形出现在 V_5、V_6 导联，表示心脏有顺钟向转位。

如果 6 个肢体导联中，每个 QRS 波群中向上及向下波电压的绝对值之和都小于 0.5mV 或（和）每个胸导联 QRS 波群中向上及向下波电压的绝对值之和都小于 0.8mV 称为低电压，多见于阻塞性肺疾病、心包积液、全身水肿、心肌梗死、心肌病、黏液性水肿、缩窄性心包炎等，也见于少数正常人。个别导联的 QRS 波群振幅很小，无病理意义。

（3）Q 波　正常人除 aVR 导联可呈 QS 或 Qr 型外，其他导联 Q 波的振幅不得超过同导联 R 波的 1/4，时间<0.04s。正常情况下，V_1、V_2 导联不应有 q 波，但可呈 QS 型，V_3 导联极少有 q 波。超过正常范围的 Q 波称为异常 Q 波，常见于心肌梗死。

4. J 点
QRS 波群的终末与 ST 段起始的交接点称为 J 点。J 点大多在等电位线上，通常随着 ST 段的偏移而发生移位。

5. ST 段
正常情况下，ST 段多为一等电位线。在任何导联，ST 段下移不应超过 0.05mV；

ST 段抬高在 V_2、V_3 导联男性不超过 0.2mV，女性不超过 0.15mV，其他导联均不应超过 0.1mV。

ST 段水平型及下垂型压低见于心肌缺血；ST 段压低也见于低血钾、洋地黄作用、心室肥厚及室内传导阻滞等。相邻 ST 段上抬超过正常范围且弓背向上，见于急性心肌梗死、变异型心绞痛、室壁膨胀瘤；弓背向下的抬高见于急性心包炎。

6. T 波
正常 T 波是一个不对称的宽大而光滑的波，前支较长，后支较短；T 波的方向与 QRS 波群主波方向一致；在 R 波为主的导联中，T 波电压不应低于同导联 R 波的 1/10。

在 QRS 波群主波向上的导联中，T 波低平、双向或倒置见于心肌缺血、心肌损害、低血钾、低血钙、洋地黄效应、心室肥厚及心室内传导阻滞等。T 波高耸见于急性心肌梗死早期和高血钾。

7. QT 间期
QT 间期的正常范围为 0.32~0.44s。通常情况下，心率越快，QT 间期越短，反之越长。QT 间期延长见于心肌损害、心肌缺血、心室肥大、心室内传导阻滞、心肌炎、心肌病、低血钙、低血钾、QT 间期延长综合征以及药物（如奎尼丁、胺碘酮）作用等；QT 间期缩短见于高血钙、高血钾、洋地黄效应。

8. U 波
在胸导联上（尤其 V_3），U 波较清楚，方向与 T 波方向一致。U 波增高常见于低血钾。

细目三　常见异常心电图及临床意义

◎ 要点一　心房、心室肥大

1. 心房肥大的心电图表现　正常 P 波的前 1/3 为右房除极，中 1/3 为左、右心房同除极，后 1/3 为左房除极。在 V_1 导联上，首先见到右房除极的低幅度的正向波，其高度与宽度的乘积称为起始 P 波指数（IPI），正常<0.03mm·s；随后见到左房除极的负向波，其深度与宽度的乘积称为 P 波终末电势（Ptf），正常时

≥−0.02mm·s。

（1）左心房肥大　心电图表现为 P 波增宽，时间 >0.11s，常呈双峰型，双峰间期 ≥0.04s，以Ⅰ、Ⅱ、aVL 导联上最为显著；在 V_1 导联上，Ptf ≤−0.04mm·s。上述 P 波改变多见于二尖瓣狭窄，故称"二尖瓣型 P 波"，也可见于各种原因引起的左心衰竭、心房内传导阻滞等。

（2）右心房肥大　心电图表现为 P 波高尖，其幅度 ≥0.25mV，以Ⅱ、Ⅲ、aVF 导联表现最为明显。常见于慢性肺源性心脏病，故称"肺型 P 波"，也可见于某些先天性心脏病。

2. 心室肥大的心电图表现

（1）左心室肥大的心电图表现　①QRS 波群电压增高：胸导联：R_{V5} 或 R_{V6}>2.5mV，R_{V5} 或 R_{V6}+S_{V1}>4.0mV（男）或 >3.5mV（女）；肢体导联：R_I>1.5mV，R_{aVL}>1.2mV，R_{aVF}>2.0mV，R_I+S_{III}>2.5mV；Cornell 标准：R_{aVL}+S_{V3}>2.8mV（男）或 >2.0mV（女）。②心电轴轻、中度左偏。③QRS 波群时间延长到 0.10~0.11s，V_5 或 V_6 导联 R 峰时间 >0.05s。④ST-T 改变：以 R 波为主的导联中，ST 段下移 ≥0.05mV，T 波低平、双向或倒置。左心室肥大常见于高血压心脏病、二尖瓣关闭不全、主动脉瓣病变、心肌病等。

上述左心室肥大的指标中，以 QRS 波群高电压最为重要，是诊断左心室肥大的基本条件。若仅有 QRS 波群电压增高表现而无其他阳性指标者，称为左室高电压，可见于左心室肥大或经常进行体力锻炼者；而仅有 V_5 导联或以 R 波为主的导联 ST 段下移 >0.05mV，T 波低平、双向或倒置者，为左心室劳损；同时有 QRS 波群电压增高及 ST-T 改变者，称为左室肥大伴劳损。

（2）右心室肥大的心电图表现　①QRS 波群形态改变：V_1R/S>1，V_5R/S<1，V_1 或 V_3R 的 QRS 波群呈 RS、rSR′、R 或 qR 型。②心电轴右偏 ≥+90°，重症可 >+110°。③R_{V1}+S_{V5}>1.05mV（重症 >1.2mV），aVR 导联的 R/Q 或 R/S>1，R_{aVR}>0.5mV。④V_1 或 V_3R 等右胸导联 ST 段下移 >0.05mV，T 波低平、双向或倒置。⑤V_1 导联 R 峰时间 >0.03s。右心室肥大常见于慢性肺源性心脏病，风心病二尖瓣狭窄、先天性心脏病等。

◎ 要点二　心肌梗死及心肌缺血

（一）心肌梗死

1. 基本图形

（1）缺血型 T 波改变　缺血发生于心内膜面，T 波高而直立；若发生于心外膜面，出现对称性 T 波倒置，称"冠状 T 波"。

（2）损伤型 ST 段改变　面向损伤心肌的导联出现 ST 段明显抬高，可形成单相曲线。

（3）坏死型 Q 波出现　面向坏死区的导联出现异常 Q 波（宽度 ≥0.04s，深度 ≥1/4R）或者呈 QS 波。

2. ST 段抬高型心肌梗死的图形演变及分期

（1）进展期　心肌梗死数分钟后出现 T 波高耸，ST 段斜行上移或弓背向上抬高，时间在 6 小时以内。

（2）急性期　心肌梗死后数小时或数日，可持续 6 小时至 7 天。ST 段逐渐升高呈弓背型，并可与 T 波融合成单向曲线，此时可出现异常 Q 波，继而 ST 段逐渐下降至等电位线，直立的 T 波开始倒置，并逐渐加深。此期坏死型 Q 波、损伤型 ST 段抬高及缺血性 T 波倒置可同时并存。

（3）愈合期　心肌梗死后 7~28 天，抬高的 ST 段基本恢复至基线，坏死型 Q 波持续存在，缺血型 T 波由倒置较深逐渐变浅，直至恢复正常或趋于恒定不变的 T 波倒置。

（4）陈旧期　急性心肌梗死后数月或数年。以异常图形稳定不变为进入陈旧期的标志。ST 段和 T 波不再变化，常遗留下坏死的 Q 波持续存在终生，亦可能逐渐缩小。

3. 心肌梗死的定位诊断　根据坏死图形（异常 Q 波或 QS 波）出现于哪些导联而作出定位诊断，见下表。

心肌梗死的心电图定位诊断

部位	特征性 ECG 改变导联	对应性改变导联
前间壁	$V_1 \sim V_3$	
前壁	$V_3 \sim V_5$	
广泛前壁	$V_1 \sim V_6$	
下壁	Ⅱ、Ⅲ、aVF	Ⅰ、aVL
右室	$V_3R \sim V_6R$	多伴下壁梗死

4. 非ST段抬高型心肌梗死 常见于急性心内膜下心肌梗死、小灶性心肌梗死等。心电图常表现为只有ST段压低和（或）T波倒置或无ST-T异常。

（二）心肌缺血

1. 稳定型心绞痛 面对缺血区的导联上出现ST段水平型或下垂型下移≥0.1mV，T波低平、双向或倒置，时间一般小于15分钟。

2. 变异型心绞痛 常于休息或安静时发病，心电图可见ST段抬高，常伴有T波高耸，对应导联ST段下移。

3. 慢性冠状动脉供血不足 在以R波为主的导联上，ST段呈水平型或下垂型压低≥0.05mV；T波低平、双向或倒置而呈现"冠状T波"。

◎ **要点三 心律失常**

1. 窦性心动过速的心电图表现

（1）窦性P波，即P波在Ⅰ、Ⅱ、aVF、$V_3 \sim V_6$ 导联直立，aVR导联倒置。

（2）PR间期 $0.12 \sim 0.20s$。

（3）心率 $100 \sim 160$ 次/分钟。

（4）可伴有继发ST-T改变。

2. 窦性心动过缓的心电图表现

（1）窦性心律。

（2）心率在60次/分钟以下，通常不低于40次/分钟。

3. 窦性心律不齐的心电图表现

（1）窦性心律。

（2）同一导联上最长的PP间期与最短的PP间期之差>0.12s。

4. 窦性停搏（窦性静止）的心电图表现

（1）在心电图记录中，规则的PP间距中突然出现P波脱落形成长PP间距，且长PP间距与正常PP间距之间无倍数关系。

（2）窦性停搏后常出现逸搏或逸搏心律。

5. 病态窦房结综合征（病窦综合征）的主要心电图表现

（1）持续的窦性心动过缓（心率<50次/分钟），不易被阿托品等药物纠正。

（2）窦性停搏或窦房阻滞。

（3）显著的窦性心动过缓同时常伴室上性快速心律失常（房速、房扑、房颤），称为慢-快综合征。

（4）若病变同时累及房室交界区，则窦性停搏时，长时间无交界性逸搏出现，或出现房室传导障碍，称为双结病变。

6. 室性期前收缩的心电图表现

（1）提前出现宽大畸形的QRS波群，其前无相关的P波或P'波。

（2）QRS波群。时限常≥0.12s。

（3）T波方向与QRS波群。主波方向相反。

（4）有完全性代偿间歇。

7. 阵发性室上性心动过速的心电图表现

（1）相当于一系列连续出现的房性或交界性期前收缩，QRS波频率为 $150 \sim 250$ 次/分，节律规则。

（2）QRS波群形态基本正常，时间≤0.10s。

（3）ST-T可无变化，或呈继发性ST段下移和T波倒置。

8. 心房颤动的心电图表现

（1）P波消失，代之以大小不等、间距不均、形状各异的心房颤动波（f波），频率为 $350 \sim 600$ 次/分，以 V_1 导联最为明显。

（2）RR间距绝对不匀齐，即心室律绝对不规则。

（3）QRS波群形态通常正常，当心室率过快时，发生室内差异性传导，QRS波群增宽畸形。

9. 房室传导阻滞的心电图表现

（1）一度房室传导阻滞　①窦性P波规律出现，其后均有QRS波群。②PR间期延长≥0.21s（老年人>0.22s）。

（2）二度Ⅰ型房室传导阻滞　①窦性P波规律出现。②PR间期进行性延长，直至出现一次QRS波群脱落（P波后无QRS波群），其后PR间期又趋缩短，之后又逐渐延长，直至QRS波群再次脱落，周而复始。③QRS波群脱落所致的最长RR间期，短于任何两个最短的RR间期之和。④QRS波群时间、形态大多正常。

（3）二度Ⅱ型房室传导阻滞　①窦性P波规律出现，PR间期恒定（正常或延长）。②部分P波后无QRS波群（发生心室漏搏）。③房室传导比例一般为3:2、4:3等。

（4）三度房室传导阻滞（完全性房室传导阻滞）　①P波和QRS波群无固定关系，PP与RR间距各有其固定的规律性。②心房率>心室率。③QRS波群形态正常或宽大畸形。

◎ 要点四　血钾异常

1. 高钾血症的心电图表现

（1）早期出现QT时间缩短，T波高尖，双支对称，基底部变窄，即"帐篷状"T波。

（2）随着高钾血症的加重，可出现QRS波增宽，幅度下降，P波形态逐渐消失，可出现"窦室传导"。

（3）ST段下降≥0.05mV。

（4）严重高血钾时，可出现房室传导阻滞、室内传导阻滞、窦性停搏、室速、室扑、室颤及心脏停搏等。

2. 低钾血症的心电图表现

（1）ST段压低，T波低平或倒置。

（2）U波增高，以V_2、V_3导联上最明显，可>0.1mV。U波振幅可与T波等高，呈驼峰状，或U>T，或T、U波融合。

（3）T波与U波融合时，QU间期明显延长。

（4）严重低血钾时，可出现各种心律失常，如房室传导阻滞、频发、多源室性期前收缩，甚至室速和尖端扭转性室速等。

◎ 要点五　心电图的临床应用价值

1. 分析与鉴别各种心律失常。心电图是诊断心律失常最简单、最经济的方法，不但可确诊体格检查中所发现者，且可确诊体格检查无法发现者。

2. 确诊心肌梗死及急性冠状动脉供血不足。心电图可明确心肌梗死的病变部位、范围、演变及分期；确定有无心肌缺血、部位及持续时间。

3. 协助诊断慢性冠状动脉供血不足、心肌炎及心肌病。

4. 判定有无心房、心室肥大，从而协助某些心脏病的诊断，如风湿性、肺源性、高血压性及先天性心脏病等。

5. 协助诊断心包疾病，包括急性及慢性心包炎。

6. 观察某些药物对心肌的影响，包括治疗心血管病的药物（如强心甙、抗心律失常药物）及对心肌有损害的药物。

7. 对某些电解质紊乱（如血钾、血钙的过高或过低）不仅有助于诊断，还对治疗有重要参考价值。

8. 心电图监护已广泛应用于心脏外科手术、心导管检查、人工心脏起搏、电击复律、心脏复苏及其他危重病症的抢救，以便及时发现心律和心率的变化、心肌供血情况，从而做出相应的处理。

但心电图检查也存在其局限性，表现在以下几个方面：①心电图对心脏病的病因不能作出诊断。②心电图正常也不能排除有心脏病变存在，如轻度的心脏瓣膜病或某些心血管疾病的早期可能病变未达一定程度而心电图正常，双侧心室肥大时因电力互相抵消而心电图正常。③心电图不正常也不能肯定有心脏病，因为影响心电图改变的原因很多，如内分泌失调、电解质紊乱、药物作用等都可引起心电图异常，偶发早搏亦常见于健康人。④某些心电图改变并无特异性，故只能提供诊断参考，如左心室肥大可见于高血压心脏病、主动脉瓣疾病、二尖瓣关闭不全，亦可见于冠心病。⑤心电图亦不能反映心脏的储备功能。

第六单元 影像诊断

细目一 超声诊断

◎ 要点一 超声诊断的临床应用

1. 检测实质性脏器（如肝、肾、脾、胰腺、子宫及卵巢等）的大小、形态、边界及脏器内部回声等，帮助判断有无病变及病变情况。

2. 检测某些囊性器官（如胆囊、膀胱、胃等）的形态、走向及功能状态。

3. 检测心脏、大血管和外周血管的结构、功能及血流动力学状态，包括对各种先天性和后天性心脏病、血管畸形及闭塞性血管病等的诊断。

4. 鉴别脏器内局灶性病变的性质，是实质性还是囊性，还可鉴别部分病例的良、恶性。

5. 检测积液（如胸腔积液、腹腔积液、心包积液、肾盂积液及脓肿等）的存在与否，对积液量的多少作出初步估计。

6. 对一些疾病的治疗后动态随访。如急性胰腺炎、甲状腺肿块、子宫肌瘤等。

7. 介入性诊断与治疗。如超声引导下进行穿刺，或进行某些引流及药物注入治疗等。

◎ 要点二 二尖瓣、主动脉瓣病变声像图及心功能评价

1. 二尖瓣狭窄的异常声像图及心功能评价

（1）二维超声心动图表现 ①二尖瓣增厚，回声增强，以瓣尖为主，有时可见赘生物形成的强光团。②二尖瓣活动僵硬，运动幅度减小。③二尖瓣口面积缩小（正常二尖瓣口面积约4cm²，轻度狭窄时，瓣口面积1.5~2.0cm²；中度狭窄时，瓣口面积1.0~1.5cm²；重度狭窄时，瓣口面积<1.0cm²）。④腱索增粗缩短，乳头肌肥大。⑤左心房明显增大，肺动脉高压时则右心室增大，肺动脉增宽。

（2）M型超声心动图表现 ①二尖瓣曲线增粗，回声增强。②二尖瓣前叶曲线双峰消失，呈城墙样改变，EF斜率减低。③二尖瓣前、后叶呈同向运动，后叶曲线套入前叶。④左心房增大。

（3）多普勒超声心动图表现 ①彩色多普勒血流显像：二尖瓣口见五彩镶嵌的湍流信号。②频谱多普勒：二尖瓣频谱呈单峰宽带充填形，峰值血流速度大于1.5m/s，可达6~8m/s。

2. 主动脉瓣关闭不全的异常声像图及心功能评价

（1）二维超声心动图表现 在左室长轴及主动脉根部短轴切面上，可见主动脉瓣反射增强、舒张期主动脉瓣闭合不良、左室容量负荷过重的表现。

（2）M型超声心动图表现 ①心底部探查，主动脉根部前后径增宽，运动幅度增大，舒张期闭合线呈双线，距离>2mm。若闭合线出现扑动现象，是血液反流的有力证据。②左室探查，可见左室容量负荷过重的改变，表现为左心室内径扩大，流出道增宽，室间隔和左室后壁呈反向运动。

（3）多普勒超声心动图表现 舒张期可见五彩反流束自主动脉瓣口流向左室流出道。

◎ 要点三 胆囊结石、泌尿系结石的异常声像图

1. 胆囊结石的异常声像图 典型胆囊结石的特征如下：①胆囊内见一个或数个强光团、光斑，其后方伴声影或彗星尾。②强光团或光斑可随体位改变而依重力方向移动。但当结石嵌顿在胆囊颈部，或结石炎性粘连在胆囊壁中（壁间结石）时，看不到光团或光斑随体位改变。不典型者如充填型胆结石，胆囊内充满大小不等的结石，声像图上看不见胆囊回声，胆囊区见一条强回声弧形光带，后方伴直线形宽

大声影。

2. 泌尿系结石的异常声像图 泌尿系结石超声可见结石部位有强回声光团或光斑，后伴声影或彗星尾征。输尿管结石多位于输尿管狭窄处；膀胱结石可随体位依重力方向移动。膀胱结石的检出率最高，肾结石次之，输尿管结石因腹腔内肠管胀气干扰而显示较差。肾结石、输尿管结石时，可伴有肾盂积水。

◎ **要点四 脂肪肝、肝硬化的异常声像图**

1. 脂肪肝的异常声像图

（1）弥漫性脂肪肝的声像图表现 整个肝均匀性增大，表面圆钝，边缘角增大；肝内回声增多增强，前半细而密，呈一片云雾状改变。彩色多普勒超声显示肝内血流的灵敏度降低，尤其对于较深部位的血管，血流信号较正常减少。

（2）局限性脂肪肝的声像图表现 通常累及部分肝叶或肝段，超声表现为脂肪浸润区部位的高回声区与正常肝组织的相对低回声区，两者分界较清，呈花斑状或不规则的片状。彩色多普勒超声可显示不均匀回声区内无明显彩色血流，或正常肝内血管穿入其中。

2. 肝硬化的异常声像图 ①肝体积缩小，逐步向右上移行。②肝包膜回声增强，呈锯齿样改变；肝内光点增粗增强，分布紊乱。③脾肿大。④胆囊壁增厚毛糙，有腹水时可呈双边。⑤可见腹水的无回声暗区。⑥门静脉内径增宽>1.3cm，门静脉血流信号减弱，血流速度常在15~25cm/s以下；可见脐静脉重新开放。⑦癌变时在肝硬化基础上出现肝癌声像图特征，以弥漫型为多见。

细目二 放射诊断

◎ **要点一 X线的特性及成像原理**

1. X线的特性

（1）穿透性 X线的波长很短，具有很强的穿透力，能穿透一般可见光不能穿透的各种不同密度的物质。X线的穿透力与X线管电压密切相关，电压越高，所产生的X线波长越短，穿透力就越强；反之，电压越低，所产生的X线波长越长，其穿透力就越弱。另一方面，X线的穿透力还与被照物体的密度和厚度相关。密度高、厚度大的物体吸收的X线多，通过的X线少。X线穿透性是X线成像的基础。

（2）荧光效应 荧光效应是进行透视检查的基础。

（3）感光效应 感光效应是X线摄影的基础。

（4）电离效应 X线通过任何物质都可产生电离效应。X线进入人体，可产生电离作用，使人体产生生物学方面的改变，即生物效应。它是放射防护学和放射治疗学的基础。

2. X线的成像原理 X线之所以能使人体组织在荧光屏上或胶片上形成影像，一是基于X线的穿透性、荧光和感光效应，二是基于人体组织之间有密度和厚度的差别。当X线穿过人体后，由于人体各部组织的密度和厚度不同，在荧光屏和X线片上显出黑白阴影，相互间形成明显的对比。这样才使我们有可能通过X线检查来识别各种组织，并根据阴影的形态和黑白变化来分析它们是否正常。由此可见，组织结构和器官密度、厚度的差别是产生影像对比的基础，是X线成像的基本条件。人体组织结构和器官形态不同，厚度也不一样，厚的部分吸收X线多，透过的X线少，薄的部分则相反，于是在X线片和荧光屏上显示出黑白对比和明暗差别的影像。

◎ **要点二 X线检查方法**

1. 普通检查 普通检查包括透视和摄影。

（1）透视 这是常用的检查方法，除可观察内脏的解剖形态和病理改变外，还可观察人体器官的动态，如膈肌的呼吸运动、心脏大血管的搏动、胃肠道的蠕动和排空功能等。透视的缺点是不能显示细微病变，不能留下永久记录，不便于复查对比。

（2）X线摄影（又称平片） 这是目前最常用的X线检查方法。优点是影像清晰，对比度及清晰度均较好，可使密度与厚度较大或密度差异较小部位的病变显影，并可留作客观记录，便于复查对比。其缺点是不能观察人体器官的动态功能改变。

2. 特殊检查

（1）软 X 线摄影　用钼作靶面的 X 线管所产生的 X 线波长较长，穿透力较弱，称之为软 X 线。主要用以检查软组织（如乳腺）。

（2）其他特殊检查　如放大摄影、荧光摄影等。

3. 造影检查　指将密度高于或低于受检器官的物质引入需要检查的体内器官，使之产生对比，以显示受检器官的形态与功能的办法。引入的物质称为对比剂或造影剂，常用的造影剂有：①高密度造影剂：常用的为钡剂和碘剂。钡剂主要用于食管和胃肠造影。碘剂分离子型和非离子型，非离子型造影剂性能稳定，毒性低，适用于血管造影、CT 增强；离子型如泛影葡胺，用于肾盂及尿路造影。②低密度造影剂：如空气、二氧化碳、氧等，常用于关节囊、腹腔造影等。

◎ **要点三　CT、磁共振成像（MRI）的临床应用**

1. CT 的临床应用　随着 CT 成像技术的不断改进，其影像学效果越来越好，许多过去靠普通 X 线检查难以发现的疾病，目前通过 CT 检查多可以明确诊断，尤其是癌症及微小病变的早期发现和诊断，因此，在临床被广泛运用。CT 对头颅病变、脊椎与脊髓、纵隔、肺脏、肝、胆、胰、肾与肾上腺及盆部器官的疾病诊断都有良好的运用价值。双源 CT 下的冠脉造影，可以帮助判断冠状动脉有无狭窄及狭窄程度，指导临床治疗；CT 对中枢神经系统疾病的诊断价值更高，对颅内肿瘤、脓肿与肉芽肿、寄生虫病、外伤性血肿与脑损伤、脑梗死与脑出血、椎管内肿瘤等疾病诊断效果很好，结果可靠；对脊椎病变及椎间盘脱出也有良好的诊断价值；对眶内占位病变、鼻窦早期癌、中耳小的胆脂瘤、听骨破坏与脱位、内耳骨迷路的轻微破坏以及早期鼻咽癌的

发现都有帮助；对肺癌、纵隔肿瘤以及腹部及盆部器官肿瘤的早期发现也有重要意义。

2. MRI 诊断的临床应用　与 CT 相比，MRI 检查具有无 X 线辐射、无痛苦、无骨性伪影的特点，非常适用于多次随访检查。MRI 高度的软组织分辨能力，不用对比剂就能清楚显示心脏、血管、体内腔道、肌肉、韧带以及脏器之间的关系等，是颅脑、体内脏器、脊髓、骨与关节软骨、肌肉、滑膜、韧带等部位病变的首选检查方法，临床适应证广泛。

但 MRI 对钙化与颅骨病变的诊断能力较差；难以发现新鲜出血，不能显示外伤性蛛网膜下腔出血；MRI 检查时间长，容易产生运动伪影；体内有金属植入物或金属异物者（如安装有心脏起搏器的病人），以及身体带有监护仪的病人不能做 MRI 检查。

◎ **要点四　呼吸系统常见病的影像学表现**

1. 慢性支气管炎　早期 X 线可无异常发现。典型慢支表现为两肺纹理增多、增粗、紊乱，肺纹理伸展至肺野外带。

2. 支气管扩张症　确诊主要靠胸部 CT 检查，尤其是高分辨力 CT（HRCT）。柱状扩张时可见"轨道征"或"戒指征"；囊状扩张时可见葡萄串样改变；扩张的支气管腔内充满黏液栓时，可见"指状征"。

3. 肺炎链球菌肺炎　充血期 X 线无明显变化，或仅可见肺纹理增粗；实变期肺野出现均匀性密度增高的片状阴影，病变范围呈肺段性或大叶性分布，在大片密实阴影中常可见到透亮的含气支气管影，即支气管充气征。消散期 X 线可见实变区密度逐渐减退，表现为散在性的斑片状影，大小不等，继而可见到增粗的肺纹理，最后可完全恢复正常。CT 在充血期即可见病变区磨玻璃样阴影，边缘模糊。实变期可见呈肺段性或大叶性分布的密实阴影，支气管充气征较 X 线检查更为清楚。

4. 支气管肺炎（小叶性肺炎）　常见于两中下肺野的中、内带，X 线表现为沿肺纹理分布

的、散在密度不均的小斑片状阴影，边界模糊。CT 见两中下肺支气管血管束增粗，有大小不等的结节状及片状阴影，边缘模糊。

5. 间质性肺炎 病变常同时累及两肺，以中、下肺最为显著。X 线表现为两肺门及两中下肺纹理增粗、模糊，可呈网状，并伴有小点状影，肺门影轻度增大，轮廓模糊，密度增高。病变早期 HRCT 可见两侧支气管血管束增粗、不规则，伴有磨玻璃样阴影。较重者可有小叶性实变导致的小斑片影，肺门、纵隔淋巴结可增大。

6. 肺脓肿 急性肺脓肿 X 线可见肺内大片致密影，边缘模糊，密度较均匀，可侵及一个肺段或一叶的大部。在致密的实变区中可见含有液面的空洞，内壁不规整。慢性肺脓肿可见空洞壁变薄，周围有较多紊乱的纤维条索状阴影。多房性空洞则显示为多个大小不等的透亮区。CT 较平片能更早、更清楚地显示肺脓肿，因此，有利于早期诊断和指导治疗。

7. 肺结核

（1）原发型肺结核 表现为原发综合征及胸内淋巴结结核。①原发综合征：是由肺内原发灶、淋巴管炎及淋巴结炎三者组成的哑铃状双极现象。②胸内淋巴结结核：表现为肺门和（或）纵隔淋巴结肿大而突向肺野。

（2）血型播散型肺结核 ①急性粟粒型肺结核：X 线可见两肺大小、密度、分布都均匀一致的粟粒状阴影，正常肺纹理显示不清。②亚急性与慢性血型播散型肺结核：X 线可见以两上、中肺野为主的大小不一、密度不同、分布不均的多种性质（渗出、增殖、钙化、纤维化、空洞等）病灶。

（3）继发性肺结核 包括浸润型肺结核（成人最常见）、慢性纤维空洞型肺结核。病变多在肺尖和锁骨下区开始，X 线可见渗出、增殖、播散、纤维和空洞等多种性质的病灶同时存在。慢性纤维空洞型肺结核 X 线主要表现为两肺上部多发厚壁的慢性纤维病变及空洞，周围有广泛的纤维索条影及散在的新老病灶，常伴有明显的胸膜

增厚，病变的肺因纤维化而萎缩，出现肺不张征象，上叶萎缩使肺门影向上移位，下肺野血管纹理牵引向上及下肺叶的代偿性肺气肿，使膈肌下降、平坦，肺纹理被拉长呈垂柳状。

（4）结核性胸膜炎 多见于儿童与青少年，可单独存在，或与肺结核同时出现。少量积液时 X 线可见患侧肋膈角变钝，大量积液时 X 线可见患侧均匀的密度增高阴影，阴影上方呈外高内低状，积液随体位变化而改变。后期可引起胸膜增厚、粘连、钙化。

肺结核的 CT 表现与平片相似，但可更早、更细微地显示病变情况，发现平片难以发现的病变，有助于鉴别诊断。

8. 肺肿瘤 肺肿瘤分原发性与转移性两类。原发性肿瘤有良性与恶性之分。良性少见，恶性中 98% 为原发性支气管肺癌，少数为肺肉瘤。

（1）原发性支气管肺癌（肺癌） 按发生部位可分为三型。①中心型：早期局限于黏膜内时 X 线无异常发现，引起管腔狭窄时可出现阻塞性肺疾病、阻塞性肺炎、阻塞性肺不张三种肺癌的间接征象；肿瘤同时向腔外生长或（和）伴肺门淋巴结转移时形成肺门肿块影，肺门肿块影是肺癌的直接征象。发生于右上叶的肺癌，肺门肿块及右肺上叶不张连在一起可形成横行"S"状下缘。有时肺癌发展迅速，中心可坏死形成内壁不规则的偏心性空洞。CT 可见支气管壁不规则增厚，管腔狭窄；分叶状或不规则的肺门肿块，可同时伴有阻塞性肺炎、肺不张；肺门、纵隔淋巴结肿大等。MRI 更有利于明确肿瘤与支气管、纵隔血管的关系，以及肺门、纵隔淋巴结有无转移等。②周围型：X 线表现为密度增高，轮廓模糊的结节状或球形病灶，逐渐发展可形成分叶状肿块；发生于肺尖的癌称为肺沟癌。HRCT 有利于显示结节或肿块的形态、边缘、周围状况以及内部结构等，可见分叶征、毛刺征、胸膜凹陷征、空泡征或支气管充气征（直径小于 3cm 以下的癌，肿块内见到的小圆形或管状低密度影），同时发现肺门或纵隔淋巴结肿大更有助于肺癌的

诊断。增强 CT 能更早发现肺门、纵隔淋巴结转移。③细支气管肺泡癌（弥漫型肺癌）：表现为两肺广泛的细小结节，边界不清，分布不对称，进一步发展可融合成大片肿块，形成癌性实变。CT 可见两肺不规则分布的 1cm 以下结节，边缘模糊，常伴有肺门、纵隔淋巴结转移；融合后的大片实变影中靠近肺门处可见支气管充气征，实变区密度较低呈毛玻璃样，其中可见到高密度的隐约血管影是其重要特征。

（2）转移性肿瘤　X 线可见在两肺中、下肺野外带，密度均匀、大小不一、轮廓清楚的棉絮样低密度影。血供丰富的肿瘤发生粟粒状转移时，可见两中、下肺野轮廓光滑、密度均匀的粟粒影。淋巴转移至肺的肿瘤，则主要表现为肺门和（或）纵隔淋巴结肿大。CT 发现肺部转移较平片敏感；HRCT 对淋巴转移的诊断具有优势，可见肺门及纵隔淋巴结肿大、支气管血管束增粗、小叶间隔增厚以及沿两者分布的细小结节影。

9. 胸膜病变

（1）胸腔积液　①游离性胸腔积液：当积液达 250mL 左右时，站立位 X 线检查可见外侧肋膈角变钝；中等量积液时，患侧胸中、下部呈均匀性致密影，其上缘形成自外上斜向内下的凹面弧形，同侧膈和心缘下部被积液遮蔽；大量积液时，除肺尖外，患侧全胸呈均匀的致密增高阴影，与纵隔连成一片，患侧肋间隙增宽，膈肌下降，气管纵隔移向健侧。②包裹性胸腔积液：X 线表现为圆形或半圆形密度均匀影，边缘清晰。包裹性积液局限在叶间裂时称为叶间积液。

（2）气胸及液气胸　气胸时 X 线显示胸腔顶部和外侧高度透亮，其中无肺纹理，透亮带内侧可见被压缩的肺边缘。液气胸时，立位检查可见上方为透亮的气体影，下方为密度增高的液体影，且随体位改变而流动。

（3）胸膜增厚、粘连、钙化　胸膜轻度增厚时，X 线表现为肋膈角变钝或消失，沿胸壁可见密度增高或条状阴影，还可见膈上幕状粘连，膈

运动受限。广泛胸膜增厚则呈大片不均匀性密度增高影，患侧肋间隙变窄或胸廓塌陷，纵隔向患侧移位，膈肌升高，活动减弱，严重时可见胸部脊柱向健侧凸起。胸膜钙化的 X 线表现为斑块状、条状或片状高密度钙化影，切线位观察时，可见其包在肺的外围。

◎ 要点五　循环系统常见病的影像学表现

1. 风湿性心脏病

（1）单纯二尖瓣狭窄　X 线表现为左心房及右心室增大，左心耳部凸出，肺动脉段突出，主动脉结及左心室变小，心脏呈梨形。

（2）二尖瓣关闭不全　典型患者的 X 线表现是左心房和左心室明显增大。

（3）主动脉瓣狭窄　X 线可见左心室增大，或伴左心房增大，升主动脉中段局限性扩张，主动脉瓣区可见钙化。

（4）主动脉瓣关闭不全　左心室明显增大，升主动脉、主动脉弓普遍扩张，心脏呈靴形。

2. 高血压性心脏病　X 线表现为左心室扩大，主动脉增宽、延长、迂曲，心脏呈靴形。

3. 慢性肺源性心脏病　X 线表现为右下肺动脉增宽≥15mm，右心室增大等。

4. 心包积液　300mL 以下者，X 线难以发现。中等量积液时，后前位可见心脏形态呈烧瓶形，上腔静脉增宽，心缘搏动减弱或消失等。

◎ 要点六　消化系统疾病影像学检查及常见疾病的影像学表现

（一）消化系统疾病影像学检查方法

1. 普通 X 线检查　包括透视和腹部平片，常用于急腹症的诊断。

2. 造影

（1）食道吞钡，观察食道黏膜、轮廓、蠕动和食道扩张度及通畅性。

（2）上消化道钡餐（气钡双重造影）检查，包括食道、胃、十二指肠和上段空肠。

（3）小肠系钡剂造影。

（4）结肠钡剂灌肠造影等。

3. 肝、胆、胰的影像检查方法

（1）肝脏 ①CT平扫。②CT增强扫描：增加正常肝组织与病灶之间的密度差，显示平扫不能发现的或可疑的病灶，帮助鉴别病灶的性质。③MRI检查。

（2）胆道系统 ①X线平片检查：可观察有无不透X线的结石、胆囊壁钙化或异常的气体影。②造影检查：如口服胆囊造影、静脉胆道造影以及内镜逆行性胆胰管造影（ERCP）。③CT检查。④MRI检查。

（3）胰腺检查 ①X线平片可了解胰腺有无钙化、结石。ERCP对诊断慢性胰腺炎、胰头癌和壶腹癌有一定的帮助。②CT检查可显示胰腺的大小、形态、密度和结构，区分病变属囊性或实性，是胰腺疾病最重要的影像学检查方法。③MRI检查。

（二）消化系统常见病的影像学表现

1. 食管静脉曲张 X线钡剂造影可见：食管中、下段的黏膜皱襞明显增宽、迂曲，呈蚯蚓状或串珠状充盈缺损，管壁边缘呈锯齿状。

2. 食管癌 X线钡剂造影可见：①黏膜皱襞改变：由于肿瘤破坏黏膜层，使正常皱襞消失、中断、破坏，形成表面杂乱的不规则影像。②管腔狭窄。③腔内充盈缺损。④不规则的龛影，早期较浅小，较大者表现为长径与食管长轴一致的长形龛影。⑤受累食管呈局限性僵硬。

3. 消化性溃疡

（1）胃溃疡 上消化道钡剂造影检查的直接征象是龛影，多见于胃小弯；龛影口周围有一圈黏膜水肿造成的透明带，这种黏膜水肿带是良性溃疡的特征性表现。胃溃疡引起的功能性改变包括：①痉挛性改变。②分泌增加。③胃蠕动增强或减弱。

（2）十二指肠溃疡 绝大部分发生在球部，溃疡易造成球部变形；球部龛影或球部变形是十二指肠溃疡的直接征象。间接征象有：①激惹征。②幽门痉挛，开放延迟。③胃分泌增多和胃张力及蠕动方面的改变。④球部固定压痛。

4. 胃癌 上消化道钡剂造影检查可见：①胃内形态不规则的充盈缺损，多见于蕈伞型癌。②胃腔狭窄，胃壁僵硬，多见于浸润型癌。③形状不规则、位于胃轮廓之内的龛影，多见于溃疡型癌。④黏膜皱襞破坏、消失或中断。⑤肿瘤区蠕动消失。CT或MRI检查可直接观察肿瘤侵犯胃壁、周围浸润及远处转移情况，其影像表现直接反映了胃癌的大体形态，但检查时需用清水或对比剂将胃充分扩张。

5. 溃疡性结肠炎 肠气钡双重对比造影检查可见：病变肠管结肠袋变浅、消失，黏膜皱襞多紊乱，粗细不一，其中可见溃疡龛影。晚期病例X线表现为肠管从下向上呈连续性的向心性狭窄，边缘僵直，同时肠管明显缩短，肠腔舒张或收缩受限，形如硬管状。

6. 结肠癌 结肠气钡双重对比造影可见：①肠腔内肿块，形态不规则，黏膜皱襞消失。病变处肠壁僵硬，结肠袋消失。②较大的龛影，形状不规则，边缘不整齐，周围有不同程度的充盈缺损和狭窄，肠壁僵硬，结肠袋消失。③肠管狭窄，肠壁僵硬。

7. 胃肠道穿孔 最多见于胃或十二指肠穿孔，立位X线透视或腹部平片可见：两侧膈下有弧形或半月形透亮气体影。若并发急性腹膜炎则可见肠管充气积液膨胀，肠壁间隔增宽，在腹平片上可见腹部肌肉与脂肪层分界不清。

8. 肠梗阻 典型X线表现为：梗阻上段肠管扩张，积气、积液，立位或侧卧位水平位摄片可见肠管扩张，呈阶梯状气液平，梗阻以下的肠管闭合，无气体或仅有少量气体。CT（尤其是螺旋CT）适用于一些危重患者、不能配合检查者以及肥胖者，有助于发现腹腔包裹性或游离性气体、液体及肠坏死，帮助判断梗阻部位及病因。

◎ **要点七 泌尿系统常见病的影像学表现**

1. 泌尿系结石 X线平片可显示的结石称为阳性结石，约占90%。疑为肾或输尿管结石时，首选腹部平片检查；必要时，选用CT。

（1）肾结石 发生于单侧或双侧，可单个或多个，主要位于肾盂或肾盏内。阳性结石X线平片可见圆形、卵圆形或桑椹状致密影，密度高而均匀或浓淡不等，或呈分层状。阴性结石平片不能显影，造影可见肾盂内圆形或卵圆形密度减低影或充盈缺损，还可引起肾盂、肾盏积水扩张等。阳性结石需与腹腔内淋巴结钙化、肠内粪石、胆囊或胰腺结石鉴别，肾结石时腹部侧位片上结石与脊柱影重叠。CT检查表现基本同平片。

（2）输尿管结石　阳性结石平片或CT可见输尿管走行区域内米粒大小的高密度影，CT可见结石上方输尿管、肾盂积水扩张；静脉肾盂造影可见造影剂中止在结石处，其上方尿路扩张。

（3）膀胱结石　多为阳性，X线平片可见耻骨联合上方圆形或卵圆形致密影，边缘光滑或毛糙，密度均匀或不均匀，可呈层状，大小不一。结石可随体位而改变位置，但总是在膀胱最低处。阴性结石排泄性尿路造影可见充盈缺损影。CT可见膀胱内致密影。MRI检查呈非常低的信号。

2. **肾癌**　较大肾癌X线平片可见肾轮廓局限性外突；尿路造影可见肾盏伸长、狭窄、受压变形，或肾盏封闭、扩张。CT可见肾实质内肿块，密度不定，可略高于周围肾实质，也可低于或接近于周围肾实质，肿块较大时可突向肾外，少数肿块内可有钙化影；增强扫描早期肿块有明显、不均一的强化，之后表现为相对低密度。

◎ **要点八　骨与关节常见病的影像学表现**

1. **长骨骨折**　X线检查是诊断骨折最常用、最基本的方法，可见骨皮质连续性中断、骨小梁断裂和歪曲，有边缘光滑锐利的线状透亮阴影，即骨折线。根据骨折程度把骨折分为完全性骨折和不完全性骨折。完全性骨折时，骨折线贯穿骨全径；不完全性骨折时，骨折线不贯穿骨全径。根据骨折线的形状和走行，将骨折分为横行、斜行和螺旋形。CT不是诊断骨折的常规检查方法，但对解剖结构比较复杂部位（如骨盆、髋关节、肩关节、脊柱、面部等）骨折的诊断、诊断骨折碎片的数目等较普通X线有优势。MRI显示骨折

不如CT，但可清晰显示骨折周围软组织的损伤情况以及骨折断端出血、水肿等。

2. **脊柱骨折**　主要发生在胸椎下段和腰椎上段，以单个椎体损伤多见。多因受到纵轴性暴力冲击而发生椎体压缩性骨折。X线可见骨折椎体压缩呈楔形，前缘骨皮质嵌压。由于断端嵌入，所以不仅不见骨折线，反而可见横行不规则的线状致密影。有时，椎体前上方可见分离的骨碎片，上、下椎间隙保持正常。严重时并发脊椎后突成角、侧移，甚至发生椎体错位，压迫脊髓而引起截瘫；常并发棘突间韧带撕裂，使棘突间隙增宽，或并发棘突撕脱骨折，也可发生横突骨折。CT对脊椎骨折的定位、骨折类型、骨折片移位程度以及椎管有无变形、狭窄等的诊断优于普通平片。MRI对脊椎骨折及有无椎间盘突出、韧带撕裂等有较高的诊断价值。

3. **椎间盘突出**　青壮年多发，下段腰椎最容易发生。

（1）X线平片　①椎间隙变窄或前窄后宽。②椎体后缘唇样肥大增生、骨桥形成或游离骨块。③脊柱生理曲度变直或侧弯。Schmorl结节表现为椎体上或下面的圆形或半圆形凹陷，其边缘有硬化线，常对称见于相邻椎体的上、下面且常累及数个椎体。

（2）CT检查　根据椎间盘变形的程度，分为椎间盘变性、椎间盘膨出、椎间盘突出3种，以椎间盘突出最为严重，其CT直接征象是：椎间盘后缘变形，有局限性突出，其内可有钙化。间接征象是：①硬膜外脂肪层受压、变形甚至消失，两侧硬膜外间隙不对称。②硬膜囊受压变形和移位。③一侧神经根鞘受压。

（3）MRI检查　能很好地显示各部位椎间盘突出的图像，是诊断椎间盘突出的最好方法。在矢状面可见突出的椎间盘向后方或侧后方伸出；横断面上突出的椎间盘局限突出于椎体后缘；可见硬膜外脂肪层受压、变形甚至消失和神经根鞘受压图像。

4. **急性化脓性骨髓炎**

（1）X线表现　①发病后2周内，可见肌间

隙模糊或消失，皮下组织与肌间分界模糊等。②发病2周后可见骨改变，开始在干骺端骨松质中出现骨质疏松，进一步出现骨质破坏，破坏区边缘模糊；骨质破坏逐渐向骨干延伸，小的破坏区可融合形成大的破坏区，骨皮质也受到破坏，皮质周围出现骨膜增生，表现为一层密度不高的新生骨，新生骨广泛时可形成包壳；骨皮质供血障碍时可发生骨质坏死，出现沿骨长轴形成的长条形死骨，有时可引起病理性骨折。

（2）CT表现　能较清楚地显示软组织感染、骨膜下脓肿以及骨破坏和死骨，尤其有助于发现平片不能显示的小的破坏区和死骨。

（3）MRI检查　对显示骨髓腔内改变和软组织感染优于平片和CT。

5. 慢性化脓性骨髓炎

（1）X线表现　X线可见明显的修复，即在骨破坏周围有骨质增生硬化现象；骨膜的新生骨增厚，并同骨皮质融合，呈分层状，外缘呈花边状；骨干增粗，轮廓不整，骨密度增高，甚至骨髓腔发生闭塞；可见骨质破坏和死骨。

（2）CT表现　与X线表现相似，并容易发现X线不能显示的死骨。

6. 骨关节结核　多继发于肺结核，儿童和青年多见，发病部位以椎体、骺和干骺端为多，X线主要表现为骨质疏松和骨质破坏，部分可出现冷脓肿。

（1）长骨结核　①好发于骺和干骺端。X线早期可见骨质疏松；在骨松质中可见局限性类圆形、边缘较清楚的骨质破坏区，邻近无明显骨质增生现象；骨质破坏区有时可见碎屑状死骨，密度不高，边缘模糊，称之为"泥沙"状死骨；骨膜反应轻微；病变发展易破坏骺而侵入关节，形成关节结核，但很少向骨干发展。②CT检查可显示低密度的骨质破坏区，内部可见高密度的小斑片状死骨影，病变周围软组织发生结核性脓肿，密度低于肌肉。

（2）关节结核　分为继发于骺、干骺端结核的骨型关节结核和结核菌经血行累及关节滑膜的滑膜型结核。①骨型关节结核的X线表现较为明显，即在原有病变征象的基础上，又有关节周围软组织肿胀、关节间隙不对称性狭窄或关节骨质破坏等。滑膜型结核以髋关节和膝关节较为常见，早期X线表现为关节囊和关节软组织肿胀，密度增高，关节间隙正常或增宽，周围骨骼骨质疏松；病变进展侵入关节软骨及软骨下骨质时，X线可见关节面及邻近骨质模糊及有虫蚀样不规则破坏，这种破坏多在关节边缘，而且上下两端相对应存在；晚期发生关节间隙变窄甚至消失，关节强直。②CT检查可见肿胀的关节囊、关节周围软组织和关节囊内积液，骨关节面毛糙，可见虫蚀样骨质缺损；关节周围冷脓肿密度较低，注射对比剂后可见边缘强化。③MRI检查：滑膜型结核早期可见关节周围软组织肿胀，肌间隙模糊。依据病变组织密度不同而显示不同的信号。

（3）脊椎结核　好发于腰椎，可累及相邻的两个椎体，附件较少受累。①X线表现：病变椎体骨松质破坏，发生塌陷变形或呈楔形变，椎间隙变窄或消失，严重时椎体互相嵌入融合而难以分辨；病变椎体旁因大量坏死物质流入而形成冷脓肿，表现为病变椎体旁软组织梭形肿胀，边缘清楚；病变部位脊柱后突畸形。②CT对显示椎体及其附件的骨质破坏、死骨、冷脓肿均优于平片。③MRI对病变部位、大小、形态和椎管内病变的显示优于平片和CT。

7. 骨肿瘤　骨肿瘤分为原发性和转移性两种，转移性骨肿瘤在恶性骨肿瘤中最为常见。原发性骨肿瘤分为良性与恶性。X线检查不仅可以发现骨肿瘤，还可帮助鉴别肿瘤的良恶以及是原发还是转移。一般原发性骨肿瘤好发于长骨，转移性骨肿瘤好发于躯干骨与四肢近侧骨的近端；原发性骨肿瘤多为单发，转移性骨肿瘤常为多发；良性骨肿瘤多无骨膜增生，恶性骨肿瘤常有骨膜增生，并且骨膜新生骨可被肿瘤破坏，形成恶性骨肿瘤的特征性X线表现——Codman三角。

（1）骨巨细胞瘤（破骨细胞瘤）　多见于20~40岁的青壮年，股骨下端、胫骨上端以及桡骨远端多发，良性多见。①X线平片：在长骨干骺端可见到偏侧性的膨胀性骨质破坏透亮区，边界清楚。多数病例破坏区内可见数量不等的骨嵴，将破坏区分隔成大小不一的小房征，称为分房型；少数破坏区无骨嵴，称为溶骨型。当肿瘤边缘出现筛孔状或虫蚀状骨破坏，骨嵴残缺紊乱，环绕骨干出现软组织肿块影时，提示恶性骨巨细胞瘤。②CT平扫可见骨端的囊性膨胀性骨破坏区，骨壳基本完整，骨破坏与正常骨小梁的交界处多没有骨增生硬化带。骨破坏区内为软组织密度影，无钙化和骨化影。增强扫描肿瘤组织有较明显的强化，而坏死囊变区无强化。

（2）骨肉瘤　多见于11~20岁的男性，好发于股骨下端、胫骨上端及肱骨上端的干骺端。①X线主要表现为骨髓腔内不规则的骨破坏和骨增生，骨皮质破坏，不同形式的骨膜增生和骨膜新生骨的再破坏，可见软组织肿块以及其中的云絮状、斑块状肿瘤骨形成等，肿瘤骨存在是诊断骨肉瘤的重要依据。根据X线表现的不同，骨肉瘤分为溶骨型、成骨型和混合型三种类型，混合型最为多见。溶骨型骨肉瘤以骨质破坏为主要表现，破坏偏于一侧，呈不规则斑片或大片状溶骨性骨质破坏，边界不清；可见骨膜增生被破坏形成的骨膜三角。成骨型骨肉瘤以肿瘤骨形成为主要的X线表现，可见大片致密的骨质硬化改变，称为象牙质变；骨膜增生明显；软组织肿块中多有肿瘤骨形成。混合型骨肉瘤兼有以上两者的骨质改变。②CT表现为松质骨的斑片状缺损，骨皮质内表面的侵蚀或全层的虫蚀状、斑片状破坏或大片缺损。骨质增生表现为松质骨内不规则斑片状高密度影和骨皮质增厚。软组织肿块围绕病变骨骼生长或偏于一侧，边缘模糊，与周围正常组织界限不清，其内常见大小不等的坏死囊变区；CT发现肿瘤骨较平片敏感，并能显示肿瘤与邻近结构的关系。③MRI能清楚地显示骨肿瘤与周围正常组织的关系，以及肿瘤在髓腔内的情况等；但对细小、淡薄的骨化或钙化的显示不如

CT。一般典型骨肉瘤平片即可诊断，而判断骨髓病变MRI更好。

（3）转移性骨肿瘤　乳腺癌、甲状腺癌、前列腺癌、肾癌、肺癌及鼻咽癌等癌细胞通过血行可转移至胸椎、腰椎、肋骨、股骨上段，以及髋骨、颅骨和肱骨等处。①根据X线表现的不同将其分为溶骨型、成骨型和混合型三种，以溶骨型最为多见。②CT显示骨转移瘤不仅比普通平片敏感，而且还能清楚显示骨外局部软组织肿块的范围、大小、与相邻脏器的关系等。③MRI对骨髓中的肿瘤组织及其周围水肿非常敏感，比CT能更早地发现骨转移瘤，从而为临床诊断、治疗等提供更早而可靠的依据。

8. 颈椎病　X线表现为颈椎生理曲度变直或向后反向成角，椎体前缘唇样骨质增生或后缘骨质增生、后翘，相对关节面致密，椎间隙变窄，椎间孔变小，钩突关节增生、肥大、变尖，前、后纵韧带及项韧带钙化。CT、MRI对颈椎病的诊断优于普通X线平片，尤其对平片不能确诊的颈椎病，MRI诊断更具有优势。

9. 类风湿关节炎　X线表现为：早期手、足小关节多发对称性梭形软组织肿胀，关节间隙可因积液而增宽，出现软骨破坏后关节间隙变窄；发生在关节边缘的关节面骨质侵蚀（边缘性侵蚀）是类风湿关节炎的重要早期征象；进一步发展可见骨性关节面模糊、中断，常有软骨下囊性病灶，呈多发、边缘不清楚的小透亮区（血管翳侵入所致）；骨质疏松早期发生在受累关节周围，以后可累及全身骨骼；晚期可见四肢肌肉萎缩，关节半脱位或脱位，指间、掌指间关节半脱位明显，常造成手指向尺侧偏斜、畸形。

10. 退行性骨关节病　依靠普通平片就可诊断。

（1）四肢关节（髋与膝关节）退行性骨关节病的X线表现　由于关节软骨破坏，而使关节间隙变窄，关节面变平，边缘锐利或有骨赘突出。软骨下骨质致密，关节面下方骨内出现圆形

或不规整形透明区。晚期还可见关节半脱位和关节内游离骨体，但多不造成关节强直。

（2）脊椎关节病（脊椎小关节和椎间盘退行性变）的X线表现　脊椎小关节改变包括上下关节突变尖、关节面骨质硬化和关节间隙变窄。椎间盘退行性变表现为椎体边缘出现骨赘，相对之骨赘可连成骨桥；椎间隙前方可见小骨片，但不与椎体相连，为纤维环及邻近软组织骨化后形成；髓核退行性变则出现椎间隙变窄，椎体上下骨缘硬化。

◎ 要点九　常见中枢神经系统疾病的影像学表现

（一）脑血管病

1. 脑出血　高血压性脑出血是最常见的病因，出血部位多为基底节、丘脑、脑桥和小脑。根据血肿演变分为急性期、吸收期和囊变期。CT、MRI可以确诊。

CT表现：①急性期血肿呈圆形、椭圆形或不规则形均匀密度增高影，边界清楚；周围有环形密度减低影（水肿带）；局部脑室受压移位；血液进入脑室或蛛网膜下腔时，可见脑室或蛛网膜下腔内有积血影。②吸收期（发病后3~7天）可见血肿缩小、密度降低，小的血肿可以完全吸收，血肿周围变模糊，水肿带增宽。③发病2个月后进入囊变期，较大的血肿吸收后常留下大小不等的囊腔，同时伴有不同程度的脑萎缩。

2. 蛛网膜下腔出血　CT表现为脑沟、脑池、脑裂内密度增高影，脑沟、脑裂、脑池增大，少数严重病例周围脑组织受压移位。出血一般7天左右吸收，此时CT检查无异常发现，但MRI仍可见高信号出血灶痕迹。

3. 脑梗死　常见的原因有脑血栓形成、脑栓塞、低血压和凝血状态等。病理上分为缺血性脑梗死、出血性脑梗死、腔隙性脑梗死。

（1）CT表现　①缺血性脑梗死：发病12~24小时之内，CT无异常所见；少数病例在血管闭塞6小时即可显示大范围低密度区，其部位、范围与闭塞血管供血区一致，皮质与髓质同时受累，多呈三角形或扇形，边界不清，密度不均，在等密度区内散在较高密度的斑点影代表梗死区内脑质的相对无损害区；2~3周后，病变处密度越来越低，最后变为等密度而不可见；1~2个月后可见边界清楚的低密度囊腔。②出血性脑梗死：在密度减低的脑梗死灶内，见到不规则斑点状或片状高密度出血灶影；由于占位，脑室轻度受压，中线轻度移位；2~3周后，病变处密度逐渐变低。③腔隙性脑梗死：发病12~24小时之内，CT无异常所见；典型者可见小片状密度减低影，边缘模糊；无占位效应。

（2）MRI检查　MRI对脑梗死灶发现早、敏感性高，发病后1小时即可见局部脑回肿胀，脑沟变浅。

（二）脑肿瘤

影像检查的目的在于确定肿瘤的有无，并对其作出定位、定量乃至定性诊断。颅骨平片的诊断价值有限，CT、MRI是主要的诊断手段。

（三）颅脑外伤

1. 脑挫裂伤　CT可见低密度脑水肿区内散在斑点状高密度出血灶，伴有占位效应。有的表现为广泛性脑水肿或脑内血肿。

2. 颅内出血　包括硬膜外、硬膜下、脑内、脑室和蛛网膜下腔出血等。CT可见相应部位的高密度影。

第七单元 病历与诊断方法

◎ 要点一 病历书写的格式与内容

病历是记载与留存患者医疗信息的重要载体，目前我国已基本实行电子病历。电子病历即计算机化的病案系统，是用电子设备（计算机等）保存、管理、传输和重现数字化的医疗记录，目前已基本取代了手写纸张病历。电子病历是随着医院计算机管理网络化的应用及大数据时代而产生的新型的医疗文书记载方法，极大地提高了医院的工作效率和医疗质量管理水平。电子病历所记载的内容包括或超越原有纸质病历的所有信息。

（一）门诊（电子）病历

常规记录内容主要包括患者的基本个人信息，就诊 ID 号，就诊时间与科别，初诊与复诊等。根据是初诊还是复诊，记录的临床信息的侧重点有所不同。

1. 初诊门诊病历

（1）重点记录内容为本次就诊的主诉、现病史，既往史、家族史等仅扼要记录与本次发病有关的内容。

（2）系统体格检查（包括一般情况、心、肺、腹、四肢及神经反射等）结果按顺序逐项简要记载；阳性体征及具有鉴别诊断价值的阴性体征应重点记载；专科检查结果应详细记载。

（3）辅助检查应根据病情诊治需要进行选择，并记录在病历中。

（4）结合病史、体格检查、已有的辅助检查结果，做出初步诊断。西医用诊断疾病病名应规范，符合国际疾病分类（ICD-11）。

（5）记录医嘱药品（含药物品名、剂量、用法及所给总量），特殊治疗，健康教育与人文关怀内容，预约诊疗日期及随访要求等。

2. 复诊门诊病历 重点记录上次就诊治疗后病情变化、治疗效果与对治疗（药物）的反应，有无新发症状，辅助检查结果等。复查上次发现的阳性体征，观察其变化。根据治疗反应及

辅助检查结果修正诊断，诊断无改变者不再填写。复诊的治疗内容，包括药物品名、剂量、用法及所给总量，特殊治疗措施，健康教育与人文关怀内容，预约诊疗日期及随访要求等。

（二）住院电子病历

住院电子病历主要由三部分组成：病历模板（入院记录、病程记录、上级医师查房记录、护理记录、特殊检查或治疗同意书、输血治疗知情同意书、手术同意书、麻醉同意书、麻醉记录单、手术及手术护理记录单、病理资料、病危/重通知书、出院记录或死亡记录、疑难病例讨论记录、会诊记录、阶段小结、转出记录、死亡病例讨论记录等）、病历编辑工具、病历主界面。住院病历主要内容包括以下几个方面：

1. 入院记录

（1）患者一般情况，包括姓名、性别、年龄、婚姻、民族、职业、住址（工作单位）、出生地、入院日期、记录日期、发病节气、病史陈述者、可靠程度等。

（2）病史部分，包括主诉、现病史、既往史、个人史、婚姻史、月经生育史、家族史。

（3）体格检查部分，包括生命体征及系统的全身体格检查结果、专科检查结果。

（4）辅助检查，主要记录本次发病后在门诊或急诊科就诊时进行的辅助检查结果。

（5）病历摘要，应重点记录主诉及现病史内容、体格检查发现的阳性体征及具有诊断意义的辅助检查结果。

（6）初步诊断，病名书写应规范。

（7）记录者签名。

2. 首次病程记录 记录内容包括病例特点（患者姓名、性别、年龄，入院记录中问诊、体格检查、专科检查的重点内容，辅助检查结果等）、入院诊断、诊断依据与鉴别诊断、诊疗计划、医师签名等。

3. 病程记录　记录内容包括记录时间，患者一般情况，病情变化（症状与体征的变化、新出现的症状与体征、新收到的辅助检查结果等），对病情变化及辅助检查结果的分析、判断与结论，对临床诊断的修正及补充，对治疗的改动等。

4. 上级医师查房记录　分别记录三级医师（主任、主治、住院医师）查房记录。

5. 特殊病程记录　不同住院患者具体记录项目不同，主要包括诊疗操作记录、会诊记录、抢救记录、疑难病例讨论记录、转科记录、阶段小结等。

6. 其他记录　如出院记录、死亡记录等。

◎ **要点二　确立诊断的步骤及原则**

建立正确的诊断，一般要经过"调查研究、搜集资料""综合分析、初步诊断"和"反复实践、验证诊断"3个步骤。

1. 调查研究，搜集临床资料　正确诊断来源于周密的调查研究。包括询问病史、体格检查、辅助检查等，搜集临床资料，并做到真实、全面、系统。

2. 分析整理，得出初步诊断　培养良好的临床思维，在分析、判断和推理过程中，注重对现象与本质、局部与整体、共性与个性的分析判断，并用动态的观点思考临床问题。

3. 反复实践，验证诊断　掌握临床诊断的基本原则，不断积累临床经验，做到诊断有据、排除有理。

◎ **要点三　诊断内容及书写**

1. 诊断内容　完整的诊断应能反映患者所患的全部疾病，其内容应包括病因诊断、病理解剖诊断、病理生理诊断、并发症诊断与共患病诊断。如同时患多种疾病，则应分清主次，按主次顺序依次排列。原发疾病的进一步发展或是在原发病的基础上产生和导致机体脏器的进一步损害称为并发症，列于主要疾病诊断之后。与主要疾病无关而同时存在的疾病称为共患病，应依序后排。一般本科疾病在前，他科疾病罗列在后。

2. 病历书写的基本要求

（1）病历书写必须态度认真，实事求是地反映病情和诊治经过。

（2）病历书写应内容确切，系统完整，条理清楚，层次分明，重点突出，语句精练，标点正确，不得随意涂改和剪贴。

（3）各项、各次记录要注明记录日期，急、危、重症患者的病历还应注明记录时间。记录结束时须签全名并易辨认。凡修改和补充之处，应用红色标注并签全名。

（4）病历摘要必须简练，有概括性与系统性，能确切反映病情的特点，无重要内容的遗漏及差错。

3. 电子病历记录注意事项

（1）医生病历书写完成后，尽量关闭打开的病历、退出程序，防止误操作造成内容丢失。书写过程中操作应慎重，防止书写内容丢失。

（2）在书写病历的过程中注意将病历内容更新至首页中。

（3）入院记录、首次病程记录、主治医师查房记录、主任医师查房记录等在记录时注意选择记录的路径标题与内容一致。

（4）书写过程中要不断保存病历，以免导致数据丢失。

（5）每个患者只建一个病历首页，所有的医疗文件在同一个首页下编辑、填写与补充。

（6）体格检查的模板信息不得删除，按照需要进行逐项填写。

（7）诊断类型准确选择，诊断信息按主次顺序依次填写。

（8）患者出院（或转院，或死亡）后，医生需在电子病历打印出的纸质版上亲笔签名，签名必须签全名并清晰可辨。

（9）遵循客观、真实、准确、及时、完整、规范的原则。

（10）打印归档的电子病历应包括住院病案首页、入院记录、首次病程记录、病程记录、手术同意书、麻醉同意书、输血治疗知情同意书、特殊检查（或治疗）同意书、病危（重）通知单、医嘱单、辅助检查报告单、体温单、医学影像检查报告、病理报告单等。并有规范而完整的各级医师手写签字。

内　科　学

（师承或确有专长人员不测试）

第一单元　呼吸系统疾病

细目一　慢性阻塞性肺疾病

◎ **要点一　概述**

慢性阻塞性肺疾病（COPD）是一种以持续存在的气流受限为特征的肺部疾病，气流受限不完全可逆，呈进行性发展，主要累及肺部，也可引起肺外各器官的损害。COPD 与慢性支气管炎及慢性阻塞性肺气肿关系密切，是内科常见病与多发病。COPD 是我国导致慢性肺心病及慢性呼吸衰竭的最常见病因，严重影响患者的生活质量。

◎ **要点二　病因**

COPD 是多种环境因素与机体自身因素长期互相作用的结果。

1. **吸烟**　为最主要的病因，发病与吸烟的时间长短、吸烟量、吸烟的种类等有一定的关系。烟草燃烧时产生大量有毒有害的化学物质，损伤气道黏膜上皮细胞及自身防御机制，导致气道慢性炎症性损伤。

2. **职业粉尘和化学物质**　如反复或大量接触工作环境中的粉尘、烟雾、工业废气等，可促进 COPD 发病。

3. **环境污染**　COPD 与显著暴露于有害颗粒或气体环境关系密切，环境污染导致气道自身防御能力下降，易发生细菌感染。

4. **感染因素**　是 COPD 发病与病情发展的重要因素，包括细菌、病毒等病原体感染。

5. **其他**　蛋白酶－抗蛋白酶失衡、氧化应激、自主神经功能失调、营养不良、气温变化等均与 COPD 发病有关。

◎ **要点三　临床表现与并发症**

（一）临床表现

1. **症状**　起病隐匿，病程较长，呈渐进性加重的病程特征。

（1）**慢性咳嗽**　随病程进展可终身不愈，晨间咳嗽明显，夜间有阵咳及排痰。

（2）**咳痰**　一般为白色黏液或浆液泡沫状痰，偶可带血丝，清晨排痰较多。急性发作时痰量增多，可有脓性痰。

（3）**气短及呼吸困难**　为 COPD 的典型症状。早期仅在体力活动时出现，后逐渐加重，日常活动甚至休息时也有气短、呼吸困难，表现为呼气性呼吸困难，伴呼气延长。

（4）**喘息和胸闷**　部分患者特别是重度患者或急性加重时出现喘息。

（5）**其他**　晚期可出现食欲减退、体重下降等慢性病的全身表现等。

2. **体征**　早期可无异常，随疾病进展出现桶状胸，呼吸变浅，频率增快，双肺语颤减弱，叩诊呈过清音，心浊音界缩小，肺下界和肝浊音界下降，呼吸音减弱，呼气延长，部分患者可闻及湿啰音和/或散在的干啰音。

（二）并发症

1. 慢性呼吸衰竭 COPD 患者疾病的中后期，在急性加重时因导致通气和/或换气功能障碍而并发呼吸衰竭，患者症状明显加重，发生低氧血症和/或高碳酸血症，出现一系列与缺氧和二氧化碳潴留相关的临床表现。

2. 自发性气胸 日常生活中由于患者憋气、用力或剧烈咳嗽时，出现一侧胸痛伴突然加重的呼吸困难，伴有发绀，患侧肺部叩诊呈鼓音，听诊呼吸音减弱或消失，应考虑并发自发性气胸，通过胸部 X 线检查可以确诊。

3. 慢性肺心病 COPD 后期因长期缺氧伴有高碳酸血症，致肺动脉痉挛、血管重塑，导致肺动脉高压、右心室肥厚，应诊断并发慢性肺心病，严重时发生右心衰竭。

◎ 要点四 实验室检查及其他检查

1. 肺功能检查 肺功能检查结果是判断气流受限的主要客观指标，对 COPD 的诊断、严重度评估、疾病进展、预后及治疗反应等有重要意义。其中主要指标为第一秒用力呼气容积（FEV_1）减少，且 $FEV_1/FVC<70\%$ 是判断气流受限的主要客观依据。

2. 胸部 X 线检查 胸部 X 线平片早期可无变化，病情进展可出现肺纹理增粗、紊乱等非特异性改变及肺气肿改变。胸片可作为确定肺部并发症及排除其他肺部疾病的客观依据。胸部 CT 不作常规检查，高分辨率 CT 对疑难病例的鉴别诊断有一定意义。

3. 动脉血气分析 可确定是否发生呼吸衰竭及其类型。

◎ 要点五 诊断

主要依据有长期吸烟等患病高危因素，结合临床症状、体征及肺功能检查结果等综合分析诊断。不完全可逆的气流受限是 COPD 诊断的必备条件，吸入支气管扩张剂后 $FEV_1/FVC<70\%$，即可诊断。根据 $FEV_1\%$ 预计值下降的幅度进行气流阻塞严重程度分级。

◎ 要点六 病情评估

（一）稳定期病情严重程度评估

包括肺功能评估、症状评估及急性加重风险评估。

1. 肺功能评估 根据 FEV_1/FVC、$FEV_1\%$ 预计值和症状可对 COPD 患者气流受限严重程度做出分级诊断。

COPD 患者气流受限严重程度的肺功能分级

肺功能分级	患者 $FEV_1\%$ 预计值
GOLD1 级（轻度）	≥80
GOLD2 级（中度）	50~79
GOLD3 级（重度）	30~49
GOLD4 级（极重度）	<30

2. 症状评估 一般根据慢性阻塞性肺疾病评估测试调查问卷进行评估。

3. 急性加重风险评估 根据患者上一年发生急性加重的次数以及需要住院治疗的急性加重的次数进行评估。

然后综合患者的肺功能分级评估、症状评估结果及急性加重风险评估，将患者分为四组：A 组：低风险、症状少；B 组：低风险、症状多；C 组：高风险、症状少；D 组：高风险、症状多。

另外，对 COPD 患者进行病情评估时，还应兼顾患者的伴发病和一般情况等重要因素。

（二）疾病分期

1. 急性加重期 急性加重期指在疾病过程中，短期内咳嗽、咳痰、气短和（或）喘息加重，痰量增多，呈脓性或黏液脓性，可伴发热等症状。

2. 稳定期 稳定期则指患者咳嗽、咳痰、气短等症状稳定或症状较轻。

◎ 要点七 治疗与预防

（一）稳定期治疗

1. 健康教育与管理 戒烟是 COPD 的病因治疗措施，应积极劝导患者戒烟，注意防护污染环境及职业环境污染等，病情变化时应及时就诊。

2. 应用支气管扩张剂 是控制 COPD 患者症状的主要治疗措施，应根据患者病史及病情、既往用药史等个体化治疗。

（1）β_2 肾上腺素受体激动剂 常用沙丁胺醇、特布他林气雾剂等，长效制剂有沙美特罗、福莫特罗等。

（2）抗胆碱能药 常用异丙托溴铵气雾剂，长效抗胆碱药有噻托溴铵。

（3）茶碱类药 常用氨茶碱、缓释型或控释型茶碱等。

3. 应用糖皮质激素 长期规律的吸入糖皮质激素适用于 $FEV_1 < 50\%$ 预计值且有临床症状，以及反复加重的 COPD 患者。联合吸入糖皮质激素和长效 β_2 受体激动剂，比单用治疗效果好，目前已有布地奈德加福莫特罗、氟地卡松加沙美特罗两种药物的联合制剂。

4. 应用祛痰药 应用盐酸氨溴索、N-乙酰半胱氨酸或稀化黏素等，主要用于痰液黏稠不易咳出的患者，尤其是老年人。

5. 长期家庭氧疗（LTOT） 有下列病情改变的患者有条件应进行 LTOT：① $PaO_2 \leq 55$ mmHg 或 $SaO_2 \leq 88\%$，有或没有高碳酸血症；② PaO_2 55～60mmHg，或 $SaO_2 < 89\%$，并有肺动脉高压、心力衰竭或红细胞增多症（红细胞比积 > 55%）。一般经鼻导管吸入给氧，氧流量 1.0～2.0L/min，吸氧持续时间 > 15h/d。

6. 康复治疗 进行个体化呼吸生理治疗、呼吸肌锻炼，加强营养支持，进行必要的心理疏导治疗等，可以改善生活质量，稳定病情。

（二）急性加重期治疗

1. 控制感染 细菌感染是导致 COPD 急性加重最常见的原因，故选用敏感抗菌药物控制感染是最重要的治疗措施。应根据 COPD 严重程度及相应的细菌分层情况，结合当地常见致病菌类型、耐药流行趋势和药敏情况，选用敏感抗菌药物静脉或口服给药。如对初始治疗反应欠佳，应及时根据细菌培养及药敏试验结果调整。

2. 扩张支气管 短效 β_2 受体激动剂适用于 COPD 急性加重期的治疗，若单药治疗效果不明显，联合使用抗胆碱能药物。对于病情较为严重的患者，可考虑静脉滴注茶碱类药物。

3. 控制性氧疗 为住院患者的基础治疗。无严重合并症患者，氧疗后易达到满意的氧合水平（$PaO_2 > 60$mmHg 或 $SaO_2 > 90\%$）。因 COPD 患者多为 II 型呼吸衰竭，应给予控制性氧疗，吸入氧浓度以 28%～30% 为宜，需注意可能发生潜在的二氧化碳潴留及呼吸性酸中毒。

4. 应用糖皮质激素 住院患者宜在应用支气管扩张剂及抗菌药物的基础上，口服或静脉滴注糖皮质激素，常用泼尼松龙等。

5. 其他治疗 包括应用盐酸氨溴索等祛痰，维持水、电解质、酸碱平衡，病情需要时考虑机械通气。

（三）预防

戒烟是最重要的预防措施，同时又是病因治疗措施；改善环境污染，通过适当的防护措施，尽量避免有害粉尘、气体的吸入；发生呼吸道感染时积极合理治疗；加强体育锻炼，增强抗寒能力。对于已经确诊的 COPD 患者，预防呼吸道感染，积极进行呼吸生理治疗及呼吸肌锻炼，进行长期家庭氧疗。

细目二　慢性肺源性心脏病

◎ 要点一　概述

慢性肺源性心脏病（简称慢性肺心病），是指由慢性支气管、肺、胸廓疾病或肺血管病变引起肺循环阻力增加，继而肺动脉高压形成，引起右心室肥大，甚至发生右心衰竭的一类心脏病。我国 ≥15 岁人群中的患病率为 6.7%，患病率存在地区性差异，天气干燥、气温寒冷地区患病率高，农村高于城市。另外，吸烟者高于不吸烟者，随年龄增加患病率升高。

◎ 要点二　病因

1. 慢性支气管、肺疾病 COPD 是最常见病因，约占病因的 80%～90%，其次为重症支气管哮喘、支气管扩张症、间质性肺病等。

2. 严重的胸廓畸形 见于严重的脊柱畸形等原因导致的胸廓畸形，影响胸廓的正常呼吸运动。

3. 肺血管疾病 见于特发性肺动脉高压、慢性栓塞性肺动脉高压等。

4. 其他 可见于原发性肺泡通气不足、睡眠呼吸暂停低通气综合征等。

◎ **要点三 临床表现与并发症**

（一）肺、心功能代偿期（缓解期）

1. 原发病表现

（1）长期慢性咳嗽、咳痰或喘息，逐渐出现乏力、呼吸困难，活动后心悸、气促加重。

（2）肺气肿体征，如桶状胸，双肺语颤减弱，叩诊呈过清音，心浊音界缩小，肺下界和肝浊音界下降，呼吸音减弱，呼气延长。

（3）肺部听诊常有干、湿啰音。

2. 肺动脉高压和右心室肥大体征

（1）肺动脉瓣区 S_2 亢进。

（2）三尖瓣区出现收缩期杂音，剑突下触及心脏收缩期搏动。

（3）可出现颈静脉充盈、肝淤血肿大等。

（二）肺、心功能失代偿期（急性加重期）

多由急性呼吸道感染诱发，除上述症状加重外，相继出现呼吸衰竭和心力衰竭的临床表现，甚至出现并发症。

1. 呼吸衰竭

（1）低氧血症 出现胸闷、心悸、心率增快和发绀，严重者可出现头晕、头痛、烦躁不安、谵妄、抽搐甚至昏迷等症状。

（2）二氧化碳潴留 表现为头痛，多汗，失眠，夜间不眠，日间嗜睡。严重者出现幻觉、神志恍惚、烦躁不安、精神错乱和昏迷等精神神经症状，甚至发生死亡。

2. 心力衰竭 以右心衰竭为主。心悸、心率增快、呼吸困难及发绀进一步加重，出现上腹胀痛，食欲不振，少尿。主要体征为颈静脉怒张，肝肿大伴有触痛，肝-颈静脉反流征阳性，

下肢水肿，并可出现腹水。因右心室肥大使三尖瓣相对关闭不全，三尖瓣区可闻及收缩期杂音，严重者可出现舒张期奔马律。也可出现各种心律失常，以房性心律失常常见。病情严重者可发生休克，少数患者亦可出现急性肺水肿或全心衰竭。

（三）并发症

1. 肺性脑病 是指由于严重缺氧及高碳酸血症导致中枢神经系统功能障碍，出现意识模糊、谵妄甚至昏迷等一系列精神神经症状的临床综合征，是慢性肺心病患者首要的死亡原因。

2. 酸碱平衡失调及电解质紊乱 为最常见的并发症，其中以呼吸性酸中毒常见，合并感染时出现呼吸性酸中毒合并代谢性酸中毒，大量应用利尿剂可出现呼吸性酸中毒合并代谢性碱中毒。

3. 心律失常 可出现各种心律失常，其中以房性快速性心律失常多见，如房性早搏等。

4. 休克 慢性肺心病急性加重期合并肺部感染时，可出现感染性休克，也可发生心源性休克等。

5. 消化道出血 由于缺氧及酸中毒导致消化道黏膜糜烂、出血，出现黑便甚至呕血等上消化道出血的表现。

6. 其他 如功能性肾衰竭、弥散性血管内凝血等。

◎ **要点四 实验室检查及其他检查**

1. 胸部 X 线检查 有原发疾病及急性肺部感染的特征，同时能发现肺动脉高压及右心室肥大的征象，具体表现为右下肺动脉干扩张其横径≥15mm，肺动脉段明显突出或其高度≥3mm，心脏向左扩大等。

2. 心电图检查 主要表现为电轴右偏，额面平均电轴≥90°，重度顺钟向转位，$R_{V1}+S_{V5}$≥1.05mV，R_{V1}≥1.0mV 等右心室肥大的改变，以及肺型 P 波。

3. 超声心动图检查 可显示右室内径增大（≥20mm），右室流出道增宽（≥30mm），肺动

脉内径增大，右室前壁厚度增加。多普勒超声心动图检查显示三尖瓣反流和右室收缩压增高。

4. 动脉血气分析 合并呼吸衰竭时，$PaO_2 < 60mmHg$，$PaCO_2 > 50mmHg$。pH 值因机体对酸碱代偿情况不同而不同，可正常、降低或升高。

5. 血液一般检查 可见继发性红细胞增多、血红蛋白升高，合并感染时出现白细胞总数和中性粒细胞升高。

6. 血液生化检查 可出现血电解质紊乱如低钾血症、低钠低氯血症等；缺氧严重者可出现一过性肝酶升高及氮质血症等。

◎ **要点五 诊断与鉴别诊断**

（一）诊断

结合病史、体征及实验室检查，综合做出诊断。在慢性呼吸系统疾病的基础上，一旦发现有肺动脉高压、右心室肥大的体征或右心功能不全的征象，排除其他引起右心病变的心脏病，即可诊断。若出现呼吸困难、颈静脉怒张、发绀，或神经精神症状，为发生呼吸衰竭表现；如有下肢或全身水肿、腹胀、肝区疼痛，提示发生右心衰竭，为急性加重期的主要诊断依据。

（二）鉴别诊断

主要与冠心病鉴别，两者均多见于中老年患者，均可出现心脏扩大、肝肿大、下肢水肿及紫绀等，慢性肺心病患者心电图 $V_1 \sim V_3$ 可呈 QS 型，又酷似心肌梗死的心电图改变，但冠心病患者多有心绞痛或心肌梗死病史，心脏扩大主要为左心室肥大，心尖区可闻及收缩期杂音，X 线检查显示心脏向左下扩大，心电图检查显示缺血型 ST-T 改变等客观改变，有助于鉴别诊断。此外，还应与慢性心脏瓣膜病、心肌病等鉴别。

◎ **要点六 病情评估**

1. 临床分期 慢性肺心病病程漫长，在疾病过程中，患者多因呼吸道感染、受寒、劳累、吸入刺激性气体等原因出现急性加重，经治疗后病情多可缓解，因此，依据临床表现分为急性加重期与缓解期，应依据患者所处的临床分期进行分期治疗。

2. 病情评估 对于急性加重期患者，应根据动脉血气分析结果、临床表现及并发症发生情况，综合判断病情。并发肺性脑病、严重酸碱失衡等并发症的患者，病情危重，死亡率高。慢性肺心病患者的死亡率在 10%~15%。缓解期患者可根据临床表现、肺功能检查结果等客观评价病情，指导治疗。

◎ **要点七 治疗与预防**

（一）急性加重期治疗

1. 控制感染 为治疗慢性肺心病的关键措施。慢性肺心病并发的感染多为混合性感染，故应联合用药，一般可首选青霉素类、氨基糖苷类、氟喹诺酮类及头孢菌素类等。根据痰培养和药物敏感试验选用抗菌药物更合理。多需静脉用药。长期应用抗菌药物要防止真菌感染。

2. 改善呼吸功能，纠正呼吸衰竭 采取综合治疗措施，包括缓解支气管痉挛，清除痰液，畅通呼吸道，持续低浓度给氧，应用呼吸中枢兴奋剂等。必要时施行机械通气。

3. 控制心力衰竭 在积极控制感染，改善呼吸功能后，一般患者心功能常能改善，尿量增多，水肿消退，肝肿大可缩小或恢复正常，不需使用利尿剂和强心剂。但较重患者或经以上治疗无效者可适当选用利尿剂和强心剂。

（1）**利尿剂** 宜短疗程、小剂量、间歇并联合使用排钾和保钾利尿剂。一般可用氢氯噻嗪联合螺内酯口服。

（2）**强心剂** 应用指征：①感染已被控制，呼吸功能已改善，利尿剂不能取得良好疗效而反复水肿的心力衰竭患者；②合并室上性快速性心律失常，如室上性心动过速、心房颤动（心室率 >100 次/分）者；③以右心衰竭为主要表现而无明显急性感染者；④出现急性左心衰竭者。慢性肺心病患者由于慢性缺氧及感染，对洋地黄类药物耐受性低、疗效差，且易引起中毒，应用的原则是：①剂量宜小，约为常规剂量的 1/2~2/3；②选用作用快、排泄快的强心剂；③低氧血症、感染等均可使心率增快，故不宜以心率减慢作为衡量强心药的疗效指征。

（3）应用血管扩张剂　可减轻心脏前、后负荷，降低心肌耗氧量，增加心肌收缩力，对部分顽固性心衰患者有一定效果，可应用硝酸酯类药物。

4. 控制心律失常　房性异位心律随着病情好转多可迅速消失，如经治疗仍不能消失时，未经洋地黄制剂治疗者，可在密切观察下选用小量毛花苷 C 或地高辛治疗；对频发室性早搏、室性心动过速者，可选用利多卡因、胺碘酮等药物。另外，要注意避免应用 β 受体阻滞剂，以免诱发支气管痉挛加重病情。

5. 应用糖皮质激素　糖皮质激素可解除支气管痉挛、改善通气、降低肺泡内压力、减轻右心负荷，在有效控制感染的情况下，短期应用糖皮质激素，有利于纠正呼吸衰竭和心力衰竭。

6. 抗凝治疗　应用低分子肝素防止肺微小动脉原位血栓形成，也可应用阿魏酸钠等。

7. 并发症的处理　①并发肺性脑病时，除上述治疗措施外，应注意纠正酸碱失衡和电解质紊乱；出现脑水肿时，可快速静脉滴注甘露醇；肺性脑病出现兴奋、躁动时慎用镇静剂。②其他：并发酸碱失衡和电解质紊乱、消化道出血、休克、肾衰竭、弥散性血管内凝血等，积极给予相应治疗。

（二）缓解期治疗

呼吸生理治疗，增强机体免疫力和长期家庭长期氧疗（详见细目一慢性阻塞性肺疾病）。

（三）预防

慢性肺心病是慢性阻塞性肺疾病的最终结局，因此，其预防主要是有效预防慢性呼吸系统疾病的发生，尤其是 COPD；一旦确诊为慢性肺心病，通过增强体质及抗寒能力，预防急性呼吸道感染，是预防患者由缓解期进入急性加重期的重要措施。

细目三　支气管哮喘

◎ 要点一　概述

支气管哮喘是一种由肥大细胞、嗜酸性粒细胞、淋巴细胞等多种炎症细胞介导的气道慢性炎症，是一种多基因遗传性疾病，具有家族聚集倾向。本病常存在气道高反应性和广泛的、可逆性气流阻塞。临床以反复发作的喘息、呼气性呼吸困难、胸闷或咳嗽为特征，常在夜间和（或）清晨发作。支气管哮喘是全球范围内最常见疾病之一，我国成人患病率约为 1.24%，且呈明显上升的趋势。经过长期规范化治疗和管理，80%以上的患者可达到临床控制。

◎ 要点二　病因

支气管哮喘的病因包括遗传因素与环境因素两个方面，遗传因素是患病的基本条件，在环境因素激发下，发展为临床哮喘。

1. 遗传因素　已发现具有多个哮喘易感基因，如 YLK40、IL6R、PDE4D、IL33 等，遗传因素导致患者具有过敏体质及气道高反应性。

2. 环境因素　为激发因素，根据来源分为：①吸入性激发因素，如尘螨、花粉、动物羽毛、汽车尾气等；②食入性激发因素，包括鱼、虾、蟹、牛奶等动物蛋白；③药物，如阿司匹林、抗生素等；④其他，如运动、寒冷空气等。

◎ 要点三　临床表现与并发症

（一）症状

1. 典型表现　主要表现为发作性伴哮鸣音的呼气性呼吸困难，其发作常与吸入外源性变应原有关，大多有季节性，春秋易发且日轻夜重（下半夜和凌晨易发）。

2. 咳嗽变异性哮喘　以发作性胸闷或顽固性咳嗽为唯一的临床表现，无喘息症状，易漏诊。

3. 运动性哮喘和药物诱发性哮喘　由运动以及某些药物诱发，临床少见。

4. 危重哮喘　严重哮喘发作，表现为呼吸困难、发绀、大汗淋漓、四肢湿冷、脉细数，两肺满布哮鸣音，有时因支气管高度狭窄或被大量痰栓堵塞，肺部哮鸣音反而减弱或消失，此时病情危急，经一般治疗不能缓解，可导致呼吸衰竭甚至死亡。

（二）体征

发作时胸部呈过度充气状态，两肺可闻及弥漫性哮鸣音，以呼气相为主，严重者呈强迫端坐位，甚至出现发绀、心率增快、奇脉、胸腹反常运动等。

（三）并发症

1. **发作期并发症** 可出现自发性气胸、纵隔气肿、肺不张、急性呼吸衰竭等并发症。

2. **晚期并发症** 严重哮喘患者疾病晚期可并发慢性肺心病，也可并发支气管扩张症、间质性肺炎等。

◎ 要点四 实验室检查及其他检查

1. **血液检查** 可有嗜酸性粒细胞增多，并发感染者有白细胞总数和中性粒细胞增多。

2. **痰液检查** 涂片镜检可见较多嗜酸性粒细胞。

3. **肺功能检查** 以 FEV_1 占预计值的百分率（$FEV_1\%$）最为可靠，以最大呼气流速（PEF）的测定最为方便，同时 PEF 测定值占预计值的百分率（PEF%）和 PEF 昼夜变异率也是判断支气管哮喘病情严重度的两项重要的指标。必要时可进行支气管激发试验或支气管舒张试验。支气管激发试验阳性是指呼吸功能基本正常的患者，吸入组胺、乙酰甲胆碱或过敏原后 FEV_1 或 PEF 下降>20%；支气管舒张试验阳性是指通气功能低于正常的患者，吸入支气管舒张剂后 FEV_1 或 PEF 测定值增加≥15%。

4. **免疫学和过敏原检测** 慢性持续期血清中特异性 IgE 和嗜酸性粒细胞阳离子蛋白（ECP）含量测定有助于哮喘的诊断。哮喘患者 IgE 可较正常升高 2 倍以上。皮肤过敏原测试用于指导避免过敏原接触和脱敏治疗，临床较为常用。

5. **胸部 X 线检查** 急性发作期两肺透亮度增加，呈过度充气状态，慢性持续期多无明显改变，疾病后期并发慢性肺心病时可有相应改变。

6. **动脉血气分析** 哮喘发作程度较轻，PaO_2 和 $PaCO_2$ 正常或轻度下降；中度哮喘发作，PaO_2 下降而 $PaCO_2$ 正常；重度哮喘发作，PaO_2 明显下降而 $PaCO_2$ 超过正常，并可出现呼吸性酸中毒和/或代谢性酸中毒。

◎ 要点五 诊断与鉴别诊断

（一）诊断

1. 反复发作喘息、气急、胸闷或咳嗽，多与接触变应原、冷空气、物理和化学性刺激、病毒性上呼吸道感染、运动等有关。

2. 发作时双肺可闻及散在或弥漫性以呼气相为主的哮鸣音，呼气相延长。

3. 上述症状可经治疗缓解或自行缓解。

4. 除外其他疾病引起的喘息、气急、胸闷和咳嗽。

5. 临床表现不典型者（如无明显喘息或体征）应有下列 3 项中至少 1 项阳性：①支气管激发试验阳性；②支气管舒张试验阳性；③昼夜 PEF 变异率≥20%。

符合 1~4 条或 4、5 条者，即可诊断。

（二）鉴别诊断

1. **心源性哮喘** 左心衰竭临床表现为呼吸困难、发绀、咳嗽、咳白色或粉红色泡沫痰，与支气管哮喘症状相似，但心源性哮喘多有高血压、冠心病、风心病二尖瓣狭窄等病史和体征，两肺不仅可闻及哮鸣音，尚可闻及广泛的水泡音，查体左心界扩大，心率增快，心尖部可闻及奔马律。影像学检查显示以肺门为中心的蝶状或片状模糊阴影。

2. **慢性阻塞性肺疾病** 慢性阻塞性肺疾病多于中年后起病，症状缓慢进展，逐渐加重，多有长期吸烟史和（或）有害气体、颗粒物接触史，气流受限基本为不可逆性；哮喘则多在儿童或青少年期起病，症状起伏大，常伴过敏体质、过敏性鼻炎和（或）湿疹等，部分患者有哮喘家族史，气流受限多为可逆性。

3. **支气管肺癌** 中央型支气管肺癌肿瘤压迫支气管，引起支气管狭窄，或伴有感染时，亦可出现喘鸣音或哮喘样呼吸困难，但肺癌的呼吸困难及喘鸣症状呈进行性加重，常无明显诱因，咳嗽咳痰，痰中带血。痰找癌细胞、胸部 X 线、CT、MRI 或纤维支气管镜检查可明确诊断。

◎ 要点六　病情评估

1. 急性发作期严重程度分级　急性发作期是指气促、咳嗽、胸闷等症状突然发生或症状加重，常有呼吸困难，以呼气流量降低为特征，常因接触变应原等刺激物或治疗不当所致。哮喘急性发作时其程度轻重不一，病情加重可在数小时或数天内出现，偶尔可在数分钟内即危及生命，故应对病情做出正确评估，以便给予及时有效的紧急治疗。哮喘急性发作时严重程度可分为轻度、中度、重度和危重四级。

（1）轻度发作　一般体力活动时有气喘，可伴有焦虑，呼吸轻度加快，双肺可闻及散在哮鸣音，肺功能和动脉血气检查基本正常。

（2）中度发作　稍微活动即有气喘，讲话不连续，常有焦虑，呼吸明显加快，有时出现三凹征阳性，双肺可闻及响亮而弥漫的哮鸣音，心率增快，肺功能检查使用支气管扩张剂后 PEF 占预计值 $60\% \sim 80\%$，动脉血气检查 SaO_2 在 $91\% \sim 95\%$。

（3）重度发作　安静时即有气喘，强迫端坐位，不能讲话，单字发音或运用肢体语言回答问题，常有焦虑、烦躁不安，出汗多，呼吸明显加快，超过 30 次/分，三凹征阳性，双肺可闻及响亮而弥漫的哮鸣音，心率增快，超过 120 次/分，有奇脉，肺功能检查使用支气管扩张剂后 PEF 占预计值 $<60\%$，动脉血气检查 $SaO_2 \leqslant 90\%$，$PaO_2 < 60mmHg$，伴有 $PaCO_2 > 45mmHg$。

（4）危重发作　患者多呈嗜睡状态，意识模糊，严重发绀，可见胸腹矛盾运动，双肺哮鸣音减少甚至消失，心音低弱，脉率不规则，呈现急性呼吸衰竭的危重状态。

2. 慢性持续期病情评估　许多哮喘患者即使没有急性发作，但在相当长的时间内仍有不同频度及不同程度支气管哮喘相关症状如喘息、咳嗽、胸闷等，伴有肺通气功能逐渐下降，甚至并发慢性阻塞性肺疾病和慢性肺心病。以往以患者白天、夜间哮喘发作的频度和肺功能测定指标为

依据，将慢性持续期的哮喘患者病情分为间歇性、轻度持续、中度持续和重度持续四级，目前认为长期评估哮喘的控制水平是更为可靠和有积极意义的病情严重性评估方法，可以更全面地评估哮喘患者的整体病情，指导治疗。根据：①过去 4 周内患者日间哮喘症状 >2 次/周；②夜间因哮喘憋醒；③使用缓解药物频次 >2 次/周；④哮喘引起活动受限等指标的拥有项多少，将哮喘控制水平分为控制良好、部分控制和未控制三个等级。

（1）良好控制　无上述任何一项。

（2）部分控制　具有上述 4 项中的 1~2 项。

（3）未控制　具有上述 4 项中的 3~4 项。

患者未来不良事件风险增加的相关因素有：①临床控制不良；②过去的 1 年中有频繁急性发作；③有因严重哮喘发作住院史；④肺功能 FEV_1 低值；⑤烟草暴露；⑥大剂量药物治疗。

◎ 要点七　治疗与预防

（一）治疗

1. 脱离变应原环境　急性发作期立即使患者脱离变应原环境是防治哮喘最有效的方法。

2. 药物治疗　用于治疗支气管哮喘的药物有控制性药物和缓解性药物。控制性药物即抗炎药需要长期使用，用于治疗气道慢性炎症，维持临床控制状态，包括吸入型糖皮质激素、白三烯受体调节剂、长效 β_2 受体激动剂、缓释茶碱、色甘酸钠等；缓解性药物即解痉平喘药，是根据发作需要用于缓解急性发作的药物，包括短效 β_2 受体激动剂、短效吸入型抗胆碱药物、短效茶碱、静脉用糖皮质激素等。

（1）β_2 受体激动剂　是缓解哮喘症状的首选药物。有短效-速效 β_2 受体激动剂如沙丁胺醇、特布他林气雾剂，短效-迟效 β_2 受体激动剂如沙丁胺醇、特布他林片剂，长效-迟效 β_2 受体激动剂如沙美特罗气雾剂，长效-速效 β_2 受体激动剂如福莫特罗干粉吸入剂等。

（2）茶碱（黄嘌呤）类药物　茶碱缓释或控释片，适合夜间发作哮喘的治疗。氨茶碱血药

浓度个体差异大，使用时监测血清或唾液中茶碱浓度，及时调整用量。

（3）抗胆碱药物　吸入型抗胆碱药物如溴化异丙托品，与$β_2$受体激动剂联合吸入有协同作用，尤其适用于夜间哮喘及多痰患者。

（4）糖皮质激素　是控制哮喘最有效的药物，根据需要选择吸入型、口服或静脉注射。吸入剂型常用培氯米松吸入剂、布地奈德吸入剂、氟替卡松吸入剂等；口服常用泼尼松和泼尼松龙；重度发作静脉用药常用氢化可的松或甲泼尼龙等。吸入剂型的主要不良反应有咽部不适、声音嘶哑和局部念珠菌感染等。为减少吸入大剂量糖皮质激素的不良反应，可与长效 $β_2$受体激动剂、控释茶碱或白三烯调节剂等联合使用。

（5）白三烯调节剂　通过调节白三烯的生物活性而发挥抗炎作用，同时可舒张支气管平滑肌，作为控制轻度哮喘的较好选择，常用孟鲁司特和扎鲁司特等，不良反应较轻微。

（6）其他　有钙拮抗剂（维拉帕米、硝苯地平等）、酮替芬、曲尼司特、肥大细胞膜稳定剂色甘酸钠、血栓烷 A_2受体拮抗剂等。钙拮抗剂可用于治疗运动性哮喘，酮替芬对过敏性哮喘有效，曲尼司特、色甘酸钠主要用于哮喘的预防。

3. 危重哮喘的处理

（1）氧疗与辅助通气　维持 $PaO_2>60mmHg$，开始机械通气的指征包括：①呼吸肌疲劳；②$PaCO_2>45mmHg$；③有明显意识改变。

（2）有效解痉平喘　联合应用解痉平喘药。

（3）纠正水、电解质及酸碱失衡　①补液；②纠正酸中毒；③纠正电解质紊乱。

（4）控制感染　静脉应用广谱抗生素。

（5）应用糖皮质激素。

（二）预防

1. 慢性持续期应尽量明确可诱发发作的变应原，日常中加以控制，避免接触而诱发发作。

2. 加强体育锻炼，增强体质。注射哮喘菌苗和脱敏疗法。可个体化使用吸入型糖皮质激素等药物以减少复发。

细目四　肺　炎

◎ 要点一　概述

肺炎是指包括终末气道、肺泡腔及肺间质等在内的肺实质的炎症性疾病，是临床最常见的感染性疾病。

肺炎的分类：

（1）按解剖分类　①大叶性（肺泡性）肺炎：炎症累及部分肺段或整个肺叶，致病菌以肺炎链球菌最多见；②小叶性（支气管性）肺炎：病菌经支气管入侵，引起细支气管、终末细支气管及肺泡炎症，病原体常见肺炎链球菌、葡萄球菌、病毒、肺炎支原体等；③间质性肺炎：以肺间质为主的炎症，可由细菌、支原体、病毒等引起。

（2）按病因分类　①细菌性肺炎：最为常见，常见致病菌为肺炎链球菌、葡萄球菌、甲型溶血性链球菌、肺炎克雷伯杆菌、流感嗜血杆菌等；②非典型病原体肺炎：见于军团菌、支原体和衣原体感染；③病毒性肺炎：见于冠状病毒、腺病毒、呼吸道合胞病毒、流感病毒等感染；④肺真菌病：由念珠菌、曲霉、隐球菌等引起的肺炎；⑤其他病原所致的肺炎：如立克次体、弓形体、肺吸虫等；⑥理化因素所致的肺炎：如放射性肺炎、化学性肺炎等。

（3）按患病环境分类　①社区获得性肺炎（CAP）：是指在医院外感染病原体所患的肺炎，主要致病菌为肺炎链球菌、支原体、衣原体、流感嗜血杆菌、流感病毒、腺病毒等；②医院内获得性肺炎（HAP）：是指患者住院期间未接受有创性机械通气治疗，入院≥48 小时后在院内新发的肺炎，多发生于各种原发疾病的危重患者，革兰阴性杆菌感染率高，常为混合感染，耐药菌株多，治疗困难，且病死率高。

◎ 要点二　肺炎链球菌肺炎

（一）病因

肺炎链球菌为革兰阳性球菌，常成对或成链

排列，菌体外有荚膜，荚膜多糖具有特异抗原性和致病力，根据其抗原性不同，可分为86个血清型。成人致病菌多属1~9及12型，其中以第3型毒力最强。

（二）临床表现与并发症

冬春季节多见，多数起病急骤，常有受凉、淋雨、劳累、病毒感染等诱因，多有上呼吸道感染的前驱症状。病程7~10日。

1. 症状

（1）寒战、高热　典型病例以突然寒战起病，继之发热，体温可高达39~40℃，呈稽留热，常伴头痛，全身肌肉酸痛，食欲不振。

（2）咳嗽、咳痰　初期为刺激性干咳，继而咳白色黏液痰或痰带血丝，1~2日后可咳出黏液血性或铁锈色痰，铁锈色痰为其特征性临床表现之一，也可呈脓性痰，进入消散期痰量增多，痰黄而稀薄。

（3）胸痛　多有病侧胸痛，常呈针刺样，随咳嗽或深呼吸而加剧，可放射至肩或腹部。

（4）呼吸困难　由于肺实变导致通气不足、胸痛及毒血症等，引起呼吸困难，多呈混合性呼吸困难，呼吸快而浅。

（5）其他　少数患者有恶心、呕吐、腹胀或腹泻等胃肠道症状。严重感染者可出现神志模糊、烦躁、嗜睡、谵妄、昏迷等。

2. 体征　急性热病面容，呼吸浅速，面颊绯红，皮肤灼热，部分患者有鼻翼扇动、口唇单纯疱疹等。典型患者有肺实变体征，包括患侧呼吸运动减弱、触觉语颤增强、叩诊呈浊音、听诊呼吸音减低或消失，并可出现支气管呼吸音。消散期可闻及湿啰音。重症患者有肠胀气，上腹部压痛，多与炎症累及膈、胸膜有关。少数重症患者可出现休克，多见于老年患者。

3. 并发症　严重感染患者易发生感染性休克，尤其是老年人。其他并发症有胸膜炎、脓胸、心肌炎、脑膜炎、关节炎等。

（三）实验室检查及其他检查

1. 血液一般检查　血白细胞计数明显升高，一般在（10~20）×10^9/L，中性粒细胞分类多在80%以上，并有核左移或细胞内可见中毒颗粒。年老体弱、酗酒、免疫功能低下者白细胞计数可不增高，但中性粒细胞的百分比升高。

2. 病原学检查　痰直接涂片发现典型的革兰染色阳性、带荚膜的双球菌，即可初步做出病原学诊断。痰培养24~48小时可以确定病原体。PCR检测及荧光标记抗体检测，可提高病原学诊断率。对病情危重者，应在使用抗菌药物前做血培养。

3. 胸部X线检查　早期仅见肺纹理增粗、紊乱；肺实变期呈肺叶、肺段分布的密度均匀阴影，并在实变阴影中可见支气管气道征，肋膈角可有少量胸腔积液征；消散期显示实变阴影密度逐渐减低，呈散在的、大小不等的片状阴影，多数病例起病3~4周后才能完全消散。老年患者病灶消散较慢，亦可呈机化性肺炎。

（四）诊断与鉴别诊断

1. 诊断　根据典型症状与体征，结合胸部X线检查，可做出初步诊断。对于临床表现不典型者，需认真加以鉴别。确诊有赖于病原菌检测。

2. 鉴别诊断　主要应与其他病原体引起的肺炎进行鉴别，一般通过临床特点及病原学检查可以明确诊断，除此之外，应与下列疾病进行鉴别。

（1）急性结核性肺炎　急性结核性肺炎（干酪性肺炎）临床表现与肺炎球菌肺炎相似，X线检查亦有肺实变征象，但肺结核常有低热、乏力，痰中可找到结核菌。X线检查显示病变多在肺尖或锁骨上下，密度不均，久不消散，且可形成空洞和肺内播散，抗结核治疗有效。肺炎球菌肺炎经抗生素治疗3~5天，体温多能恢复正常，肺内炎症也较快吸收。

（2）肺癌　起病缓慢，常有刺激性咳嗽和少量咯血，无明显全身中毒症状，血白细胞计数升高不显著，若痰中发现癌细胞可确诊。

（3）急性肺脓肿　早期临床表现与肺炎链球菌肺炎相似，但随病程进展，咳出大量脓臭痰为其特征性表现。X线检查可见脓腔及液平面。

（五）病情评估

肺炎的病情评估决定患者的治疗场所的选择，肺炎的病情严重程度取决于局部炎症病变程度、炎症扩散情况以及全身性炎症反应的程度。我国CAP患者是否住院治疗的判断标准共五项指标：①意识障碍；②血尿素氮>7mmol/L；③呼吸频率≥30次/分；④收缩压<90mmHg或舒张压≤60mmHg；⑤年龄≥65岁。每项1分，根据患者具体情况进行打分，由此判断病情严重程度并决定治疗场所。评分0~1分，病情较轻，可以门诊治疗随访；评分2分，病情较重，建议住院治疗或严格随访下院外治疗；评分3~5分，病情重，应住院治疗。

肺炎链球菌肺炎患者如出现急性呼吸衰竭需要机械辅助通气、循环支持和需要监护生命体征者，均提示病情危重。

（六）治疗与预防

1. 一般治疗 卧床休息，高热、食欲不振者应静脉补液，注意补充足够蛋白质、热量及维生素。密切观察呼吸、脉搏、血压等变化，防止休克发生。体温低时注意保暖，多饮水，给予易消化食物。

2. 对症治疗 高热者采用物理降温；如有气急、发绀者应给予氧疗；咳嗽、咳痰不易者可给予溴己新口服；剧烈胸痛者，可热敷或酌用少量镇痛药如可待因口服；如有麻痹性肠梗阻，应暂禁食禁饮，并进行肠胃减压；烦躁不安、谵妄者酌用地西泮镇静，禁用抑制呼吸中枢明显的镇静药。

3. 抗菌药物治疗 一经诊断即应予抗菌药物治疗，不必等待细菌培养结果。首选青霉素G，用药途径及剂量视病情轻重及有无并发症而定。对青霉素过敏者，可用红霉素或阿奇霉素、林可霉素等。重症患者可选用氟喹诺酮类、头孢菌素类等。多重耐药菌株感染者可用万古霉素、替考拉宁等。疗程通常为5~7天，或在退热后3天可由静脉用药改为口服，维持数日。

4. 感染性休克的处理 ①一般处理：平卧，吸氧，监测生命体征等；②补充血容量：是抢救感染性休克的重要措施；③纠正水、电解质和酸碱平衡紊乱：主要是纠正代谢性酸中毒；④应用糖皮质激素；⑤应用血管活性药物：一般不作首选，根据病情应用多巴胺、间羟胺等；⑥控制感染：加大抗菌药物用量，必要时选用二、三代头孢菌素并采取联合用药；⑦防治心力衰竭、肾功能不全、上消化道出血及其他并发症。

5. 预防 加强体育锻炼，增强体质，避免吸烟及酗酒、熬夜、过度疲劳等诱因。嗜烟者、痴呆症、慢性支气管炎、支气管扩张症、慢性心力衰竭、2型糖尿病、血液病患者及应用免疫抑制剂患者为患病高危人群，必要时应接种肺炎疫苗加以有效预防。

细目五　原发性支气管肺癌

◎ 要点一　概述

原发性支气管癌（简称肺癌），为起源于支气管黏膜或腺体的恶性肿瘤。肺癌是严重危害人类健康的疾病，世界卫生组织2012年公布的资料显示，肺癌的发病率与死亡率均居全球癌症首位，占所有癌症发病人数的13.0%，占所有癌症死亡人数的19.4%。我国肺癌死因已超过癌症死因的20%，且肺癌发病率及死亡率均迅速增长，预测到2025年，我国每年肺癌发病人数将超过100万，成为世界第一肺癌大国。肺癌发病率男性多与女性，在男性发病率居所有癌症的首位，在女性仅次于乳腺癌居第二位，随着诊断方法的进步以及靶向治疗药物的出现，经过规范有序的诊断、分期以及多学科治疗，生存期已经有所延长。然而，进一步延长肺癌的生存期，仍有赖于早期诊断和早期规范治疗。

◎ 要点二　病因

迄今尚不明确，与以下因素有关。

1. 吸烟 为最重要原因，85%以上肺癌是由于主动吸烟或被动吸"二手烟"所致，约11%的重度吸烟者罹患肺癌，吸烟者肺癌的死亡率远高于不吸烟者。

2. 空气污染 室外大环境污染有工业废气、汽车尾气等，主要致癌物质为苯并芘等；室内小环境污染有煤焦油、煤烟、烹调时的油烟等。

3. 职业致癌因子 已确定的职业性致癌物质有石棉、铬、镍、砷、煤烟、煤焦油、芥子气等。职业性致肺癌因素可使肺癌的发生危险增加3~30倍，并被吸烟协同增加。

4. 其他 如某些癌基因的活化及抗癌基因的丢失、电离辐射、病毒感染、β胡萝卜素和维生素A缺乏、机体免疫功能低下、内分泌失调以及家族遗传等。

◎ **要点三　病理与分类**

（一）按解剖学分类

1. 中央型肺癌 生长在段支气管以上位于肺门附近者，约占3/4，以鳞状上皮细胞癌和小细胞肺癌（SCLC）较常见。

2. 周围型肺癌 生长在段支气管及其分支以下者，约占1/4，以腺癌较为常见。

（二）按组织病理学分类

1. 非小细胞肺癌（NSCLC） 包括鳞状上皮细胞癌（简称鳞癌）、腺癌、大细胞癌和其他（腺鳞癌、类癌、肉瘤样癌等）。

（1）鳞癌　源于支气管鳞状上皮细胞化生，以中央型肺癌多见，并有向管腔内生长的倾向，早期常引起支气管狭窄导致肺不张或阻塞性肺炎。癌组织易变性、坏死，形成空洞或癌性肺脓肿。鳞癌最易发生于主支气管腔，发展成息肉或无蒂肿块，阻塞管腔引起阻塞性肺炎。

（2）腺癌　是肺癌常见的类型，女性多见，主要起源于支气管黏液腺，以周围型多见。腺癌倾向于管外生长，但也可循泡壁蔓延，早期即可侵犯血管、淋巴管，常在原发瘤引起症状前即已转移。

（3）大细胞癌　较少见，占肺癌的10%以下。可发生在肺门附近或肺边缘的支气管，常见大片出血性坏死，转移较小细胞未分化癌晚，手术切除机会较大。

2. 小细胞肺癌 包括燕麦细胞型、中间细胞型、复合燕麦细胞型。细胞浆内含有神经内分泌颗粒，具有内分泌和化学受体功能，能分泌5-羟色胺、儿茶酚胺、组胺、激肽等肽类物质，可引起类癌综合征。在原发性肺癌中恶性程度最高，在其发生发展的早期多已转移到肺门和纵隔淋巴结，并由于其易侵犯血管，在诊断时大多已有肺外转移，患者年龄较轻，多有吸烟史。

◎ **要点四　临床表现**

1. 原发肿瘤引起的表现 咳嗽为常见的早期症状，多呈刺激性干咳，或有少量黏液痰。如肿瘤导致远端支气管狭窄，呈现持续性咳嗽，呈高音调金属音，为特征性阻塞性咳嗽。如继发感染时，则咳脓性痰。癌组织血管丰富，痰内常间断或持续带血，如侵及大血管可导致大咯血。如肿瘤引起支气管部分阻塞，可引起局限性喘鸣，并可有胸闷、气急等。常见的全身症状有体重下降、发热等。

2. 肺外胸内扩散引起的表现 ①肿瘤侵犯胸膜或纵隔，可产生不规则的钝痛；侵入胸壁、肋骨或压迫肋间神经时可致胸痛剧烈，且有定点或局部压痛，呼吸、咳嗽则加重。②肿瘤压迫大气道，可出现吸气性呼吸困难。③肿瘤侵及食管可表现咽下困难，尚可引起支气管－食管瘘。④肿瘤或转移性淋巴结压迫喉返神经（左侧多见），则发生声音嘶哑。⑤肿瘤侵犯纵隔，压迫阻滞上腔静脉回流，导致上腔静脉压迫综合征，表现头、颈、前胸部及上肢淤血水肿等。⑥肺尖部肺癌又称为肺上沟瘤（Pancoast瘤），易压迫颈部交感神经引起Horner综合征，出现同侧眼睑下垂、眼球内陷、瞳孔缩小、额部少汗等。

3. 远处转移引起的表现 如肺癌转移至脑、肝、骨、肾上腺、皮肤等可出现相应的表现。锁骨上淋巴结是肺癌常见的转移部位，多位于前斜角肌区，无痛感，固定而坚硬，逐渐增大、增多并融合。

4. 肺外表现 包括内分泌、神经肌肉、结缔组织、血液系统和血管的异常改变，又称副癌综合征（类癌综合征）。表现有：杵状指（趾）和肥大性骨关节病；高钙血症；分泌促性激素引起男性乳房发育；分泌促肾上腺皮质激素样物质可引起 Cushing 综合征；分泌抗利尿激素引起稀释性低钠血症；神经肌肉综合征，包括小脑皮质变性、脊髓小脑变性、周围神经病变、重症肌无力和肌病等。此外可有类癌综合征，表现为哮鸣样支气管痉挛、阵发性心动过速、水样腹泻、皮肤潮红等。

◎ 要点五　实验室检查及其他检查

1. **影像学检查**　胸部 X 线检查为常规检查方法，如检查发现块影或可疑肿块阴影，可进一步选用高电压摄片、体层摄片、CT、磁共振显像（MRI）、单光子发射计算机断层显像（SPECT）和正电子发射计算机体层显像（PET）等检查进一步明确。

2. **痰脱落细胞检查**　为简单而有效的早期诊断手段之一，并能进行组织学检查。非小细胞癌的阳性率较小细胞肺癌者高，可达 70%~80%。

3. **支气管镜检查**　为确诊肺癌的重要检查方法。中央型肺癌确诊率可达 90% 左右，周围型确诊率偏低。

4. **肿瘤标志物检测**　包括蛋白质，内分泌物质，肽类，各种抗原物质如癌胚抗原（CEA），可溶性膜抗原如 CA-125、CA-199，神经特异性烯醇酶（NSE）等，这些标志物虽然对诊断有一定的帮助，但缺乏特异性，对某些肺癌的病情监测有参考价值。

5. **其他检查**　淋巴结活检、肺组织针吸活检、胸膜活检、纵隔镜活检、开胸活检等均可采用。放射性核素扫描检查利用肿瘤细胞摄取放射性核素与正常组织的差异进行肿瘤的定位、定性诊断。

◎ 要点六　诊断与鉴别诊断

（一）诊断

肺癌的早期诊断极为重要。影像学、细胞学和病理学检查是肺癌诊断的必要手段。一般经肺部 CT 确定癌肿部位，然后经组织学检查确定诊断及病理学分型，有条件者在病理学诊断的同时，检测肿瘤组织的 EGFR 基因、ALK 基因和 ROS1 融合基因。

对 40 岁以上长期大量或过度吸烟患者有下列情况者应注意肺癌的可能：①刺激性咳嗽持续 2~3 周，治疗无效；②原有慢性呼吸道疾病，咳嗽性质改变者；③持续痰中带血而无其他原因可解释者；④反复发作的同一部位的肺炎，特别是段性肺炎；⑤原因不明的肺脓肿，无中毒症状，无大量脓痰，抗感染治疗效果不显著者；⑥原因不明的四肢关节疼痛及杵状指（趾）；⑦X 线检查有局限性肺气肿或段、叶性肺不张、孤立性圆形病灶和单侧性肺门阴影增大者；⑧原有肺结核病灶已稳定，而形态或性质发生改变者；⑨无中毒症状的胸腔积液，尤其是呈血性、进行性增加者。

（二）鉴别诊断

1. **肺结核**　多见于青壮年，病程长，常有持续性发热及全身中毒症状，可有反复的咯血，痰液可检出结核菌，X 线检查有结核灶的特征，抗结核药物治疗有效。

2. **肺炎**　多见于青壮年，急性起病，寒战高热，咳铁锈色痰，白细胞增高，抗生素治疗有效。若起病缓慢，无毒血症状，抗生素治疗效果不明显，或在同一部位反复发生的肺炎等，应注意肺癌的可能。

3. **肺脓肿**　起病急，中毒症状明显，伴咳大量脓臭痰，白细胞和中性粒细胞增高，胸部 X 线呈薄壁空洞，内壁光整，内有液平，周围有炎症改变。而癌性空洞常先有肿瘤症状，然后出现继发感染的症状。支气管镜检查等可以鉴别。

4. **结核性胸膜炎**　胸腔积液多透明，草黄色，有时为血性，而癌性胸水增长迅速，以血性多见，并结合胸水 CEA、腺苷酸脱氨酶、能否找到癌细胞以及抗结核治疗疗效等进行鉴别。

◎ 要点七　病情评估

1. **TNM 分期**　肺癌的预后决定于临床分期，

临床分期依照第八版肺癌 TNM 分期系统，根据原发肿瘤（T）、区域淋巴结（N）、远处淋巴结（M）综合判断。

（1）原发肿瘤　Tx—隐匿癌（从痰液或支气管冲洗液中找到恶性细胞，但影像学或支气管镜检不能发现病灶）；T0—无原发肿瘤的证据；Tis—原位癌；T1—肿瘤最大径≤3cm，四周为肺组织或脏层胸膜，病变范围的近端未侵犯到叶支气管；T1a—肿瘤最大直径≤1cm；T1b—肿瘤最大直径 1～2cm；T1c—肿瘤最大直径>2～3cm；T2—肿瘤最大径>3cm，肿瘤累及主支气管但距隆突至少 2cm，或脏层胸膜受侵，或不论肿瘤大小但侵及脏层胸膜，或累及肺门区伴肺不张或阻塞性肺炎，但其范围小于一侧全肺；T2a—肿瘤最大径>3～4cm；T2b—肿瘤最大径>4～5cm；T3—肿瘤最大直径>5～7cm，侵犯胸壁、膈肌、纵隔胸膜、心包，肿瘤累及主支气管距隆突<2cm，但未侵及隆突，或累及一侧全肺的肺不张或阻塞性肺炎；T4—肿瘤最大直径>7cm，侵犯纵隔、心脏、大血管、气管、食管、椎体、隆突、同侧恶性胸腔积液。

（2）区域淋巴结　N0—无区域淋巴结转移；N1—同侧支气管周围或肺门淋巴结转移；N2—同侧纵隔或隆突下淋巴结转移；N3—对侧纵隔或肺门淋巴，同侧或对侧斜角肌或锁骨上淋巴转移。

（3）远处淋巴结　M0—无远处转移；M1—有远处转移。

2. **临床分期**　根据 TNM 分期判断临床分期，分为隐性癌、0 期、ⅠA1 期、ⅠA2 期、ⅠA3 期、ⅠB 期、ⅡA 期、ⅡB 期、ⅢA 期、ⅢB 期、ⅢC 期、ⅣA 期、ⅣB 期。临床分期与治疗措施的选择关系密切。

◎ **要点八　治疗原则**

肺癌的治疗策略应根据患者一般情况、肺癌的病理学类型、临床分期综合决策，强调个体化的综合性治疗。小细胞肺癌发现时已转移，难以通过外科手术根治，主要依赖化疗或放、化疗综合治疗。相反，非小细胞肺癌可为局限性，外科手术或放疗效果好，但对化疗的反应较小细胞肺癌差。

1. **手术治疗**　为非小细胞肺癌的主要治疗方法，主要适用于Ⅰ期、Ⅱ期患者。根治性手术切除是首选的治疗措施，除Ⅰ期患者，Ⅱ～Ⅲ期的患者实施根治手术后需辅助化疗。鳞癌比腺癌和大细胞癌术后效果好，小细胞肺癌主张先化疗、后手术。推荐肺叶切除术，肺功能不良者及外周性病变患者可行肺段切除术和楔形切除术。

2. **化学药物治疗（简称化疗）**　小细胞肺癌对化疗最敏感，鳞癌次之，腺癌最差。

3. **靶向治疗**　主要适合于表皮生长因子受体（EGFR）敏感突变的晚期非小细胞肺癌，化疗失败或者无法接受化疗的非小细胞肺癌，此外，还有以肿瘤血管生成为靶点的靶向治疗。

4. **放射治疗（简称放疗）**　分为根治性放疗和姑息性放疗两种。根治性放疗适用于病灶局限、因解剖原因不便手术或患者不愿意手术者，若结合化疗可提高疗效。姑息性放疗的目的在于抑制肿瘤的发展，延迟肿瘤扩散和缓解症状，常用于控制骨转移性疼痛、上腔静脉压迫综合征、支气管阻塞及脑转移引起的症状。放疗对小细胞肺癌效果较好，其次为鳞癌和腺癌，其放射剂量以腺癌最大，小细胞癌最小。

5. **生物反应调节剂**　为小细胞肺癌提供了一种新的治疗手段，如小剂量干扰素、转移因子、左旋咪唑、集落刺激因子（CSF）等，在肺癌的治疗中都能增加机体对化疗、放疗的耐受性，提高疗效。

6. **介入治疗**　经支气管动脉灌注化疗适用于无手术指征，化放疗无效的晚期患者；经支气管镜介入治疗等。

细目六　慢性呼吸衰竭

◎ **要点一　概述**

慢性呼吸衰竭是各种原因引起的肺通气和

（或）换气功能严重障碍，以致在静息状态下亦不能维持足够的气体交换，导致机体缺氧伴或不伴二氧化碳潴留，从而引起一系列生理功能和代谢紊乱的临床综合征。呼吸衰竭的诊断有赖于动脉血气分析，表现为在海平面正常大气压、静息状态、自主呼吸空气的条件下，动脉血氧分压（PaO_2）低于60mmHg伴或不伴二氧化碳分压（$PaCO_2$）超过50mmHg，排除心内解剖分流和原发心排血量降低等因素。

呼吸衰竭按血气分析分为两类：

（1）Ⅰ型 缺氧而无二氧化碳潴留，即PaO_2低于60mmHg，$PaCO_2$正常或降低，主要发生机制为换气功能障碍（通气/血流比例失调、弥散功能损害和肺动-静脉样分流），见于严重肺部感染性疾病、急性肺栓塞等。

（2）Ⅱ型 缺氧伴二氧化碳潴留，即PaO_2低于60mmHg，$PaCO_2$超过50mmHg，主要发生机制为肺泡通气不足，见于慢性阻塞性肺疾病等。

◎ 要点二 病因

1. 支气管-肺疾病 为主要病因，常见于慢性阻塞性肺疾病、重症肺结核、肺间质纤维化、肺尘埃沉着症等。

2. 胸廓和神经肌肉病变 如胸部手术、外伤、广泛胸膜增厚、胸廓畸形、脊髓侧索硬化症等。

◎ 要点三 临床表现

除原发病表现外，主要为呼吸困难、发绀及神经精神症状。

1. 原发病表现。

2. 缺氧表现 ①呼吸困难是最早出现的症状；②发绀是缺氧严重的表现；③精神神经症状常见注意力不集中，智能及定向力障碍，缺氧加重时可出现烦躁、恍惚，甚至昏迷；④循环系统表现为早期血压升高、心动过速，严重者出现心动过缓、心律失常甚至血压下降；⑤消化道表现有上消化道出血、黄疸等；⑥泌尿系统表现为出现蛋白尿、氮质血症等。

3. 二氧化碳潴留表现 ①早期出现睡眠习惯改变，昼睡夜醒，严重时出现抽搐、昏迷等二氧化碳麻痹的表现；②早期血压升高，呼吸、心率增快，严重者血压下降甚至发生休克。

◎ 要点四 实验室检查及其他检查

1. 动脉血气分析 ①典型的动脉血气改变是PaO_2低于60mmHg，伴或不伴$PaCO_2$超过50mmHg，以伴有$PaCO_2$超过50mmHg的Ⅱ型呼衰为常见；②pH值改变不如$PaCO_2$改变明显，当$PaCO_2$增高伴有pH值超过7.35时，称为代偿性呼吸性酸中毒，如pH值低于7.35则称为失代偿性呼吸性酸中毒；③呼吸性酸中毒合并代谢性酸中毒见于低氧血症、血容量不足、心排血量减少和周围循环障碍、肾功能损害等，在呼吸性酸中毒的基础上可并发代谢性酸中毒；④呼吸性酸中毒合并代谢性碱中毒常见于慢性呼吸性酸中毒的治疗过程中，由于机械通气不当或补充碱性药物过量，导致代谢性碱中毒。

2. X线检查 用于进一步明确原发病，了解肺部感染情况，随访治疗效果等。

◎ 要点五 诊断

1. 有慢性支气管-肺疾患如慢性阻塞性肺疾病、重症肺结核、肺间质纤维化等导致呼吸功能障碍的原发疾病史。

2. 有缺氧和二氧化碳潴留的临床表现，如呼吸困难、发绀、精神神经症状等。

3. 动脉血气分析PaO_2低于60mmHg，或伴有$PaCO_2$超过50mmHg，即可确立诊断。

◎ 要点六 病情评估

1. 明确呼吸衰竭的病变部位 根据病史及临床表现特点，明确发生呼吸衰竭的关键病变部位，确定是中枢性呼吸衰竭还是周围性呼吸衰竭。

2. 明确呼吸衰竭类型 根据病因结合动脉血气分析结果，判断是Ⅰ型呼吸衰竭还是Ⅱ型呼吸衰竭，对选择正确的氧疗措施极为重要。

3. 判断严重程度及预后 依据病史、临床表现、有无并发症及并发症的类型，结合动脉血气分析结果，判断患者病情及预后。并发肺性脑病、严重心律失常、弥散性血管内凝血等严重并发症者，病情危重，预后不良，死亡率高，其中并发肺性脑病是最主要的死亡原因。

◎ 要点七　治疗与预防

（一）治疗原则

积极处理原发病，去除诱因；保持呼吸道通畅，纠正缺氧、二氧化碳潴留和代谢紊乱；维持心、脑、肾等重要脏器功能，防治并发症。

（二）治疗措施

1. 保持气道通畅　治疗呼吸衰竭的首要措施是保持呼吸道通畅。①给予祛痰药以降低痰液黏度。②应用支气管扩张剂，必要时用糖皮质激素解除支气管痉挛。③若痰液黏稠难以咳出，导致气道阻塞不易解除时，应及时建立人工气道，吸出呼吸道分泌物，保持气道通畅。

2. 氧疗　慢性阻塞性肺疾病是导致慢性呼吸衰竭的最常见病因，以Ⅱ型呼吸衰竭为主，应采取控制性氧疗，氧疗原则为低浓度持续给氧，吸入氧浓度低于35%。一般吸入低浓度氧气时，$PaCO_2$的上升与PaO_2的上升比值不超过17/21，即PaO_2上升21mmHg，则$PaCO_2$上升不超过17mmHg。氧疗方法常用鼻导管吸氧。

吸入氧流量的计算方法：吸入氧浓度（%）=21+4×吸入氧流量（L/min）。通常每分钟吸氧1~2L时，其吸入氧浓度为25%~29%。合理的氧疗应使PaO_2达到60mmHg以上，或SaO_2达到90%以上，而无$PaCO_2$的明显上升。

3. 增加通气量　这是解除二氧化碳潴留的主要治疗措施。①合理应用呼吸兴奋剂。②合理应用机械通气：对于严重呼衰患者，机械通气是抢救患者生命的重要措施。机械通气可增加通气量，提供适当的氧浓度，并在一定程度上改善换气功能，减少呼吸做功的消耗。

4. 纠正酸碱失衡和电解质紊乱

（1）呼吸性酸中毒　主要治疗方法是改善通气，解除二氧化碳潴留。

（2）呼吸性酸中毒合并代谢性酸中毒　除纠正二氧化碳潴留和改善缺氧外，当pH值低于7.20时应适当补充5%碳酸氢钠。

（3）呼吸性酸中毒合并代谢性碱中毒　应针对引起碱中毒的原因进行处理，如纠正低钾血症、避免通气过度等。

5. 防治感染　呼吸道感染为常见诱因，应根据痰菌培养及药敏试验，选择有效抗菌药物控制感染。

6. 治疗并发症

（1）肺性脑病　除以上各种综合治疗外，严密监测病情变化及动脉血气分析，对有明显脑水肿的患者应采取脱水降颅压治疗，常用甘露醇、山梨醇等。

（2）上消化道出血　可适当应用质子泵抑制剂预防上消化道出血，如出现呕血或柏油样便，根据病情需要进行输血治疗，静脉滴注质子泵抑制剂等。

（三）预防

有效控制原发病如慢性阻塞性肺疾病、慢性肺心病等，有效预防呼吸衰竭发生的关键措施是防治呼吸道感染。缓解期应进行适当的耐寒锻炼，有慢性呼吸衰竭发作病史的患者应进行有效的规范的家庭氧疗，并达到家庭氧疗的目标要求。

第二单元 循环系统疾病

细目一 急性心力衰竭

◎ 要点一 心力衰竭概述

心力衰竭（HF）是指各种心脏疾病导致心脏收缩和/或舒张功能异常，心室充盈和/或射血能力障碍，引起以组织血流灌注不足伴有体循环或肺循环淤血的临床综合征。心功能不全是一个范畴更大的概念，早期心功能不全者，因心脏代偿可无明显的临床表现，伴有临床症状的心功能不全称之为心力衰竭，两个诊断不可混淆。

心力衰竭的分类：

1. 按照病理改变以及发生功能障碍的部位 分为左心衰、右心衰和全心衰。

（1）*左心衰竭* 指左心室代偿功能不全而发生的心力衰竭，临床上较为常见，以肺循环淤血为特征。

（2）*右心衰竭* 指右心室收缩功能障碍发生的心力衰竭，主要见于肺源性心脏病及某些先天性心脏病，以体循环淤血为主要表现。

（3）*全心衰竭* 左心衰竭后肺动脉压力增高，使右心负荷加重，病理改变进一步加重，右心衰竭也继之出现，即为全心衰。心肌炎、心肌病患者左、右心同时受损，左、右心衰可同时出现。

2. 按照心力衰竭的病因及发病缓急 分为急性心衰和慢性心衰。

（1）*急性心衰* 急性而严重的心肌损害或心脏负荷突然加重，使心功能正常或处于代偿期的心脏在短时间内发生衰竭，或使慢性心衰急剧恶化。临床上以急性左心衰常见，表现为急性肺水肿或心源性休克。

（2）*慢性心衰* 多见于器质性心脏病患者，为绝大多数器质性心脏病的最终结局，病情进展缓慢，一般有代偿性心脏扩大或肥厚及其他代偿机制参与，病程中常因某些诱因出现急性加重，五年存活率与恶性肿瘤相当，是严重危害人类健康的公共卫生问题。

3. 按照发生病理改变的心脏功能 分为收缩性心衰和舒张性心衰。

（1）*收缩性心衰* 心脏收缩射血为其主要生理功能，收缩功能障碍时心排血量下降并有后向性淤血的表现，即为收缩性心力衰竭，也是临床上常见的心衰。

（2）*舒张性心衰* 心脏正常的舒张功能是为了保证收缩期的有效泵血，当心脏收缩功能不全时，常同时存在舒张功能障碍。单纯的舒张性心衰可见于高血压病、冠心病的某一病理阶段。严重的舒张期心衰见于原发性限制型心肌病、原发性肥厚型心肌病等。

◎ 要点二 病因

急性心力衰竭（AHF）是指由于急性心脏病变引起心排血量急骤降低，导致组织器官灌注不足和急性淤血的一类心力衰竭。急性右心衰即急性肺源性心脏病，主要见于大面积肺梗死，临床上以急性左心衰较为常见，表现为急性肺水肿或心源性休克，是严重的急危重症，抢救是否及时合理与预后密切相关。

心脏解剖或功能的突发异常，使心排血量急剧降低和肺静脉压突然升高，均可导致急性左心衰竭。

1. 急性心肌缺血事件 与冠心病有关的急性广泛前壁心肌梗死、乳头肌梗死断裂、室间隔破裂穿孔等，均可导致急性心力衰竭。

2. 感染性心内膜炎 可导致瓣膜急性穿孔、腱索断裂，通过瓣膜性急性反流诱发急性心力衰竭。

3. 其他 高血压心脏病血压急剧升高，原有心脏病的基础上发生快速性心律失常或严重缓慢性心律失常，输液过多过快等，均可通过急性心脏负荷加重导致急性心力衰竭。

◎ **要点三 临床表现**

急性心力衰竭起病急，为临床急危重症，临床以急性肺水肿的表现为主。

1. 突发严重呼吸困难，呼吸频率常达每分钟30~40次。

2. 强迫坐位，面色灰白，发绀，大汗，烦躁不安。

3. 频繁咳嗽，咳粉红色泡沫状痰。

4. 听诊两肺满布湿啰音和哮鸣音。

5. 危重患者可因脑缺氧而致神志模糊甚至昏迷。

◎ **要点四 诊断与鉴别诊断**

（一）诊断

根据病史、典型症状与体征，一般不难做出诊断。

（二）鉴别诊断

急性心力衰竭主要应与支气管哮喘急性发作相鉴别；肺水肿并存的心源性休克应与其他原因所致的休克鉴别。

◎ **要点五 病情评估**

急性心力衰竭均属临床急危重症，尤其是急性左心衰竭的病情严重程度，首先与原发病关系密切，临床上由于急性广泛前壁心肌梗死、急性重症心肌炎等广泛心肌损伤甚至坏死引起的急性左心衰竭病情危重，预后不良。

AHF 的临床严重程度常用 Killip 分级：

Ⅰ级：无 AHF。

Ⅱ级：有 AHF，肺部中下肺野可闻及湿啰音，有舒张期奔马律，胸片见肺淤血征象。

Ⅲ级：严重 AHF，严重肺水肿，双肺满布湿啰音。

Ⅳ级：心源性休克。

◎ **要点六 治疗与预防**

（一）治疗

1. **一般治疗** 患者取坐位，双腿下垂，以

减少静脉回流。立即高流量鼻导管给氧，病情严重者采用面罩呼吸机持续加压给氧，使肺泡内压增加，加强肺泡气体交换，对抗组织液向肺泡内渗透。

2. **有效镇静** 吗啡 3~5mg 静脉注射镇静，减少躁动增加的额外心脏负担，同时扩张外周小血管，减轻心脏负荷。必要时每间隔 15 分钟重复 1 次，共 2~3 次。老年患者应密切注意对呼吸中枢的影响。

3. **快速利尿减轻心脏容量负荷** 呋塞米20~40mg 静注，4 小时后可重复 1 次，有利于肺水肿的缓解。

4. **应用血管扩张剂减轻心脏负荷**

（1）硝酸甘油 扩张小静脉，减少回心血量，先以 $10\mu g/min$ 开始，然后每 10 分钟调整 1 次，每次增加 $5~10\mu g$，以收缩压维持在 $90~100mmHg$ 为度。

（2）硝普钠 同时扩张动、静脉血管，起始剂量 $0.3\mu g/(kg \cdot min)$ 滴入，根据血压逐步增加剂量，最大剂量可用至 $5\mu g/(kg \cdot min)$，维持剂量为 $50~100\mu g/min$。硝普钠含有氰化物，用药时间不宜连续超过 24 小时。

（3）重组人脑钠肽 具有扩管、利尿、抑制RAAS 和交感活性的作用。

5. **应用正性肌力药增强心肌收缩力**

（1）多巴酚丁胺 可增加心输出量，起始剂量为 $2~3\mu g/(kg \cdot min)$，根据尿量和血流动力学监测结果调整剂量，最高可用至 $20\mu g/(kg \cdot min)$。多巴酚丁胺可使心律失常的发生率增加，应密切观察。

（2）洋地黄类药 毛花苷 C 静脉给药，最适合用于有心房颤动伴有快速心室率并已知有心室扩大伴左心室收缩功能不全者。首剂可给 $0.4~0.8mg$，2 小时后可酌情再给 $0.2~0.4mg$。急性心肌梗死发病 24 小时内不宜用洋地黄类药物。

6. **机械辅助治疗** 主动脉内球囊反搏（IABP）或临时心肺辅助系统，用于极危重患者。

7. **原发病治疗** 急性症状缓解后，应着手

对诱因及基本病因进行治疗。

（二）预防

急性心力衰竭为临床急危重症，其预防的关键在于对原发器质性心脏病的有效管理与随访，除积极治疗原发病外，通过限盐、限制体力活动等措施预防心功能进一步恶化。另外应注意规避一些医源性因素导致的心力衰竭病情突然加重，如注意输液量与输液速度，避免过多过快输液输血，避免使用负性肌力药等，并应注意监测患者的血电解质。

细目二　慢性心力衰竭

◎ 要点一　概述

慢性心力衰竭（CHF）是大多数心血管疾病的最终归宿，也是最主要的死亡原因。引起 CHF 的基础心脏病，近年来冠心病、高血压性心脏病的比例明显上升，已跃居病因的第一、二位。

◎ 要点二　病因

（一）基本病因

1. 原发性心肌损害

（1）缺血性心肌损害　冠心病是最常见的病因。

（2）心肌炎和心肌病　病毒性心肌炎及原发性扩张型心肌病为常见病因。

（3）心肌代谢障碍性疾病　如糖尿病心肌病、甲状腺功能亢进或减低的心肌病及心肌淀粉样变性等。

2. 心脏负荷过重

（1）压力负荷过重　见于高血压、主动脉瓣狭窄、肺动脉高压、肺动脉瓣狭窄等使左、右心室收缩期阻力增加的疾病。

（2）容量负荷过重　①心脏瓣膜关闭不全，如二尖瓣关闭不全、主动脉瓣关闭不全等；②左、右心或动静脉分流性先天性心血管病，如室间隔缺损、动脉导管未闭等。

（二）诱因

1. 感染　为最主要、最常见的诱因，尤其

是肺部感染。

2. 心律失常　常见心房颤动及其他快速性心律失常以及严重的缓慢性心律失常。

3. 血容量增加　静脉输液过多、过快等。

4. 过度体力活动或情绪激动　如劳累、妊娠后期及分娩过程、情绪激动等。

5. 治疗不当　以洋地黄类强心剂应用不当等为常见。

6. 其他　原有心脏病变加重或并发其他疾病。

◎ 要点三　病理生理

（一）心脏代偿机制

1. Frank-Starling 机制　为心脏的主要代偿机制。心脏前负荷增加，回心血量增加，心室舒张末期容积增加，从而增加心排血量及提高心脏做功量。

2. 心肌肥厚　当心脏后负荷增加时，常以心肌肥厚作为主要的代偿机制，最终导致心肌顺应性降低，舒张功能降低，心室舒张末压升高。

3. 神经-体液的代偿机制　心排血量不足时，心腔压力升高，机体全面启动神经-体液机制进行代偿，包括交感神经兴奋性增强、肾素-血管紧张素-醛固酮系统（RAAS）激活等。神经-体液代偿机制的激活可增加心排血量，但同时促发心肌重构，导致心力衰竭的病理改变进展。

（二）体液因子的改变

1. 心钠肽（ANP）和脑钠肽（BNP）　正常情况下，ANP 主要储存于心房，心室肌内也有少量表达，当心房压力增高，房壁受牵引时，ANP 分泌增加，扩张血管，增加排钠，对抗肾上腺素、RAAS 等导致的水、钠潴留。心力衰竭时，心室壁张力增加，心室肌内分泌 ANP、BNP 增加，血浆中 ANP 及 BNP 水平升高，其增高的程度与心衰的严重程度呈正相关，因此，血浆 ANP 及 BNP 水平可作为评定心衰的进程和判断预后的指标。

2. 精氨酸加压素（AVP）　由垂体分泌，具有抗利尿和周围血管收缩的生理作用，对维持血浆渗透压起关键作用。AVP 的释放受心房牵张

受体的调控，心力衰竭时心房牵张受体的敏感性下降，使 AVP 的释放不能受到相应的抑制，血浆 AVP 水平升高。心衰早期，AVP 的效应有一定的代偿作用，而长期的 AVP 增加，其负面效应加重心力衰竭。

3. **内皮素（ET）** 是由血管内皮释放的肽类物质，具有很强的收缩血管的作用。心力衰竭时，受血管活性物质如去甲肾上腺素、血管紧张素、血栓素等的影响，血浆内皮素水平升高，且直接与肺动脉压力特别是肺血管阻力升高相关。

（三）心肌损害和心室重塑

原发性心肌损害和心脏负荷过重使心脏功能受损，导致上述的心室扩大或心室肥厚等各种代偿性变化。在心腔扩大、心室肥厚的过程中，心肌细胞、胞外基质、胶原纤维网等均有相应变化，表现为心室重塑过程，是心力衰竭发生发展的基本机制。

◎ 要点四 临床表现

（一）左心衰竭

以肺淤血及心排血量降低的表现为主，症状多明显，但体征不具特征性。

1. **症状**

（1）肺淤血的表现 出现程度不同的呼吸困难，呼吸困难程度及表现与心力衰竭程度有关，表现为：①劳力性呼吸困难：呼吸困难发生在重体力活动时，休息后可缓解；②夜间阵发性呼吸困难：与平卧睡眠后回心血量增加、副交感神经张力增加、膈肌抬高、肺活量减少有关；③端坐呼吸；④急性肺水肿（心源性哮喘）：是呼吸困难最严重的状态。另外有咳嗽、咳痰、咯血等症状。

（2）心排血量不足的表现 ①体能下降、乏力、疲倦；②记忆力减退、焦虑、失眠等；③尿量减少。

2. **体征**

（1）肺部体征 随着病情由轻到重，肺部湿啰音可从局限于肺底部发展到全肺。病情严重出现心源性哮喘时，可闻及散在哮鸣音。

（2）心脏体征 心脏轻度扩大，心率加快，心音低钝，肺动脉瓣区第二心音亢进，心尖区可闻及舒张期奔马律和/或收缩期杂音，可触及交替脉等。

（二）右心衰竭

以体循环淤血的表现为主，临床体征显著，但症状不具特异性。

1. **症状** 以胃肠道及肝脏淤血症状为主，表现为食欲不振、腹胀、上腹隐痛等，伴有夜尿增多、轻度气喘等。

2. **体征**

（1）水肿 身体低垂部位可压陷性水肿，多由脚踝部开始，逐渐向上进展，午后加重，晨起相对较轻。

（2）颈静脉征 颈静脉搏动增强、充盈、怒张，肝-颈静脉反流征阳性。

（3）肝脏肿大 肝脏因淤血肿大伴压痛。

（4）心脏体征 可出现三尖瓣关闭不全的反流性杂音。

（5）发绀。

（三）全心衰竭

左、右心力衰竭均存在，有肺淤血、心排血量降低和体循环淤血的相关症状和体征。

◎ 要点五 实验室检查及其他检查

1. **常规实验室检查** 包括血液一般检查、尿液检查、血液生化检查等。

2. **血浆脑钠肽（BNP）及 N 端前脑钠肽（NT-proBNP）检测** 有助于心衰的诊断及判断预后。BNP<100pg/mL 不支持心衰的诊断，BNP>400 pg/mL 支持心衰的诊断。NT-ProBNP<300pg/mL 为正常，可排除心衰，其阴性预测值为99%，心衰治疗后 NT-ProBNP<200pg/mL 提示预后良好。

3. **X 线检查** ①心影增大；②肺纹理增粗：早期主要表现为肺门血管影增强。急性肺泡性肺水肿时肺门呈蝴蝶状，肺野可见大片融合的阴影。

4. **超声心动图** 是诊断心力衰竭最有价值

的方法，可准确地提供各心腔大小变化、心瓣膜结构及功能情况，估计心脏功能。①收缩功能：左心室收缩分数（LVEF）≤40%为收缩期心力衰竭的诊断标准；②舒张功能：舒张功能不全时，E/A 比值降低。

5. 其他 ①放射性核素检查：有助于判断心室腔大小，反应 EF 值及舒张功能等。②心-肺吸氧运动试验。③有创性血流动力学检查：对急性重症心力衰竭患者必要时采用漂浮导管检查。可在床边进行，经静脉插管直至肺小动脉，直接反映左心功能。

◎ 要点六　诊断与鉴别诊断

（一）诊断

心力衰竭的诊断，首先应明确其器质性心脏病，结合症状、体征、实验室及其他检查可做出诊断。左心衰竭因肺淤血引起不同程度的呼吸困难，右心衰竭因体循环淤血引起的颈静脉怒张、肝大、水肿等，是诊断心衰的重要依据。

（二）鉴别诊断

1. 心源性哮喘与支气管哮喘　前者多见于老年人，有心脏病症状及体征，后者多见于青少年，有过敏史；前者发病时肺部有干、湿啰音，甚至咳粉红色泡沫痰，后者发作时双肺可闻及典型哮鸣音，咳出白色黏痰后呼吸困难常可缓解。血浆 BNP 水平对鉴别有较重要的参考价值。

2. 心包积液、缩窄性心包炎　由于腔静脉回流受阻同样可以引起颈静脉怒张、肝大、下肢水肿等表现，应根据病史、心脏及周围血管征进行鉴别，超声心动图检查可确诊。

◎ 要点七　病情评估

（一）心功能分级

1. NYHA 心功能分级　目前通用的是美国纽约心脏病学会（NYHA）提出的分级方法，其主要是根据患者自觉的活动能力划分为 4 级：

Ⅰ级：患者有心脏病但活动不受限制，平时一般活动不引起疲乏、心悸、呼吸困难或心绞痛。为心功能代偿期。

Ⅱ级：心脏病患者的体力活动受到轻度限制，休息时无自觉症状，但平时一般活动下可出现疲乏、心悸、呼吸困难或心绞痛发作等。

Ⅲ级：心脏病患者的体力活动明显受限，小于平时一般活动即可引起上述症状。

Ⅳ级：心脏病患者不能从事任何体力活动，休息状态下即有心力衰竭的症状，体力活动后显著加重。

（二）临床分期

A 期：前心衰阶段，存在心衰的高危因素，尚无心脏结构或功能异常，也无心衰的症状与体征，包括高血压、冠心病、2 型糖尿病、代谢综合征等疾病及使用心肌毒性药物史、酗酒史、风湿热病史、心肌病家族史等可发展为心脏病的高危因素。

B 期：前临床心衰阶段，无心衰的症状与体征，已有器质性心脏病变，如左室肥厚、LVEF 降低、无症状的心脏瓣膜病、陈旧性心肌梗死等。

C 期：临床心衰阶段，有器质性心脏病，既往或目前有心力衰竭症状。

D 期：难治性终末期心衰阶段，经严格优化的内科治疗，仍然有心衰的症状与体征，需要特殊干预治疗的难治性心力衰竭。

◎ 要点八　治疗与预防

（一）治疗原则和目的

1. 治疗目的　防止和延缓心衰的发生；缓解临床心衰患者的症状，提高运动耐量，改善生活质量；阻止或延缓心肌损害进一步加重；降低死亡率。

2. 分期治疗原则　按心力衰竭分期治疗。

A 期：积极治疗高血压、糖尿病、血脂异常等高危因素。

B 期：除 A 期中的措施外，有适应证的患者使用血管紧张素转换酶抑制剂（ACEI），或 β 受体阻滞剂。

C 期及 D 期：按 NYHA 分级进行相应治疗。

3. 分级治疗原则　按心功能 NYHA 分级选择药物治疗。

Ⅰ级：控制危险因素，ACEI。

Ⅱ级：ACEI，利尿剂，β受体阻滞剂，用或不用地高辛。

Ⅲ级：ACEI，利尿剂，β受体阻滞剂，地高辛。

Ⅳ级：ACEI，利尿剂，地高辛，醛固酮受体拮抗剂；病情稳定后，谨慎应用β受体阻滞剂。

（二）治疗措施

1. 病因治疗 治疗原发病，如冠心病、心肌炎、心肌病等；消除诱因，以及时有效控制肺部感染为主。

2. 一般治疗 休息，监测体重，控制钠盐摄入。

3. 药物治疗

（1）利尿剂 可长期维持治疗，水肿消失后，应以最小剂量无限期使用。常用：①噻嗪类利尿剂如氢氯噻嗪口服；②袢利尿剂如呋塞米口服或静脉注射；③保钾利尿剂如螺内酯、阿米洛利口服。

（2）RAAS抑制剂 ①血管紧张素转换酶抑制剂（ACEI）：阻断心肌、小血管的重塑，以维护心肌功能，延缓充血性心力衰竭的进展。常用卡托普利、依那普利等。②血管紧张素受体阻滞剂：与ACEI相同甚至更完全。常用氯沙坦、厄贝沙坦、替米沙坦等。③醛固酮受体拮抗剂：对抑制心血管的重构、改善慢性心力衰竭的远期预后有很好的作用。常用螺内酯等。

（3）β受体阻滞剂 可对抗交感神经激活，阻断心肌重塑，长期应用以达到延缓病变进展、减少复发和降低猝死率的目的。常用美托洛尔、比索洛尔等。但慎用于Ⅳ级心功能的患者。

（4）正性肌力药

1）洋地黄类药：可明显改善症状，减少住院率，提高运动耐量，增加心排血量。常用：①地高辛：适用于中度心力衰竭的维持治疗。②毛花苷C：适用于急性心力衰竭或慢性心衰加重时，特别适用于心衰伴快速心房颤动者。

洋地黄的适应证：在利尿剂，ACEI和β受体阻滞剂治疗过程中，持续有心衰症状的患者，可考虑加用地高辛，如同时伴有心房颤动则更是应用洋地黄的指征。

洋地黄中毒及其处理：①低血钾、肾功能不全以及与其他药物的相互作用都是引起洋地黄中毒的因素。②洋地黄中毒最重要的反应是各类心律失常及心力衰竭加重，胃肠道反应如恶心、呕吐，中枢神经的症状如视力模糊、黄视、倦怠等。③发生洋地黄中毒后应立即停药，对症处理。

2）其他药物：肾上腺素能受体兴奋剂多巴胺较小剂量表现为心肌收缩力增强，血管扩张，心率加快不明显。磷酸二酯酶抑制剂仅限于重症心衰，完善心衰的各项治疗措施后症状仍不能控制时短期应用。

（5）血管扩张药 适用于中、重度慢性心力衰竭。常用：①小静脉扩张剂如硝酸酯类药；②小动脉扩张剂如酚妥拉明等；③同时扩张动、静脉药如硝普钠等。

4. 舒张性心力衰竭的治疗

（1）药物治疗 应用利尿剂、β受体阻滞剂、钙通道阻滞剂、ACEI等。

（2）维持窦性心律。

（3）对肺淤血症状较明显者，可适量应用静脉扩张剂或利尿剂。

（4）在无收缩功能障碍的情况下，禁用正性肌力药物。

5. 难治性心力衰竭的治疗 是指经各种治疗，心衰不见好转，甚至还有进展者。

（1）积极治疗原发病。

（2）调整心衰用药，联合应用强效利尿剂、血管扩张药及正性肌力药等。

（3）对高度顽固性水肿也可使用血液滤过或超滤。

（4）扩张型心肌病伴有QRS波增宽超过0.12s的心力衰竭患者，可实施心脏再同步化治疗。

（5）对不可逆的心力衰竭患者可考虑心脏移植。

（三）预防

慢性心力衰竭是心功能不全的严重阶段，是器质性心脏病的最终结局及主要死亡原因。慢性心力衰竭发病的基础是原发器质性心脏病导致的心室结构或功能异常，且常由包括肺部感染在内的许多诱因诱发与加重，因此，慢性心力衰竭的预防属于器质性心脏病的二级预防及三级预防措施，包括积极防治原发病进展与加重，避免加重心肌损害及加重心脏负荷的诱因，低钠饮食，适量体力活动，做好饮食及体重管理。

细目三　心律失常

◎ 要点一　概述

由于心脏冲动的起搏异常或冲动传导异常，导致心脏的频率、节律异常，统称为心律失常。心律失常可以是生理性的，也可以是病理性的，常为器质性心脏病和很多病理状态的临床表现与并发症，也是器质性心脏病常见的死亡原因。

◎ 要点二　分类

（一）按照发生机制分类

1. 冲动起搏异常　包括窦性心动过速、期前收缩、异位心动过速、扑动与颤动等。

2. 冲动传导异常　包括窦房、房室、束支传导阻滞等。

（二）按照心率快慢分类

1. 快速性心律失常

（1）窦性：窦性心动过速。

（2）期前收缩（房性、房室交界性、室性）。

（3）非阵发性心动过速（室上性、室性），阵发性心动过速（室上性、室性）。

（4）并行心律性心动过速（窦性、房性、房室交界性、室性）。

（5）扑动（心房、心室）与颤动（心房、心室）。

（6）预激综合征。

2. 缓慢性心律失常

（1）窦性缓慢性心律失常。

（2）逸搏与逸搏心律。

（3）传导缓慢性心律失常（窦房阻滞、房内阻滞、房室阻滞、室内阻滞）。

3. 快速性伴缓慢性心律失常　如慢快综合征、快慢综合征等。

（三）按照心律失常对预后的影响分类

分为良性、潜在恶性、恶性心律失常。

细目四　快速性心律失常

◎ 要点一　概述

快速性心律失常是指心律失常发生时，患者的心室率超过心律失常未发生时的频率，临床上较缓慢性心律失常多见，其中以窦性心动过速、期前收缩最常见，其中恶性程度最高的是心室颤动。

◎ 要点二　期前收缩

（一）临床表现

1. 症状　轻者可无症状或仅有心悸、心跳暂停感，严重者有头晕甚至晕厥，可诱发或加重心绞痛、低血压或心力衰竭。

2. 体征　听诊时，早搏的第一心音增强，第二心音减弱或消失，之后有较长的停歇。桡动脉搏动减弱或消失。

（二）心电图诊断

1. 房性期前收缩　①提前出现的 P′波与窦性 P 波形态各异；PR 间期≥0.12s；②提前出现的 QRS 波群形态通常正常；③代偿间歇常不完全。

2. 房室交界性期前收缩　①提前出现的室上性 QRS 波群，其前面无相关的 P 波；②有逆行 P 波，可在 QRS 波群之前、之中或之后；③QRS 波群形态正常；④代偿间歇多完全。

3. 室性期前收缩　①提前出现的 QRS 波群前无相关 P 波；②提前出现的 QRS 波群宽大畸

形，时限超过 0.12s，T 波的方向与 QRS 波群的主波方向相反；③代偿间歇完全。

（三）治疗与预防

首先了解原有心脏病变的程度，有无症状，是否影响心功能及发展成严重心律失常的危险性等临床状况，然后决定是否给予治疗，采取何种治疗方法及确定治疗的终点。

1. 无器质性心脏病的期前收缩，无症状者无需药物治疗，症状明显者可给予可予镇静剂和 β 受体阻滞剂等。

2. 频繁发作，症状明显或伴有器质性心脏病的期前收缩，应积极治疗。

（1）积极治疗病因及诱因，对症治疗。

（2）抗心律失常药物治疗　①房性和交界早搏可选用 Ⅰa 类、Ⅰc 类、Ⅱ类和Ⅳ类抗心律失常药。②室性期前收缩多选用Ⅰ类和Ⅲ类药。③洋地黄毒性所致的室性早搏，应立即停用洋地黄，给予苯妥英钠或氯化钾等治疗。

（3）心动过缓时出现的室性早搏，宜给予阿托品、山莨菪碱等。

（4）预防　积极治疗原发病，纠正缺氧、代谢性酸中毒、电解质紊乱、发热等病理状态，器质性心脏病尤其是急性心肌梗死、急性心肌炎等患者，需要时可预防性用药。

◎ 要点三　阵发性心动过速

（一）房性心动过速

房性心动过速简称房速，可分为自律性、折返性、紊乱性三种。

1. 自律性房性心动过速

（1）病因　常见于器质性心脏病、慢性肺部疾病、酗酒以及各种代谢障碍、洋地黄中毒等。

（2）临床表现　常见胸闷、心悸、气促等症状，多不严重。洋地黄中毒者可致心力衰竭加重、低血压或休克等。查体：房室传导比例固定时，心律规则；传导比例变动时，心律不恒定，第一心音强度变化。

（3）心电图诊断　①房率多低于 200 次/分；②P 波形态与窦性者不同，在Ⅱ、Ⅲ、aVF 导联

通常直立；③常合并二度Ⅰ型或Ⅱ型房室传导阻滞，P 波之间的等电位线仍存在；④发作开始时心率逐渐加速；QRS 形态、时限多与窦性相同。

（4）治疗与预防　出现严重血流动力学障碍，心室率在 140 次/分以上时，应予紧急治疗。①洋地黄中毒引起者，立即停用洋地黄并补钾；②非洋地黄中毒引起者，可口服或静脉注射洋地黄、钙拮抗剂、β 受体阻滞剂以减慢心室率。如未能转复为窦性心率，可用Ⅰa、Ⅰc 或Ⅲ类抗心律失常药试行转律，药物治疗无效可考虑做射频消融术根治。

2. 折返性房性心动过速　多见于器质性心脏病伴心房肥大、心肌梗死、心肌病、低钾血症、洋地黄中毒等。

（1）心电图诊断　①房率多为 150～200 次/分，较为规则；②P 波形态与窦性不同；③PR 间期常延长，发生房室传导阻滞时不能终止发作；④心电生理检查可确诊。

（2）治疗与预防　参照自律性房性心动过速的治疗。

3. 紊乱性房性心动过速

（1）病因　可见于慢性阻塞性肺疾病、缺血性心脏病、充血性心力衰竭、洋地黄中毒与低钾血症患者。

（2）心电图诊断　通常有 3 种或 3 种以上形态各异的 P 波，PR 间期各不相同，心房率 100～130 次/分。部分 P 波因过早发生而不能下传，此时心室率不规则，常进一步发展为房颤。

（3）治疗与预防　①原发病的治疗十分重要。肺部疾病患者应予给氧、控制感染，停用氨茶碱、去甲肾上腺素、异丙肾上腺素、麻黄碱等药物。②可予维拉帕米、胺碘酮。③补充钾盐与镁盐可抑制心动过速发作。

（二）与房室交界区相关的折返性心动过速

1. 病因　通常发生于无器质性心脏病的患者，少数患者可由心脏疾病或药物诱发。

2. 临床表现　①发作常突发突止，时间长短不一，多由一个室上性早搏诱发；②可有心

悸、焦虑、紧张、乏力、晕眩、晕厥、心绞痛发作，甚至出现心衰与休克症状；③查体心尖部第一心音强度恒定，心律绝对规则。

3. 心电图诊断 ①心率150～250次/分，节律绝对规则；②逆行P波可埋藏于QRS波群内或位于其终末部分，不能辨认，P波与QRS波群关系恒定；③QRS波群正常，伴室内差异性传导或束支传导阻滞时，可使QRS波群增宽、畸形；④可有继发性ST-T改变；⑤发作突然，常由一个房早触发，下传的PR间期显著延长，随之引起心动过速。

4. 治疗与预防

（1）急性发作期 ①首选机械刺激迷走神经（压迫眼球、按压颈动脉、刺激会厌引起恶心等）；②腺苷与钙拮抗剂：腺苷6～12mg快速静脉注射，无效者可改用维拉帕米或地尔硫草静脉注射；③洋地黄类药：常用毛花苷C0.4～0.8mg静脉注射；④Ⅰa、Ⅰc与Ⅲ类抗心律失常药：可选用普罗帕酮、索他洛尔、胺碘酮等；⑤其他：无冠心病、高血压病而血压偏低患者，可通过升高血压反射性兴奋迷走神经终止心动过速；⑥直流电复律：如出现严重心绞痛、低血压、充血性心力衰竭时，应立刻行同步直流电复律；⑦经静脉心房或心室起搏或经食管心房起搏；⑧射频消融术：对于反复发作或药物难以奏效的患者可应用。

（2）预防复发 可选用洋地黄、长效钙拮抗剂、长效β受体阻滞剂，可单独或联合应用。其他还有胺碘酮、普罗帕酮等。

（三）室性心动过速

室性心动过速简称室速，是指连续3个或3个以上室性早搏形成的异位心律，多见于器质性心脏病，其中以冠心病最常见。

1. 病因 ①各种器质性心脏病如冠心病、心肌炎、心肌病等；②其他如代谢障碍、血钾紊乱、药物中毒、QT间期延长综合征等；③偶可发生于无器质性心脏病者。

2. 临床表现 其症状取决于心室率、持续时间及有无器质性心脏病变。

（1）症状 ①非持续性室速（发作时间短于30s，能自行终止）通常无症状；②持续性室速（发作时间超过30s，需药物或电复律方可终止）常有心悸、胸闷、低血压、少尿、晕厥、气促、心绞痛等症状，严重者可引起休克、Adams-Stokes综合征（阿-斯综合征）、急性心力衰竭甚至猝死。

（2）体征 ①听诊心律轻度不规则，可有第一、第二心音分裂，收缩压可随心搏变化。②如发生完全性房室分离，第一心音强弱不等，颈静脉间歇出现巨大a波。③若心室搏动逆传或持续夺获心房，则颈静脉a波规律而巨大。④脉搏短绌，交替脉，血压下降或测不出。

3. 心电图诊断 ①3个或3个以上的连续室性早搏；②心室率100～250次/分，节律可略不规则；③QRS波群宽大畸形，时限超过0.12s，ST-T波方向与QRS波群主波方向相反；④P、QRS间无固定关系，形成房室分离；⑤可出现心室夺获与室性融合波，为室性心动过速的特征性表现。

4. 治疗与预防 无器质性心脏病患者发生非持续性室速，如无症状及晕厥发作，无需治疗；有器质性心脏病的非持续性室速应考虑治疗；持续性室速无论有无器质性心脏病均应给予治疗。

（1）终止发作 ①药物治疗：无显著血流动力学障碍，宜选用胺碘酮、利多卡因、β受体阻滞剂治疗。②同步直流电复律：用于伴有血流动力学异常的室速。③超速起搏：复发性室速患者，如病情稳定，可试行超速起搏终止心动过速。

（2）预防复发 ①去除病因及诱因。②应用抗心律失常药物，常用胺碘酮等。③安置心脏起搏器，植入式心脏自动复律除颤器或行射频消融术等。埋藏式自动复律除颤器（ICD）是有效的治疗手段。④冠状动脉旁路移植手术：可用于某些冠心病合并室速的患者。

◎ 要点四　心房颤动

1. 病因

（1）阵发性房颤　①情绪激动、手术后、运动或急性乙醇中毒时易发生；②心脏和肺部疾病患者，如冠心病、肺心病、心力衰竭等。

（2）持续性房颤　常见于心脏瓣膜病、冠心病、高血压心脏病、甲状腺功能亢进症、缩窄性心包炎、心肌病、感染性心内膜炎、慢性心力衰竭及慢性肺源性心脏病等。

（3）孤立性房颤　见于无心脏病基础者。

2. 临床表现　通常可有心悸、头晕、胸闷等。房颤时，心排血量减少≥25%，心室率≥150次/分时，可发生心绞痛与充血性心力衰竭。心脏听诊第一心音强度不一致，心律绝对不规则，可发生脉搏短绌，颈静脉搏动a波消失。

3. 心电图诊断　①P波消失，代之以一系列大小不等、形状不同、节律完全不规则的房颤波（f波），频率为350～600次/分；②心室率绝对不规则，心室率通常在100～160次/分；③QRS波群形态正常，伴室内差异性传导时则增宽变形。

4. 治疗与预防

（1）病因治疗　积极治疗原发疾病，消除诱因。

（2）急性房颤　症状显著者应积极治疗。①控制快速的心室率：心室率过快或伴有心功能不全的患者，可静脉注射毛花苷C将心室率控制在100次/分以下，随后给予地高辛口服维持；②药物或电复律：药物治疗未能恢复窦性心律，伴急性心力衰竭或血压明显下降者，宜紧急施行电复律；③房颤转复后，维持窦性心律。

（3）慢性房颤　①阵发性房颤常能自行终止。当发作频繁或伴随明显症状，可口服胺碘酮或普罗帕酮，以减少发作的次数与持续时间。②持续性房颤应给予复律。选用药物复律或电复律，复律前应用抗凝药物预防血栓栓塞，复律后给予抗心律失常药物，预防复律后房颤复发。③经复律无效者，以控制心室率为主，首选药物为地高辛，也可应用β受体阻滞剂。

（4）预防栓塞　既往有栓塞史，严重瓣膜病、高血压、糖尿病，老年患者，左心房扩大、冠心病等高危患者，应长期采用抗凝治疗，口服华法林使凝血酶原时间国际标准化比值（INR）维持在2.0～3.0之间，能安全而有效预防脑卒中发生。

（5）其他　病窦综合征合并房颤不宜复律，若心率过慢，可考虑安装起搏器。发作频繁甚至持久发作，药物治疗无效，心室率很快的患者，可考虑施行射频消融术。其他治疗方法有外科手术、植入式心房除颤器等。

（6）预防　心房颤动的常见病因是器质性心脏病以及器质性心脏病导致的心功能不全，其预防以积极控制原发器质性心脏病为主，并有效控制血压，防治心房压过高。急性房颤转复窦性心律后，可适当应用胺碘酮等药物维持治疗，防止再发。

细目五　心脏骤停与心肺复苏

◎ 要点一　概述

心脏骤停是指心脏收缩射血功能突然停止，导致心脏骤停的机制以快速性室性心律失常（室颤和室速）最常见，其次为严重的缓慢性心律失常或心室停顿，较少见于心脏无脉性电活动（PEA）。心脏骤停发生后，由于脑供血突然中断，10秒左右患者即可出现意识丧失，经及时复苏可存活，否则将发生脑死亡及生物学死亡。心脏骤停是心脏性猝死的直接原因。

心脏性猝死（SCD）是指急性症状发作后1小时内发生的以意识突然丧失为特征、由心脏原因引起的自然死亡。心脏性猝死男性较女性多见，是20～60岁男性的首位死因，我国相关流行病学研究显示，心脏性猝死男性年平均发病率为10.5/10万，女性为3.6/10万。减少心脏性猝死对降低心血管病死亡率有重要意义。

◎ 要点二　病因

1. 病因　以冠心病最常见，其他有心肌病、急性心肌炎、严重主动脉瓣膜病变、二尖瓣脱垂、窦房结病变、预激综合征、先天性和获得性QT间期延长综合征等。

2. 危险因素 既往有原发性心室颤动或心室扑动史、无脉性持续性室速史、频发性与复杂性室性快速心律失常史患者，左室射血分数低于30%或有明显心力衰竭患者，有QT间期延长伴晕厥史患者，心肌梗死后室性早搏等，均是心源性猝死的危险因素。

◎ **要点三　临床表现**

心脏骤停的临床过程一般分为四期，即前驱期、终末事件期、心脏骤停和生物学死亡。

1. 前驱期 虽然心脏骤停的确切时刻无法预测，但许多患者在发生心脏骤停前出现前驱症状，如心绞痛发作，胸闷、心悸加重，易于疲劳等。在心电监护下，如发现频发、多源、成对出现的室早或室早R on T，短阵室速，心室率低于50次/分，QT间期显著延长等，均是心脏骤停的先兆表现，但心脏骤停也可无前驱期表现。

2. 终末事件期 是指心血管状态出现急剧病理变化到心脏骤停发生前的一段时间，长短不一，一般不超过1小时（心脏性猝死所定义的1小时，实质上是指终末事件期的时间在1小时内）。由于猝死原因不同，终末事件期的临床表现不同。典型表现：突发持续而严重的胸痛，伴有显著呼吸困难，心悸或眩晕等。长时间的心绞痛或急性心肌梗死的胸痛，急性呼吸困难，头晕、黑蒙，突然抽搐等，均为其先兆及终末事件期开始的表现。在猝死前数小时或数分钟内常有心电活动的改变，其中以心率加快及室性异位搏动增加最为常见。经心室颤动途径猝死的患者，常先有室性心动过速。极少数患者以急性循环衰竭致病，出现心率明显改变、室性心动过速，呈现低心排血量状态。

3. 心脏骤停 依次出现心音消失、大动脉搏动消失、血压测不出，突然出现意识丧失（心脏骤停后10秒内）或伴短暂抽搐（心脏骤停后15秒）；断续出现叹息样的无效呼吸，随后呼吸停止（心脏骤停20~30秒内），皮肤发绀。心脏骤停30秒后出现昏迷；心脏骤停后30~60秒出现瞳孔散大、固定。

4. 生物学死亡期 即细胞学死亡期，机体全身组织细胞发生不可逆转的死亡，代谢停止，出现细胞死亡相应的临床表现，如躯体冰冷、僵硬，出现皮下瘀斑等。

从心脏骤停至生物学死亡期，时间的长短取决于原发病的性质以及心脏骤停至复苏开始的时间。心脏骤停发生后，大部分患者在4~6分钟内开始发生不可逆脑损害，随后经数分钟过渡到生物学死亡。心脏骤停发生后立即实施心肺复苏和尽早除颤，是避免发生生物学死亡的关键。心脏复苏成功后死亡的最常见的原因是中枢神经系统的损伤，其他常见原因有继发感染、低心排血量及心律失常复发等。

◎ **要点四　病情评估**

心脏骤停一旦发生，等同于患者进入临床死亡期，因此，快速准确判断自主心跳是否存在，确定是否发生心脏骤停，以确定是否立即进行现场复苏。心脏骤停的判断要点：

1. 主要依据

（1）突然意识丧失。

（2）心音或大动脉（颈动脉、股动脉）搏动消失。

（3）心电图呈现心室颤动、室性自主心律（即心肌电-机械分离）或心室停搏（心电完全消失而呈一条直线或偶有P波）。

在上述三条主要诊断依据中，以心电图的诊断最为可靠，但临床很难做到。为争取时间，单凭第2条就可以决定开始实施心肺复苏。

2. 次要依据

（1）双侧瞳孔散大、固定、对光反射消失。

（2）自主呼吸完全消失，或先呈叹息或点头状呼吸，随后自主呼吸消失。

（3）口唇、甲床等末梢部位出现发绀。

次要诊断依据可以及时提醒救治人员及早意识到可能发生心搏停止，警惕和考虑是否已发生或即将发生心搏停止。

◎ **要点五　心肺复苏**

（一）初级心肺复苏

传统的初级心肺复苏包括畅通气道（airway）、人工呼吸（breathing）和人工胸外按压（circulation），简称为ABC，以达到快速建立有效人工循环，给患者基础生命支持（BLS）的目的。近来强调BLS应按照CAB顺序进行，增加复苏场地安全评估、电话呼救、启动急救医疗服务系统、心肺复苏和早期自动体外电除颤。心肺复苏操作指南中强调，基础生命支持最重要。

1. 基础工作　评估环境、快速判断与呼救、请求寻找并取到AED、记录事件发生时间。

2. 胸外心脏按压　是建立人工循环的主要方法，对成年人应尽量使按压次数达到100～120次/分，以保证脑和冠状动脉的灌注。心肺复苏操作指南中进一步强调强化按压的重要性，要求按压间断时间不超过5秒，并强烈建议普通施救者（非专业人员）仅做胸外按压的心肺复苏，弱化人工呼吸的作用，对普通目击者要求对ABC改变为"CAB"即人工胸外按压、畅通气道和人工呼吸。

（1）**按压方法**　将患者仰卧置于硬的平面上，操作者跪在患者身旁或站在床旁的椅凳上。按压时，一手掌根置于患者胸骨长轴上，手指背曲不接触胸壁，另一手掌根重叠其上。按压时关节伸直，用肩背部力量垂直向下按压。

（2）**按压部位**　接触胸壁的掌根位于胸骨体中下1/3处（儿童及成年男性可直接取两乳头连线中点处）。

（3）**按压深度**　成年人使胸骨下陷5～6cm，然后放松，放松时掌根不应离开胸壁，放松与按压的时间为1∶1。

（4）**胸外心脏按压与人工呼吸的比例**　按心肺复苏指南，胸外心脏按压与人工呼吸的比例为30∶2。应在检查心律前先进行5个周期的心肺复苏，电除颤1次后也应立即进行5个周期的心肺复苏，然后再检查心律。

3. 除颤　多数突发的、非创伤的心搏骤停是心室颤动所致，除颤是最好的复律方法。目前认为宜尽早除颤，只要具备除颤条件，必要时可盲目除颤。应在室颤发生3分钟内进行除颤，心搏骤停未及时发现者，在基础生命支持2分钟后即行除颤。

（1）**院外除颤**　强调自动体外除颤器（AED）的使用。

（2）**院内除颤**　首选非同步直流电击除颤。将两电极分别置于胸骨右缘第二肋间和心尖部左乳头外侧，使电极中心在腋前线上。一般成年人用300～360J、小儿用50～150J能量单相波除颤。对于有植入性起搏器的患者，应把电极放在距起搏器至少2～5cm处。暂时不能立即除颤者，可进行心前区捶击（1～2次）。电除颤效果不佳时，视心室颤动的类型，静脉注射肾上腺素，将细颤变为粗颤，再重复电除颤。

4. 清除口腔异物　下拉患者的下颌使口张开，观察口腔有无食物等异物及义齿，如有用一手拇指压住患者舌中部，另一手示指沿患者一侧口角插入口内，弯曲示指将异物清除，操作时动作要迅速轻柔，防止消耗过多的复苏时间。

5. 畅通气道　使患者仰卧于坚固的平地或平板上，头颈部与躯干保持在同一轴面上，取出义齿，用手指清理口咽部，解开患者衣扣，松开裤带。畅通气道的方法：

（1）**仰头举颏法**　一手置于患者的前额，手掌向后方施加压力，另一手示指托住下颏，举起下颏，使患者口张开，便于自主呼吸，同时准备人工呼吸。

（2）**仰头抬颈法**　一手置于患者前额使头后仰，另一手放在颈后，托起颈部。注意不要过度伸展颈椎。该法有损伤脊髓的危险，颈椎损伤者禁用。

6. 人工呼吸　开放气道后，立即耳听面感眼观，检查患者有无自主呼吸，如患者自主呼吸已停止，立即进行人工呼吸。

（1）**口对口（鼻）呼吸**　为一种快捷有效的通气方法。畅通气道后，用置于患者前额的左手拇指与示指捏住患者的鼻孔,操作者深吸气后,用口唇把患者的口唇紧密罩住后缓慢吹气,每次吹气应持续1秒以上,待患者胸部扩张后放松鼻孔,让患者胸部自行回缩将气体排出。若患者牙关紧闭或口唇创伤,应用口对鼻呼吸,吹气时捏紧患者口唇,操作者口唇密合于患者鼻孔的四周后吹气,其余操作同口对口呼吸。人工通气的频率为每分钟8~10次,开始应先连续吹气2次。

(2)气管内插管 是建立人工通气的最好方法。

(3)其他 目前推荐使用有防护装置的通气方法,如口对面罩呼吸、呼吸球囊面罩装置等。

7. 再评估 快速完成五个周期的心肺复苏操作后,立即进行大动脉搏动、自主呼吸判断,以明确是否需要继续进行心肺复苏操作。

(二)高级心肺复苏

高级心肺复苏是指进一步生命支持(ALS)或成人高级生命支持,即在BLS的基础上进行复律、建立人工气道、药物治疗和复苏后治疗等。

1. 心室颤动的处理 ①电击除颤,首次电击除颤能量200J,第二次200~300J,第三次360J。②室颤/室速持续复发者,继续CPR,气管插管,开放静脉通道。③肾上腺素1mg静脉注射,根据需要3~5分钟重复使用,并可增加剂量。④电击除颤能量最大到360J(可重复1次)。⑤室颤或室速持续或复发可药物治疗,如用利多卡因或胺碘酮静脉注射。⑥每次用药后30~60秒后除颤,除颤能量不超过360J。

2. 心室停顿的处理 顺序进行:①有效心肺复苏、气管插管、建立静脉通路。②试以经静脉心内起搏。为争取时间也可先使用简便易行的经皮体外起搏或胸壁穿刺起搏。③肾上腺素1mg静脉注射,每3~5分钟可重复使用。④阿托品1mg静脉注射,5分钟后可重复1次,直到3mg。

3. 无脉搏性电活动的处理 ①寻找可纠正的原因如低血容量、药物过量、张力性气胸、心包填塞、大面积肺梗死等,予以相应治疗;若为高血钾引起者,静脉注射5%碳酸氢钠。②有效

心肺复苏,气管插管,建立静脉通路。③肾上腺素1mg静脉注射,每3~5分钟可重复使用。④若有心动过缓,可经皮心内起搏或阿托品1mg静脉注射。

复苏有效时,患者自主心搏恢复并可扪及颈及股动脉搏动。若心电图显示有满意的心律,但扪不到脉搏,则应继续胸外按压和给药。有效心脏复苏指证:①患者皮肤色泽改善;②瞳孔回缩;③出现自主呼吸;④意识恢复。

4. 复苏药物 ①肾上腺素:为心肺复苏的首选药物;②胺碘酮:适用于难治性室颤和室速;③异丙肾上腺素:仅适用于缓慢性心律失常;④碳酸氢钠:电除颤复律和气管插管后酸中毒持续存在时,循环停止超过2分钟者,静脉使用或参照血气分析给予5%碳酸氢钠1mmol/kg静脉滴注。

5. 给药途径 首选从上肢静脉、颈内静脉穿刺或锁骨下静脉插管建立的静脉通道给药。肾上腺素、阿托品和利多卡因还可经气管内给药。尽量避免心内注射,除了上述给药途径尚未建立时才心内直接注射肾上腺素。

(三)心脏搏动恢复后处理

自主循环恢复后,多种致病因素可导致复苏后综合征的发生。多脏器缺氧造成的微循环障碍,继发性的脑、心、肾等重要脏器的损害等。因此复苏后的治疗目的是完全恢复局部器官和组织的灌注,特别是大脑的灌注,将患者送入监护病房,及时进行脑复苏,积极治疗原发病,避免心脏骤停的再度发生以及引起严重并发症和后遗症。

1. 维持有效循环 心脏复跳后可有低心排血量或休克,可选用多巴胺、多巴酚丁胺、去甲肾上腺素等药物治疗。需要时进行血流动力学监测,并根据监测结果给予血管收缩药和(或)扩张药物治疗。

2. 维持有效呼吸 心跳恢复后患者可有不同程度的呼吸功能异常,应继续使用机械通气和吸氧治疗,保持呼吸道通畅。当自主呼吸有效时,可逐渐减少辅助呼吸。若自主呼吸不出现,

常提示严重脑缺氧。

3. 防治脑缺氧和脑水肿 脑复苏是心肺复苏能否最后成功的关键。

（1）维持脑灌注压 缺氧性脑损伤的严重程度与心脏骤停的时间密切相关。自主循环恢复后，应保证适当的血压，使平均动脉压不低于110mmHg。

（2）控制过度换气 将动脉血二氧化碳分压控制在 25～35mmHg，动脉血氧分压控制在 100mmHg，有利于脑循环自主调节功能恢复和降低颅内压。

（3）维持正常或偏低的体温 轻度低温（33～35℃）可降低颅内压和脑代谢，有益于神经功能的恢复。如有高热应采取降温措施。但过低体温对心脏骤停复苏后的患者可增加血液黏滞度，降低心排血量并有增加感染的可能，因此，心脏骤停复苏后不宜诱导过低体温。

（4）脱水治疗 血压平稳后尽早脱水治疗脑水肿。常用20%甘露醇快速静脉滴注，每天2～4次。也可依据脑水肿程度联合使用呋塞米、白蛋白或地塞米松。

（5）高压氧治疗 通过增加血氧含量及弥散力，起到提高脑内氧含量、改善脑缺氧、降低颅内压的作用，有条件时可采用。

4. 维持水电解质和酸碱平衡 记录水出入量，严密观察电解质、动脉血气变化并及时予以纠正。

5. 防治急性肾衰竭 心脏骤停时间较长或复苏后持续低血压，或用大剂量收缩血管药物后，可并发急性肾衰竭。其防治关键在于尽量缩短复苏时间，维持有效肾灌注压。如心功能和血压正常而出现少尿，在排除血容量不足之后，可试用呋塞米静脉注射，经注射呋塞米后无效则应按急性肾衰竭处理。

细目六　原发性高血压

◎ 要点一　概述

高血压是指体循环动脉血压高于正常值，可伴有心、脑、肾和血管等靶器官损害的临床综合征。根据导致血压升高的病因不同，分为原发性高血压和继发性高血压两大类。原发性高血压即高血压病，是指病因不明，与遗传关系密切，以体循环动脉压升高为主要临床表现，最终导致心、脑、肾及动脉并发症的心血管综合征，约占高血压的95%；继发性高血压亦称为症状性高血压，是指由某些确定的原发病引起的血压升高，原发疾病与高血压之间存在因果关联，高血压仅是该原发病的临床表现之一，约占高血压的5%。

原发性高血压的患病率因国家、种族、地域的不同各异。随年龄增长，患病率升高，高纬度寒冷地区患病率高于低纬度温暖地区，膳食中钠盐摄入过多的地区发病率较高。2002年我国30个省市27万人的调查结果显示，18岁以上人群高血压患病率为18.8%，且呈明显的上升趋势。原发性高血压是我国急性脑血管病、冠心病、慢性肾损伤的重要危险因素。

◎ 要点二　病因

原发性高血压是由遗传因素与环境因素交互作用的结果，除遗传因素外，发病主要与以下环境因素有关。

1. 饮食因素 主要是高钠、低钾膳食。

2. 超重和肥胖 身体脂肪含量与血压水平呈正相关。

3. 饮酒 高血压患病率随饮酒量增加而升高。

4. 精神紧张 长期从事高度精神紧张工作的人群高血压患病率增加。

5. 其他 缺乏体力活动，服用某些药物如口服避孕药、非甾体类抗炎药、含有麻黄碱或甘草等的药物，睡眠呼吸暂停低通气综合征等。

◎ 要点三　临床表现与并发症

（一）症状

1. 一般症状 多数患者血压升高的早期无明显症状，或仅有一些非特异性症状如头昏、头痛、颈项板紧、疲劳、心悸等，多数症状可自行缓解。

2. 受累器官症状

（1）脑　脑出血和脑梗死是高血压最主要的并发症。前者多在情绪激动、用力情况下出现，表现为剧烈头痛、恶心呕吐、偏瘫、意识障碍等；后者多在安静状态或睡眠中出现，多表现为三偏综合征或伴运动性失语，轻者仅表现为短暂性脑缺血发作。

（2）心脏　可出现心功能不全表现，并发冠心病可出现心绞痛、心肌梗死表现。

（3）肾脏　早期可出现多尿、夜尿增多，继而出现肾功能不全，尿量减少，最终导致肾衰竭。

（4）眼　眼底血管受累，出现视力进行性减退。

（二）体征

体征较少，重点检查项目有周围血管搏动征、血管杂音、心脏杂音等。常出现血管杂音的部位是颈部、背部两侧肋脊角、上腹部、脐两侧处。心音异常及心脏杂音包括主动脉瓣区第二心音亢进、收缩期杂音或收缩早期喀喇音。

（三）并发症

1. 靶器官损害并发症

（1）心脏　出现左心室肥大称为高血压心脏病，晚期常发生心力衰竭，是慢性左心衰竭的常见病因。并发冠心病时可出现心绞痛、心肌梗死甚至猝死。

（2）脑　脑血管并发症是我国原发性高血压最常见的并发症。早期可有短暂性脑缺血发作，长期血压增高可并发腔隙性脑梗死、动脉硬化性脑梗死、脑出血等。短时间内血压显著升高可出现高血压脑病等，也可诱发蛛网膜下腔出血。

（3）肾脏　肾脏受累时可有蛋白尿，早期出现夜尿增多等肾小管功能异常的表现，晚期多并发慢性肾衰竭。

（4）血管　①视网膜动脉硬化：眼底改变与病情的严重程度和预后相关，根据眼底镜检查结果，Keith-Wagener眼底分级法分为四级：Ⅰ级，视网膜小动脉轻度狭窄、硬化、痉挛和变细；Ⅱ级，小动脉中度硬化和狭窄，出现动脉交叉压迫征，视网膜静脉阻塞；Ⅲ级，动脉中度以上狭窄伴局部收缩，视网膜有棉絮状渗出、出血和水肿；Ⅳ级，视神经乳头水肿。②主动脉夹层：一旦发生破裂引发大血管急症，预后凶险。

2. 高血压急症　高血压急症是指高血压患者在某些诱因作用下血压突然和显著升高，常超过180/120mmHg，同时伴有进行性心、脑、肾等重要靶器官功能不全的表现，包括高血压脑病、高血压危象、急性心力衰竭、急性冠状动脉综合征、主动脉夹层、子痫等。

（1）高血压脑病　以舒张压增高为主，舒张压常超过120mmHg。因血压过高导致脑组织灌注过多，引起脑水肿等病理改变，出现头痛、烦躁不安、恶心、呕吐、视物模糊、精神错乱，严重者可出现神志恍惚、谵妄甚至昏迷，或出现暂时性偏瘫、失语等脑功能缺失的表现，伴有局灶或全身性抽搐等。

（2）高血压危象　以收缩压急剧升高为主，血压可高达200/110mmHg以上，常因紧张、寒冷、突然停服降压药物等原因诱发，伴有交感神经亢进的表现如心悸、汗出、烦躁、手抖等，常伴发急性脏器功能障碍如急性心力衰竭、心绞痛、脑出血、主动脉夹层动脉瘤破裂等。

3. 高血压亚急症　高血压亚急症是指血压显著升高但尚未出现严重临床症状及进行性靶器官损害，与高血压急症的主要区别是有无新近发生的急性进行性靶器官损害。

◎ **要点四　实验室检查及其他检查**

原发性高血压的常规检查项目包括尿液、血糖、血胆固醇、血甘油三酯、低密度脂蛋白胆固醇、高密度脂蛋白胆固醇、肾功能、血尿酸和心电图等，这些检查有助于发现相关的危险因素和靶器官损害。部分患者根据需要和条件可以进一步检查眼底、超声心动图、血电解质等。为了更进一步了解高血压患者病理生理状况和靶器官结构与功能变化，有目的地选择一些特殊检查，包括24小时动态血压监测（ABPM）、心率变异率、颈动脉内膜中层厚度（IMT）、血浆肾素活性（PRA）等。

1. 尿液检查 可有少量蛋白、红细胞，偶有透明管型和颗粒管型。

2. 肾功能检测 晚期肾实质损害可有血肌酐、尿素氮和尿酸升高，内生肌酐清除率降低，浓缩及稀释功能减退。

3. 血脂测定 部分患者有血清总胆固醇、甘油三酯及低密度脂蛋白胆固醇增高，高密度脂蛋白降低。

4. 血糖、葡萄糖耐量试验及血浆胰岛素测定 部分患者有空腹和/或餐后2小时血糖及血胰岛素水平增高。

5. 眼底检查 可出现血管病变及视网膜病变。眼底动脉变细、反光增强、交叉压迫及动静脉比例降低；视网膜病变有出血、渗出、视乳头水肿等。

6. 胸部X线检查 可见主动脉迂曲延长，局部可见动脉粥样硬化病变、钙化等改变。

7. 心电图检查 可出现左室肥厚，并发冠心病时出现相应的改变。

8. 超声心动图检查 可见主动脉内径增大，左房扩大、左室肥厚等高血压心脏病的改变。

9. 动态血压监测 可测定白昼与夜间各时间段血压的平均值和离散度。

10. 其他检查 颈动脉多普勒检查显示颈动脉内膜中层厚度（IMT）增厚，血浆肾素活性（PRA）增加，心率变异性增大等。

◎ **要点五　诊断与鉴别诊断**

（一）诊断

在未使用降压药物的情况下，非同日3次测量血压，收缩压≥140mmHg和/或舒张压≥90mmHg，即可诊断为高血压。收缩压≥140mmHg和舒张压<90mmHg为单纯性收缩期高血压。患者既往有高血压史，目前正在使用降压药物，血压虽然低于140/90mmHg，也诊断为高血压。排除继发性高血压，可诊断为原发性高血压。血压水平分类和定义，见下表。

血压水平分类和定义

分类	收缩压（mmHg）		舒张压（mmHg）
正常血压	<120	和	<80
正常高值血压	120~139	和（或）	80~89
高血压	≥140	和（或）	≥90
1级高血压（轻度）	140~159	和（或）	90~99
2级高血压（中度）	160~179	和（或）	100~109
3级高血压（重度）	≥180	和（或）	≥110
单纯收缩期高血压	≥140	和	<90

（二）鉴别诊断

主要与继发性高血压鉴别。

1. 肾实质性疾病 急慢性肾小球肾炎、慢性肾盂肾炎、肾病综合征及糖尿病肾病均可出现高血压，根据病史，尿常规、肾功能检查不难鉴别。

2. 肾血管性疾病 肾血管性高血压患者常起病急，血压显著增高，上腹部或肾区可闻及血管性杂音。静脉肾盂造影、肾动脉多普勒、肾动脉造影、放射性核素肾图等检查可明确诊断。

3. 嗜铬细胞瘤 可有剧烈头痛、出汗、恶心、呕吐、心悸、面色苍白、乏力等，持续数分钟至数天不等，发作间歇血压正常。血和尿儿茶酚胺及其代谢产物的测定，酚妥拉明试验，胰高血糖素激发试验等，有助于诊断。

4. 原发性醛固酮增多症 表现为血压升高，

多尿，夜尿增多，尿比重下降，口渴，发作性肌无力、手足搐搦，血钾降低伴血钠升高。实验室检查可见血和尿醛固酮升高。

（三）特殊类型高血压

1. **老年高血压** 指年龄≥60岁的高血压患者，其特点是多数患者为单纯收缩期高血压，脉压增大，血压波动性明显，并发症及伴发病较多，治疗强调收缩压的达标。

2. **儿童青少年高血压** 一般为轻、中度血压升高，多数无明显自觉症状，伴有超重的患者较多，进展为成人高血压时，多伴有左心室肥厚甚至高血压性心脏病。

3. **难治性高血压** 指经三种以上的降压药物治疗，血压仍不能达标的患者，或使用四种及四种以上降压药血压才能达标的患者。常见原因

有：①假性难治性高血压，有显著的白大衣现象；②生活方式干预不足；③降压治疗方案不合理；④在用其他药物对抗降压治疗效果；⑤钠盐摄入过多，容量超负荷；⑥存在胰岛素抵抗；⑦继发性高血压未予准确诊断。

◎ 要点六　病情评估

（一）危险分层

制定高血压病的治疗方案时，要考虑血压水平、心血管疾病的危险因素、靶器官损害和相关的临床情况，并判定预后。目前将高血压病的心血管危险性分为低危、中危、高危和很高危四类，指患者在随后的10年中发生主要心血管事件的危险性分别为低于15%、15%～20%、20%～30%和高于30%。

影响高血压患者心血管预后的重要因素

心血管危险因素	靶器官损害	伴临床疾患
血压水平（1～3级）	左心室肥厚（心电图或超声心动图）	脑血管疾病（脑出血、缺血性脑卒中、短暂性脑缺血发作）
男性>55岁，女性>65岁		
吸烟	颈动脉超声IMT≥0.9mm或动脉粥样斑块	心脏疾病（心肌梗死病史、心绞痛、冠状动脉血运重建、慢性心力衰竭）
糖耐量受损		
血脂异常	颈-股动脉脉搏波速度≥12m/s	肾脏疾病
早发心血管病家族史（一级亲属发病年龄男性<55岁，女性<65岁）	踝/臂血压指数<0.9	外周血管疾病
	eGFR降低或血清肌酐轻度升高	视网膜病变
腹型肥胖（腰围男性≥90cm，女性≥85cm）或肥胖	微量白蛋白尿	糖尿病
血同型半胱氨酸升高（≥10μmol/L）		

注：①糖耐量受损：餐后2h血糖7.8～11.0mmol/L和/或空腹血糖受损6.1～6.9mmol/L；②血脂异常：TC>5.7mmol/L或LDL-C>3.3mmol/L或HDL-C<1.0mmol/L；③eGFR<60mL/min，血清肌酐轻度升高：男性115～133μmol/L，女性107～124μmol/L；④微量白蛋白尿：30～300mg/24h或白蛋白/肌酐≥30mg/g；⑤肾脏疾病：糖尿病肾病，肾功能受损，血浆肌酐水平升高：男性>133μmol/L，女性>124μmol/L，蛋白尿>300mg/24h。

高血压病心血管风险水平分层（2010年中国高血压防治指南）

其他危险因素和病史	1级高血压	2级高血压	3级高血压
无	低危	中危	高危
1～2个其他危险因素	中危	中危	很高危
≥3个其他危险因素或靶器官损害	高危	高危	很高危
临床并发症或合并糖尿病	很高危	很高危	很高危

◎ 要点七 治疗与预防

（一）治疗

1. 治疗策略 首先对确诊的患者进行危险分层，根据危险分层结果选择治疗方案。对于大多数高血压病患者，应在数周到数月内将血压控制到目标水平。年轻患者、病史较短的患者可缩短达标时间；老年高血压患者或伴发病复杂、已有显著并发症的患者，可适当延长达标时间。

（1）高危和很高危患者 一旦确诊，应立即开始生活方式干预和药物治疗。

（2）中危患者 在生活方式干预的同时，继续监测血压和其他危险因素1个月，多次测量血压或进行动态血压监测，若收缩压<140mmHg及舒张压<90mmHg，继续监测；收缩压≥140mmHg或舒张压≥90mmHg，开始药物治疗。

（3）低危患者 在生活方式干预的同时，继续监测血压和其他危险因素3个月，多次测量血压或动态血压监测，若收缩压<140mmHg及舒张压<90mmHg，继续监测；收缩压≥140mmHg或舒张压≥90mmHg，开始药物治疗。

2. 降压目标 一般患者，应将血压降至140/90 mmHg以下；65岁及以上的老年人收缩压应控制在150mmHg以下，如能耐受还可进一步降低；伴有慢性肾脏疾病、糖尿病，或病情稳定的冠心病、脑血管病的高血压患者，治疗应个体化，一般可以将血压降至130/80 mmHg以下。

3. 非药物治疗 适用于所有高血压患者，包括减少钠盐、增加钾盐摄入，控制体重，戒吸限酒，合理有氧运动，减轻精神压力，保持心理平衡等。

4. 药物治疗

（1）降压药治疗原则 ①小剂量：小剂量开始，根据需要，逐步增加剂量；②尽量应用长效制剂：使用每日1次给药而有持续24小时降压作用的长效药物，以有效控制夜间血压与晨峰血压；③联合用药：增加降压效果又不增加不良反应；④个体化：根据患者具体情况、耐受性及个人意愿或长期承受能力，选择适合患者的降压药物。

（2）常用降压药物分类 ①利尿剂：有噻嗪类、袢利尿剂和保钾利尿剂三类。常用噻嗪类如氢氯噻嗪和氯噻酮、吲哒帕胺等。②β受体阻滞剂：用于轻、中度高血压，尤其是静息心率较快（>80次/分）或合并心绞痛及心肌梗死后患者。常用药物有美托洛尔、比索洛尔等。③钙通道阻滞剂：又称钙拮抗剂，可分为二氢吡啶类和非二氢吡啶类，前者如氨氯地平、非洛地平、硝苯地平等，后者有维拉帕米和地尔硫草。可用于各种程度高血压，尤其是老年人高血压或合并稳定型心绞痛时。周围血管疾病、糖尿病及合并肾脏损害的患者均可用。应优先选择使用长效制剂，如氨氯地平、拉西地平、维拉帕米缓释片等。④血管紧张素转换酶抑制剂：降压起效缓慢，逐渐增强，在3~4周时达最大作用。特别适用于伴有心力衰竭、心肌梗死后、糖耐量异常或糖尿病肾病的高血压患者。常用药物有卡托普利、依那普利、苯那普利、福辛普利等。妊娠、肾动脉狭窄、肾功能衰竭（血肌酐>265μmol/L）者禁用。⑤血管紧张素Ⅱ受体阻滞剂：降压作用起效缓慢，但持久而平稳。常用的有氯沙坦、缬沙坦、厄贝沙坦、替米沙坦、坎地沙坦和奥美沙坦等。⑥α₁受体阻滞剂：一般不作为高血压治疗的首选药，适用于伴高脂血症或前列腺肥大的患者，也可于难治性高血压患者的治疗。常用药物有哌唑嗪、特拉唑嗪等，主要副反应为体位性低血压、眩晕、晕厥、心悸等，首剂减半或临睡前服用可减少副反应。

除以上六类降压药物外，还有一些降压药物，包括交感神经抑制剂如利血平、可乐定，直接血管扩张剂如肼屈嗪等。

（3）降压治疗方案 ①无并发症患者可以单独或者联合使用噻嗪类利尿剂、β受体阻滞剂、CCB、ACEI和ARB，治疗应从小剂量开始，逐步递增剂量。②2级高血压（>160/100mmHg）在治疗开始时就应采用两种降压药物联合治疗，有利于血压在相对较短的时间内达到目标值，减少不良反应。合理的降压药联合治疗方案：利尿剂与ACEI或ARB；二氢吡啶类钙拮抗剂与β受体阻滞剂；钙拮抗剂与 ACEI 或 ARB 等。③三种降压药合理的联合治疗方案，除有禁忌证外必须包含利尿剂。常用降压药的合理选择，见下表。

常用降压药物的适应证（2010 中国高血压防治指南）

适应证	A（ACEI）	A（ARB）	B（β受体阻滞剂）	C（CCB）	D（利尿剂）
左心室肥厚	+	+	±	+	±
稳定性冠心病	+a	+a	+	+	+
心肌梗死后	+	+	+	-b	+c
心力衰竭	+	+	+	-	+
预防心房颤动	+	+	-	-	-
脑血管病	+	+	±	+	±
颈动脉内中膜增厚	±	±	-	+	-
蛋白尿/微蛋白尿	+	+	-	-	-
肾功能不全	+	+	-	±	-d
老年性高血压	+	+	-	+	±
糖尿病	+	+	-	±	-
血脂异常	+	+	-	±	-

注：+适用，±可能适用，-证据不足或不适用；a 冠心病二级预防，b 有心肌梗死病史者可使用长效 CCB，c 使用螺内酯，d 襻利尿剂

5. 干预相关危险因素 降压治疗的同时应积极控制心血管相关危险因素，包括调脂、控制血糖、抗血小板、降低同型半胱氨酸等。

6. 高血压急症的治疗

（1）血压控制策略 控制性降压，初始阶段（数分钟至 1 小时内），平均动脉压降低不超过治疗前的 25% 或保持血压在（160~170）/（100~110）mmHg 水平；随后的 2~6 小时内，将血压降至安全水平即 160/100mmHg 以内；24~48 小时逐步降至正常。

（2）降压药物选择 静脉使用短效降压药物。常用硝普钠加入 5% 葡萄糖注射液中，以 0.25~10μg/（kg·min）的速度静脉滴注，连续使用不超过 48~72 小时，作为高血压急症的首选药物，但急性肾功能不全者慎用；或硝酸甘油加入 5% 葡萄糖注射液中静脉滴注，以 5~100μg/min 的速度静脉滴注，根据血压调整速度，适用于合并冠心病、心肌缺血事件和心功能不全者。暂时没有条件静脉用药时，可采用舌下含服降压药物。常用：硝酸甘油片 0.5~1.0mg 舌下含服，极少数患者可出现血压过度下降；无禁忌证的情况下，可含服卡托普利片 12.5~25mg 或硝苯地平 10~20mg。

7. 高血压亚急症的治疗 选用不同降压机制的药物联合使用，24~48 小时将血压缓慢降至 160/100mmHg 以下。用药后观察 5~6 小时，血压达标后调整口服药物后续治疗，并建议患者按医嘱服药和测量血压。

（二）预防

1. 一级预防 主要针对整体人群，特别是高血压病高危人群（有明确家族史、肥胖、盐敏感者）开展健康教育，认识高血压病的危害，采取健康的生活方式，防止高血压的发生。

2. 二级预防 在一级预防基础上，对已经患有高血压病的患者，进行及时正确的指导，使高血压患者知晓维持药物治疗的必要性，强调高血压是一个"无声杀手"，不可根据有无自觉症状决定是否药物治疗。合理用药，定时测量血压，知晓降压治疗的最终目的与目标，预防靶器官损害。

3. 三级预防 在二级预防基础上，对合并严重并发症的患者实施有效救治，防治靶器官功

能衰竭，并实施康复治疗，改善生活质量和延长寿命。

细目七　冠状动脉性心脏病

◎ 要点一　概述

冠状动脉粥样硬化性心脏病是指冠状动脉粥样硬化病变使管腔狭窄或阻塞，导致相应心肌缺血缺氧甚至坏死的一类心脏病，与冠状动脉痉挛导致的心肌缺血缺氧，统称冠状动脉性心脏病（CHD），简称冠心病，又称缺血性心脏病。国际心脏病学会及 WHO 临床命名标准化联合专题组将冠心病定义为"由于冠状动脉功能性或器质性病变导致冠状动脉供血和心肌需求之间不平衡所致的心肌损害，包括急性暂时性和慢性两种情况"。冠心病男女发病率比例约为 2∶1；近年来发病有明显的年轻化趋势，男性发病早于女性，其死亡率占心脏病死亡率的 50%～70%，是危害人类健康的重要疾病之一。

◎ 要点二　临床分型

1. **世界卫生组织分型**　世界卫生组织 1979 年将之分为 5 型，包括隐匿性冠心病、心绞痛、心肌梗死、缺血性心肌病型冠心病、心源性猝死。

2. **目前临床分型**　近年来趋于将本病分为急性冠脉综合征和慢性心肌缺血综合征两大类。急性冠脉综合征包括不稳定型心绞痛、非 ST 段抬高性心肌梗死、ST 段抬高性心肌梗死及冠心病猝死；慢性心肌缺血综合征包括稳定型心绞痛、冠脉正常的心绞痛（如 X 综合征）、无症状性心肌缺血和缺血性心力衰竭（缺血性心肌病）。

细目八　心绞痛

◎ 要点一　概述

心绞痛是指由于心肌发生急剧而暂时性缺血缺氧导致的临床综合征，按照 WHO 对冠心病的临床分型，心绞痛型冠心病包括稳定型与不稳定型心绞痛，但按照当前的临床分型，不稳定性心绞痛归属在急性冠状动脉综合征的范畴内，因此，本细目主要介绍稳定型心绞痛。

稳定型心绞痛亦称为劳力性心绞痛，是指在冠状动脉严重固定性狭窄的基础上，由于心肌耗氧量增加，导致心肌急剧一过性缺血缺氧的临床综合征。稳定型心绞痛是慢性心肌缺血综合征的主要临床类型。

◎ 要点二　发病机制

1. **心肌缺血的机制**　冠状动脉粥样硬化病变导致冠脉管腔狭窄，供血量减少并相对固定，在此基础上，当心脏负荷突然增加，需血量增多，超过了冠状动脉供血的代偿能力，或冠脉痉挛，心排血量急骤减少，冠脉供血量显著下降，或上述因素同时存在，引起心肌急剧、暂时缺血缺氧而发生心绞痛。

2. **疼痛的机制**　心肌缺血，无氧代谢增加，缺血局部心肌酸性代谢产物等增多，刺激交感神经末梢，从而产生疼痛。

◎ 要点三　临床表现

1. **典型心绞痛发作**

（1）诱因　体力劳动、情绪激动、饱食、寒冷、心动过速等可诱发，胸痛发生于诱因出现的当时。

（2）部位　在胸骨体上段或中段之后，可放射至肩、左臂内侧甚至达无名指和小指，边界模糊，范围约一个手掌大小。

（3）性质　常为压迫感、紧缩感、压榨感，多伴有濒死感。

（4）持续时间　一般短暂，约 3～5 分钟，很少超过 15 分钟。

（5）缓解方式　去除诱因和（或）舌下含服硝酸甘油可迅速缓解。

2. **不典型心绞痛**　不典型心绞痛是指典型心绞痛的 5 个特点中某些表现不典型，一般出现胸痛部位、疼痛性质不典型。疼痛感可出现在下颌至上腹部的任何部位，或没有痛感，仅有显著的胸闷感。

3. 体征 发作时常有心率增快、血压升高、皮肤湿冷、出汗等。有时可出现第四心音或第三心音奔马律；暂时性心尖部收缩期杂音，第二心音分裂及交替脉。

◎ **要点四 实验室检查及其他检查**

1. 心电图 心电图是发现心肌缺血、诊断心绞痛最常用的检查方法。

（1）静息时心电图 约半数患者正常，也可有陈旧性心肌梗死、非特异性 ST-T 异常、心脏传导阻滞等。

（2）发作时心电图 大多数患者于心绞痛发作时出现暂时性 ST 段压低 ≥0.1mV，提示内膜下心肌缺血，可伴有 T 波倒置，发作缓解后恢复；有时相关导联 ST 段抬高，提示透壁性心肌缺血，为变异型心绞痛的特征。

（3）动态心电图 连续记录 24 小时心电图，发现心电图 ST-T 改变和各种心律失常等，与患者同时间段的活动及症状相对照，提供临床诊断依据。

（4）心电图负荷试验 通过运动增加心肌氧耗从而激发心肌缺血，常用运动负荷试验。运动中监测心电图改变，运动中止后即刻及此后每 2 分钟重复记录心电图，直至心率恢复至运动前水平。试验结果以 ST 段水平型或下斜型压低 ≥0.1mV（J 点后 60~80ms）持续 2 分钟作为阳性标准。运动中出现心绞痛发作、步态不稳、室性心动过速或血压下降时，应立即停止运动，并给予相应的治疗。

2. 实验室检查 常规检测血脂、血糖等。胸痛持续时应急查血清心肌损伤标记物包括肌钙蛋白 I 或 T，肌酸激酶同工酶 CK-MB，对于鉴别 ACS 有重要意义。

3. 放射性核素检查 ^{201} 铊随冠状血流被正常心肌摄取，冠状动脉供血不足部位的心肌摄取较少，明显的灌注缺损见于运动后缺血区。

4. 冠状动脉造影 选择性冠状动脉造影可使左、右冠状动脉及其主要分支显影，用以判断冠脉的狭窄程度及部位，还可评估心肌血流灌注

情况。

5. 心脏 CTA 多排或双源 CT 是无创性用于诊断冠状动脉病变的常用检查方法，可作为冠状动脉狭窄筛查的有效检查手段。

6. 其他 二维超声心动图可探测到缺血区心室壁的运动异常，了解左心室功能。血管内超声显像 IVUS、光学相干断层显像 OCT 等可显示血管壁的粥样硬化病变。

◎ **要点五 诊断与鉴别诊断**

（一）诊断

根据典型心绞痛的发作特点和体征，含服硝酸甘油后可短时间内缓解，结合年龄和存在冠心病危险因素，除外其他原因所致的心绞痛，一般即可建立诊断。必要时行选择性冠状动脉造影明确诊断。

（二）鉴别诊断

1. 急性心肌梗死 疼痛部位与心绞痛相似，但性质更剧烈，持续时间多超过 30 分钟，甚至长达数小时，多伴有发热、心律失常、心力衰竭或（和）休克，含服硝酸甘油多不能缓解。心电图中面向梗死部位的导联 ST 段抬高，或同时有异常 Q 波。实验室检查显示白细胞计数增高，红细胞沉降率增快，心肌坏死标记物增高。

2. 心脏神经症 患者多为中年或更年期女性，常诉胸痛，但为短暂的刺痛或持久的隐痛，常有叹息样呼吸，胸痛部位多位于心尖部附近，或经常变动，伴有心悸、疲乏、头昏、失眠及其他神经症的症状。

3. 肋间神经痛和肋软骨炎 疼痛多为刺痛或灼痛，持续性而非发作性，咳嗽、用力呼吸和身体转动可使疼痛加剧，沿神经行经处有压痛。

4. 其他疾病引起的心绞痛 包括严重的主动脉瓣狭窄或关闭不全、风湿性冠状动脉炎、梅毒性主动脉炎引起冠状动脉口狭窄或闭塞、肥厚型心肌病、X 综合征、心肌桥等均可引起心绞痛，要根据其他临床表现进行鉴别。

另外，不典型疼痛还需与反流性食管炎等食管疾病、膈疝、消化性溃疡、肠道疾病、颈椎病等相鉴别。

◎ 要点六　病情评估

心绞痛严重度分级，根据加拿大心血管病学会（CCS）分级分为四级。

Ⅰ级：一般体力活动（如步行和登楼）不受限，仅在强、快或持续用力时发生心绞痛。

Ⅱ级：一般体力活动轻度受限。快步、饭后、寒冷或刮风中、精神应激或醒后数小时内发作心绞痛。一般情况下平地步行 200m 以上或登楼一层以上受限。

Ⅲ级：一般体力活动明显受限，一般情况下平地步行 200m，或登楼一层引起心绞痛。

Ⅳ级：轻微活动或休息时即可发生心绞痛。

◎ 要点七　治疗与预防

（一）治疗原则

改善冠状动脉的血供和降低心肌的耗氧，同时治疗动脉粥样硬化。

（二）治疗措施

1. 发作时治疗

（1）休息　发作时立刻休息。

（2）药物治疗　较重的发作，可使用作用较快的硝酸酯制剂。常用：①硝酸甘油：0.5mg 置于舌下含化，可重复使用；②硝酸异山梨酯：5~10mg 舌下含化。

2. 缓解期的治疗　宜尽量避免各种已知的足以诱致心绞痛发作的因素。避免饱食，戒烟酒。调整日常生活与工作量；减轻精神负担；一般不需卧床休息，保持适当的体力活动，以不致发生疼痛症状为度。

（1）药物治疗　使用作用持久的抗心绞痛药物，以防心绞痛发作，可单独、交替或联合应用抗心绞痛药物。

硝酸酯类：①硝酸异山梨酯：5~20mg，分次口服；缓释剂，药效可维持 12 小时，20mg，每日 2 次。②单硝酸异山梨酯：为长效硝酸酯类

药，20~40mg，每日 2 次。③长效硝酸甘油：作用持续可达 8~12 小时，2.5mg，每 8 小时服用 1 次。

β 受体阻滞剂：特别适用于心绞痛伴有高血压及心率增快的患者。常用：美托洛尔 25~50mg，每日 2 次，缓释剂 23.75~47.5mg，每日 1 次；比索洛尔 2.5~5mg，每日 1 次；卡维地洛 12.5~25mg，每日 2 次等。

钙通道阻滞剂：①氨氯地平 5mg，每日 1 次；②非洛地平 5mg，每日 1 次；③硝苯地平缓释剂 20~40mg，每日 2 次，控释剂 30mg，每日 1 次；④地尔硫䓬 30~60mg，每日 3 次，缓释剂 90mg，每日 1 次。

曲美他嗪：通过抑制脂肪酸氧化和增加葡萄糖代谢，改善心肌氧的供需平衡而治疗心肌缺血，20mg，每日 3 次，饭后服。

（2）介入治疗　经皮穿刺股动脉或桡动脉，将球囊导管逆行送入冠状动脉的狭窄部位，加压充盈球囊以扩张病变的血管内径，从而改善心肌血供，缓解症状，可减少心肌梗死发生率。

（3）外科手术治疗　常用主动脉-冠状动脉旁路移植手术。

（4）其他　增强型体外反搏治疗可增加冠状动脉的血供，可考虑应用。适宜的运动锻炼有助于促进冠状动脉侧支循环的形成，提高体力活动的耐受量而改善症状。

（三）预防

心绞痛缓解期以预防严重缺血事件为主，一般需要进行规范化药物治疗。

1. 抗血小板聚集药　用于所有没有禁忌证的患者，肠溶阿司匹林每日 75~100mg 或氯吡格雷每日 75mg，后者主要用于存在阿司匹林抵抗或不能耐受阿司匹林的患者。

2. 他汀类药　可延缓冠状动脉粥样硬化斑块进展，稳定斑块，抑制炎症反应。目前认为所有冠心病患者不参考血脂水平均应使用，并根据 LDL-C 水平调整使用剂量。常用阿托伐他汀每日 10~20mg，或瑞舒伐他汀每日 5~10mg 等。

3. **ACEI 或 ARB** 可以降低冠心病患者心血管死亡、非致死性心肌梗死的危险性。合并高血压、糖尿病、心功能不全的稳定型心绞痛患者均应使用。常用卡托普利 12.5 ~ 50mg，每日 3 次，或依那普利 5 ~ 10mg，每日 2 次等，不能耐受的患者改用 ARB，常用氯沙坦每日 50 ~ 100mg，或厄贝沙坦每日 75 ~ 150mg 等。

4. **其他** 一旦发生病情明显变化，心绞痛的性质及发作频率明显恶化，应及时就诊，以避免急性心肌梗死的发生。

细目九 急性心肌梗死

◎ 要点一 概述

急性心肌梗死（AMI）是在冠状动脉病变的基础上，冠脉血供急剧而持久地减少或中断，相应的心肌严重而持久地急性缺血，引起部分心肌的坏死，为冠心病的严重类型，属于急性冠状动脉综合征的临床类型之一，即 ST 段抬高型心肌梗死（STEMI）。AMI 是中老年人的主要疾病性死因，其死亡人数约占心血管疾病的半数，且发病率呈上升趋势，整体死亡率也呈上升趋势。

◎ 要点二 发病机制

由于冠状动脉粥样硬化，管腔内血栓形成、粥样斑块破溃、粥样斑块内或其下发生出血、血管持久地痉挛等病理机制，致使冠状动脉血供中断且冠脉系统不能代偿，相应区域心肌严重而持久地缺血，即可发生心肌梗死。重体力活动、情绪过分激动、血压急剧升高等致心肌氧耗急剧增加，冠脉不能代偿，以及休克、脱水、出血、外科手术或严重心律失常等导致心排血量骤减，冠脉供血急剧减少，从而发生心肌缺血性坏死。其中，冠状动脉粥样硬化斑块不稳定发生破损，继发形成闭塞性血栓，是发病的主要机制。

◎ 要点三 临床表现

（一）先兆表现

半数以上的患者在发病前有先兆症状，其中最常见的是原有的稳定型心绞痛变为不稳定型，或突然出现心绞痛发作等。

（二）症状

1. **疼痛** 疼痛为最早出现和最突出的症状，部位、性质与心绞痛相似，程度更剧烈，持续时间更长，可达数小时至数天，多无诱因，休息和含服硝酸甘油多不能缓解。患者常有烦躁不安、出汗、恐惧、濒死感。

2. **心律失常** 以室性心律失常最多见，若室早频发、多源、成对出现或呈短阵室性心动过速，且有 R on T 现象，常为心室颤动先兆。下壁心肌梗死患者常出现心动过缓和房室传导阻滞。

3. **低血压和休克** 疼痛时可有血压下降，若疼痛缓解后而收缩压仍低于 80mmHg，伴有烦躁不安、面色苍白、皮肤湿冷、脉细而快、大汗淋漓、尿量减少、意识模糊甚至昏厥，应考虑发生了休克。

4. **心力衰竭** 主要是急性左心衰竭，可在最初几天内发生，为梗死后心脏舒缩功能显著减弱及室壁运动不协调所致，称为泵衰竭。

5. **胃肠道症状** 疼痛剧烈时，常有恶心呕吐、上腹胀痛和肠胀气，部分患者出现呃逆。

6. **其他** 坏死心肌组织吸收可引起发热、心悸等。

（三）体征

1. **心脏体征** 心脏浊音界可轻至中度增大；心率增快或减慢；心尖区第一心音减弱；可出现舒张期奔马律；二尖瓣乳头肌功能失调或断裂，出现心尖区粗糙的收缩期杂音或伴有收缩中晚期喀喇音。

2. **血压改变** 早期可增高，随后均降低。

3. **其他** 发生心律失常、休克或心力衰竭时，出现相关体征。

◎ 要点四 实验室检查及其他检查

1. **心电图检查** 心电图出现进行性、动态性改变，有助于诊断、定位、定范围、估计病情演变和预后。

（1）**特征性改变** ①ST 段抬高反映心肌损伤；②病理性 Q 波，反映心肌坏死；③T 波倒置，反映心肌缺血。

（2）动态性改变　①起病数小时内，无异常或出现异常高大两支不对称的 T 波。②数小时后，ST 段明显抬高，弓背向上与直立的 T 波连接，形成单相曲线。数小时至 2 日内出现病理性 Q 波，同时 R 波减低。③ST 段抬高持续数日至 2

周左右，逐渐回到基线水平，T 波则变为平坦或倒置。④数周至数月后，T 波呈 V 形倒置，两支对称，为慢性期改变。

（3）定位和定范围　ST 段抬高型心肌梗死的定位和范围，可根据出现特征性改变的导联判断，见下表。

心肌梗死的心电图定位诊断

部位	特征性 ECG 改变导联	对应性改变导联
前间壁	$V_1 \sim V_3$	
局限前壁	$V_3 \sim V_5$	
前侧壁	$V_5 \sim V_7$、Ⅰ、Ⅱ、aVL	
广泛前壁	$V_1 \sim V_6$	
下壁	Ⅱ、Ⅲ、aVF	Ⅰ、aVL
下间壁	Ⅱ、Ⅲ、aVF	Ⅰ、aVL
下侧壁	Ⅱ、Ⅲ、aVF、$V_5 \sim V_7$	Ⅰ、aVL
高侧壁	Ⅰ、aVL、"高" $V_4 \sim V_6$	Ⅱ、Ⅲ、aVF
正后壁	$V_7 \sim V_8$	$V_1 \sim V_3$ 导联 R 波增高
右室	$V_3R \sim V_7R$	（多伴下壁梗死）

2. 超声心动图检查　有助于了解心室壁的运动和左心室功能，诊断室壁瘤和乳头肌功能失调等。

3. 放射性核素检查　可显示梗死的部位和范围。

4. 实验室检查

（1）血液一般检查　起病 24～48 小时后外周血白细胞可增至（10～20）×10^9/L，中性粒细胞增多，嗜酸性粒细胞减少或消失，红细胞沉降率增快。

（2）血心肌坏死标记物　心肌损伤标记物增高水平与心肌梗死范围及预后明显相关。①肌红蛋白：起病后 2 小时内升高，12 小时内达高峰，24～48 小时内恢复正常。②肌钙蛋白 I（cTnI）或 T（cTnT）：起病 3～4 小时后升高，cTnI 于 11～24 小时达高峰，7～10 天降至正常，cTnT 于 24～48 小时达高峰，10～14 天降至正常。③肌酸激酶同工酶（CK-MB）：在起病后 4 小时内增高，16～24 小时达高峰，3～4 天恢复正常，其增高的程度能较准确地反映梗死的范围，其高峰出现时间是

否提前有助于判断溶栓治疗是否成功。

◎ **要点五　诊断与鉴别诊断**

（一）诊断

根据有冠心病危险因素的相关病史、典型的临床表现、典型的心电图改变以及血清肌钙蛋白和心肌酶的改变，一般可确立诊断。中老年人突发严重的心律失常、休克或心力衰竭，或突然出现持续而严重的胸闷，找不到合理的原因加以解释，均应立刻想到本病的可能。

（二）鉴别诊断

1. 心绞痛　见细目八"心绞痛"部分。

2. 急性心包炎　胸痛与发热同时出现，咳嗽、深呼吸及身体前倾常使疼痛加剧，早期即有心包摩擦音；心电图除 aVR 外，其余导联均有 ST 段弓背向下的抬高、T 波倒置，无异常 Q 波出现；血清酶无明显升高。

3. 急性肺动脉栓塞　突发剧烈胸痛、气急、咳嗽、咯血或休克，有右心负荷急剧增加的表现，如发绀、右心室急剧增大、肺动脉瓣第二心

音亢进、颈静脉充盈、肝肿大等。典型心电图为出现 S_I、Q_{III}、T_{III} 改变，肺动脉造影可确诊。

4. 急腹症 急性胰腺炎、消化性溃疡穿孔、急性胆囊炎、胆石症等，均有上腹部疼痛，可能伴休克。病史、体格检查、心电图、血清肌钙蛋白和血清心肌酶测定可帮助鉴别。

5. 主动脉夹层 胸痛迅速达高峰，呈撕裂样，常放射至背、腹、腰或下肢，两上肢血压和脉搏有明显差别，超声心动图及胸腹 MRI 可确诊诊断。

◎ **要点六 病情评估**

AMI 是冠心病严重的临床类型，也是主要的死亡原因，因此，确诊的 AMI 患者均属于临床危重症，需要收入冠心病监护治疗病房进行规范的救治。发病后无明显心力衰竭、休克及严重心律失常并发症的患者，一般预后良好；急性期尤其是发病 1 周内出现室性心动过速、心室颤动等严重心律失常，或合并心源性休克、急性左心衰的患者，预后不良。除此之外，部分患者尤其是广泛前壁心肌梗死的患者，出现二尖瓣乳头肌断裂、室间隔穿孔或心脏破裂等严重并发症者，多需外科手术救治，死亡率极高。

◎ **要点七 治疗与预防**

对 ST 段抬高的急性心肌梗死，强调及早发现，及早住院，并加强住院前的就地处理。治疗原则是尽快恢复心肌的血液灌注（到达医院后 30 分钟内开始溶栓或 90 分钟内开始介入治疗），以挽救濒死的心肌、防止梗死面积扩大或缩小心肌缺血范围，保护和维持心脏功能，及时处理严重心律失常、泵衰竭和各种并发症，防止猝死。

（一）治疗

1. 监护和一般治疗

（1）**休息** 急性期卧床休息，保持环境安静，减少探视，防止不良刺激，消除焦虑。

（2）**监护** 在冠心病监护治疗病房进行心电图、血压、呼吸和血氧饱和度等指标的严密监测，除颤仪应随时处于备用状态。

（3）**饮食** 以流质食物为主，食用低脂而少

产气的食物为佳。

（4）**建立静脉通道** 保持给药途径畅通。

2. 解除疼痛 哌替啶 50~100mg 肌内注射或吗啡 5~10mg 皮下注射；硝酸甘油 0.5mg 或硝酸异山梨酯 5~10mg 舌下服用或静脉滴注。

3. 再灌注治疗 起病 3~6 小时最迟在 12 小时内，使闭塞的冠状动脉再通，心肌得到再灌注，濒临坏死的心肌可能得以存活或使心肌坏死范围缩小，减轻梗死后心肌重塑，改善预后，是一种积极的治疗措施。

（1）**介入治疗（PCI）** 已建立急性胸痛中心，具备施行急诊介入治疗条件的医院，在患者抵达急诊室明确诊断之后，边给予常规治疗和做术前准备，边将患者送到心导管室。

直接 PCI：适应证：①ST 段抬高和新出现左束支传导阻滞的心肌梗死；②ST 段抬高性心肌梗死并发心源性休克；③适合再灌注治疗而有溶栓治疗禁忌证者；④非 ST 段抬高性心肌梗死，但梗死相关动脉严重狭窄，血流≤TIMI Ⅱ级者。

补救性 PCI：溶栓治疗后仍有明显胸痛，抬高的 ST 段无明显降低者，应尽快进行冠状动脉造影，如显示 TIMI 0~Ⅱ级血流，宜立即施行补救性 PCI。

溶栓治疗再通者的 PCI：溶栓治疗成功的患者，如无缺血复发表现，可在 7~10 天后行冠状动脉造影。

（2）**溶栓疗法** 无条件施行急诊介入治疗或因患者就诊延误、转送患者到可施行介入治疗的单位将会错过再灌注时机，如无禁忌证应立即（接诊患者后 30 分钟内）行溶栓治疗。

适应证：①两个或两个以上相邻导联 ST 段抬高，起病时间短于 12 小时，年龄低于 75 岁；②ST 段显著抬高的心肌梗死患者年龄超过 75 岁，经慎重权衡利弊仍可考虑；③ST 段抬高性心肌梗死，发病时间已达 12~24 小时，但如仍有进行性缺血性胸痛，广泛 ST 段抬高者也可考虑。

禁忌证：①既往发生过出血性脑卒中，1 年内发生过缺血性脑卒中或脑血管事件；②颅内肿瘤；

③近期有活动性内脏出血；④未排除主动脉夹层；⑤入院时严重且未控制的高血压（超过 180/110mmHg）或慢性严重高血压病史；⑥目前正在使用治疗剂量的抗凝药或已知有出血倾向；⑦近期（2~4 周）创伤史，包括头部外伤、创伤性心肺复苏或较长时间（超过 10 分钟）的心肺复苏；⑧近期（3 周内）接受外科大手术；⑨近期（2 周内）曾有在不能压迫部位的大血管行穿刺术。

溶栓药物的应用：①尿激酶（UK）30 分钟内静脉滴注 150 万~200 万 U。②链激酶（SK）或重组链激酶（rSK）150 万 U 静脉滴注，在 60 分钟内滴完。③重组组织型纤维蛋白溶酶原激活剂（rt-PA）100mg 在 90 分钟内静脉给予：先静脉注入 15mg，继而 30 分钟内静脉滴注 50mg，其后 60 分钟内再滴注 35mg。

冠脉再通的判断：①心电图抬高的 ST 段于 2 小时内回降超过 50%；②胸痛 2 小时内基本消失；③2 小时内出现再灌注性心律失常；④血清 CK-MB 酶峰值提前出现（14 小时内）。

（3）紧急主动脉-冠状动脉旁路移植术　介入治疗失败或溶栓治疗无效有手术指征者，宜争取 6~8 小时内施行主动脉-冠状动脉旁路移植术。

4. 消除心律失常　心律失常必须及时消除，以免演变为严重心律失常甚至猝死。

（1）心室颤动或持续多形性室性心动过速，尽快采用电复律。

（2）室性早搏或室性心动过速立即用利多卡因 50~100mg 静脉注射。室性心律失常反复发作可用胺碘酮治疗。

（3）窦性心动过缓可用阿托品 0.5~1mg 肌内或静脉注射。

（4）房室传导阻滞进展到二度或三度并伴有血流动力学障碍者，应急诊安装临时人工心脏起搏器。

（5）室上性快速心律失常药物治疗不能控制时，可考虑用同步直流电复律。

5. 控制休克

（1）补充血容量　补液的同时应严密监测心功能。

（2）应用升压药　补充血容量后血压仍不升，可用多巴胺酚丁胺或去甲肾上腺素。

（3）应用血管扩张剂　血压能维持而肺动脉楔压增高，心排血量低或周围血管显著收缩以致四肢厥冷并有发绀时，可用血管扩张剂。常用硝普钠或硝酸甘油静脉滴注，直至左室充盈压下降。

（4）其他　治疗休克的其他措施包括纠正酸中毒、防治脑缺血、保护肾功能，必要时慎用洋地黄制剂等。

6. 治疗心力衰竭　主要是治疗急性左心衰竭，以应用吗啡（或哌替啶）和利尿剂为主，亦可选用血管扩张剂减轻左心室的负荷，或用短效血管紧张素转换酶抑制剂从小剂量开始等。梗死发生后 24 小时内宜尽量避免使用洋地黄制剂。右心室梗死的患者应慎用利尿剂。

7. 恢复期处理　如病情稳定，体力增进。经 2~4 个月的休息后，酌情恢复部分或轻工作，以后部分患者可恢复全天工作，但应避免过重体力劳动或精神过度紧张。

8. 并发症的处理　并发栓塞时，用抗凝疗法。心室壁瘤如影响心功能或引起严重心律失常，宜手术切除或同时做主动脉-冠状动脉旁路移植手术。心脏破裂和乳头肌功能严重失调都可考虑手术治疗，但手术死亡率高。

9. 非 ST 段抬高性心肌梗死的处理　无 ST 段抬高的心肌梗死其住院期病死率较低，但再梗死率、心绞痛再发生率和远期病死率则较高，此类患者不宜溶栓治疗。其中低危险组以阿司匹林和低分子量肝素治疗为主，中危险组和高危险组则以介入治疗为首选。其余治疗原则同上。

（二）预防

1. 一级预防　通过干预生活方式，戒烟限酒等，预防动脉粥样硬化及冠心病。

2. 二级预防　对已有冠心病和心肌梗死病史者，应预防再次梗死和其他心血管事件发生。

二级预防的综合措施概括为 A、B、C、D、E 五个方面。

A. 抗血小板聚集（阿司匹林或氯吡格雷等）；抗心绞痛治疗（硝酸酯类）。

B. β 受体阻滞剂预防心律失常，减轻心脏负荷；有效控制血压使达标。

C. 控制血脂水平；戒烟。

D. 控制饮食；治疗糖尿病。

E. 普及有关冠心病的知识，包括患者及其家属；鼓励有计划的适当的运动锻炼。

细目十　心脏瓣膜病

◎ 要点一　概述

心脏瓣膜病是指由各种病因导致瓣膜及瓣膜相关结构损害而引起单个或多个瓣膜发生急性或慢性狭窄和/或关闭不全，出现功能障碍，从而产生相应的血流动力学异常的一类心脏疾病。临床上以慢性心脏瓣膜病多见，是我国常见的心脏病之一，多见于 20~40 岁青壮年。近年来，随着生活及居住条件的改善，因风湿热所致的风湿性心脏瓣膜病发病率明显下降，而随人口老龄化，瓣膜退行性病变有增加的趋势。

心脏瓣膜中二尖瓣病变最常见，其次为主动脉瓣病变，三尖瓣和肺动脉瓣病变少见。两个或两个以上瓣膜发生病损，称为联合瓣膜病，较常见的联合瓣膜病为二尖瓣狭窄合并主动脉瓣关闭不全。慢性心脏瓣膜病为我国常见的心血管疾病的住院原因。

◎ 要点二　二尖瓣狭窄

（一）病因

1. **风湿热**　为主要病因。风湿热反复活动，导致反复瓣膜炎症，最终致瓣膜结构异常，即风湿性心脏病。现发病率已有所下降，好发于 20~40 岁青壮年女性，约半数患者可无急性风湿热病史。

2. **退行性病变**　老年人瓣膜退行性钙化导致瓣膜钙化等。

3. 其他

（1）结缔组织病　系统性红斑狼疮等导致心内膜炎，可致二尖瓣病损，较罕见。

（2）感染性心内膜炎　炎症可破坏瓣膜结构，可见于柯萨奇病毒感染。

（3）创伤　胸部穿通或钝挫伤可致瓣叶、瓣膜附属结构损伤等。

（4）先天性畸形　见于先天性二尖瓣脱发育异常等。

（二）临床表现与并发症

1. **症状**　左心房代偿期可无症状，失代偿期及右心室受累时可出现相关临床表现。

（1）呼吸困难　为最常见的早期症状。呼吸困难发作常以运动、精神紧张、体力活动、感染、妊娠或并发心房颤动等为诱因，多先有劳力性呼吸困难，随瓣膜狭窄加重，出现静息时呼吸困难、端坐呼吸和阵发性夜间呼吸困难，甚至发生急性肺水肿。

（2）咯血　是二尖瓣狭窄患者常见的表现。①突然咯大量鲜血，常见于严重二尖瓣狭窄，可为首发症状。当肺静脉压突然升高时，黏膜下淤血、扩张而壁薄的支气管静脉破裂引起大咯血，咯血后肺静脉压减低，咯血可自止。随支气管静脉壁增厚，肺血管阻力增加及右心功能不全，咯血的发生率降低。②痰中带血，见于出现阵发性夜间呼吸困难的患者。③咳粉红色泡沫状痰，见于出现急性肺水肿时。

（3）咳嗽咳痰　较常见，与支气管黏膜水肿、肺淤血、心房增大压迫左主支气管有关。

（4）声音嘶哑、吞咽困难　为左心房肥大的压迫症状，较少见。

2. **体征**

（1）视诊　重度二尖瓣狭窄常有"二尖瓣面容"；心脏视诊可见心前区隆起；右心室扩大时可见心前区心尖搏动弥散。

（2）触诊　心尖区可触及舒张期震颤。

（3）叩诊　心脏相对浊音界向左扩大，呈梨形心。

（4）听诊　心尖部 S_1 亢进，可闻及开瓣音，如瓣叶钙化僵硬，则 S_1 减弱，开瓣音消失；肺动脉高压时肺动脉瓣区 S_2 亢进或伴分裂；心尖区可闻及舒张中晚期隆隆样杂音，局限，不传导，是最重要的体征，具有诊断价值；当肺动脉扩张引起相对性肺动脉瓣关闭不全，可在胸骨左缘第二肋间闻及舒张早期吹风样杂音，称 Graham-Steell 杂音；右心室扩大时三尖瓣区可闻及全收缩期吹风样杂音。

3. 并发症

（1）心房颤动　心房颤动发生率随左房增大和年龄增长而增加。

（2）急性肺水肿　表现为突然出现重度呼吸困难和发绀，不能平卧，咳粉红色泡沫状痰，双肺满布干、湿啰音。

（3）血栓栓塞　20% 的患者可发生体循环栓塞。心房颤动、左心房扩大（直径超过 55mm）、有栓塞史或心排出量明显降低，为体循环栓塞的危险因素。

（4）右心衰竭　多见于晚期患者，为主要的死亡原因。

（5）感染性心内膜炎　二尖瓣狭窄患者相对少见。

（6）肺部感染　患者因存在肺淤血的病理改变，易发生肺部感染，而肺部感染常使心功能不全加重及病情加重。

（三）诊断与鉴别诊断

1. 诊断　如有心尖区隆隆样舒张中晚期杂音及左心房肥大的证据，即可诊断为二尖瓣狭窄；若有风湿热病史，则支持风心病二尖瓣狭窄的诊断。超声心动图检查有助于确诊二尖瓣狭窄及判断狭窄程度。

2. 鉴别诊断

（1）相对性二尖瓣狭窄　严重二尖瓣反流、大量左至右分流的先天性心脏病（如室间隔缺损、动脉导管未闭）和高动力循环（如甲状腺功能亢进症、贫血）时，经二尖瓣口的血流增加，心尖区可闻及短促的隆隆样舒张中期杂音。病史

及心脏超声检查有助于鉴别。

（2）严重主动脉瓣关闭不全　从主动脉反流至左心室的血流冲击二尖瓣瓣叶，使其在舒张期不能顺利开放，心尖区可闻及舒张中晚期隆隆样杂音（Austin-Flint 杂音），无开瓣音及 S_1 亢进，不伴有心尖区舒张期震颤。心脏超声检查可资鉴别。

（3）左房黏液瘤　瘤体阻塞二尖瓣口，产生随体位改变的舒张期杂音，常有发热、关节痛、贫血、血沉增快和体循环栓塞等。心脏超声显示左心房内云雾状光点可资鉴别。

（四）治疗与预防

1. 一般治疗

（1）有风湿热活动者应给予抗风湿治疗，预防风湿热复发，常用苄星青霉素。

（2）预防感染性心内膜炎。

（3）无症状者避免剧烈体力活动，定期（6~12 个月）复查。

（4）呼吸困难者应减少体力活动，限制钠盐摄入，应用利尿剂，避免和控制诱发急性肺水肿的因素。

2. 并发症的处理

（1）大量咯血　应取坐位，应用镇静剂，降低肺静脉压。

（2）急性肺水肿　处理原则与急性左心衰竭所致的肺水肿相似。

（3）心房颤动　控制心室率，预防血栓栓塞。急性发作伴快速心室率，如血流动力学稳定，以减慢心室率为主；如血流动力学不稳定，应立即电复律。

（4）预防栓塞　伴有心房颤动者应长期抗凝治疗，常用华法林口服。

（5）右心衰竭　限制钠盐摄入，应用利尿剂等。

3. 经皮球囊二尖瓣成形术　为治疗单纯二尖瓣狭窄的首选方法。中度风湿性二尖瓣狭窄未合并关闭不全，无血栓形成，无风湿活动者，均应考虑。

4. 外科手术

（1）二尖瓣分离术　适于瓣膜无明显钙化，瓣叶柔软，单纯狭窄，无风湿热活动者。

（2）瓣膜置换术　适应证：①严重瓣叶和瓣下结构钙化、畸形，不宜做分离术者；②二尖瓣狭窄合并明显二尖瓣关闭不全者。

人工瓣膜置换术手术死亡率和术后并发症均高于分离术，但术后存活者心功能恢复良好。

5. 预防
二尖瓣狭窄是最常见的慢性心脏瓣膜病，其主要病因目前仍以风湿热为主，因此，少年儿童有效预防风湿热发病及反复风湿热活动，是预防二尖瓣狭窄的重要措施。对于已经确诊的风湿热患者，可应用长效青霉素加以预防。

◎ 要点三　主动脉瓣关闭不全

（一）病因

主要病因有风湿热、感染性心内膜炎等，也可见于先天畸形、主动脉瓣黏液样变性、强直性脊柱炎、梅毒性主动脉炎、Marfan 综合征等。单纯主动脉瓣关闭不全男性较多见，多为非风湿性；合并二尖瓣疾病者女性多见，多为风湿性。风湿性主动脉瓣关闭不全多与狭窄并存。

（二）临床表现

1. 症状　轻、中度主动脉瓣反流的患者常无心脏相关症状，严重反流时出现明显的主动脉瓣关闭不全及周围血管征的表现，患者常有头部搏动感、心悸及心前区不适；约 20% 患者可有心绞痛，多发生在夜间，一般治疗不易控制；晚期发生左心衰竭，出现不同程度的呼吸困难等肺水肿的表现，终末期可出现右心衰竭。

2. 体征　包括心脏体征及周围血管征阳性。

（1）视诊　心尖搏动呈高动力性，范围扩大并向左下移位。

（2）触诊　心尖搏动呈抬举样，范围扩大并向左下移位。

（3）叩诊　心浊音界向左下扩大，呈靴形心。

（4）听诊　S_1 减弱，A_2 减弱或消失；胸骨左缘 2~3 肋间及主动脉瓣区闻及与 S_2 同时开始的高调、递减型舒张早期叹气样杂音，向主动脉瓣区及心尖部传导，坐位前倾及深呼气时明显；严重主动脉瓣关闭不全时，因主动脉反流致相对性二尖瓣狭窄，可在心尖部闻及舒张中晚期隆隆样杂音，称为 Austin-Flint 杂音。

（5）周围血管征　收缩压增高，舒张压减低，脉压差增大；随心脏搏动的点头征，颈动脉和桡动脉可触及水冲脉，可见毛细血管搏动征，股动脉可闻及枪击音及双期血管杂音（Duroziez 征）。

（三）诊断与鉴别诊断

1. 诊断　根据病史、典型的心脏杂音及周围血管征，结合 X 线胸片与心脏超声检查，可做出诊断。

2. 鉴别诊断　主要与继发于肺动脉高压与肺动脉扩张的相对性肺动脉瓣关闭不全相鉴别，相对性肺动脉瓣关闭不全于胸骨左缘第二肋间可闻及的舒张早期吹风样杂音（Graham-Steell 杂音），该杂音于吸气时明显，常伴有肺动脉高压体征，不伴有周围血管体征。超声心动图可资鉴别。

（四）治疗与预防

1. 内科治疗　主要为对症治疗，包括纠正心力衰竭、控制心律失常等。对于轻、中度主动脉瓣反流者，宜限制体力活动，定期随访；伴有心绞痛的患者可使用硝酸酯制剂；舒张压超过 90mmHg 者使用降压药，避免使用负性肌力药物。心力衰竭的治疗以应用洋地黄制剂、利尿剂及血管扩张剂、血管紧张素转换酶抑制剂为主。

2. 外科治疗　人工瓣膜置换术为治疗该病的主要方法。

适应证：①有症状伴左心室功能不全者；②无症状伴左心室功能不全者；③有症状而左心室功能正常者，先试用内科治疗，若无改善不宜拖延手术时间。

禁忌证：$LVEF \leq 20\%$、$LVEDD \geq 80mm$ 或 $LVEDVI \geq 300mL/m^2$。部分病例如创伤、感染性心内膜炎所致的瓣叶穿孔，可行瓣叶修复术；主动脉根部扩大如 Marfan 综合征患者宜行主动脉根部带瓣人工血管移植术。

3. 预防　同二尖瓣狭窄。

第三单元 消化系统疾病

细目一 慢性胃炎

◎ 要点一 概述

胃炎是指任何病因引起的胃黏膜炎症，常伴有上皮损伤和细胞再生。胃炎是最常见的消化道疾病之一。按临床发病的缓急和病程的长短，一般将胃炎分为急性胃炎和慢性胃炎。慢性胃炎是由各种病因引起的胃黏膜慢性炎症，发病率高且随年龄增长而增高，发病率男性稍高于女性。

根据病理组织学改变和病变在胃的分布，结合可能的病因，将慢性胃炎分成非萎缩性（以往称浅表性）、萎缩性和特殊类型三大类。我国属幽门螺杆菌高感染率国家，估计人群中幽门螺杆菌感染率在40%~70%，幽门螺杆菌感染均可引起胃黏膜炎症，感染后不进行规范的根除治疗，机体一般难以将其清除，使感染趋向慢性，因此人群中幽门螺杆菌感染引起的慢性胃炎，其患病率与该人群幽门螺杆菌的感染率基本是平行的。

◎ 要点二 病因与发病机制

慢性胃炎的病因目前还未完全阐明，一般认为主要与幽门螺杆菌感染、自身免疫、理化因素、十二指肠液反流等因素有关。

1. **幽门螺杆菌（Hp）感染** Hp感染是慢性胃炎最主要的病因，Hp在慢性胃炎患者的检出率高达80%以上。Hp是一种革兰阴性菌，能长期稳定地定居于胃窦部，在黏膜小凹及表面黏液层中繁殖，并分解尿素产生氨，分泌细胞毒素，造成黏膜上皮细胞的变性坏死及黏膜的炎症反应。其抗原物质还能引起宿主对于黏膜的自身免疫反应。

2. **自身免疫反应** 慢性胃炎与自身免疫具有密切关系。自身抗体与壁细胞结合后，破坏壁细胞使壁细胞数目减少，最终造成胃酸分泌缺乏，维生素B_{12}吸收不良，导致恶性贫血。

3. **十二指肠液反流** 幽门括约肌松弛或胃肠吻合手术后十二指肠液易发生反流，其中的胆汁和胰酶可以造成胃黏膜的损伤，产生炎症。

4. **理化及其他因素** 慢性胃炎的发病与遗传、年龄、吸烟、饮酒及饮食习惯等因素有关，饮食中高盐和缺乏新鲜蔬菜、水果与胃黏膜萎缩、肠化生以及胃癌的发生密切相关。

◎ 要点三 病理

病理变化主要发生于黏膜层，从浅表逐渐向深部扩展至腺区，随病程发展表现为黏膜炎症、萎缩、上皮化生等基本的病理过程。

慢性炎症持续存在，胃黏膜产生不完全再生，胃腺逐渐转变成肠腺样，含杯状细胞，称为肠化生。细胞在增生过程中出现过度增生和分化缺失，增生的上皮细胞排列拥挤，有分层现象，有丝分裂相增多，腺体结构紊乱，称为异型增生（不典型增生），是胃癌的癌前病变，轻者可逆转为正常状态，重者应与高分化腺癌严格鉴别。

幽门螺杆菌感染引起的慢性胃炎，炎症弥漫性分布，但以胃窦为重；多病灶萎缩性胃炎，萎缩和肠化生呈多灶性分布，起始于胃小弯侧，逐渐波及胃窦，继而波及胃体，灶性病变亦逐渐融合。在自身免疫性胃炎，萎缩和肠化生主要局限在胃体。

◎ 要点四 临床表现

慢性胃炎根据胃镜下改变，分为慢性非萎缩性胃炎和慢性萎缩性胃炎。大多数慢性胃炎起病隐匿，临床表现不明显，症状多为一些消化系统疾病的非特异性表现。

1. **症状** 常出现上腹痛、饱胀不适，以进餐后明显，可伴嗳气、反酸、恶心等，少数患者伴有上消化道出血。慢性胃体炎可有纳差、体重减轻及贫血等表现，发生恶性贫血的患者，可有舌炎、四肢感觉异常等表现。

2. 体征 慢性胃炎除了上腹部可有轻压痛外，一般无明显阳性体征。

◎ 要点五 实验室检查及其他检查

1. Hp 检测 有助于慢性胃炎的分类诊断和选择治疗措施。^{13}C-或^{14}C-尿素呼气试验具有较高的特异性和敏感性，可用于筛选及治疗后复查。

2. 胃镜检查 是诊断慢性胃炎最可靠的方法，镜下黏膜活检有助于病变的病理分型和鉴别诊断。内镜诊断分为非萎缩性胃炎、萎缩性胃炎伴糜烂、萎缩性胃炎。

（1）非萎缩性胃炎 黏膜红斑，粗糙不平，有出血点或出血斑。

（2）萎缩性胃炎 黏膜苍白或灰白色，呈颗粒状，可透见黏膜下血管，皱襞细小。

3. 血清学检查

（1）自身抗体 90%的慢性萎缩性胃体炎抗壁细胞抗体阳性，约 75%患者抗内因子抗体阳性。

（2）血清胃泌素水平 有助于判断萎缩是否存在及其分布与程度。慢性萎缩性胃体炎血清胃泌素水平可升高，伴发恶性贫血时，可升高数倍至数十倍，维生素 B_{12} 水平下降。萎缩性胃窦炎常表现胃泌素水平降低。

4. 血维生素 B_{12} 水平测定 正常人为 300~900ng/L，明显降低有助于自身免疫性胃炎的诊断。

◎ 要点六 诊断与鉴别诊断

（一）诊断

慢性胃炎无特异性临床表现，确诊必须依靠胃镜检查及胃黏膜活组织病理学检查。Hp 检测及免疫学检查有助于病因学分析及诊断。怀疑自身免疫性胃炎应检测相关自身抗体。

（二）鉴别诊断

慢性胃炎应与消化性溃疡、胃癌、功能性胃肠病、慢性胆囊炎等鉴别，胃镜和胆囊 B 超等检查，有助于鉴别。

◎ 要点七 病情评估

慢性胃炎起病隐匿，一般不出现严重的临床表现，病情评估的关键在于评估患者进展为胃癌的风险。慢性胃炎在疾病进展过程中出现一些胃癌前情况，包括胃癌前状态及癌前病变，前者包括慢性萎缩性胃炎、胃息肉等，后者主要指异型增生。异型增生是胃癌的癌前病变，重者应与高分化腺癌严格鉴别。

◎ 要点八 治疗与预防

（一）治疗

1. 一般措施 尽量避免进食刺激胃黏膜的食物，如酒、浓茶、咖啡等，多食水果、蔬菜，饮食规律，保持心情舒畅，戒烟。

2. 病因治疗

（1）根除 Hp 治疗 Hp 相关性胃炎，Hp 检测阳性者，尤其是活动性者，应给予根除 Hp 治疗。以质子泵抑制剂或胶体铋剂为主，配合两种或三种抗菌药物如阿莫西林、替硝唑、克拉霉素等，10~14 天为一个疗程。目前主要使用 1 种 PPI+2 种抗生素+1 种铋剂的用药方案。

（2）十二指肠-胃反流的治疗 应用胃黏膜保护药、促胃动力药等。

3. 对症治疗 腹胀、恶心、呕吐、腹痛明显者，可应用胃肠动力药如莫沙必利等；伴发恶性贫血者长期应予维生素 B_{12} 治疗；补充多种维生素及微量元素，对逆转黏膜肠化生及不典型增生有一定效果。

4. 胃癌前状态的治疗 首先应进行根除 Hp 的治疗，出现恶性贫血的患者应注意长期补充维生素 B_{12}，发现有重度异型增生时，宜内镜下或手术治疗。

（二）预防

目前认为慢性胃炎的病因仍以 Hp 感染为常见，少部分慢性非萎缩性胃炎可发展为慢性多灶萎缩性胃炎，极少数慢性多灶萎缩性胃炎经长期演变可发展为胃癌。Hp 感染引起的胃炎约 15%~

20%会进展为消化性溃疡。感染幽门螺杆菌后少有自发清除，因此慢性胃炎的预防，应以筛查Hp感染并及时根除为主，Hp感染有复发倾向，治疗后应进行年度随访。日常生活中应注意餐具的消毒，提倡分餐饮食。

细目二　消化性溃疡

◎ 要点一　概述

消化性溃疡（PU）主要指发生在胃和十二指肠的慢性溃疡，即胃溃疡（GU）和十二指肠溃疡（DU），溃疡的形成与胃酸/胃蛋白酶的消化作用有关，溃疡的黏膜缺损超过黏膜肌层，是其区别于糜烂的主要病理特点。消化性溃疡发病男性多于女性，十二指肠溃疡比胃溃疡多见。十二指肠溃疡多见于青壮年人，胃溃疡多见于中老年人。

◎ 要点二　病因

正常情况下，胃、十二指肠黏膜直接接触胃酸和胃蛋白酶，此外，还经常受摄入的各种有害物质的侵袭，但由于胃、十二指肠黏膜具有一系列防御和修复机制，能抵御这些侵袭因素的损害，维持黏膜的完整性。当某些因素破坏其防御机制，胃酸/胃蛋白酶侵蚀黏膜，导致溃疡形成。最常见的病因是幽门螺杆菌感染和非甾体抗炎药损害胃、十二指肠黏膜屏障作用，从而导致消化性溃疡的发病，因此，消化性溃疡的发生是由于对胃、十二指肠黏膜有损害作用的侵袭因素与黏膜自身防御、修复因素之间失去平衡的结果。GU的发生主要是由于防御、修复因素的减弱，而DU的发生主要是由于侵袭因素的增强。

1. 幽门螺杆菌（Hp）感染　是引起消化性溃疡的主要病因。Hp诱发局部炎症和免疫反应，损害局部黏膜的防御和修复机制，同时，Hp感染可增加胃泌素的分泌，从而促进胃酸分泌增加，两方面的协同作用造成了胃、十二指肠黏膜损害和溃疡形成。

2. 药物因素　某些药物如非甾体类抗炎药（NSAID）、抗肿瘤药、肾上腺皮质激素等，可导致溃疡的发生。NSAID能直接穿过胃黏膜屏障，导致氢离子反弥散，抑制环氧化酶活性，从而抑制内源性前列腺素的合成与分泌，削弱胃黏膜的保护机制。

3. 胃酸及胃蛋白酶分泌增多　胃酸在致病过程中发挥着重要的作用。胃酸及胃蛋白酶分泌增多是DU发病的重要因素。胃酸分泌增多是绝大多数消化性溃疡特别是DU发生的必要条件之一。

4. 神经精神因素　胃酸的分泌受神经、体液调节，精神刺激通过高级中枢的调节作用，影响胃肠分泌、胃肠黏膜供血、胃肠蠕动功能。长期精神紧张、焦虑、抑郁、恐惧者易发生溃疡。

5. 其他因素　遗传、环境等因素也与消化性溃疡的发病有关。O型血者DU的患病率比其他血型高。吸烟、嗜酒、饮浓茶、过食辛辣食物、暴饮暴食及饮食不规律均可诱发溃疡。

◎ 要点三　临床表现与并发症

消化性溃疡的典型表现为慢性、周期性、节律性的上腹部疼痛，体征多不典型。但是少数患者可无症状，部分患者以出血、穿孔等并发症表现为首诊原因。消化性溃疡典型的腹痛特点：①慢性病程，反复加重、缓解病史可达数年至数十年；②周期性发作，发作与缓解交替出现，发作期与缓解期亦长短不一；③有季节性，多在秋冬或冬春之交发病，可因精神情绪不良或过劳而诱发；④上腹痛呈节律性，表现为餐后痛（餐后1小时内）、空腹痛（餐后2~4小时）或/和午夜痛，腹痛多可被服用抗酸药所缓解，典型节律性表现DU多见。

（一）症状

1. 上腹部疼痛　是本病的主要症状。常因精神刺激、过度疲劳、饮食不当、服用药物、气候变化等因素诱发或加重。疼痛呈慢性过程，反复周期性发作，尤以DU明显。疼痛位于上腹部，GU疼痛部位多位于中上腹部或偏左侧，DU疼痛多位于中上腹部偏右侧。疼痛发作期与缓解期交替，一般秋冬和冬春换季时易发病。腹痛呈节律性并与进食相关，DU 饥饿时疼痛，多在餐后 2~4 小时出现，进食后缓解，部分患者可有午夜痛；GU 疼痛不甚规则，常在餐后 1 小时内发生，至下次餐前自行消失。腹痛的性质可为钝痛、灼痛或胀痛。疼痛剧烈且突然发生或加重，由上腹部迅速向全腹弥漫，应疑诊为急性胃穿孔。疼痛较重，向背部放射，经抗酸治疗不能缓解者，应考虑后壁慢性穿透性溃疡。

2. 其他症状　常伴有反酸、嗳气、恶心等消化道症状。少数患者可有失眠、多汗等全身症状。

（二）体征

溃疡活动期上腹部可有局限性压痛，并发幽门梗阻、急性穿孔、上消化道出血时，出现相应体征。

（三）特殊类型的溃疡

1. 无症状型溃疡　15%~20% 的患者可无任何症状，常在胃镜或 X 线钡餐检查时被偶然发现，或出现出血、穿孔等并发症时被发现，可见于任何年龄，以老年人多见。

2. 复合性溃疡　胃和十二指肠同时存在溃疡称为复合性溃疡，DU 常先于 GU 发生，男性多见，易并发幽门狭窄和上消化道出血。

3. 幽门管溃疡　发生于幽门孔 2cm 以内的溃疡称为幽门管溃疡，男性多见，一般呈高胃酸分泌，常缺乏典型的周期性和节律性疼痛而表现为餐后立即出现的中上腹剧烈疼痛，应用抗酸药可部分缓解，易并发幽门痉挛、幽门狭窄及出血，内科治疗效果较差。

4. 球后溃疡　发生于十二指肠球部以下，多位于十二指肠乳头近端，称为球后溃疡，夜间痛及背部放射痛常见，易并发出血，内科治疗效果差。X 线及胃镜检查易漏诊。

5. 难治性溃疡　指 DU 正规治疗 8 周或 GU 正规治疗 12 周后，经内镜检查确定未愈合的溃疡和（或）愈合缓慢、复发频繁的溃疡。

6. 巨大溃疡　指直径超过 2cm 的溃疡，对药物治疗反应较差，愈合时间较长，易发生慢性

穿透或穿孔。胃的巨大溃疡注意与恶性溃疡鉴别。

7. 老年人消化性溃疡　指年龄超过 65 岁的消化性溃疡患者，临床表现多不典型，溃疡常较大，易并发出血，应与胃癌鉴别。

（四）并发症

1. 出血　消化性溃疡是上消化道出血最常见的病因，出血发生率为 20%~25%，10%~25% 的患者以上消化道出血为首发表现，DU 出血多于 GU。

2. 穿孔　穿孔发生率 DU 高于 GU。溃疡穿透胃肠壁达游离腹腔，导致急性弥漫性腹膜炎称为急性穿孔或游离穿孔；溃疡穿透胃肠壁并与邻近器官粘连，称为穿透性溃疡或慢性穿孔。患者突发上腹部持续性剧烈疼痛，并迅速弥漫全腹，伴休克表现，查体腹部压痛，有反跳痛，呈板状腹，肝浊音界缩小或消失，肠鸣音减弱或消失，外周血白细胞及中性粒细胞增高，腹部 X 线透视见膈下游离气体影，是诊断穿孔的重要依据。

3. 幽门梗阻　幽门梗阻多见于 DU 及幽门管溃疡。溃疡活动期引起的幽门梗阻，随着炎症的好转而缓解，呈暂时性，称为功能性梗阻或内科梗阻；由溃疡瘢痕收缩或与周围组织粘连所致，非手术不能缓解，呈持久性，称为器质性梗阻或外科梗阻。呕吐是幽门梗阻的主要症状，吐后症状减轻，呕吐物含有发酵宿食，查体有胃型、胃蠕动波及振水音。X 线及胃镜检查可辅助诊断。

4. 癌变　GU 的癌变率在 1% 以下，罕见十二指肠球部溃疡有癌变者。若 GU 患者年龄在 45 岁以上、疼痛的节律性消失、食欲减退、体重明显减轻、粪便隐血试验持续阳性、内科治疗效果较差者，应疑诊癌变的可能，定期复查。

◎ **要点四　实验室检查及其他检查**

1. 胃镜检查和黏膜活检　可直接观察黏膜情况，确定病变的部位、大小、数目、表面状态、有无活动性出血及其他合并疾病的存在，同时可以取活组织进行病理检查和 Hp 检测，是诊

断消化性溃疡最有价值的检查方法。内镜下溃疡分期及表现：

（1）活动期　病灶多呈圆形或椭圆形，溃疡基底部覆有白色或黄白色厚苔，周围黏膜充血、水肿。

（2）愈合期　溃疡缩小变浅，苔变薄，黏膜皱襞向溃疡集中。

（3）瘢痕期　基底部白苔消失，呈现红色瘢痕，最后转变为白色瘢痕。

2. X线钡餐检查　X线钡餐检查有直接和间接两种征象。直接征象为龛影，对溃疡的诊断有确诊意义，在溃疡的周围尚可见到黏膜放射状皱缩及因组织炎症水肿而形成的环形透亮区（环堤）。间接征象有局部压痛、胃大弯侧痉挛性切迹、十二指肠球部激惹及变形。溃疡合并穿孔、活动性出血时禁行X线钡餐检查。

3. Hp检测　快速尿素酶试验是目前临床上最常用的Hp感染的检测方法，特异性和敏感性均高；细菌培养是诊断Hp感染最可靠的方法。^{13}C-或^{14}C-尿素呼气试验属非侵入性检查，特异性、敏感性高，简单易行，患者容易接受。

4. 粪便隐血试验　主要用于确定溃疡有无活动及合并活动性出血，并可作为疗效判断的指标。粪便隐血试验呈阳性，提示溃疡活动。粪便隐血持续阳性者，应进一步排除癌变的可能。

◎ **要点五　诊断与鉴别诊断**

（一）诊断

根据患者有慢性、周期性、节律性上腹部疼痛的典型病史，即可做出初步诊断，但确诊依靠胃镜或X线钡餐检查。

（二）鉴别诊断

消化性溃疡应与胃癌、胃泌素瘤、慢性胃炎、功能性消化不良、十二指肠炎、胆囊炎、胆石症等进行鉴别。尤其中老年患者，应注意排除胃癌。

1. 胃癌　经胃镜检查发现胃溃疡时，应进行溃疡病变的良、恶性鉴别，溃疡型早期胃癌内镜下所见与良性溃疡鉴别有困难，须依靠直视下取活组织检查鉴别。溃疡内镜下有以下特点时，应考虑为恶性溃疡：①溃疡形状不规则，一般较大；②底部凹凸不平，有秽苔；③边缘呈结节状隆起；④周围皱襞中断；⑤胃壁僵硬、蠕动减弱。

2. 胃泌素瘤　即Zollinger-Ellison综合征，是胰腺非β细胞瘤分泌大量胃泌素所致。瘤体小，生长缓慢，半数为恶性。分泌大量胃泌素刺激壁细胞增生，分泌大量胃酸，导致胃、十二指肠发生多发性溃疡。胃泌素瘤与普通消化性溃疡的鉴别要点是溃疡多发生于不典型部位，胃酸分泌水平明显升高，空腹血清胃泌素明显升高。

◎ **要点六　病情评估**

消化性溃疡病程漫长，呈反复急性加重的特点，病情严重程度与溃疡的发生部位、溃疡类型有关，也与患者年龄有一定关系。老年人消化性溃疡、巨大溃疡、无症状性溃疡常易出现急性并发症，尤其是上消化道出血，严重时可危及生命，是常见的死亡原因。

消化性溃疡合并急性胃肠穿孔时，可导致急性弥漫性腹膜炎，病情危重，多需紧急手术救治。

◎ **要点七　治疗与预防**

（一）治疗的目

消除病因，解除症状，愈合溃疡，防止复发和避免并发症。

（二）治疗措施

1. 一般治疗　生活规律，劳逸结合；合理饮食，少饮浓茶、咖啡，少食酸辣刺激性食物；戒烟酒；调节情绪，避免过度紧张；慎用NSAID、肾上腺皮质激素等药物。

2. 药物治疗　DU的治疗重点在于根除Hp与抑制胃酸分泌，GU的治疗侧重于保护胃黏膜。

（1）根除Hp　根除Hp可降低溃疡的复发率，使溃疡痊愈。对Hp相关性溃疡，均应抗Hp治疗。根除Hp方案：①三联疗法：1种质子泵抑制剂或1种胶体铋剂联合克拉霉素、阿莫西林、甲硝唑（或替硝唑）3 种抗菌药物中的 2 种；②四联疗法：以铋剂为主的三联疗法加 1 种质子泵抑制剂。疗程为 10~14 天。三联疗法根治失败后，停用甲硝唑，改用呋喃唑酮或改用质子泵抑制剂、铋剂联合 2 种抗菌药物的四联疗法。治疗后 4 周检测 Hp 确定疗效。

（2）抑制胃酸分泌　①碱性药：氢氧化铝、氢氧化镁、碳酸氢钠等可中和胃酸，对缓解溃疡的疼痛症状有较好效果，一般不单独用于治疗溃疡；②抗胃酸分泌药：H_2 受体拮抗剂如西咪替丁、雷尼替丁、法莫替丁等；质子泵抑制剂（PPI）如奥美拉唑、兰索拉唑、潘托拉唑、雷贝拉唑等，通过抑制 H^+、K^+-ATP 酶（质子泵）使壁细胞内的氢离子不能转移至胃腔；③其他药物：抗胆碱能药物如山莨菪碱、阿托品、哌仑西平，以及胃泌素受体拮抗剂丙谷胺等。

（3）保护胃黏膜药物　胃黏膜保护药有硫糖铝、枸橼酸铋钾、米索前列醇等。

3. 治疗并发症　并发急性上消化道出血、急性穿孔、幽门梗阻时，应及时明确诊断，并行积极治疗，内科治疗无效者应考虑手术治疗。疑诊发生癌变者，应尽快明确诊断，实施治疗。

4. 外科治疗　外科治疗的适应证有：①大量或反复出血，内科治疗无效者；②急性穿孔；③瘢痕性幽门梗阻；④GU 癌变或癌变不能除外者；⑤内科治疗无效的顽固性溃疡。

5. 维持治疗　GU 经治疗溃疡愈合者，可停用药物治疗；有反复急性加重的患者，需要时可长期口服适量药物维持治疗。

6. 治疗策略　对内镜或 X 线检查明确诊断的 DU 或 GU，首先明确有无 Hp 感染。Hp 阳性者首先给予根除 Hp 治疗，必要时在根除 Hp 治疗结束后再给予 2~4 周（DU）或 4~6 周（GU）的抗胃酸治疗。Hp 阴性者常规服用抗胃酸分泌药 4~6 周（DU）或 8 周（GU）。

（三）预防

消化性溃疡的主要病因与 Hp 感染、应用非甾体抗炎药、吸烟、急性应激、胃排空增快等因

素有关。因此，对未患病者，年度健康查体检测 Hp，发现阳性应进行有效根除治疗；吸烟伴有上腹痛、腹部不适等消化道症状者，应戒烟；调节饮食，细嚼慢咽，避免进食过快过量，减少刺激性食物的摄入量等。已确诊的消化性溃疡患者，缓解期应生活规律，合理饮食，少饮浓茶、咖啡，少食酸辣刺激性食物，戒烟酒，避免过度紧张，慎用 NSAID 等药物，症状反复者及时就诊治疗，避免病情反复加重及出现上消化道出血、急性穿孔等并发症。老年胃溃疡患者应常规进行粪便隐血试验的随访，必要时随访胃镜，尽早发现可疑的恶变。

细目三　胃　癌

◎ 要点一　概述

胃癌是指发生于胃黏膜上皮细胞的恶性肿瘤，占胃恶性肿瘤的 95% 以上。男性与女性胃癌的发病率分别居全部癌症的第 2 位和第 5 位，病死率分别居全部癌症的第 3 位和第 2 位。我国是胃癌高发国家，胃癌是我国最常见的恶性肿瘤之一，发病年龄以中老年居多，35 岁以下较少，55~70 岁为高发年龄段，男性发病约为女性的 2 倍。甘肃、宁夏、青海及东北等地高发，湖南、广西、广东、云南、贵州及四川发病率较低。全国平均年死亡率约为 16/10 万。

◎ 要点二　病因

目前胃癌的病因尚未完全明了，可能与下列因素有关：

1. 幽门螺杆菌（Hp）感染　Hp 感染与胃癌的发生有一定关系，WHO 已将 Hp 列为致癌源。

2. 饮食因素　饮食的各个环节均对胃癌的发生有影响，其主要机制可能与食物中亚硝基化合物、苯并芘等致癌物质含量高及饮食中缺乏抗癌或抑癌物质（如维生素 C、β-胡萝卜素及维生素 E 等）有关。

3. 环境因素　环境因素与胃癌的发生有密切关系，高纬度、高泥炭土壤、石棉地区及寒冷

潮湿地区居民发病率较高。

4. 遗传因素 胃癌有明显的家族聚集倾向。此外，不同血型、不同人种，其胃癌发病率亦有差异，如 A 型血者比 O 型血者发病率高。

5. 癌前变化 癌前变化包括癌前病变与癌前状态。癌前病变包括异型增生及上皮内瘤变。癌前状态包括：①萎缩性胃炎（伴或不伴肠化及恶性贫血）；②腺瘤型息肉尤其直径超过 2cm 者；③胃溃疡；④残胃炎：毕Ⅱ式胃切除术后并发胆汁反流性残胃炎，良性病变术后 20 年；⑤胃黏膜巨大皱襞症。

◎ **要点三 临床表现**

1. 症状 取决于肿瘤发生的部位、病理性质、病程长短及有否转移。80% 早期胃癌无症状，进展期胃癌常见的症状有体重减轻、上腹痛、食欲不振、乏力等。

（1）**上腹疼痛** 为最常见症状。早期仅为上腹部不适、饱胀或隐痛，餐后为甚，经治疗可缓解。进展期胃癌腹痛可呈持续性，且不能被抑酸剂所缓解。

（2）**食欲减退** 可为首发症状，晚期可厌肉食及腥味食物。

（3）**恶心呕吐** 胃窦癌引起幽门梗阻时可出现恶心呕吐，呕吐物为黏液及宿食，有腐臭味。贲门癌可有吞咽困难或食物反流。

（4）**呕血、黑便** 中晚期胃癌隐血便常见，癌瘤侵蚀大血管时可引起大量呕血和黑便。

（5）**全身症状** 可出现低热、疲乏、体重减轻、贫血等。

2. 体征 早期可无任何体征，中晚期可出现腹部肿块伴有压痛以及发生转移的相应体征。腹部肿块是胃癌的主要体征，多在上腹部偏右，可触及坚实而可移动的结节状肿块，伴压痛。发生淋巴转移，可触及左锁骨上淋巴结肿大即 Virchow 淋巴结；癌细胞侵犯肝、门静脉、腹膜，可出现肝脏肿大、移动性浊音阳性；部分患者出现伴癌综合征，表现为反复发作性血栓性静脉炎、黑棘皮病、皮肌炎等。

◎ **要点四 实验室检查及其他检查**

1. 血液检查 呈低色素性贫血，血沉增快，血清癌胚抗原（CEA）阳性。

2. 粪便隐血试验 常持续阳性，可作为胃癌筛查的首选方法。

3. X 线钡餐检查 采用气钡双重对比法。X线征象有充盈缺损、癌性龛影、皮革胃及胃潴留等表现。但对早期胃癌诊断率低，胃底癌易漏诊。

4. 胃镜检查 胃镜检查是诊断早期胃癌最重要手段，可直接进行观察及取活组织进行细胞学检查。

（1）**早期胃癌** 胃镜下早期胃癌呈小息肉样隆起、凹陷或平坦，黏膜粗糙，碰触易出血，可见斑片状糜烂。癌灶直径小于 1cm 者称小胃癌，小于 0.5cm 者称微小胃癌。内镜下较小，缺乏特异性，易发生漏诊。

（2）**进展期胃癌** 内镜下易发现，表面凹凸不平，伴有糜烂及污秽苔，取活检组织时易出血，也可是巨大溃疡型，底部覆有污秽灰白苔，溃疡边缘呈结节状隆起，无聚合皱襞，病变处无蠕动。

5. 超声内镜检查 可显示胃壁各层与周围 5cm 范围内的声学结构，能清晰观察肿瘤的浸润范围与深度，了解有无周围转移。

◎ **要点五 诊断与鉴别诊断**

（一）诊断

胃癌诊断主要依赖于胃镜及活组织检查。为提高早期诊断率，凡年龄在 40 岁以上，出现不明原因的上腹不适、食欲不振、体重明显减轻者，尤其是原有上腹痛而近期疼痛性质及节律发生改变者，或经积极治疗而病情继续发展者，无禁忌证的患者均应给予胃镜检查，及早进行排查。

（二）鉴别诊断

胃癌应与胃溃疡、胃原发淋巴瘤、胃平滑肌肉瘤、慢性萎缩性胃炎及胃邻近恶性肿瘤如原发性肝癌、胰腺癌、食管癌等进行鉴别。X 线、内镜、B 超等检查可助鉴别。

◎ 要点六　病情评估

1. 胃癌根据癌肿大小及浸润胃壁的深度分为早期胃癌与进展期胃癌，早期胃癌如能尽早发现而确诊，进行有效治疗则预后良好。

2. 根据癌细胞分化程度可分为高分化癌、中度分化癌和低分化癌三大类，分化程度越低恶性程度越高。

3. 根据胃癌腺体的形成及黏液分泌能力，分为管状腺癌、黏液腺癌、髓样癌和弥散型癌，一般管状腺癌分化良好，髓样癌分化较差，弥散型癌分化极差。

4. 根据胃癌的生长方式分为膨胀型和浸润型，膨胀型癌细胞间有黏附分子，以团块形生长，预后较好；浸润型癌细胞以分散方式向纵深扩散，预后较差，相当于上述的弥散型胃癌。

◎ 要点七　治疗原则

早期选择手术治疗，中晚期采用综合疗法，并针对肿瘤的不同情况拟定不同的治疗方案。手术治疗是目前唯一有可能根治胃癌的手段。进展期胃癌在全身化疗的基础上，内镜下局部化疗、微波、激光等方法，可以杀灭癌细胞，延长生存期限。化学治疗是手术切除前或根治术后的辅助治疗，或作为不能手术患者的姑息治疗，可选择单一药物或联合用药。免疫增强剂如转移因子、白细胞介素-2 等，可提高患者的免疫力，辅助治疗。

细目四　溃疡性结肠炎

◎ 要点一　概述

溃疡性结肠炎（UC）是一种发生在直肠和结肠的慢性非特异性炎症性疾病，是炎症性肠病的常见类型。病变主要限于大肠黏膜与黏膜下层，病情轻重不等，多呈反复发作的慢性病程。本病可发生于任何年龄，以 20~40 岁多见，亦可见于儿童或老年人。发病率男女无明显差别，男性稍多于女性。

◎ 要点二　病因

1. **免疫因素**　肠道黏膜免疫反应的激活是导致本病肠道炎症发生、发展和转归的直接原因。

2. **遗传因素**　本病为多基因病，患者在一定环境因素作用下由遗传易感而发病。本病发病率存在明显的种族间差异，白种人远高于黄种人和黑种人。患者一级亲属发病率显著高于普通人群而患者配偶发病率不增加，提示遗传因素与发病有关。

3. **感染因素**　本病可能由痢疾杆菌、溶组织阿米巴或病毒、真菌所引起，病原微生物乃至食物抗原可能是其非特异性促发因素，但至今未检出与本病有恒定明确关系的病原体。

4. **精神神经因素**　本病可因紧张、劳累而诱发，患者常有精神紧张和焦虑表现。由于大脑皮层活动障碍，可通过自主神经系统引起肠道运动亢进、肠血管平滑肌痉挛收缩、组织缺氧、毛细血管通透性增加，从而使肠黏膜发生炎症、糜烂及溃疡。

◎ 要点三　临床表现

本病起病缓慢，少数急性起病，偶见暴发。病程呈慢性过程，多表现为发作期与缓解期交替，少数症状持续并逐渐加重。精神刺激、劳累、饮食失调、继发感染为其发作的诱因。

（一）消化系统表现

1. **腹泻**　为最主要的症状，常反复发作或持续不愈，轻者每天排便 2~4 次，便血轻或无。重者排便频繁，脓血显见，甚至大量便血。黏液血便是本病活动期的重要表现。病变局限在直肠者，鲜血附于粪便表面；病变扩展至直肠以上者，血液混于粪便中。病变累及直肠时，可有里急后重。

2. **腹痛**　轻型患者在病变缓解期可无腹痛，或仅有腹部不适，部位多在左下或下腹部，亦可涉及全腹，有疼痛→便意→排便→缓解的规律。

3. **体征**　轻中型患者仅左下腹部压痛，有些患者可触及呈管状的乙状结肠。若有腹肌紧张、反跳痛、肠鸣音减弱，应警惕结肠扩张、肠穿孔等并发症。

（二）全身表现

急性期可有发热，重症患者常出现高热，病情持续活动可出现衰弱、消瘦、贫血、低蛋白血症、电解质紊乱等表现。尤易发生低钾血症。

（三）肠外表现

本病可伴有多种肠外表现，如关节炎、结节性红斑、虹膜炎、强直性脊柱炎、坏疽性脓皮病、复发性口腔溃疡、慢性肝炎等。

◎ 要点四　实验室检查及其他检查

1. 血液检查

（1）血红蛋白降低，为小细胞低色素性贫血；急性期中性粒细胞增多；血沉增快；凝血酶原时间延长，血浆第Ⅲ、Ⅶ、Ⅷ因子的活性增加，血小板计数升高。

（2）严重者血清白蛋白降低；C反应蛋白增高。

（3）严重者出现电解质紊乱，尤以低钾血症最明显。

2. 粪便检查　粪便病原学检查的目的是排除感染性结肠炎，这是诊断的一个重要步骤，需至少连续3次进行粪便检查。常有黏液脓血便，镜检见红细胞、白细胞和巨噬细胞。粪便培养致病菌阴性。

3. 结肠镜检查　是诊断与鉴别诊断的最重要手段。可直接观察肠黏膜变化，准确了解病变范围。内镜下特征：急性期肠黏膜充血水肿，分泌亢进，可有针尖大小的红色斑点和黄白色点状物，肠壁痉挛，皱襞减少。慢性期黏膜粗糙不平，呈细颗粒状，血管模糊，质脆易出血，有假息肉形成。活组织检查显示特异性炎性病变和纤维瘢痕，同时可见糜烂、隐窝脓肿、腺体排列异常及上皮变化等。

4. X线检查　常用X线气钡双重对比造影。X线的主要征象：①黏膜粗乱或颗粒样改变；②多发性浅溃疡见小龛影，亦可有炎症性息肉而表现为多个小的圆形或卵圆形充盈缺损；③肠管缩短，结肠袋消失，肠壁变硬，可呈铅管状。

◎ 要点五　诊断与鉴别诊断

（一）诊断

主要诊断依据：①慢性或反复发作性腹泻、黏液脓血便、腹痛，伴不同程度全身症状；②多次粪检无病原体发现；③内镜检查及X线钡剂灌肠显示结肠炎病变等。完整的诊断应包括临床类型、严重程度、病变范围及病情分期。

（二）鉴别诊断

应与急性自限性结肠炎、克罗恩病、大肠癌、肠易激综合征、慢性阿米巴痢疾等鉴别，内镜及活组织检查有助于鉴别诊断。

1. 急性自限性结肠炎　各种细菌感染如痢疾杆菌、沙门菌、耶尔森菌、空肠弯曲菌等导致的结肠炎症，急性发作时有发热，腹痛较明显，粪便检查可分离出致病菌，抗生素治疗有良好效果，通常在4周内痊愈。

2. 克罗恩病（Crohn病）　腹泻，一般无肉眼血便，结肠镜及X线检查病变主要在回肠末段和邻近结肠且呈非连续性、非弥漫性分布并有其特征改变，与溃疡性结肠炎鉴别一般不难。少数情况下，临床上会遇到两者一时难于鉴别的情况，此时可先诊断为炎症性肠病，观察病情变化后进一步确诊。

3. 大肠癌　多见于中老年人，经直肠指检常可触到肿块，结肠镜或X线钡剂灌肠检查对鉴别诊断有价值，活检可确诊。但应注意排除溃疡性结肠炎发生的结肠癌变。

4. 肠易激综合征　粪便可有黏液，但一般无脓血，显微镜检查正常，隐血试验阴性。结肠镜检查无器质性病变证据。

◎ 要点六　病情评估

（一）临床分型

1. 初发型　指无既往史的首次发作。

2. 慢性复发型　临床上最多见，发作期与缓解期交替。

3. 慢性持续型　症状持续，间以症状加重

的急性发作。

4. 急性暴发型 少见，急性起病，病情严重，全身毒血症状明显，可伴中毒性巨结肠、肠穿孔、毒血症等并发症。

上述各型可相互转化。

（二）临床分期

1. 活动期 患者有典型的临床表现，可以依据表现进行临床分型。

2. 缓解期 临床症状基本缓解，无黏液脓血便及腹痛，偶有排便次数增多，基本无全身表现。

（三）临床严重程度分级

1. 轻度 腹泻 4 次/日以下，便血轻或无，无发热、脉速，贫血无或轻，血沉正常。

2. 中度 介于轻度与重度之间。

3. 重度 腹泻 6 次/日以上，并有明显黏液脓血便，体温超过 37.5℃，脉搏超过 90 次/分，血红蛋白低于 100g/L，血沉超过 30mm/h。

（四）严重并发症评估

1. 中毒性巨结肠 多发生在暴发型或重症溃疡性结肠炎患者，结肠病变广泛而严重，累及肌层与肠肌神经丛，肠壁张力减退，结肠蠕动消失，肠内容物与气体大量积聚，引起急性结肠扩张，一般以横结肠为最严重。常因低钾、钡剂灌肠、使用抗胆碱能药物或阿片类制剂而诱发。临床表现为病情急剧恶化，毒血症明显，有脱水与电解质平衡紊乱，出现鼓肠、腹部压痛，肠鸣音消失。血常规检查白细胞计数显著升高，X 线腹部平片可见结肠扩大，结肠袋形消失。预后差，易引起急性肠穿孔。

2. 直肠结肠癌变 多见于广泛性结肠炎、幼年起病而病程漫长者。经肠镜检查及组织学检查可诊断。

（五）病情评估

轻度及长期缓解者预后较好。急性暴发型、有并发症及年龄超过 60 岁患者预后不良，慢性持续活动或反复发作频繁，预后较差。病程漫长

者癌变的危险性增加，应行监测性结肠镜检查。

◎ **要点七 治疗与预防**

（一）治疗原则

控制急性发作，缓解病情，减少复发，防止并发症。

（二）治疗措施

1. 一般治疗 强调休息，注意饮食及营养。急性发作或重症患者应住院治疗，进流质少渣饮食并给予支持疗法。及时纠正水、电解质平衡紊乱，贫血者可输血，低蛋白血症者输入血清蛋白。病情严重者应禁食，给予完全胃肠外营养治疗。腹痛患者可酌情用抗胆碱能药物，但不宜多用，以免促发急性结肠扩张。腹泻严重者可谨慎试用复方苯乙哌啶等。

2. 药物治疗

（1）**氨基水杨酸制剂** 常用柳氮磺吡啶（SASP），适用于轻、中型患者及重型经糖皮质激素治疗病情缓解者，病情缓解后改为维持量维持治疗，服用 SASP 的同时应补充叶酸。如病变局限在直肠，可用 SASP 或 5-氨基水杨酸（5-ASA）灌肠，也可使用栓剂。

（2）**糖皮质激素** 抑制非特异性抗炎和免疫反应，对急性发作期疗效好。适用于重型或暴发型，及柳氮磺吡啶治疗无效的轻型、中型患者。常用泼尼松口服，病情控制后逐渐减量维持至停药。亦可用于灌肠。

（3）**免疫抑制剂** 上述两类药物治疗无效者可试用环孢素，可取得暂时缓解而避免急症手术。

3. 手术治疗

（1）**紧急手术指征** 并发大量或反复严重出血、肠穿孔，重型患者合并中毒性巨结肠经积极内科治疗无效，伴有严重毒血症状者。

（2）**择期手术指征** 并发癌变以及长期内科治疗无效者。

（三）预防

1. 本病呈慢性过程，大部分患者反复发作，

轻症患者首次确诊后应争取规范彻底治疗，防止病情进展及迁延不愈。

2. 慢性持续活动或反复发作、频繁发作的患者，应及时调整治疗方案，有指征时及时手术治疗，防止病情恶化，影响预后。

3. 病程漫长者癌变危险性增加，应注意随访，对病程 8~10 年以上的广泛性或全结肠炎和病程 30~40 年以上的左半结肠炎、直肠乙状结肠炎患者，至少两年一次行监测性结肠镜检查。

细目五　肝硬化

◎ 要点一　概述

肝硬化是指各种原因导致的肝脏出现以弥漫性纤维化、再生结节和假小叶形成为病理特征的慢性肝病，是不同病因长期损害肝脏引起的慢性、进行性、弥漫性肝病的终末阶段。本病起病隐匿，病程发展缓慢，晚期以肝功能减退和门静脉高压为主要表现，常伴有多种并发症。肝硬化是我国的常见病，发病高峰年龄在 35~50 岁，男性多见，出现并发症时死亡率高。

◎ 要点二　病因

引起肝硬化的原因很多，在我国由病毒性肝炎所致的肝硬化最常见，国外则以慢性酒精中毒多见。

1. **病毒性肝炎**　乙型、丙型和丁型肝炎病毒引起的肝炎，均可进展为肝硬化。病毒的持续存在是演变为肝硬化的主要原因。

2. **慢性酒精中毒**　是欧美国家肝硬化的最常见原因，长期大量饮酒可导致肝硬化。

3. **非酒精性脂肪性肝病**　也是肝硬化的常见病因。见于肥胖、糖尿病、高甘油三酯血症、空回肠分流术、药物作用等，形成脂肪性肝病，发展成肝硬化。

4. **长期胆汁淤积**　胆道系统长期梗阻造成胆汁淤积，可引起肝纤维化并发展为胆汁性肝硬化。包括原发性和继发性，我国继发性相对较多。

5. **肝脏循环障碍**　慢性右心衰竭、慢性缩窄性心包炎、肝静脉闭塞综合征等均可使肝脏长期淤血、缺氧，最终形成淤血性肝硬化。

6. **其他**　可见于血吸虫等感染，营养不良（慢性炎症性肠病、长期缺乏必需氨基酸等），长期接触化学毒物及药物（四氯化碳、砷、甲基多巴、四环素等），患有遗传和代谢疾病（血色病、肝豆状核变性等），自身免疫性肝炎等。约 10% 的肝硬化病因未能明确，谓之隐原性肝硬化。

◎ 要点三　临床表现与并发症

（一）临床表现

起病隐匿，发展缓慢。患者相当长的时期内症状轻微，后期出现肝功能减退和门静脉高压症两大系列表现。临床上根据肝硬化的病程分成肝功能代偿期和失代偿期，但两期界限很难截然分开。

1. **代偿期**　症状轻微，表现为乏力、食欲减退、腹部不适、恶心、上腹部隐痛、轻微腹泻等，症状多呈间歇性。查体见肝脏轻度肿大，质地偏硬，无或轻度压痛，脾轻度或中度肿大。肝功能检查多数正常或轻度异常。

2. **失代偿期**

（1）肝功能减退的临床表现　①全身症状：常见消瘦、纳减、乏力、精神萎靡、夜盲、浮肿、舌炎、不规则低热等。②消化道症状：常见上腹饱胀不适、恶心呕吐、易腹泻。查体见肝脏缩小、质硬、边缘锐利，可有结节感，半数以上患者有轻度黄疸。③出血倾向和贫血：皮肤黏膜出血、贫血等，与凝血因子合成减少、脾功能亢进、营养不良等因素有关。④内分泌失调：肝功能减退时对雌激素、醛固酮和抗利尿激素的灭能作用减弱，引起这些激素在体内蓄积，表现男性睾丸萎缩、性欲减退、毛发脱落、乳房发育，女性月经失调、闭经、不孕等。出现肝掌、蜘蛛痣。糖皮质激素分泌减少，可见皮肤色素沉着，面部黝黑。醛固酮、抗利尿激素增多，导致钠、水潴留，引起腹水。

（2）门静脉高压症的表现　①脾肿大：多为轻、中度肿大。上消化道大出血时，脾可短暂缩小。②侧支循环建立和开放：食管、胃部静脉曲张；腹壁和脐周静脉曲张；痔静脉曲张及腹膜后组织间隙静脉曲张。其中食管、胃部静脉曲张，常因食物的摩擦、反流到食管的胃液侵蚀、门静脉压力显著增高等，引起破裂大出血。

（3）腹水　是肝硬化失代偿期最突出的体征之一。

（二）并发症

1. **急性上消化道出血**　多为食管胃底静脉曲张破裂所致，是最常见的并发症和主要死因。表现为呕血与黑便，大量出血可引起出血性休克，并诱发腹水和肝性脑病。

2. **肝性脑病**　为晚期肝硬化最严重的并发症，也是最常见死亡原因之一。肝功能衰竭时，肠道和体内一些可以影响神经活性的毒性产物未被肝脏解毒和清除，经门静脉与体静脉间的交通支进入体循环，透过通透性改变了的血脑屏障进入脑部，导致大脑功能紊乱，主要表现为神经和精神方面的异常。

3. **原发性肝癌**　肝硬化特别是病毒性肝炎肝硬化和酒精性肝硬化，发生肝细胞癌的危险性明显增高。当患者出现肝区疼痛、肝大、血性腹水、不明原因的发热时，要考虑到此病的可能，血清 AFP 升高及肝脏 B 超提示肝占位性病变，应高度怀疑，CT 有助于确诊。

4. **感染**　患者抵抗力低下，门体静脉间侧支循环建立，增加了肠道病原微生物进入人体的机会，称为肠道细菌移居，故易并发各种感染如支气管炎、胆道感染、自发性腹膜炎、结核性腹膜炎等。自发性腹膜炎是指在无任何邻近组织炎症的情况下发生的腹膜和/或腹水的细菌性感染，是肝硬化常见的严重并发症之一，发生率较高，病原菌多为来自肠道的革兰阴性菌。

5. **肝肾综合征**　是指发生在严重肝病基础上的肾衰竭，但肾脏本身并无器质性损害，故又称功能性肾衰竭。主要见于伴有腹水的晚期肝硬化或急性肝功能衰竭患者。

6. **肝肺综合征**　是指发生在严重肝病基础上的低氧血症，主要与肺内血管扩张相关，而过去无心肺基础疾病。临床特征为严重肝病、肺内血管扩张、低氧血症/肺泡-动脉氧梯度增加的三

联征，无有效治疗方法，预后差。

7. **其他**　如门脉高压性胃病、电解质和酸碱平衡紊乱、门静脉血栓形成等。

◎ **要点四　实验室检查及其他检查**

1. **肝功能检查**　①血清白蛋白降低而球蛋白增高，白蛋白与球蛋白比例降低或倒置。②血清 ALT 与 AST 增高。③凝血酶原时间在代偿期多正常，失代偿期则有不同程度延长。④重症者血清胆红素有不同程度增高。⑤血清Ⅲ型前胶原肽、透明质酸、层粘连蛋白等肝纤维化指标可显著增高。

2. **免疫学检查**　①血 IgG 升高。②可出现非特异性自身抗体，如抗核抗体、抗平滑肌抗体等。③病因为病毒性肝炎者，乙型、丙型或丁型肝炎病毒标记物呈阳性。④甲胎蛋白可增高，若超过 $500\mu g/L$ 或持续升高，应疑合并肝癌。

3. **腹水检查**　一般为漏出液，如并发自发性腹膜炎，则透明度降低，比重增高，白细胞及中性粒细胞增多，利凡他试验阳性。腹水呈血性，应高度怀疑癌变，应做细胞学检查。

4. **影像学检查**

（1）X 线检查　食管静脉曲张时，食管吞钡 X 线检查显示虫蚀样或蚯蚓状充盈缺损以及纵行黏膜皱襞增宽；胃底静脉曲张时，吞钡检查可见菊花样充盈缺损。

（2）超声检查　可测定肝脾大小、腹水深度及估计门脉高压。肝硬化时肝实质回声增强、不规则、不均匀，为弥漫性病变。进行常规 B 超检查，有助于早期发现原发性肝癌。

5. **内镜检查**　胃镜可直接观察静脉曲张的程度与范围；并发上消化道出血时，可判明出血部位和病因，并进行止血治疗。腹腔镜能窥视肝外形、表面、色泽、边缘及脾等改变，在直视下还可做穿刺活组织检查，其诊断准确性优于盲目性肝穿。

6. **肝穿刺活检**　是确诊代偿期肝硬化的唯一方法。若见有假小叶形成，可确诊。

◎ **要点五　诊断与鉴别诊断**

（一）诊断

早期肝硬化的诊断较为困难，对于病毒性肝

炎、长期饮酒等患者，严密随访观察，必要时做肝活检以早期诊断。

失代偿期肝硬化诊断并不困难，临床诊断依据：①有病毒性肝炎、长期大量饮酒等可导致肝硬化的有关病史；②有肝功能减退和门静脉高压的临床表现；③肝功能指标检测有血清白蛋白下降、血清胆红素升高及凝血酶原时间延长等；④B超或CT提示肝硬化改变，内镜检查证实食管胃底静脉曲张；⑤肝活组织检查见假小叶形成是诊断本病的金标准。

完整的临床诊断应包括病因、病期、病理和并发症诊断。

（二）鉴别诊断

1. 肝肿大的鉴别 与原发性肝癌、脂肪肝或血吸虫病等鉴别。

2. 脾肿大的鉴别 与慢性髓细胞性白血病、特发性门脉高压症或疟疾等鉴别。

3. 腹水的鉴别 与充血性心力衰竭、结核性腹膜炎、慢性肾炎或腹膜肿瘤等鉴别。

◎ **要点六　病情评估**

首先应对确诊患者依据临床表现、实验室及其他检查结果进行分期评估，确定病情属于肝功能代偿期还是肝功能失代偿期。对于失代偿期患者，应进行常见并发症的评估，确定是否存在并发症及其严重程度，尤其是肝性脑病。

目前对肝硬化的病情评估，主要是对肝脏储备功能的评估，有助于对预后的评估，及指导治疗方案的选择。临床常用 Child-Pugh 分级标准，见下表。

肝硬化患者 Child-Pugh 分级标准

分级评估指标	分数		
	1	2	3
肝性脑病（分期）	无	Ⅰ～Ⅱ	Ⅲ～Ⅴ
腹水	无	少量，易消退	中量，难消退
血胆红素（μmol/L）	<34	34～51	>51
血白蛋白（g/L）	>35	28～35	<28
凝血酶原时间（min）	<4	4～6	>6

注：根据五项的总分判断分级：A级5～6分，B级7～9分，C级≥10分。

◎ **要点七　治疗与预防**

（一）治疗原则

肝硬化目前尚无特效治疗。阻止病情进展关键在于早期诊断，及时针对病因治疗，加强一般治疗，防止病情恶化。对已进入失代偿期患者，以对症治疗为主，改善肝功能，及时发现和救治危急并发症。

（二）治疗措施

1. 病因治疗 针对引起肝硬化的病因进行相应的治疗，减少肝细胞的进一步损伤坏死，阻止病理改变的进展，包括抗病毒治疗、免疫治疗等。

2. 一般治疗

（1）休息　肝功能代偿期患者可参加一般轻工作，注意劳逸结合；肝功能失代偿期或有并发症者，需卧床休息。

（2）饮食　宜进高热量、高蛋白、足量维生素、低脂肪及易消化的食物。有腹水者，应低盐或无盐饮食。肝功能衰竭或有肝性脑病先兆者应限制或禁食蛋白，避免进食粗糙、坚硬食物。慎用巴比妥类等镇静药，禁用损害肝脏的药物。

3. 药物治疗

（1）保护肝细胞治疗　用于转氨酶及胆红素升高的肝硬化患者。①促进胆汁排泄及保护肝细胞药：如熊去氧胆酸、强力宁等。②维生素类药：包括维生素B族，有防止脂肪肝和保护肝细胞的作用，维生素C有促进代谢和解毒的作用，维生素 E 有抗氧化和保护肝细胞作用，维生素 K 在有凝血障碍时可应用。慢性营养不良者，可适当补充维生素 B$_{12}$ 和叶酸。

（2）抗肝纤维化药物　目前尚无特效药物，可应用丹参、黄芪、虫草菌丝等。

（3）抗病毒治疗　病毒性肝炎者应根据病情进行抗病毒治疗，抑制病毒复制，改善肝功能，延缓进展。常用拉米夫定、干扰素等。

4. 腹水的治疗

（1）限制水、钠的摄入　一般每天钠盐摄入量低于 5g，如有稀释性低钠血症、难治性腹水则应严格控制进水量在每日 800~1000mL。

（2）应用利尿剂　轻度腹水患者首选螺内酯口服，疗效不佳或腹水较多的患者，螺内酯和呋塞米联合应用。过快利尿易导致电解质紊乱，并诱发肝性脑病、肝肾综合征等，应严密监测。无水肿者每天减轻体重约 500g，有下肢水肿者每天减轻体重 1000g 为宜。

（3）提高血浆胶体渗透压　提高血浆胶体渗透压，有利于肝功能恢复和腹水的消退。常用人血白蛋白，也可用血浆，定期、少量、多次静脉滴注。

（4）放腹水疗法　仅限用于利尿剂治疗无效，或由于大量腹水引起呼吸困难者。大量放腹水的主要并发症有严重水和电解质紊乱，诱发肝性脑病、肝肾综合征等，应严格掌握指征，规范操作。

（5）其他治疗　①自身腹水浓缩回输术：适用于低蛋白血症的大量腹水者、对利尿剂无反应的难治性腹水以及大量腹水需迅速消除者（如紧急手术前准备）。但感染性或癌性腹水、严重心肺功能不全、凝血功能明显障碍、有上消化道活动性出血者不宜做此治疗。②外科治疗：腹腔-颈内静脉分流术、胸导管颈内静脉吻合术、经颈静脉肝内门体分流术、脾切除术等可选用。

5. 并发症治疗

（1）上消化道出血　参见第九单元中急性上消化道出血节。

（2）预防再次出血　患者在第一次出血后，70% 的患者会再出血，且死亡率高，因此在急性出血控制后，应采取措施预防再出血。常用治疗方法：①内镜下对曲张静脉进行套扎；②如果无条件作套扎，可以使用硬化剂注射；③普萘洛尔合用 5-单硝酸异山梨醇酯可降低门静脉压力。

（3）肝性脑病　目前尚无特效疗法，主要针对原发病特点，尽可能改善肝功能，确定并消除诱因，减少肠源性毒物的生成及吸收。①去除诱因：如上消化道出血，感染，水、电解质和酸碱平衡失调，大量放腹水等。②减少肠道毒物的生成和吸收：限制蛋白质摄入，灌肠或导泻以清除肠内积食、积血或其他含氮物质，减少氨的产生和吸收。乳果糖对急性门体分流性脑病特别有效。抗生素口服可抑制肠道细菌生长，抑制氨的生成，与乳果糖合用有协同作用。③降低血氨药物：应用谷氨酸盐谷氨酸钠、精氨酸等。④应用支链氨基酸：可纠正氨基酸的不平衡，与抑制性神经递质竞争进入脑内。

6. 其他对症治疗　纠正水、电解质和酸碱平衡失调，抗感染，防治脑水肿，保持呼吸道通畅等。

7. 肝移植　对于各种不可逆的终末期肝病，肝移植是一种公认有效的治疗。

细目六　原发性肝癌

◎ 要点一　概述

原发性肝癌是指起源于肝细胞或肝内胆管上皮细胞的恶性肿瘤，是我国常见恶性肿瘤之一，死亡率高，其死亡率在消化系统恶性肿瘤中居第三位，仅次于胃癌和食管癌，且发病率有上升趋势，全世界每年平均约有 25 万人死于肝癌，我国占其中的 45%。本病多见于中年男性，男女之比为 2:1~5:1。平均发病年龄因地理位置不同而异，高发地区多为 30~40 岁，低发地区为 52~59 岁。

◎ 要点二　病因

1. 病毒性肝炎　乙型病毒性肝炎病毒

（HBV）和丙型病毒性肝炎病毒（HCV）与原发性肝癌有着明显的相关性。

2. 黄曲霉毒素污染　黄曲霉菌的代谢产物黄曲霉毒素 B_1 是动物肝癌最强的致癌剂。

3. 肝硬化　肝硬化与肝癌密切相关。

4. 家族史及遗传因素　高发地区家族史是原发性肝癌发生的重要危险因素。

5. 其他　其他致癌物质或被疑为致癌的因素有：①酒精中毒；②亚硝胺类物质；③有机氯类农药；④雄激素及类固醇；⑤微量元素如低硒、锌及高镍、砷等；⑥铁代谢障碍等。

◎ 要点三　临床表现

原发性肝癌起病隐匿，早期缺乏典型症状，当患者出现明显的临床症状时，病情大多已进入中、晚期。常见临床表现是在肝硬化的基础上出现肝区疼痛等症状，或以转移病灶症状为首发表现。

（一）症状

1. 肝区疼痛　最常见，呈持续性胀痛或隐痛，因癌肿迅速生长使肝包膜绷紧所致。当肝表面的癌结节破裂，坏死的癌组织经血液流入腹腔时，可引起突然剧痛，出现急腹症表现。

2. 消化系统症状　食欲减退最常见。晚期可出现恶心、呕吐或腹泻。

3. 转移灶症状　症状因肝癌的转移部位不同而异。

4. 全身症状　进行性消瘦、乏力、发热较多见。

5. 伴癌综合征　是指原发性肝癌患者由于癌肿本身代谢异常或癌组织对机体影响而引起内分泌或代谢异常的一组症候群。主要表现为自发性低血糖症、红细胞增多症、高钙血症、高脂血症、类癌综合征等。

（二）体征

1. 肝肿大　绝大多数患者有肝肿大，进行性肝肿大是特征性体征之一，肝质地坚硬，边缘不规则，表面呈结节状，部分伴有明显压痛。

2. 黄疸　多数患者晚期出现黄疸，由肝细胞损害、癌块压迫或侵犯胆总管所致。

3. 脾肿大　多见于合并肝硬化与门静脉高压的患者。

4. 腹水征　原有腹水者可表现为腹水迅速增加且具有难治性，腹水一般为漏出液。血性腹水多因肝癌侵犯肝包膜或向腹腔内破溃引起，少数因腹膜转移癌所致。

◎ 要点四　实验室检查及其他检查

1. 甲胎蛋白（AFP）检测　是当前诊断肝细胞癌最特异的标志物。检测血清中 AFP，有助于原发性肝癌的早期诊断。AFP 检查诊断肝细胞癌的标准为：①AFP 超过 $500\mu g/L$ 持续 4 周；②AFP 由低浓度逐渐升高不降；③AFP 超过 $200\mu g/L$ 持续 8 周。AFP 浓度通常与肝癌大小呈正相关。

2. 异常凝血酶原（DCP）检测　对原发性肝癌有较高的特异性。

3. 超声检查　肝脏 B 超检查能确定肝脏占位性病变的病灶性质、病变部位、播散及转移情况。

4. CT、MRI 及肝动脉造影　对肝癌定位和定性诊断均有重要的临床价值。

5. 肝动脉造影　是目前诊断小肝癌的最佳方法。

6. 肝组织活检或细胞学检查　在超声或 CT 引导下，用细针穿刺行组织学或细胞学检查，是目前获得 2cm 直径以下小肝癌确诊的有效方法。

◎ 要点五　诊断与鉴别诊断

（一）诊断

凡有慢性肝病史（乙型或丙型肝炎、酒精性肝病等）的中年人，尤其是男性患者，出现有不明原因的肝区疼痛、消瘦、进行性肝脏肿大者，应做血清 AFP 测定和有关影像学检查，必要时行肝穿刺活检，进而明确诊断。

对高危人群（肝炎史 5 年以上，乙型或丙型肝炎病毒标记物阳性，35 岁以上）应进行肝癌普查，包括每年一次检测血清 AFP 测定，肝脏 B 型超声检查。经普查检出的肝癌可无任何症状和体征，诊断为亚临床肝癌。

原发性肝癌的临床诊断及对普查发现的亚临床肝癌的诊断标准：

1. 非侵入性诊断标准

（1）影像学标准　两种影像学检查均显示有直径超过2cm的肝癌特征性占位性病变。

（2）影像学结合AFP标准　一种影像学检查显示有直径超过2cm的肝癌特征性占位性病变，同时伴有AFP≥400μg/L（排除妊娠、生殖系胚胎源性肿瘤、活动性肝炎及转移性肝癌）。

2. 组织学诊断标准　肝组织学检查证实原发性肝癌。对影像学尚不能确定诊断的直径在2cm或以下的肝内结节，应通过肝穿刺活检以证实存在原发性肝癌的组织学特征。

（二）鉴别诊断

1. 继发性肝癌　原发于消化道、肺部、泌尿生殖系统、乳腺等处的癌灶常转移至肝脏。一般病情发展较缓慢，AFP多为阴性，通过病理检查和找到肝外原发癌可以确诊。

2. 肝脓肿　有发热，肝区疼痛和压痛。B超检查可探到肝内液性暗区。超声引导下行诊断性肝穿刺有助于确诊。

3. 肝硬化　病情发展较慢，且有反复，AFP轻度增高，肝功能损害较重。B超、CT等影像学检查多可鉴别。应注意肝硬化与原发性肝癌可共存。

4. 肝脏邻近脏器的肿瘤　来自于肾、肾上腺、胰腺、结肠及腹膜后软组织肿瘤，也可在上腹部出现包块，但AFP为阴性，B超、CT等检查有助于鉴别，必要时通过剖腹探查明确诊断。

5. 肝非癌性占位性病变　肝血管瘤、肝囊肿等，通过B超、CT检查有助于鉴别，必要时通过腹腔镜明确诊断。

◎ 要点六　病情评估

原发性肝癌早期多无临床表现，一旦出现相应的临床表现，多数患者已处于中晚期，因此，

常规健康查体时对肝癌的普查以及对高危人群的严格普查是早期诊断肝癌的重要方法。

确诊的原发性肝癌具备下述状态时，一般预后较好：①瘤体直径小于5cm，能早期手术治疗；②癌肿包膜完整，尚无癌栓形成；③机体免疫状态良好。

出现下列情况时，则预后不良：①合并肝硬化或有肝外转移者；②发生肝癌破裂、消化道出血者；③血ALT显著升高者。

◎ 要点七　治疗原则

根据疾病分期确定治疗方案，所有患者治疗前均应进行肺部影像学检查以确定有无肺部转移。早期患者首选根治性肝切除术，中晚期患者可实施肝动脉栓塞化疗或局部消融治疗。

1. 手术切除　早期肝癌尽量手术切除，肝切除术是治疗肝癌最有效的方法。

2. 综合治疗　不能切除者应采取综合治疗措施。

（1）分子靶向治疗　能明显延长晚期患者生存期，且安全性良好。

（2）放射治疗　可采用全肝移动条照射、手术中准确定位局部照射和超分割放射等。

（3）介入性治疗　已成为肝癌治疗的主要方法。①经皮股动脉穿刺肝动脉栓塞化疗术是非手术治疗肝癌患者的首选方法，疗效好，可提高患者的3年生存率。②肝动脉灌注性化疗广泛地用于治疗中晚期肝癌不宜行肝动脉栓塞者，或由于血管变异，导管难以进入肝固有动脉。③无水酒精注射疗法是在B超引导下，将无水酒精直接注入肝癌组织内，使癌细胞脱水、变性，产生凝固性坏死，属于化学性治疗方法，对小肝癌可使肿瘤明显缩小，甚至可以达到肿瘤根治的程度，对晚期肝癌可以控制肿瘤生长的速度，延长患者的生存期。

（4）局部消融治疗　安全性高，并发症少，易耐受，重复性好。对于单发的直径在3cm或以下的小肝癌可获得根治性消融。

（5）生物治疗　能选择性地作用于肿瘤细

胞，对原发部位和转移部位的肿瘤均有杀伤作用。

（6）全身化疗　以奥沙利铂为主的联合化疗用于无禁忌证的晚期肝癌患者。

细目七　急性胰腺炎

◎ 要点一　概述

急性胰腺炎（AP）是多种病因导致胰酶在胰腺组织内被激活后引起胰腺组织自身消化，导致局部炎症反应甚至引发全身炎症反应及多系统器官功能障碍的炎症性损伤疾病，临床以急性上腹痛伴恶心、呕吐、发热及血淀粉酶、脂肪酶升高为特点。根据病情严重程度，分为轻症急性胰腺炎（MAP）、中度重症急性胰腺炎（MSAP）、重症急性胰腺炎（SAP）和危重急性胰腺炎（CAP）。多数患者病情较轻，预后好；少数重症及危重患者可伴发多器官功能障碍及胰腺局部并发症，死亡率高。

◎ 要点二　病因

1. **胆石症与胆道疾病**　胆石症及胆道感染等是急性胰腺炎的主要病因。因多数人胰管与胆总管汇合后共同开口于十二指肠壶腹部，胆结石嵌顿在壶腹部时，导致胰腺炎与上行胆管炎。此外，胆结石、胆道感染或胆道蛔虫症等，可引起壶腹部狭窄或 Oddi 括约肌痉挛，胆汁反流入胰管；胆道炎症时细菌及毒素、游离胆酸、非结合胆红素等也可通过淋巴管扩散到胰腺，激活胰酶，引起急性胰腺炎。

2. **大量饮酒和暴食**　酒精可促进胰液分泌，当胰管流出道不能充分引流大量胰液时，胰管内压升高，导致腺泡细胞损伤。暴饮暴食使大量食糜短时间内进入十二指肠，引起乳头水肿和 Oddi 括约肌痉挛，同时刺激大量胰液与胆汁分泌，加之胰液和胆汁排泄不畅，引发急性胰腺炎。此外，酒精常与胆道疾病共同导致急性胰腺炎。

3. **胰管梗阻**　胰管结石或蛔虫、胰管狭窄、肿瘤阻塞等均可引起胰管阻塞，当胰液大量分泌时，胰管内压增高，使胰管小分支和胰腺泡破裂，胰液与消化酶渗入胰腺间质，引起急性胰腺炎。

4. **代谢障碍**　高甘油三酯血症可引发或加重急性胰腺炎，血甘油三酯超过 11.3mmol/L 时，显著增加急性胰腺炎的发病风险。

5. **其他**　高钙血症、药物（如噻嗪类利尿剂、硫唑嘌呤、糖皮质激素、磺胺类等）、病毒感染、手术或外伤、自身免疫性血管炎等因素均可能引起胰腺炎。有少数急性胰腺炎患者病因不明，称之为特发性急性胰腺炎。

◎ 要点三　临床表现

（一）症状

1. **腹痛**　为本病主要和首发症状。常于饱餐、饮酒后突然发生，初起疼痛位于中上腹或左上腹部，可迅速扩散至全腹。腹痛轻重不一，持续性疼痛伴阵发性加剧，可向腰背部呈束带状放射。少数年老体弱者腹痛可不明显。

2. **恶心、呕吐**　多数患者伴有恶心，频繁呕吐，吐后腹痛不缓解，同时有腹胀，甚至出现麻痹性肠梗阻。

3. **发热**　多有中度以上发热，持续 3~5 天，合并胰腺感染或胆源性胰腺炎时，可出现持续高热。

4. **休克**　SAP 及 CAP 常伴发休克，甚至发生猝死。

5. **其他**　可伴有肺不张、胸腔积液、部分患者血糖升高。SAP 多出现低钙血症，血钙常低于 2mmol/L，系由于大量脂肪组织坏死，脂肪酸与钙结合成脂肪钙以及刺激甲状腺分泌降钙素所致。

（二）体征

1. **轻症急性胰腺炎**　体征常与主诉腹痛的程度不相符，腹部体征可以不明显，无腹肌紧张和反跳痛，肠鸣音减弱。

2. **重症急性胰腺炎**　上腹压痛明显，伴腹肌紧张及反跳痛。伴麻痹性肠梗阻者有明显腹胀，肠鸣音减弱或消失。可出现胸水、腹水征。若脐周皮肤出现青紫，称 Cullen 征；两腰部皮肤呈暗灰蓝色，称 Grey-Turner 征，系坏死组织及出血沿腹膜间隙与肌层渗入腹壁下所致。并发胰腺及周围脓肿或假性囊肿时，上腹部可触及有明显压痛的肿块；如压迫胆总管可出现黄疸。

（三）并发症

1. 局部并发症 ①胰腺脓肿：重症胰腺炎发病 2~3 周后，因胰腺及胰周坏死组织继发感染而形成脓肿；②胰腺假性囊肿：常在病后 3~4 周形成，系由胰液和液化的坏死组织在胰腺内或其周围被包裹所致。

2. 全身并发症 SAP 及 CAP 常并发不同程度的多器官功能衰竭：①急性呼吸衰竭；②急性肾衰竭；③心力衰竭与心律失常；④消化道出血；⑤胰性脑病；⑥脓毒症；⑦高血糖；⑧慢性胰腺炎等。

◎ 要点四　实验室检查及其他检查

1. 标志物检测

（1）淀粉酶测定　血清淀粉酶在起病 2~12h 开始上升，约 24h 达高峰，48h 左右开始下降，多持续 3~5 天。血清淀粉酶超过正常值上限 3 倍（>500 苏氏单位/L）即可确诊急性胰腺炎，但血清淀粉酶水平的高低与病情严重程度不一定平行，重症患者血清淀粉酶可正常或低于正常。血清淀粉酶持续增高常提示病情反复、并发假性囊肿或脓肿。其他急腹症如消化性溃疡穿孔、胆石症、胆囊炎、肠梗阻等亦可引起血清淀粉酶增高，但一般不超过正常值上限 2 倍。尿淀粉酶升高相对较晚，在发病后 12~14h 开始升高，下降缓慢，持续 1~2 周，尿淀粉酶值受患者尿量的影响。胰源性腹水和胸水中的淀粉酶值亦明显增高。

（2）血清脂肪酶测定　血清脂肪酶常在起病后 24~72h 开始上升，持续 7~10 天，对延迟就诊的患者有诊断价值，且特异性高。但其升高程度与病情严重度不呈正相关。

2. 血液一般检查　多有白细胞增多及中性粒细胞分类比例增加，中性粒细胞核左移。

3. 血生化检查　反映急性胰腺炎的病理改变，主要有：①暂时性血糖升高：常见，与胰岛素释放减少和胰高血糖素释放增加有关，持久的空腹血糖超过 10mmol/L 反映胰腺坏死，提示预后不良。②血胆红素升高：少数患者出现，可于发病后 4~7 天恢复正常。③暂时性血钙降低：血钙低于 2mmol/L 见于 SAP，低血钙程度与临床严重程度平行，若血钙低于 1.5mmol/L 提示预后不良。④血清 AST、LDH：可升高。⑤血甘油三酯：可出现高甘油三酯血症，是病因也可能是结果，后者在急性期过后可恢复正常。⑥C 反应蛋白（CRP）：急性胰腺炎发病 72h 后升高，超过 150mg/L，提示胰腺组织坏死。

4. 腹部影像学检查

（1）腹部 X 线平片　腹部 X 线平片检查对排除其他急腹症如消化道穿孔等有重要意义。

（2）腹部 B 超　在发病初期（24~48h）行 B 超检查，可以初步判断胰腺组织形态学变化，对胰腺肿大、脓肿及假性囊肿有诊断意义，同时有助于判断有无胆道疾病，因此，应作为常规初筛检查。

（3）腹部 CT　根据影像学改变进行分级，对 AP 的诊断和鉴别诊断、评估其严重程度，特别是对鉴别 MAP 和 SAP，以及附近器官是否受累具有重要价值。MSAP 可见胰腺非特异性增大和增厚，胰周围边缘不规则；SAP 可见胰周围区消失，网膜囊和网膜脂肪变性，密度增加，胸腹膜腔积液。增强 CT 是诊断胰腺坏死的最佳方法，疑有胰腺坏死合并感染者，可行 CT 引导下穿刺。

AP 的 CT 评分标准：0 分：胰腺形态正常，无组织坏死。2 分：胰腺及胰周炎性改变，组织坏死≤30%，伴有胸腹腔积液、消化道出血等改变。4 分：有单发或多发积液区、胰周脂肪坏死，组织坏死＞30%。评分≥4 分可判断为 MSAP 或 SAP。

◎ 要点五　诊断与鉴别诊断

（一）诊断要点

AP 作为急腹症之一，应在患者就诊后 48 小时内明确诊断。确诊 AP 应具备下列 3 条中的任意 2 条：①急性、持续性中上腹痛；②血淀粉酶或脂肪酶超过正常值上限 3 倍；③急性胰腺炎的典型影像学改变。

（二）鉴别诊断

需要与多种消化系统疾病、急性心肌梗死及糖尿病酮症酸中毒等相鉴别。

1. 消化性溃疡急性穿孔　该类患者多有溃疡病史，以突然出现的腹痛为主要特点，血清淀粉酶可有轻中度升高，一般不超过 500U/L，早期即见腹膜炎症状，腹部 X 线透视可见膈下游离气体有助于诊断。

2. 胆囊炎和胆石症　可有血、尿淀粉酶轻度升高，腹痛以右上腹多见，向右肩背部放射，右上腹压痛，Murphy 征阳性。B 超检查有助于鉴别。

3. 急性肠梗阻　以腹痛、呕吐、腹胀、排便排气停止为特征，肠鸣音亢进或消失，腹部平片可见肠腔内气液平面。

4. 急性心肌梗死　多有冠心病史，以突然发生的胸骨后及心前区压迫感或疼痛为主要表现，血、尿淀粉酶多正常，心肌损伤标志物升高，心电图见心肌梗死的相应改变及动态改变。

◎ 要点六　病情评估

对于有明确诱因的急性腹痛患者，均应慎重排除 AP，确诊后应根据临床表现尤其是全身炎症反应综合征、脏器功能状态等进行分级诊断，以指导合理治疗。部分实验室检查结果有助于分级诊断及对预后的判断。在诊治过程中，根据患者所处的病期进行有重点的治疗，并在死亡高峰期加强监护。

（一）分级诊断

急性胰腺炎根据胰腺坏死、胰腺感染及脏器衰竭情况，分为轻症急性胰腺炎（MAP）、中度重症急性胰腺炎（MSAP）、重症急性胰腺炎（SAP）和危重急性胰腺炎（CAP）。

MAP 的诊断依据：有剧烈而持续的上腹部疼痛，伴有恶心、呕吐，轻度发热，上腹部压痛，但无腹肌紧张，同时有血清淀粉酶和（或）尿淀粉酶显著升高，排除其他急腹症者，即可以诊断。

SAP 的诊断依据：患者除具备轻症急性胰腺炎的诊断标准外，还具有局部并发症（胰腺坏死、假性囊肿、脓肿）和（或）器官衰竭。

由于重症胰腺炎发展险恶且复杂，因此，出现以下表现时应当按重症胰腺炎处置：①症状：烦躁不安、四肢厥冷、皮肤呈斑点状等休克症状；②体征：腹肌强直，有腹膜刺激征、Grey-Turner 征或 Cullen 征；③实验室检查：血钙显著下降低于 2mmol/L，血糖超过 11.2mmol/L（无糖尿病史），血、尿淀粉酶突然下降；④腹腔诊断性穿刺有高淀粉酶活性的腹水。

（二）分期诊断

MAP 一般病程较短，经治疗很快能够好转。MSAP 及 SAP 病程较长，一般分为急性期、进展期、感染期。

1. 急性期　指发病后 2 周内，以全身炎症反应综合征及脏器功能障碍为主要表现，是患者的死亡高峰期。

2. 进展期　发病后 2~4 周，以急性坏死物胰周液体积聚及急性坏死物积聚为主，可无感染，也可合并感染。

3. 感染期　发病 4 周后，出现胰腺及胰周坏死性改变伴有感染、脓毒症，出现多系统器官功能障碍，是患者的第二个死亡高峰期。

◎ 要点七　治疗与预防

（一）治疗

急性胰腺炎治疗的关键是明确并去除病因，控制炎症。

1. 监护与一般治疗　AP 病情变化复杂，应加强监护，及时了解病情进展。维持水电解质平衡，加强营养支持治疗。

2. 减少胰液分泌，抑制胰酶活性

（1）禁食　食物是胰液分泌的天然刺激物，发病后应短期禁食，以减少胰液分泌，减轻胰腺损伤。

（2）抑制胃酸分泌　胃液可促进胰液分泌，适当抑制胃酸分泌可减少胰液分泌量，缓解胰管内高压。常用 H_2 受体拮抗剂或质子泵抑制剂。

（3）应用生长抑素　生长抑素可抑制胰泌素和缩胆囊素刺激的胰液基础分泌。AP 时，循环中生长抑素水平显著降低，可补充外源性生长抑素或生长抑素类似物，如奥曲肽等。

（4）抑制胰酶活性　用于 SAP 的早期。抑肽酶可抗胰血管舒缓素，使缓激肽原不能变为缓激肽，尚可抑制蛋白酶、糜蛋白酶和血清素；加贝酯可抑制蛋白酶、血管舒缓素、凝血酶原、弹力纤维酶等。根据病情选择剂量静脉滴注，2~3 日后病情好转，可逐渐减量。

3. 防治感染　病程中易发生感染，感染常加重病情，甚至促进死亡。尽早恢复肠内营养，有助于受损肠黏膜的修复，减少细菌移位引发 MODS。必要时选择针对革兰阴性菌和厌氧菌且能透过血胰屏障的抗菌药物，如喹诺酮类或头孢类联合抗厌氧菌抗生素甲硝唑。

4. 营养支持　对于 MAP 患者，短期禁食期间可通过静脉补液提供能量。SAP 患者在肠蠕动

尚未恢复前，亦应先予肠外营养。根据血电解质水平补充钾、钠、氯、钙、镁，注意补充水溶性和脂溶性维生素。病情缓解后应尽早过渡到肠内营养。恢复饮食应从少量、无脂、低蛋白饮食开始，逐渐增加进食量和蛋白质摄入量，直至恢复正常饮食。

5. 急诊内镜治疗　对胆总管结石性梗阻、急性化脓性胆管炎、胆源性败血症等胆源性急性胰腺炎应尽早行逆行胰胆管造影（ERCP）治疗。

6. 外科治疗　目前不主张过早手术治疗。手术适应证有：①胰腺坏死合并感染：在严密监测下考虑手术治疗，行坏死组织清除及引流术；②胰腺脓肿：可选择手术引流或经皮穿刺引流；③胰腺假性囊肿：视情况选择手术治疗、经皮穿刺引流或内镜治疗；④胆道梗阻或感染：无条件进行内镜下十二指肠乳头括约肌切开术（EST）时予手术解除梗阻；⑤诊断未明确，疑有腹腔脏器穿孔或肠坏死者行剖腹探查术。

7. 中医中药治疗　对急性胰腺炎有一定疗效，常用大承气汤辨证加减。

（二）预防

积极治疗胆系疾病，尤其是有症状的胆系疾病患者，应注意随访 B 超检查结果，必要时进行排石、消炎利胆治疗；避免过度饮酒甚至禁酒；高甘油三酯血症患者应积极进行降脂保肝治疗。

第四单元　泌尿系统疾病

细目一　慢性肾小球肾炎

◎ 要点一　概述

肾小球病系指一组有相似的临床表现（如血尿、蛋白尿、高血压等），但病因、发病机制、病理改变、病程和预后不尽相同，病变主要累及

双肾肾小球的疾病。可分原发性、继发性和遗传性。原发性肾小球病的临床分型有急性肾小球肾炎、急进性肾小球肾炎、慢性肾小球肾炎、无症状性血尿和（或）蛋白尿（隐匿性肾小球肾炎）及肾病综合征。

慢性肾小球肾炎简称慢性肾炎，系指以蛋白尿、血尿、高血压、水肿为基本临床表现，起病

方式各有不同，病情迁延，病变缓慢进展，可有不同程度的肾功能减退，最终将发展为慢性肾衰竭的一组肾小球病。

◎ **要点二　病因**

绝大多数患者病因尚不明确，部分与溶血性链球菌、乙型肝炎病毒等感染有关。仅有少数慢性肾炎是由急性肾炎发展所致。

◎ **要点三　临床表现**

慢性肾小球肾炎可发生于任何年龄，但以中青年为主。临床表现呈多样性，早期患者可有乏力、疲倦、腰部疼痛、纳差等，以血尿、蛋白尿、高血压和水肿为基本临床表现，有急性发作的倾向，感染、过度疲劳为常见诱因。

1. **血尿**　多为镜下血尿，尿沉渣镜检红细胞可增多，可见管型。

2. **蛋白尿**　轻度尿异常，尿蛋白常在 1 ~ 3g/d。

3. **水肿**　水肿可有可无，一般不严重，以眼睑及脚踝部晨起水肿为特点，严重时可呈现全身性水肿，具有肾源性水肿的临床特点。

4. **高血压**　血压可正常或轻度升高，高血压可为首发表现，严重时出现高血压脑病及高血压心脏病。

5. **其他**　疾病加重可出现：①肾性贫血，多为正红细胞正色素性贫血；②眼底出血、渗出，视乳头水肿；③肾功能轻度受损（肌酐清除率下降或轻度氮质血症），可持续数年甚至数十年，肾功能逐渐恶化并出现尿毒症的相应临床表现如贫血、血压增高等。

◎ **要点四　实验室检查及其他检查**

1. **尿液检查**　可见轻重不等的蛋白尿，多为非选择性蛋白尿。镜下血尿见于绝大多数患者，尿畸形红细胞超过 80%，尿红细胞平均细胞体积（MCV）小于 75fl，可见颗粒管型。

2. **肾功能检测**　早期正常或轻度受损（肌酐清除率下降或轻度氮质血症），可持续数年至数十年；晚期出现血肌酐升高、肌酐清除率下降。

3. **肾穿刺活检**　如有条件且无禁忌证，或治疗效果欠佳且病情进展者，应做肾穿刺病理检查。

4. **肾脏超声检查**　双肾病变呈一致性，表现为肾实质回声增强、双肾体积缩小等。

◎ **要点五　诊断与鉴别诊断**

（一）诊断

凡存在慢性肾炎的临床表现如血尿、蛋白尿、水肿和高血压者，均应疑诊慢性肾炎。但确诊前需排除继发性肾小球疾病如系统性红斑狼疮、糖尿病、高血压肾病等。诊断困难时，应做肾穿刺行病理学检查。

（二）鉴别诊断

1. **继发性肾小球疾病**　首先需与狼疮性肾炎鉴别。系统性红斑狼疮多见于女性，可伴有发热、皮疹、关节炎等多系统受累表现，实验室检查血中可见狼疮细胞，抗 Ds-DNA 抗体、抗 Sm 抗体、抗核抗体阳性等，肾组织学检查有助于诊断。其他需鉴别的有过敏性紫癜性肾炎、糖尿病肾病、尿酸性肾病、多发性骨髓瘤肾损害、肾淀粉样变等。

2. **高血压肾损害**　患者年龄较大，先有高血压后出现蛋白尿，尿蛋白定量多低于 1.5g/d，肾小管功能损害一般早于肾小球损害。肾穿刺病理检查有助于鉴别。

3. **慢性肾盂肾炎**　多见于女性，常有尿路感染病史。多次尿沉渣检查见白细胞、细菌，尿细菌培养异常，以肾小管功能损害为主，可有高氯性酸中毒、低磷性肾性骨病，而氮质血症和尿毒症较轻，且进展缓慢。静脉肾盂造影和核素检查有助于诊断。

◎ **要点六　病情评估**

1. 慢性肾炎起病隐匿，病情迁延，病变均为缓慢进展，最终进展为慢性肾衰竭。病变进展速度个体差异很大，病理类型为重要因素。对于有高血压、蛋白尿、镜下血尿的患者，应进一步排除慢性肾小球肾炎，必要时进行肾穿刺活检明确病理类型。

2. 对于确诊的患者，尿液检查是诊断有无肾损伤的主要依据，其中检测尿蛋白最有意义，如病变较轻，则仅有白蛋白滤过，即选择性蛋白尿；当病变加重时，更高分子量蛋白质（主要是IgG）无选择性地滤出，称为非选择性蛋白尿。其次应关注管型尿，尿中管型的出现表示蛋白质在肾小管内凝固，常见于肾小球疾病，若有细胞管型或较多的颗粒管型与蛋白尿同时出现，则临床意义较大，提示早期肾功能不良。

3. 肾小球滤过率（GFR）测定是监测肾功能最有意义的量化指标，临床上既往多采取留血、尿标本测定肌酐清除率的方法进行 GFR 的评估，正常值平均为（100 ± 10）mL/min，女性较男性略低。近来对慢性肾脏病多采用两种公式计算成人 GFR，一种是 Cockcroft - Gault 公式，一种是 MDRD 的简化公式，其优点是不必留尿，根据 GFR 的具体实得值，进行肾小球减损及肾功能评价。慢性肾小球肾炎患者如出现非选择性蛋白尿、颗粒管型尿，伴有 GFR 显著下降，多提示疾病进入中晚期，预后不良，但其病情进展速度较缓慢，实施有效的肾保护措施，在一定程度上可阻止肾功能恶化及病情进展。

◎ 要点七　治疗与预防

（一）治疗

主要治疗目的是防止或延缓肾功能进行性恶化、改善缓解临床症状及防治严重并发症。

1. 饮食治疗　优质低蛋白饮食，蛋白质摄入量 0.6～1.0g/（kg·d），以优质蛋白（牛奶、蛋、瘦肉等）为主，控制饮食中磷的摄入，适量增加碳水化合物的摄入量。低蛋白饮食 2 周后使用必需氨基酸或 α-酮酸。

2. 控制高血压，减少蛋白尿　高血压是加速病情进展的重要危险因素，尿蛋白低于 1.0g/d 时，血压应控制在 130/80mmHg 以下；尿蛋白在 1.0g/d 或以上者，血压应控制在 125/75mmHg 以下。首选 ACEI 或 ARB，除具有降低血压作用外，还有减少尿蛋白和延缓肾功能恶化的肾脏保护作用。ACEI 或 ARB 通过扩张入球和出球小动脉，降低肾小球内高压力、高灌注，抑制细胞因子，减少尿蛋白和细胞外基质的蓄积等机制，起到减缓肾小球硬化的发展和肾脏保护作用，为治疗慢性肾炎高血压和（或）减少尿蛋白的首选药物。肾功能不全患者应用 ACEI 或 ARB 应监测血肌酐、血钾，防止高钾血症等副作用。降压治疗一般需联合用药，血压控制不达标时联合应用钙拮抗剂、β 受体阻滞剂和利尿剂等。

3. 抗血小板聚集　可延缓病变进展，部分患者可减少蛋白尿。高凝状态明显者多见于易引起高凝状态的病理类型如膜性肾病、系膜毛细血管增生性肾炎。常用双嘧达莫、肠溶阿司匹林等。

4. 糖皮质激素和细胞毒药物　不作常规应用。患者肾功能正常或仅轻度受损，肾脏体积正常，病理类型较轻（如轻度系膜增生性肾炎、早期膜性肾病等），尿蛋白较多者，如无禁忌证可试用。

5. 避免加重肾脏损害的因素　感染、劳累、妊娠及肾毒性药物（如氨基糖苷类抗生素、含马兜铃酸中药等）均可能损伤肾脏，导致肾功能恶化，应予以避免。积极防治各种感染，禁用或慎用具有肾毒性的药物，积极纠正高脂血症、高血糖、高尿酸血症等。人工虫草制剂可辅助治疗。

（二）预防

慢性肾炎病因尚不明确，少数患者发病与溶血性链球菌、乙型肝炎病毒等感染有关，少数由急性肾炎迁延不愈发展所致，因此，预防溶血性链球菌、乙型肝炎病毒感染，以及预防与链球菌相关的急性肾炎，对预防慢性肾炎有一定的积极意义。

对已经确诊的慢性肾炎患者，避免一切加重肾脏损害的因素，对防止肾功能恶化，延缓病情进展，延长生存期，具有重要意义。

细目二　尿路感染

◎ 要点一　概述

尿路感染（UTI），是指各种病原微生物引起的尿路感染性疾病，其中以细菌感染最为多见。可发生于任何年龄，育龄妇女、老年人、免疫力低下者及尿路畸形者多发。女性尿路感染发病率明显高于男性，比例约为 8∶1，超过 50 岁的男性因前列腺肥大等原因，发病率增高。

◎ 要点二　病因与发病机制

（一）病因

最常见致病菌为革兰阴性杆菌，其中大肠埃希菌感染占全部尿路感染的 80%～90%，其次为变形杆菌、克雷伯杆菌。5%～10% 的尿路感染由革兰阳性细菌引起，主要是粪链球菌和凝固酶阴性的葡萄球菌。

1. 大肠埃希菌最常见于无症状性细菌尿、非复杂性尿路感染，或首次发生的尿路感染。

2. 粪链球菌、变形杆菌、克雷伯杆菌和铜绿假单胞菌多引起医院内尿路感染、复杂性或复发性尿路感染、尿路器械检查后发生的尿路感染。其中变形杆菌常见于伴有尿路结石的患者，铜绿假单胞菌多见于尿路器械检查后，金黄色葡萄球菌常见于血源性尿路感染。

3. 腺病毒可以引起少年儿童、年轻人的急性出血性膀胱炎。

（二）发病机制

1. 感染途径

（1）上行感染　为最主要感染途径，约占尿路感染的 95%，病原菌由尿道经膀胱、输尿管上行至肾脏。

（2）血行感染　少见，多呈现双侧感染，多发生于慢性疾病或接受免疫抑制剂治疗的患者，常见病原菌有金黄色葡萄球菌、沙门菌属、假单胞菌属和白色念珠菌属等。

（3）直接感染　极少见，邻近组织脏器感染病原菌偶可直接侵入到泌尿系统导致感染。

（4）淋巴道感染　罕见，盆腔和下腹部的器官感染时，病原菌可从淋巴道感染泌尿系统。

2. 易感因素

（1）尿路梗阻　排尿的冲刷作用是尿道重要的防御功能，任何妨碍自主排尿的因素，均可导致尿液积聚，细菌在局部大量繁殖引起感染，如结石、前列腺增生、尿道狭窄、肿瘤、泌尿系统结构异常等。

（2）膀胱输尿管反流　可使尿液从膀胱逆流到输尿管甚至肾盂，导致细菌在局部定植而感染。

（3）机体免疫力低下　见于长期使用免疫抑制剂者、糖尿病患者、长期卧床患者及严重的慢性病患者等。

（4）神经源性膀胱　支配膀胱的神经功能障碍，因长时间尿液潴留导致感染，可见于脊髓损伤、糖尿病等。

（5）妊娠　少数妊娠妇女可发生尿路感染，与孕期输尿管蠕动功能减弱、暂时性膀胱输尿管活瓣关闭不全及妊娠后期子宫增大致尿液引流不畅有关。

（6）医源性因素　导尿或留置导尿管、膀胱镜或输尿管镜检查、逆行性尿路造影等可致尿路黏膜损伤，将细菌带入尿路，易引发尿路感染。严格无菌操作情况下，单次导尿后尿路感染的发生率为 1%～2%，留置导尿管 1 天感染率约 50%，留置导尿管超过 3 天者，感染发生率可达 90%。

◎ 要点三　临床表现

（一）膀胱炎

常见于年轻女性，主要表现为膀胱刺激症，即尿频、尿急、尿痛，尿液常混浊，并有异味，约 30% 患者出现血尿。一般无明显的全身感染症状，少数患者可有腰痛、低热等。血白细胞计数多不增高。占尿路感染的 60% 以上，致病菌多为大肠埃希菌，占 75% 以上。

（二）急性肾盂肾炎

常发生于育龄妇女。

1. 泌尿系统症状　出现膀胱刺激症，腰痛和/或下腹部痛，腰痛程度不一，多为钝痛、酸痛。查体可见肋脊角及输尿管点压痛、肾区压痛和叩击痛。

2. 全身感染症状　出现寒战、发热、头痛、恶心呕吐、食欲不振等，体温多在 $38\sim39℃$，常伴有血白细胞计数升高和血沉增快。

（三）慢性肾盂肾炎

全身及泌尿系统局部表现均可不典型，半数以上患者可有急性肾盂肾炎病史，后出现程度不同的低热，间歇性尿频、排尿不适，腰部酸痛等，晚期肾小管功能受损表现为夜尿增多、低比重尿等。病情持续可发展为慢性肾衰竭。急性发作时症状类似急性肾盂肾炎。

（四）无症状细菌尿

无症状细菌尿是指患者有真性细菌尿，而无尿路感染的症状，可由症状性尿路感染演变而来或无急性尿路感染病史。致病菌多为大肠埃希菌，患者可长期无症状，尿常规检查可无明显异常，但尿培养有真性菌尿，也可在病程中出现急性尿路感染症状。

◎ 要点四 实验室检查及其他检查

1. **血液一般检查** 急性肾盂肾炎时，血白细胞及中性粒细胞可升高。

2. **尿液检查** 外观多混浊，尿沉渣镜检高倍镜下白细胞超过 5 个，诊断意义较大。部分患者可有红细胞，少数出现肉眼血尿。尿蛋白含量多为 ± ~ +。如出现白细胞管型多提示为肾盂肾炎。

3. **尿细菌学检查** 取清洁中段尿，必要时导尿或膀胱穿刺取标本，进行培养及药敏试验。如细菌定量培养菌落计数 $\geqslant10^5/mL$，可确诊；如菌落计数为 $10^4\sim10^5/mL$，结果可疑；如 $<10^4/mL$，多为污染。

4. **亚硝酸还原试验** 尿路感染时阳性率约为 80%，可作为尿路感染的筛查试验。

5. **影像学检查** 尿路 X 线（腹部平片和静脉肾盂造影）及 B 超检查的主要目的是及时发现引起尿路感染反复发作的易感因素如结石、梗阻、返流、畸形等。慢性肾盂肾炎可有两侧或一侧肾脏缩小、肾盂形态异常等改变。

6. **其他检查** 慢性肾盂肾炎晚期出现肾小管功能减退，血尿素氮及血肌酐升高。尿沉渣

中抗体包裹细菌阳性者多为肾盂肾炎。肾盂肾炎时尿酶排出量增多，尿 $β_2$-微球蛋白（$β_2$-MG）升高，提示近端肾小管受损，支持上尿路感染。

◎ 要点五 诊断与鉴别诊断

（一）诊断

1. **确立诊断** 典型的尿路感染应有尿路刺激症、感染的全身症状及输尿管压痛、肾区叩击痛等体征，结合尿液改变和尿液细菌学检查，即可确诊。无论有无典型临床表现，凡有真性细菌尿者，均可诊断为尿路感染。无症状性细菌尿的诊断主要依靠尿细菌学检查，先后两次细菌培养均为同一菌种的真性菌尿者，即可诊断。

2. **区分上下尿路感染** 尿路感染的诊断成立后，应判定是上尿路感染还是下尿路感染。

上尿路感染的判断依据：有全身（发热、寒战甚至毒血症状）、局部（明显腰痛、输尿管点和/或肋脊点压痛、肾区叩击痛）症状和体征，伴有以下表现即可诊断：①膀胱冲洗后尿培养阳性；②尿沉渣镜检见白细胞管型，除外间质性肾炎、狼疮性肾炎等；③尿 N-乙酰-β-D-氨基葡萄糖苷酶（NAG）、$β_2$-MG 升高；④尿渗透压降低。

3. **慢性肾盂肾炎** 慢性肾盂肾炎的诊断除有反复发作尿路感染病史外，尚需结合影像学及肾脏功能检查。诊断要点：①反复发作的尿路感染病史；②影像学显示肾外形凹凸不平，且双肾大小不等，或静脉肾盂造影见肾盂肾盏变形、缩窄；③合并持续性肾小管功能损害。

（二）鉴别诊断

1. **全身性感染疾病** 注意尿路感染的局部症状，并做尿沉渣和细菌学检查，鉴别不难。

2. **肾结核** 膀胱刺激症多较明显，晨尿结核杆菌培养可阳性，尿沉渣可找到抗酸杆菌，静脉肾盂造影可发现肾结核 X 线征象，部分患者可有肺、生殖器等肾外结核病灶。肾结核可与尿路感染并存，如经积极抗菌治疗后，仍有

尿路感染症状或尿沉渣异常者，应考虑肾结核。

3. 尿道综合征 多见于中年妇女，仅有膀胱刺激症，而无脓尿及细菌尿，尿频较排尿不适更突出，有长期使用抗菌药物而无效的病史，口服地西泮有一定疗效。

4. 慢性肾小球肾炎 慢性肾盂肾炎当出现肾功能减退、高血压时应与慢性肾小球肾炎相鉴别。后者多为双侧肾脏受累，且肾小球功能受损突出，并常有蛋白尿、血尿和水肿等基本表现。慢性肾盂肾炎常有尿路刺激症，细菌学检查阳性，影像学检查可表现为双肾不对称性缩小。

◎ **要点六 病情评估**

1. 确诊尿路感染后，应进一步明确定位诊断。根据感染发生部位将尿路感染分为上尿路感染和下尿路感染，上尿路感染指肾盂肾炎，下尿路感染主要指膀胱炎。

2. 对于有尿路感染病史的患者，应明确是急性尿路感染还是慢性尿路感染急性发作。肾盂肾炎、膀胱炎有急性和慢性之分。急性尿路感染一般预后良好，经规范治疗可以治愈；慢性尿路感染尤其是慢性肾盂肾炎，反复急性发作可导致肾脏结构发生异常，继而影响肾小管功能，最终可进展为慢性肾衰竭。

3. 根据患者有无尿路功能或结构的异常，分为复杂性、非复杂性尿路感染。复杂性尿路感染是指伴有尿路引流不畅、结石、畸形、膀胱输尿管反流等结构或功能的异常，或在慢性肾实质性疾病基础上发生的尿路感染；不伴有上述情况者称为非复杂性尿路感染。复杂性尿路感染如易患因素不去除，是导致尿路感染慢性化的重要原因，影响患者预后。

◎ **要点七 治疗与预防**

（一）治疗原则

积极彻底进行抗菌治疗，消除诱发因素，防止复发。

（二）治疗措施

1. 一般治疗 发热或症状明显时应卧床休息。宜多饮水以增加尿量，促进细菌和炎症分泌物的排泄。给予足够热量及维生素等。发热者给予易消化、高热量、富含维生素饮食。膀胱刺激症和血尿明显者，可口服碳酸氢钠片以碱化尿液，缓解症状，抑制细菌生长，避免形成血凝块。尿路感染反复发作者应积极寻找病因，及时去除诱发因素。

2. 抗菌治疗 用药原则：①选用致病菌敏感的抗菌药物。一般首选对革兰阴性杆菌敏感的抗菌药物，治疗3天症状无改善，应按药敏结果调整用药；②选用在尿和肾内的浓度高的抗菌药物；③选用肾毒性小、副作用少的抗菌药物；④单一药物治疗失败、严重感染、混合感染、耐药菌株出现时应联合用药；⑤根据感染轻重选择给药途径（口服、静脉注射等）；⑥对不同类型的尿路感染给予不同治疗时间。

（1）**急性膀胱炎** 目前推荐短疗程（3天）疗法：选用氟喹诺酮类、半合成青霉素、头孢类及磺胺类等抗菌药物中的一种，连用3天，治愈率达90%，可显著降低复发率。对无复杂因素存在的急性膀胱炎，可单用一种抗菌药物治疗。停药7天后需检查尿细菌培养，仍为阳性者，应继续给予2周抗菌药物治疗。对妊娠妇女、糖尿病患者和复杂性尿路感染者，应采用较长疗程抗菌药物治疗。

（2）**急性肾盂肾炎** 尿标本采集后立即进行治疗，一般首选对革兰阴性杆菌有效的抗菌药物，但应兼顾革兰阳性菌感染。治疗72小时无效者根据药敏结果调整用药。常用抗菌药物有喹诺酮类、半合成青霉素类、头孢类，必要时联合用药。热退后连续用药3天改为口服，总疗程一般为7~14天。停药后第2、6周复查尿细菌培养，随后每月复查一次，随访中出现感染复发，应重新进行治疗。

（3）**慢性肾盂肾炎** 常为复杂性尿路感染，治疗的关键是去除易感因素。急性发作时，治疗同急性肾盂肾炎。反复发作者，应根据病情和参考药敏试验结果制定治疗方案。如联合几种抗菌药物，分组轮流使用，疗程适当延长至症状改善，菌尿消失，再以一种药物小剂量长期维持，疗程半年到 1 年。

3. 再发性尿路感染的治疗

（1）重新感染　治疗后症状消失，尿菌阴性，但在停药 6 周后再次出现真性细菌尿，菌株与上次不同，称为重新感染。多数病例有尿路感染症状，治疗方法与首次发作相同。对半年内发生 2 次以上者，可用长程小剂量抑菌治疗，即每晚临睡前排尿后服用小剂量抗菌药物 1 次，如氧氟沙星。

（2）复发　治疗后症状消失，尿菌阴转后的 6 周内再出现菌尿，且菌种与前一次感染相同（同一血清型），称为复发。复发的复杂性肾盂肾炎，在去除诱发因素（如结石、梗阻、尿路异常等）的基础上，严格按照药敏试验结果选择杀菌性抗菌药物治疗，疗程不少于 6 周。

4. 疗效评定

（1）治愈　症状消失，尿菌阴性，疗程结束后于第 2、6 周复查尿菌仍阴性。

（2）治疗失败　治疗后尿菌仍阳性，或治疗后尿菌阴性，但第 2 周或第 6 周复查尿菌转为阳性，且为同一种菌株。

（三）预防

1. 个人预防措施　坚持多饮水、勤排尿，是最有效的预防方法；注意个人卫生；与性生活有关的尿路感染，应于性交后立即排尿，并口服一次常用量抗菌药物；确定有膀胱-输尿管反流者，养成二次排尿的习惯，即每次排尿后数分钟，再排尿一次。

2. 医源性预防措施　尽量避免尿路器械的使用，必须应用时，严格无菌操作；如必须留置导尿管，前 3 天给予抗菌药物可延迟尿路感染的发生，并注意加强护理。

细目三　慢性肾脏病（慢性肾衰竭）

◎ 要点一　概述

慢性肾脏病（CKD）是指各种原因引起的慢性肾脏结构和功能障碍（肾脏损伤病史超过 3 个月），包括肾小球滤过率（GFR）正常和不正常的病理损伤、血液或尿液成分异常，及影像学检查异常，或不明原因的 GFR 低于 60mL/min 超过 3 个月。慢性肾衰竭（CRF）是指 CKD 引起的肾小球滤过率下降及与此相关的代谢紊乱和临床症状组成的综合征。由于缓慢进行性的肾功能减退，不能维持其基本功能，出现代谢产物潴留，水、电解质和酸碱平衡失调及各系统损害，其终末期为尿毒症。

◎ 要点二　病因

1. 慢性肾衰竭的原发病　各种原发性和继发性肾脏疾病进行性恶化，最后都可导致肾功能衰竭。慢性肾衰的病因主要有糖尿病肾病、高血压肾小动脉硬化、原发性与继发性肾小球肾炎、肾小管间质病变（慢性肾盂肾炎、慢性尿酸性肾病、梗阻性肾病、药物性肾病等）、肾血管病变、遗传性肾病（多囊肾、遗传性肾炎）等。

2. 慢性肾衰竭病程渐进性发展的危险因素主要有糖尿病控制不良、高血压控制不达标、蛋白尿（包括微量白蛋白尿）、低蛋白血症、吸烟等。贫血、血脂异常、高同型半胱氨酸血症、营养不良、尿毒症毒素（如甲基胍、甲状旁腺激素、酚类）蓄积、年龄因素等也可促使病情进展。

3. 慢性肾衰竭病情急性恶化的危险因素①原发疾病（如肾小球肾炎、高血压病、糖尿病等）复发或加重；②血容量不足（脱水、大出血、各种原因的休克等）；③肾脏血供急剧减少（肾动脉狭窄患者应用 ACEI、ARB 等药物）；④应用肾毒性药物；⑤严重感染；⑥尿道梗阻；⑦其他：高钙血症、严重肝功不全等。

◎ 要点三　临床表现

（一）水、电解质及酸碱失衡

1. 代谢性酸中毒　出现食欲不振，呕吐，乏力，反应迟钝，呼吸深大，甚至昏迷。酸中毒可加重高钾血症。

2. 水钠代谢紊乱　出现不同程度的皮下水

肿和（或）体腔积液，也可出现低血压和休克。

3. **钾代谢紊乱** 易出现或加重高钾血症。在无尿患者，更应警惕高钾血症的出现。进食不足或伴随呕吐、腹泻时，应警惕低钾血症的发生。

4. **钙磷代谢紊乱** 主要表现为低钙血症和高磷血症。

5. **镁代谢紊乱** 有轻度高镁血症，多无任何症状。

（二）各系统表现

1. **心血管系统** 水钠潴留和肾素-血管紧张素-醛固酮活性增高可致血压升高，加重左心室负荷和心肌重构；高血压、容量负荷加重、贫血等可诱发心力衰竭；各种代谢废物的潴留、贫血、缺氧、低蛋白血症等可导致尿毒症性心肌病和心包病变；钙磷代谢紊乱会导致血管钙化及动脉粥样硬化。心血管系统病变为最常见的死亡原因。

2. **消化系统** 食欲不振、恶心、呕吐常为首发症状，口有尿臭味，部分患者因消化道炎症和溃疡，出现呕血、便血及腹泻等。由于进食少、吐泻可导致或加重水、电解质紊乱。

3. **神经系统** 毒素蓄积，水、电解质和酸碱平衡紊乱等导致乏力、精神不振、记忆力下降、头痛、失眠、肌痛、肌萎缩、情绪低落。晚期可出现构音困难、扑翼样震颤、多灶性肌痉挛、手足抽搐，进而意识模糊、昏迷。

4. **血液系统** 肾脏分泌促红素减少，为贫血的主要原因，同时血浆中出现红细胞生长抑制因子、红细胞寿命缩短、营养不良等也可加重贫血。晚期常因血小板功能异常，出现鼻出血、消化道出血、瘀斑等出血倾向表现。白细胞活性受抑制、淋巴细胞减少等导致免疫功能受损，易致感染。

5. **呼吸系统** 体液过多、酸中毒可出现呼吸困难；严重酸中毒时出现深大呼吸。各种代谢废物潴留可导致胸膜炎、肺钙化等。

6. **其他** 血甘油三酯升高，白蛋白降低；钙磷代谢异常及肾脏合成 $1,25(OH)_2D_3$ 减少，导致甲状旁腺功能亢进，引起肾性骨病，表现为骨痛、近端肌无力、骨折等；骨外钙化导致皮肤瘙痒；淀粉样物质沉着引起腕管综合征等。

◎ 要点四 实验室检查及其他检查

1. **血液检查** ①血尿素氮、血肌酐升高；可合并低蛋白血症，血浆白蛋白常低于 30g/L；②贫血显著，血红蛋白常低于 80g/L，为正红细胞性贫血；③酸中毒时，二氧化碳结合力下降，血气分析显示代谢性酸中毒（pH < 7.35 和血 HCO_3^- < 22mmol/L）；④低血钙，高血磷；⑤血钾紊乱等。

2. **尿液检查** ①尿蛋白量多少不等，晚期因肾小球大部分已损坏，尿蛋白反而减少；②尿沉渣检查可有不等的红细胞、白细胞和颗粒管型；③尿渗透压降低，甚至为等张尿。

3. **肾功能检查** ①肌酐清除率（Ccr）和肾小球滤过率（GFR）下降；②肾小管浓缩稀释功能下降；③肾血流量及同位素肾图示肾功能受损。

4. **其他** X线、B超、CT等检查，显示肾脏体积缩小，肾皮质变薄等，具体表现与原发病有关。

◎ 要点五 诊断

原有慢性肾脏病史，出现厌食、恶心呕吐、腹泻、头痛、意识障碍，肾功能检查有不同程度的减退，应考虑本病。对因乏力、厌食、恶心、贫血、高血压等就诊者，均应排除本病。

◎ 要点六 病情评估

由于GFR较Ccr更能反映肾功能的变化，故现按GFR进行临床分期，慢性肾衰竭是慢性肾脏病的中后期，包括 4~5 期。

慢性肾脏病按 GFR 的分期

分期	特征	GFR [mL/ (min · 1.73m²)]
1	GFR 正常或增加	≥ 90
2	GFR 轻度下降	60~89
3a	GFR 轻到中度下降	45~59
3b	GFR 中到重度下降	30~44
4	GFR 重度下降	15~29
5	肾衰竭	<15 或透析

◎ 要点七 治疗与预防

(一) 治疗

早、中期患者的主要治疗措施包括病因及诱因的治疗、营养治疗、并发症治疗、胃肠道透析等；终末期患者除上述治疗外，以透析和肾移植为主要有效治疗方法。

1. 延缓病情进展 基本原则是积极治疗原发病、消除导致病情恶化的危险因子和保护残存肾功能。

(1) 积极控制高血压 未进行透析的患者目标血压控制在 (120~130) / (75~80) mmHg。

(2) 严格控制血糖 目标血糖为空腹 5.0~7.2mmol/L，睡前 6.1~8.3mmol/L，糖化血红蛋白低于 7%。

(3) 控制蛋白尿 目标值为尿蛋白低于 0.5g/24h。

(4) 营养疗法 严格限制蛋白质摄入量，每日 0.6~0.8g/kg；碳水化合物与脂肪热量之比约为 3：1。如热量不足可增加蔗糖、麦芽糖与葡萄糖的摄入。饮食应确保低磷、适当的钙。每日补充维生素以 B、C、E 及叶酸。微量元素以铁、锌为主，避免摄入铝。

(5) ACEI 和 ARB 的应用 除良好的降压作用外，还可减低高滤过，减轻蛋白尿，同时能抗氧化，减轻肾小球基底膜损害。

(6) 其他 减轻肾小管高代谢（碱性药、大黄制剂、冬虫夏草制剂等）、纠正高脂血症、减少尿毒症毒素蓄积（如吸附疗法、肠道透析等）、活血化瘀药、抗氧化剂等。

2. 非透析治疗

(1) 纠正水、电解质失衡和酸中毒 ①纠正代谢性酸中毒。②防治水、钠紊乱。③防治高钾血症：控制含钾食物、药物的摄入，避免输库存血，并可应用利尿剂增加排钾。轻度高钾者，可口服降血钾树脂，便秘时，可同服 20% 甘露醇。血钾超过 6mmol/L 时，静脉滴注碳酸氢钠以纠正酸中毒，静脉或肌内注射呋塞米或布美他尼；应用 10% 葡萄糖酸钙 10mL 静注以对抗钾对心肌的毒性；普通胰岛素加入 5%~10% 葡萄糖注射液中静滴，促使血浆与细胞外钾暂时移入细胞内，以降低血清钾。紧急时应血透或腹透排钾。

(2) 控制高血压 常需要降压药联合治疗，未进入透析阶段的患者血压应控制在 130/80mmHg 以下，维持性透析患者的目标血压为 140/90mmHg。

(3) 纠正贫血 可用促红细胞生成素（EPO）每周 80~120U/kg 皮下注射。纠正贫血的靶目标值为血红蛋白达 110g/L，应经常检查血常规和网织红细胞。EPO 疗效不佳时，应排除缺铁、感染、慢性失血、纤维性骨炎、铝中毒等因素存在。

(4) 低血钙、高血磷与肾性骨病的治疗 可口服 1,25 (OH)₂D₃ 以纠正低钙血症；严重甲状旁腺功能亢进者可用 1,25 (OH)₂D₃ 冲击疗法，同时口服葡萄糖酸钙或碳酸钙，应严密监测血钙浓度。低血钙抽搐时静脉注射 10% 葡萄糖酸钙 10~20mL。GFR 低于 30mL/min 时，限制磷摄入，联合磷结合剂口服，首选碳酸钙；严重高磷血症（超过 2.26mmol/L）或钙磷乘积升高时，暂停使用钙剂，可短期改服氢氧化铝制剂。

(5) 防治感染 预防各种病原体的感染。一且发生感染，及时选择敏感抗菌药物治疗，需注意剂量需随 GFR 调整。尽量选择肾毒性小的药物。

（6）高脂血症的治疗　积极治疗高脂血症，同一般高脂血症的治疗原则。

（7）吸附剂治疗　氧化淀粉、活性炭制剂口服后，能结合肠道内的氮质随粪便排出以降低尿素氮。导泻疗法（口服大黄制剂、甘露醇）也可以增加肠道毒素的排泄。

（8）其他　①合并糖尿病者，应注意监测血糖变化，及时调整降糖药及胰岛素的用量。②高尿酸血症者，主张非药物治疗，如多饮水、低嘌呤饮食；血尿酸超过 600μmol/L（女）或 780μmol/L（男），应给予降尿酸治疗，首选别嘌醇。③皮肤瘙痒者，控制高磷血症及加强透析，可试用抗组胺药物。

3. 肾脏替代疗法　主要包括维持性血液透析、腹膜透析及肾移植。透析治疗慢性肾衰竭的目的是：①延长患者生命；②有助于可逆急性加重因素的慢性肾衰竭患者度过危险期；③肾移植术前准备及肾移植后发生急、慢性排异反应，治疗失败后的保证措施。

一般经饮食疗法、药物治疗等无效，肾衰竭继续发展，每日尿量少于 1000mL 者，进行透析治疗的指征：①血肌酐 ≥707.2μmol/L；②尿素氮 ≥28.6mmol/L；③高钾血症；④代谢性酸中毒；⑤尿毒症症状；⑥水潴留（浮肿、血压升高、高容量性心力衰竭）；⑦并发贫血（血细胞压积低于 15%）、心包炎、高血压、消化道出血、肾性骨病、尿毒症脑病等。

4. 肾移植　成功的肾移植可恢复正常的肾功能（包括内分泌和代谢功能），可使患者几乎完全康复。

5. 治疗目标　慢性肾脏病患者依据临床分期不同，对各项影响肾功能的主要因素的控制目标不同，见下表。

慢性肾脏病患者各项重要指标的治疗目标

具体项目	控制目标
CKD 患者 1~5 期（尿白蛋白/肌酐 ≥30mg/g）血压值	≤130/80mmHg
CKD 患者 1~5 期（尿白蛋白/肌酐 <30mg/g）血压值	≤140/90mmHg
空腹血糖（糖尿病患者）	5.0~7.2mmol/L
睡前血糖（糖尿病患者）	6.1~8.3mmol/L
HbA1c（糖尿病患者）	<7%
蛋白尿	<0.5g/24h
GFR 下降速度（每年）	<4.0mL/min
Scr 升高速度（每年）	<50.0μmol/L

（二）预防

1. 对于存在慢性肾脏病高危因素的原发病患者，首先要提高对慢性肾衰竭诊断的敏感性，重视就诊患者病史的询问、查体和肾功能相关指标的检测，努力做到早期发现肾功能下降、早期诊断。

2. 对已有的肾脏疾患或可能引起肾损害的疾患（如糖尿病、高血压病等）进行及时有效的治疗，并使治疗达到相关目标值，防止慢性肾衰竭的发生。

3. 对已确诊的慢性肾脏病患者，应严格规范、个体化治疗，包括避免一切肾损伤因素，尤其是各种感染及肾毒性药物的使用，严格饮食控制，防治疾病进入慢性肾衰竭阶段。

4. 对已经进入慢性肾衰竭阶段的患者，根据病情及治疗条件，及时纠正各种代谢异常及各系统症状，有指征时进行肾脏替代治疗，并注意防止各种致死性并发症。

第五单元　血液系统疾病

细目一　缺铁性贫血

◎ 要点一　概述

贫血是指人体外周血红细胞容量减少，低于正常范围下限的一种常见的临床症状。1972年WHO制订的诊断标准：在海平面地区6个月到低于6岁儿童血红蛋白低于110g/L，6~14岁儿童血红蛋白低于120g/L，成年男性血红蛋白低于130g/L，成年女性血红蛋白低于120g/L，孕妇血红蛋白低于110g/L。

缺铁性贫血（IDA）是因体内铁储备耗竭，影响血红蛋白合成所引起的贫血，是贫血中最常见的类型，属于血红素合成异常性贫血。可发生于任何年龄，以育龄妇女及婴幼儿多见。体内铁代谢异常始于铁缺乏症，包括开始时体内贮铁耗尽，继之红细胞内铁缺乏，最终引起IDA。IDA是缺铁引起的小细胞低色素性贫血。

◎ 要点二　病因

1. 铁的丢失过多　慢性失血是成年人引起缺铁性贫血的最常见原因。见于溃疡病、胃肠道恶性肿瘤、溃疡性结肠炎、痔等引起的消化道出血，女性可见于月经量过多。

2. 铁需求增加而摄入量不足　婴幼儿、儿童，尤其是早产儿、孪生儿，或母亲原有贫血者，妊娠和哺乳期妇女，长期食物含铁不足。

3. 铁吸收不良　胃大部切除术后胃酸缺乏，或胃空肠吻合术后，萎缩性胃炎，长期腹泻等。

◎ 要点三　临床表现

（一）缺铁原发病的表现

缺铁原发病是IDA发生的前提，常见缺铁原发病包括消化性溃疡、消化系统恶性肿瘤或痔疮导致的消化道出血症状，肠道寄生虫感染导致的腹痛或大便性状改变，妇女月经量过多，恶性肿瘤的营养不良，血管内溶血的酱油色尿等。

（二）组织缺铁的表现

组织缺铁的表现是机体缺铁后最早出现的临床表现，常见精神行为异常，如烦躁、易怒、注意力不集中、异食癖，体力、耐力下降，易患各种感染，儿童生长发育迟缓、智力低下，反复发生口腔炎、舌炎、口角炎、缺铁性吞咽困难，毛发干枯、易脱落，皮肤干燥，指（趾）甲缺乏光泽、脆薄易裂，重者指（趾）甲变平，呈匙状甲。

（三）贫血的表现

常见乏力、易倦、头昏、头痛、耳鸣、心悸、气促、纳差等，伴面色苍白、心率增快、心尖区收缩期杂音等。

◎ 要点四　实验室检查

1. 血象　典型表现为小细胞低色素性贫血。MCV低于80fl，MCHC低于32%。成熟红细胞苍白区扩大，大小不一。白细胞和血小板计数一般正常或轻度减少。

2. 骨髓象　骨髓增生活跃，幼红细胞增生，中幼红细胞及晚幼红细胞比例增高。幼红细胞核染色质致密，胞质较少，血红蛋白形成不良，边缘不整齐。骨髓铁染色显示骨髓小粒可染铁消失，铁粒幼红细胞消失或显著减少。

3. 铁代谢检查　①血清铁及总铁结合力测定：血清铁浓度常低于8.9μmol/L，总铁结合力超过64.4μmol/L，转铁蛋白饱和度常降至15%以下。②血清铁蛋白测定：血清铁蛋白低于12μg/L可作为缺铁依据。由于血清铁蛋白浓度稳定，与体内贮铁量的相关性好，可用于早期诊断和人群铁缺乏症的筛检。

4. 缺铁性红细胞生成检查　红细胞游离原卟啉（FEP）缺铁时增高，超过0.9μmol/L（全血），FEP/Hb 超过 4.5μg/gHb 有诊断意义。

◎ 要点五　诊断与鉴别诊断

（一）诊断

诊断包括两个方面，即确立是否系缺铁引起的贫血和明确引起缺铁的病因。

诊断依据：有明确的缺铁病因和临床表现；小细胞低色素性贫血；血清铁低于 8.9μmol/L，总铁结合力高于 64.4μmol/L，转铁蛋白饱和度低于 15%；血清铁蛋白低于 12μg/L，FEP/Hb 高于 4.5μg/gHb；骨髓铁染色显示骨髓小粒可染铁消失。上述实验室指标中以骨髓可染铁及血清铁蛋白测定最有诊断意义。另外，铁剂治疗试验也是确定本病的方法之一。缺铁性贫血患者服用铁剂后，短时期网织红细胞计数明显升高，常于 5～10 天到达高峰，平均达 0.06～0.08，以后又下降，随后血红蛋白上升。但如果患者同时存在慢性疾病，或胃肠吸收障碍，此种治疗反应可不明显。

（二）鉴别诊断

主要与低色素性贫血鉴别。

1. 珠蛋白生成障碍性贫血　有家族史，周围血片可见多量靶形细胞，血清铁蛋白及骨髓可染铁均增多，血红蛋白电泳常有异常。

2. 慢性病性贫血　血清铁降低，但总铁结合力正常或降低，血清铁蛋白正常或增高。常有恶性肿瘤或感染性疾病病史。

3. 铁粒幼细胞性贫血　较罕见，多见于中年和老年人。血清铁增高，而总铁结合力降低，骨髓铁染色可见典型的环状铁粒幼细胞。

◎ 要点六　病情评估

缺铁性贫血的病情评估包括两个方面：

1. 判断组织缺铁与缺铁性贫血　符合以下条件判断为组织缺铁：①血清铁蛋白低于 12μg/L；②骨髓铁染色显示骨髓小粒可染铁消失，铁粒幼红细胞少于 15%。符合以下条件诊断为缺铁性贫血：①符合组织缺铁的诊断标准；②血清铁低于 8.95μmol/L，总铁结合力升高超过 64.44μmol/

L，转铁蛋白饱和度低于 15%；③FEP/Hb 高于 4.5μg/gHb。

2. 判断贫血的程度

轻度贫血：男性血红蛋白 90～120g/L，女性血红蛋白 90～110g/L。

中度贫血：血红蛋白 60～90g/L。

重度贫血：血红蛋白 30～60g/L。

极重度贫血：血色素低于 30g/L。

◎ 要点七　治疗与预防

（一）病因治疗

尽可能明确病因，针对病因治疗。单纯铁剂治疗有可能使血象好转，但对原发病并无疗效。如不重视病因诊断及治疗，会延误病情，失去治愈的机会。

（二）铁剂治疗

1. 口服铁剂　是治疗缺铁性贫血的首选方法。最常用硫酸亚铁片，进餐时或饭后吞服可减少胃肠道刺激，如仍有恶心、胃痛等则应将剂量减半，再逐渐加至正常剂量。服药时忌茶，以防铁被鞣酸沉淀而影响铁吸收。其他有琥珀酸亚铁及富马酸铁等。口服铁剂有效者，5～10 天内网织红细胞升高，2 周后血红蛋白开始上升，一般 2 个月可恢复正常。贫血纠正后仍需继续治疗 3～6 个月以补充体内应有的贮存铁。如治疗 3 周无反应，应考虑诊断是否准确，是否按医嘱服药，有无活动性出血，有无铁吸收障碍等因素。

2. 注射铁剂　肌注铁剂应严格掌握适应证：①口服铁剂后有严重消化道反应而不能耐受者；②口服铁剂不能奏效者，如脂肪泻、萎缩性胃炎等有胃肠道铁吸收障碍；③需要迅速纠正缺铁者，如妊娠后期贫血严重；④严重消化道疾患，如消化性溃疡、溃疡性结肠炎等，口服铁剂可加剧原发病者；⑤不易控制的慢性出血，失铁量超过肠道所能吸收的铁量。常用注射铁剂有右旋糖酐铁和山梨醇枸橼酸铁，各含铁 50mg/mL，给药途径是臀部深位肌注。患者所需铁的总剂量应准确计算，不应超量以免引起急性铁中毒。

计算方法：所需补充铁的总剂量（mg）=

[150-患者血红蛋白（g/L）]D×体重（kg）×0.33。

（三）预防

对于生长发育期的婴幼儿、青少年，应纠正偏食，注意含铁丰富食物的摄入，定期查、治肠道寄生虫感染；对孕妇、哺乳期妇女应适当补充铁剂；有持续月经量过多的女性，除专科就诊寻找原因外，应注意饮食补铁。做好恶性肿瘤和慢性消化系统疾病的人群筛查、防治工作。

细目二　再生障碍性贫血

◎ 要点一　概述

再生障碍性贫血（AA，简称再障），是由多种病因引起的原发性骨髓造血功能衰竭综合征，临床主要表现为骨髓造血功能低下、全血细胞减少和贫血、出血、感染。我国再障的年发病率为7.4/100万人口，可发生于各年龄段，青年及老年人发病率较高，男女发病率无明显差别。

◎ 要点二　病因

约半数以上的再障患者原因不明，称为先天性（遗传性）再障。能查明原因者称为后天性（获得性）再障，其发病与下列因素有关。

1. 药物及化学物质　药物及化学物质是引起获得性再障的首位病因。最常见的药物是氯霉素等抗生素、抗肿瘤药和保泰松等解热镇痛药，其次是磺胺类、有机砷及抗癫痫药，偶见于西咪替丁、肼屈嗪、氯丙嗪及抗甲状腺药甲巯咪唑等。非药物性化学物质引起再障以苯及其衍生物为多见。杀虫剂、农药、染发剂等也可引起再障。

2. 电离辐射　各种电离辐射如 X 线、放射性核素等，达到一定的剂量均可抑制骨髓造血功能。

3. 感染　再障可以发生于病毒性肝炎之后，且病情较重。也可见于微小病毒 B19 等感染，部分患者发病前有病毒性呼吸道感染病史，如腮腺炎、麻疹、流行性感冒等。各种严重感染也可能影响骨髓造血。

◎ 要点三　临床表现

主要临床表现为进行性贫血、出血及感染。

（一）重型再生障碍性贫血（SAA）

起病急，进展快，病情重。少数可由非重型AA 进展而来。

1. 贫血　苍白、乏力、头昏、心悸和气短等症状进行性加重。

2. 感染　多数患者有发热，发热可以是首发症状，体温多在 39℃ 以上，个别患者自发病到死亡可以一直有难以控制的高热症状。发热的原因主要是合并感染，以呼吸道感染最常见，其次有泌尿、生殖系统及皮肤、黏膜感染等，感染的病原体以革兰阴性杆菌、金黄色葡萄球菌和真菌常见，常合并脓毒症。

3. 出血　出血部位最常见于皮肤黏膜等，表现为出血点或瘀斑、鼻出血、牙龈出血、眼结膜出血等。脏器出血时可出现呕血、咯血、便血、血尿、阴道出血、眼底出血和颅内出血等，后者常危及患者的生命。

（二）非重型再障（NSAA）

起病和进展较缓慢，贫血、感染和出血的程度较 SAA 轻，也较易控制。贫血呈慢性过程，表现为皮肤黏膜苍白、活动后心悸、乏力等，经输血治疗症状在一段时间内明显改善；感染后高热少见，以上呼吸道感染最常见；有皮肤黏膜出血倾向，内脏出血少见，久治无效者可发生颅内出血而危及生命。

◎ 要点四　实验室检查

1. 血象　全血细胞减少，但发病早期可先有一个或两个血细胞系减少，呈正常细胞正常色素性贫血，网织红细胞显著减少，少数 NSAA 网织红细胞百分数可轻度升高，但绝对值减少；中性粒细胞和单核细胞均减少，SAA 减少显著；淋巴细胞的百分数增高但绝对值不增高；血小板计数减少，SAA 常低于 $10.0×10^9/L$。

2. 骨髓象　SAA 患者骨髓穿刺活检见骨髓小粒很少，脂肪滴显著增多，骨髓有核细胞量少，幼红细胞、粒系细胞及巨核细胞均明显减少或无；淋巴细胞、浆细胞、组织嗜碱细胞等非造血细胞相对增多。NSAA 患者在骨髓再生不良部位，其骨髓象与 SAA 相似或稍轻；如抽取灶性增生部位的骨髓，则细胞数量减少不很明显，甚至幼红细胞可增多，但巨核细胞难见。

3. 其他 CD_4^+ 细胞与 CD_8^+ 细胞比值降低，Th_1 与 Th_2 细胞比值升高。

◎ **要点五　诊断与鉴别诊断**

（一）诊断

1. 典型再障的诊断标准　①全血细胞减少，网织红细胞百分数低于 0.01，淋巴细胞比例增高。②一般无肝、脾肿大。③骨髓多部位增生减低，造血细胞减少，非造血细胞比例增高，骨髓小粒空虚。有条件者做骨髓活检，可见造血组织均匀减少。④除外引起全血细胞减少的其他疾病，如阵发性睡眠性血红蛋白尿、骨髓增生异常综合征、急性白血病等。⑤一般抗贫血治疗无效。

2. 不典型再障的诊断依据　需要进行动态观察慎重诊断，多次和多处骨髓穿刺，结合骨髓活检及核素扫描等综合诊断。

3. 重型再障的血象检查诊断标准　①网织红细胞低于 0.01，绝对值低于 $15×10^9/L$；②中性粒细胞绝对值低于 $0.5×10^9/L$；③血小板低于 $20×10^9/L$。

（二）鉴别诊断

再障须与阵发性睡眠性血红蛋白尿、骨髓增生异常综合征、低增生性急性白血病及其他原因引起的血小板减少或粒细胞减少如血小板减少性紫癜、粒细胞缺乏症、脾功能亢进、恶性组织细胞病等相鉴别。

◎ **要点六　病情评估**

1. 查明病因，判断病因学类型

（1）**遗传性再障**　如 Fanconi 贫血、家族性增生低下性贫血及胰腺功能不全性再障等，详细询问家族史，可以提供发生贫血的遗传背景，表

现为一系或两系或全血细胞减少，可伴发育异常、皮肤色素沉着、骨骼畸形、器官发育不全等，有可能发展为骨髓增生异常综合征、急性白血病及其他各类肿瘤性疾病。

（2）**获得性再障**　有明确病因，包括接触电离辐射、化学毒物或使用药物等，一些严重疾病如慢性肾衰竭、脓毒症和肿瘤浸润骨髓，也可合并再障。获得性再障病情程度不同，与接触病因的强度、个体反应等有关。

2. 重型再障的分型与预后　重型再障根据发病缓急及病情轻重，分为急性型与慢性型。

（1）**急性型 SAA**　即 SAA-Ⅰ型，发病急，贫血进行性加重，有严重感染和出血。血液一般检查具备下述三项中两项：①网织红细胞绝对值低于 $15×10^9/L$；②中性粒细胞低于 $0.5×10^9/L$；③血小板低于 $20×10^9/L$。骨髓增生广泛重度减低。如中性粒细胞低于 $0.2×10^9/L$，为极重型再障，预后凶险。

（2）**慢性型再障**　即 SAA-Ⅱ型，指 NSAA 患者病情恶化，但临床表现、血液检查及骨髓象检查达不到 SAA-Ⅰ型诊断标准的再障，多无严重感染及内脏出血，经治疗可缓解，预后相对良好，但与 NSAA 比较仍属预后不良。

◎ **要点七　治疗与预防**

（一）治疗措施

1. 一般治疗　预防感染；注意饮食及环境卫生；避免出血，防止外伤及剧烈活动；禁用对骨髓和血小板功能有抑制作用的药物；防止患者与任何对骨髓造血有毒性作用的物质接触。

2. 支持疗法

（1）**纠正贫血**　血红蛋白低于 60g/L 且对贫血耐受较力差的患者，可输注红细胞，但应防止输血过多。

（2）**控制出血**　发生出血时，可用酚磺乙胺、氨基己酸（泌尿生殖系统出血患者禁用）治疗。女性子宫出血可肌注丙酸睾酮。血小板减少引起的严重出血应及时输注浓缩血小板。肝脏疾病如有凝血因子缺乏时应予纠正。

（3）控制感染　有呼吸道及其他感染时，经验性选择广谱抗菌药物治疗，同时留取感染部位的分泌物或排泄物、血液等做细菌培养和药敏试验，根据药敏试验及时更换敏感抗菌药物。长期广谱抗菌药物治疗可诱发真菌感染和肠道菌群失调，应加以防范。

（4）护肝治疗　合并肝功能损害，应酌情选用护肝药物。

3. 刺激骨髓造血

（1）雄激素　为治疗 NSAA 的首选药物。治疗机制：①增加促红细胞生成素（EPO）的产生，并加强造血干细胞对 EPO 的敏感性；②促进多能干细胞增殖和分化。常用药物有司坦唑醇、十一酸睾酮、达那唑、丙酸睾酮等。疗程至少 3 个月，如治疗半年以上无网织红细胞或血红蛋白上升趋势，确定为无效。药物不良反应有雄性化（以丙酸睾酮最明显）、肝脏毒性反应（以司坦唑醇等较明显）等。

（2）造血生长因子　特别适用于 SAA。如重组人粒系集落刺激因子（G-CSF）、重组人促红细胞生成素（EPO）等。一般在免疫抑制治疗 SAA 后使用，剂量可酌减，维持 3 个月以上为宜。

（3）造血干细胞移植　对 40 岁以下、无感染及其他并发症、有合适供体的 SAA 患者，可考虑造血干细胞移植。

4. 应用免疫抑制剂　抗胸腺细胞球蛋白及抗淋巴细胞球蛋白是目前治疗重型再障的主要药物，临床常联合应用环孢素、大剂量甲泼尼龙、丙种球蛋白、CD3 单克隆抗体等治疗重型再障。

5. 异基因骨髓移植　用于急性型和重型再障，年龄低于 40 岁的患者，最好在未输血之前尽早进行。

（二）疗效判断标准

1. 基本治愈　近 3 个月未行输血治疗的前提下，贫血和出血症状消失，血红蛋白高于 120g/L（男性患者）或 110g/L（女性患者），中性粒细胞超过 $1.5×10^9$/L，血小板超过 $100×10^9$/L，随访一年能够维持。

2. 缓解　近 3 个月未行输血治疗的前提下，贫血和出血症状消失，血红蛋白超过 120g/L（男性患者）或 110g/L（女性患者），白细胞超过 $3.5×10^9$/L，血小板计数有明显增加，随访 3 个月能够维持或更加好转。

3. 明显好转　近 3 个月未行输血治疗的前提下，贫血和出血症状明显好转，血红蛋白较上一个月增加 30g/L 以上，并能维持。

4. 治疗无效　经充分规范治疗后，血液检查未达到明显好转的水平。

（三）预防

加强环境治理与保护，避免频繁、过多接触各类电离辐射，严格把握药物使用指征，不乱用乱服抗菌药物。

细目三　白血病

◎ **要点　概述**

白血病是一类造血干细胞的恶性克隆性疾病，因白血病细胞自我更新增强、增殖失控、分化障碍、凋亡受阻而停滞在细胞发育的不同阶段。在骨髓和其他造血组织中，白血病细胞大量增生累积，使正常造血受抑制并浸润其他器官和组织。

（一）白血病分类

1. 根据白血病细胞的成熟程度和自然病程，将白血病分为急性和慢性两大类。

（1）急性白血病（AL）　细胞分化停滞在较早阶段，多为原始细胞及早期幼稚细胞，病情发展迅速，自然病程仅几个月。

（2）慢性白血病（CL）　细胞分化停滞在较晚的阶段，多为较成熟幼稚细胞和成熟细胞，病情发展缓慢，自然病程为数年。

2. 根据主要受累的细胞系列可将白血病分为不同的类型。

（1）急性白血病分型　①急性淋巴细胞白血病（简称急淋白血病或急淋，ALL）；②急性髓细胞白血病（简称急粒白血病或急粒，AML）。

（2）慢性白血病分型　①慢性髓细胞白血病

（简称慢粒白血病或慢粒，CML）；②慢性淋巴细胞白血病（简称慢淋白血病或慢淋，CLL）；③少见类型的白血病如毛细胞白血病（HCL）、幼淋巴细胞白血病（PLL）等。

（二）病因与发生机制

人类白血病的病因尚不完全清楚。

1. **生物因素**　主要是病毒和免疫功能异常。成人 T 细胞白血病/淋巴瘤可由人类 T 淋巴细胞病毒 I 型（HTLV I ）所致。病毒感染机体后，作为内源性病毒整合并潜伏在宿主细胞内，在某些理化因素作用下，被激活表达而诱发白血病；或作为外源性病毒由外界以横向方式传播感染，直接致病。部分免疫功能异常者，如某些自身免疫性疾病患者白血病危险度会增加。

2. **物理因素**　包括 X 射线、γ 射线等电离辐射。由电离辐射引发的白血病，多为 AL 和 CML。研究表明，大面积和大剂量照射可使骨髓抑制和机体免疫力下降，DNA 突变、断裂和重组，导致白血病的发生。

3. **化学因素**　长期接触苯以及含有苯的有机溶剂，与白血病发生有关；有些药物可损伤造血细胞引起白血病，如氯霉素、保泰松所致造血功能损伤者发生白血病的危险性显著增高；乙双吗啉具有极强的致染色体畸变和致白血病作用，与白血病发生有明显关系；抗肿瘤药物中烷化剂和拓扑异构酶 II 抑制剂有致白血病的作用。化学物质所致的白血病以 AML 多见。

4. **遗传因素**　家族性白血病约占白血病的 0.7%。先天性再生障碍性贫血、Bloom 综合征、共济失调-毛细血管扩张症及先天性免疫球蛋白缺乏症等患者白血病发病率均较高。

5. **其他血液病**　某些血液病最终可能发展为白血病，如骨髓增生异常综合征、淋巴瘤、多发性骨髓瘤、阵发性睡眠性血红蛋白尿症等。

（三）白血病发病过程

1. 各种原因所致的单个细胞原癌基因决定性的突变，导致克隆性的异常造血细胞生成。

2. 进一步的遗传学改变导致一个或多个癌基因激活和抑癌基因失活，从而导致白血病。

通常理化因素先引起单个细胞突变，随后因机体遗传易感性和免疫力低下，病毒感染、染色体畸变等激活了癌基因，并使部分抑癌基因失活及凋亡抑制基因过度表达，导致突变细胞凋亡受阻，恶性增殖。

细目四　急性白血病

◎ 要点一　概述

急性白血病是造血干细胞的恶性克隆性疾病，发病时骨髓中异常的原始细胞及幼稚细胞（白血病细胞）大量增殖并抑制正常造血，广泛浸润肝、脾、淋巴结等各种脏器。我国急性白血病比慢性白血病多见（约 5.5：1）。成人患者中急性粒细胞白血病最多见，儿童患者中急性淋巴细胞白血病多见。急性白血病的病因尚未阐明，认为与物理、化学和生物等因素有关。

国际上常用的 FAB 分类法将急性白血病分为急性淋巴细胞白血病及急性粒细胞白血病两大类。

1. **急性粒细胞白血病**　共分 8 型。

M0（急性髓细胞白血病微分化型，AML）：骨髓原始细胞超过 30%，无嗜天青颗粒及 Auer 小体，核仁明显，光镜下髓过氧化物酶（MPO）及苏丹黑 B 阳性细胞低于 3%；在电镜下，MPO 阳性；CD$_{33}$ 或 CD$_{13}$ 等髓系标志可呈阳性，淋系抗原通常为阴性。血小板抗原阴性。

M1（急性粒细胞白血病未分化型）：原粒细胞（I型+II型，原粒细胞浆中无颗粒为I型，出现少数颗粒为II型）占骨髓非红系有核细胞（NEC）的 90% 以上，其中至少 3% 以上细胞为 MPO 阳性。

M2（急性粒细胞白血病部分分化型）：原粒细胞占骨髓 NEC 的 30%~89%，其他粒细胞超过 10%，单核细胞低于 20%。

M3（急性早幼粒细胞白血病，API）：骨髓中以颗粒增多的早幼粒细胞为主，此类细胞在 NEC 中超过 30%。

M4（急性粒-单核细胞白血病）：骨髓中原始细胞占 NEC 的 30% 以上，各阶段粒细胞占 30%~80%，各阶段单核细胞超过 20%。

M4Eo：除上述 M4 型各特点外，嗜酸性粒细胞在 NEC 中占 5% 及其以上。

M5（急性单核细胞白血病，AMoL）：骨髓 NEC 中原单核、幼单核及单核细胞 ≥80%。如果原单核细胞 ≥80% 为 M5a，<80% 为 M5b。

M6（红白血病，EL）：骨髓中幼红细胞 ≥ 50%，NEC 中原始细胞（Ⅰ型+Ⅱ型）≥30%。

M7（急性巨核细胞白血病，AMeL）：骨髓中原始巨核细胞 ≥30%，血小板抗原阳性，血小板过氧化酶阳性。

2. 急性淋巴细胞白血病 共分 3 型。

L1：原始和幼淋巴细胞以小细胞（直径 ≤12μm）为主。

L2：原始和幼淋巴细胞以大细胞（直径超过 12μm）为主。

L3（Burkitt 型）：原始和幼淋巴细胞以大细胞为主，大小较一致，细胞内有明显空泡，胞质嗜碱性，染色深。

◎ 要点二 临床表现

急性白血病患者骨髓中白血病细胞大量增殖并浸润各组织、器官，正常造血受抑制。各型急性白血病的临床表现大致相同。

1. 起病特点 可急骤或较缓慢。急骤者常有高热、贫血、出血倾向等。

2. 正常血细胞减少的表现

（1）发热和感染 约半数以上患者以发热起病。发热程度不同，多因感染引起。感染以咽峡炎、口腔炎最多见，肺部感染、肛周炎及皮肤感染也较常见。严重感染可致菌血症或败血症，是急性白血病最常见的死亡原因之一。较常见的致病菌有肺炎克雷白菌、铜绿假单胞菌、大肠埃希菌、金黄色葡萄球菌等。常见的霉菌感染以念珠菌及曲霉菌多见。病毒感染也较多见，并且较重。

（2）出血 与血小板减少有关，少数可因弥散性血管内凝血而发生。牙龈出血、鼻出血、皮肤瘀斑均为常见症状。结膜或眼底出血可影响视力。晚期可出现颅内出血，引起头痛、昏迷或突然死亡。消化道及泌尿道等内脏出血亦多见。

（3）贫血 随病情发展而进行性加重，常与出血程度不成比例。引起贫血的主要机制是幼红细胞发育被异常增生的白血病细胞所干扰。呈正常细胞性贫血。

3. 白血病细胞增多的表现

（1）淋巴结和肝脾肿大 多为全身浅表淋巴结肿大，质地中等，无压痛。肝脾肿大一般为轻至中度。

（2）骨骼及关节 胸骨中下段压痛，此体征有助于诊断与鉴别诊断。四肢关节痛或骨痛在儿童很多见，可误诊为风湿性关节炎。偶尔骨膜上出现无痛性肿块，多发生于眼眶周围，也可出现于颅骨、胸骨、肋骨或四肢骨，称为绿色瘤。

（3）神经系统 中枢神经系统白血病（CNL）以脑膜浸润最多见。症状多出现于缓解期，也发生于活动期。CNL 以儿童急性淋巴细胞白血病最多见。主要临床表现为头痛、恶心、呕吐、视力模糊、颈项强直等。

（4）其他 齿龈肿胀多见于急性单核细胞白血病；皮肤浸润表现为皮疹或皮下结节；睾丸浸润多见于急性淋巴细胞白血病；心、肺、消化道等处也可有相应浸润症状。

◎ 要点三 实验室检查

1. 血象 贫血及血小板减少极常见。白细胞计数多数增高，部分患者在正常或低于正常范围，称为白细胞不增多性白血病。白细胞增多性白血病患者血片中易找到原始和早期幼稚细胞，数量不等，最高可达 95% 以上。

2. 骨髓象 是确诊白血病的主要依据。多数病例骨髓增生明显活跃或极度活跃，原始细胞等于或超过全部骨髓有核细胞的 30%。正常造血细胞严重受抑制，正常幼红细胞及巨核细胞减少。白血病性原始细胞形态有异常改变。

3. 细胞化学染色 各类型急性白血病的幼

稚细胞，在形态学上有时易于混淆，细胞化学染色有助于急性白血病的分类鉴别。

4. 免疫学检查 利用单克隆抗体检测白血病细胞的细胞膜和细胞浆抗原，根据白血病细胞表达的系列相关抗原，确定其系列来源，了解被测白血病细胞所属细胞系列及其分化程度。细胞遗传学检查有助于白血病的诊断分型及治疗监测。

5. 染色体和基因改变 白血病常伴有特异的染色体和基因改变。例如90%的M3有t（15；17）（q22；q21），该易位使15号染色体上的PML（早幼粒白血病基因）与17号染色体上RARα（维A酸受体基因）形成PML-RARα融合基因，是M3发病及用全反式维A酸治疗有效的分子基础。

6. 血液生化改变 血清尿酸浓度增高，特别在化疗期间，尿酸排泄量增加。患者发生DIC时可出现凝血异常。M5和M4血清和尿溶菌酶活性增高，其他类型急性白血病不增高。

◎ **要点四 诊断与鉴别诊断**

（一）诊断

急性白血病的诊断一般不困难。临床有发热、感染、出血、贫血等症状，查体有淋巴结、肝脾肿大及胸骨压痛，外周血片有原始细胞，骨髓细胞形态学及细胞化学染色显示其某一系列原始细胞≥30%即可诊断。诊断成立后应进一步分型诊断。

（二）鉴别诊断

1. 骨髓增生异常综合征 该病的RAEB及RAEB-t型除病态造血外，外周血中可见原始和幼稚细胞，全血细胞减少和染色体异常，易与白血病相混淆。但骨髓中原始细胞低于20%。目前已将RAEB-t（原始细胞20%~30%）归为急性白血病。

2. 传染性单核细胞增多症 血象中出现异形淋巴细胞，但形态与原始细胞不同，血清中嗜异性抗体效价逐步上升，病程短，可自愈。

3. 巨幼细胞性贫血 有时可与红白血病混

淆，但骨髓中原始细胞不增多，幼红细胞PAS反应常为阴性，叶酸、维生素B$_{12}$治疗有效。

4. 急性粒细胞缺乏症恢复期 急性粒细胞缺乏症的恢复期，骨髓中原、幼粒细胞增多，但该症一般病因明确，血小板正常，原、幼粒细胞中无Auer小体及染色体异常。短期内骨髓成熟粒细胞恢复正常。

◎ **要点五 病情评估**

急性白血病若不经特殊治疗，平均生存期仅3个月左右，短者甚至在诊断数天后即死亡。经过规范治疗，部分患者获得病情缓解以至长期存活。评估与不良预后有关的因素，正确判断病情。

1. 与预后有关的因素 ①年龄：1~9岁的ALL患者若白细胞低于$50×10^9/L$，一般预后最好，完全缓解后经过巩固与维持治疗，50%~70%患者能够长期生存甚至治愈；年龄偏大、白细胞计数较高的AL预后不良。②性别：女性ALL患者预后好于男性。APL若能避免早期死亡则预后良好，多可治愈。③染色体检查：染色体能提供独立预后信息，ALL患者有t（9；22）且白细胞超过$25×10^9/L$者预后差。④诊断时白细胞水平：治疗前血白细胞的最高水平，判断值是$50×10^9/L$。⑤合并症：合并髓外白血病者预后较差；合并有肝肾功能不全的患者及心脑血管疾病的患者预后多不良。⑥其他：继发性AL、复发和有多药耐药者以及需较长时间化疗才能缓解者，预后均较差。

需要指出的是，某些预后指标的意义随治疗方法的改进而变化，如TALL和L3型B-ALL，经有效的强化治疗预后已大为改观，约50%~60%的成人患者可以长期存活。

2. MICM分型 WHO髓系和淋巴肿瘤分类法将患者临床特点与形态学（morphology）、细胞化学、免疫学（immunology）、细胞遗传学（cytogenetics）和分子生物学（molecularbiology）结合起来，形成MICM分型系统，可协助确定治疗方案、判断预后。初诊患者应尽力获得全面

MICM 资料，以便评价预后，指导治疗。

3. 危机状态评估 急性白血病患者病程中病情变化，会发生一些危机状态，常见：①白细胞淤滞：当循环血液中白细胞数超过 $200×10^9/L$，患者可发生严重呼吸困难，低氧血症，呼吸窘迫，反应迟钝，言语不清，颅内出血等。②严重感染：尤其是肺部感染。③严重缺氧：常发生于有严重贫血的患者，当继续合并出血使红细胞大量丢失，或发生白细胞淤积时，缺氧严重，危及生命。④颅内出血：因止血治疗困难，常为急性白血病的死亡原因。

◎ **要点六　治疗与预防**

治疗措施包括：①化学治疗是当前主要的治疗措施，可使白血病缓解，延长患者生存时间。②支持治疗以保证化疗顺利进行，防止并发症。③骨髓移植是当前将白血病完全治愈最有希望的措施。根据患者的 MICM 结果及临床特点，进行预后评估，按照患方意愿及经济能力，选择并设计最佳完整、系统的方案治疗。适合行异基因造血干细胞移植（HSCT）者应抽血做 HLA 配型。

（一）一般治疗

1. 应对高白细胞血症 当循环血液中白细胞数超过 $200×10^9/L$，患者可产生白细胞淤滞，表现为呼吸困难，低氧血症，呼吸窘迫，反应迟钝，言语不清，颅内出血等，血栓栓塞与出血并存，增加患者早期死亡率，也增加髓外白血病的发病率和复发率。因此当血中白细胞超过 $100×10^9/L$ 时，应紧急使用血细胞分离机，单采清除过高的白细胞（M3 型不首选），同时给以化疗和水化。也可先用化疗前短期预处理：ALL 用地塞米松 $10mg/m^2$，静脉注射；AML 用羟基脲 $1.5\sim2.5g/6h$（总量 $6\sim10g/d$）约 36 小时，然后进行联合化疗。需预防白血病细胞溶解诱发的高尿酸血症、酸中毒、电解质紊乱、凝血异常等并发症。

2. 防治感染 白血病患者因粒细胞减少，尤其是在化疗、放疗后，粒细胞缺乏持续相当长时间，应转入层流病房或消毒隔离病房。ALL，

老年、强化疗或伴感染的 AML 的患者可应用 C-CSF。出血发热时应尽早做细菌培养和药敏试验，并迅速进行经验性抗菌药物治疗。

3. 纠正严重贫血 吸氧的同时尽快输注浓缩红细胞，维持血红蛋白超过 $80g/L$。白细胞淤滞时，不宜马上输红细胞以免进一步增加血黏度。

4. 防治高尿酸血症肾病 由于白血病细胞大量破坏，化疗时更严重，血和尿中尿酸浓度常显著升高，可引起肾小管阻塞而发生高尿酸血症肾病，应鼓励患者多饮水并持续静脉补液，使每小时尿量超过 $150mL/m^2$。在化疗同时给予别嘌醇可以抑制尿酸合成。当患者出现少尿和无尿时，应按急性肾衰竭处理。

5. 维持营养平衡 白血病患者本身存在严重消耗，尤其是化疗、放疗引起食欲不振及其他消化道症状时，应注意维持水、电解质平衡，进食高蛋白、高热量、易消化食物，必要时经静脉给予支持治疗。

（二）抗白血病治疗

1. 治疗方案 急性白血病的化疗可分诱导缓解和缓解后治疗两个阶段。诱导缓解的目的是要迅速消灭尽量多的白血病细胞，使骨髓的造血功能恢复正常，达到完全缓解的标准。缓解后仍需继续巩固和强化治疗，以便进一步消灭残存的白血病细胞，防止复发，延长缓解和生存时间，争取治愈。白血病复发大多在骨髓，但也可在髓外，如中枢神经系统、睾丸等，故也应重视髓外白血病的防治。

（1）第一阶段　抗白血病治疗的第一阶段是诱导缓解治疗，主要方法是化学治疗，目标是使患者迅速获得完全缓解（CR），即白血病的症状和体征消失，外周血中性粒细胞绝对值 $≥1.5×10^9/L$，血小板 $≥100×10^9/L$，白细胞分类中无白血病细胞；骨髓中原始粒 I 型+II 型（原单+幼单或原淋+幼淋）$≤5\%$，M3 型原粒+早幼粒 $≤5\%$，无 Auer 小体，红细胞及巨核细胞系列正常，无髓外白血病。理想的完全缓解为初诊时免疫学、细胞遗传学和分子生物学异常标志消失。

（2）第二阶段　达到完全缓解后进入抗白血病治疗的第二阶段，即缓解后治疗，主要方法为化疗和造血干细胞移植（HSCT）。诱导缓解获完全缓解后，体内仍有残留的白血病细胞，称之为微小残留病灶（MRD）。为争取患者长期无病生存（DFS）和痊愈，必须对MRD进行完全缓解后治疗，以清除引起复发和难治的根源。

2. 急性早幼粒细胞白血病（APL，M3）的治疗　诱导缓解治疗首选维A酸，缓解率可达到85%，同时联合三氧化二砷、联合DA方案，可进一步提高完全缓解率及生存率。

3. AML治疗　诱导缓解治疗常用DA（3+7）、IA、HA方案，总完全缓解率为65%~80%。异基因HSCT治疗可使40%~65%的ALL患者长期存活。主要适应证：①复发难治ALL。②CR2期ALL。③CR1期高危ALL；WBC超过$30×10^9$/L的前B-ALL和$100×10^9$/L的T-ALL；获完全缓解时间超过4~6周，完全缓解后MRD偏高，在巩固维持期持续存在或仍不断增加。

4. 急性淋巴细胞白血病的治疗　基本诱导缓解方案是VDLP方案，维持治疗以6-巯基嘌呤、甲氨蝶呤为基本药物。

5. 髓外白血病的防治　以中枢神经系统白血病（CNL）的防治最重要，CNL可发生于白血病的活动期或完全缓解期，多采用化疗药物联合颅脑照射的治疗方法。

6. 化学治疗结果　治疗目的是达到完全缓解并延长生存期。

（1）完全缓解（CR）　经过化疗骨髓抑制期后，白血病细胞明显减少，白血病的症状、体征完全消失，血象和骨髓象基本恢复正常，血象血红蛋白≥100g/L（男性）或≥90g/L（女性、儿童），中性粒细胞绝对值≥$1.5×10^9$/L，血小板≥$100×10^9$/L，外周血中无白血病细胞；骨髓象原粒细胞+早幼粒细胞≤5%，红细胞及巨核细胞正常。

（2）部分缓解　介于完全缓解与未缓解

之间。

（3）未缓解　骨髓象原始细胞超过20%。

（三）预防

急性白血病的发病与遗传有一定的相关性，因此，预防应以环境因素为主。

1. 避免感染人类T淋巴细胞病毒Ⅰ型。

2. 日常生活及工作中尽量避免接触各种辐射。

3. 苯以及含有苯的有机溶剂是化学性致白血病的重要因素，工作中如接触此类物质应加以严格防护。

4. 氯霉素、保泰松、抗肿瘤药物中烷化剂和拓扑异构酶Ⅱ抑制剂等，被公认为有致白血病的作用，应尽量避免使用这些药物。

5. 某些血液病最终可能发展为白血病，包括骨髓增生异常综合征、淋巴瘤、多发性骨髓瘤、阵发性睡眠性血红蛋白尿症等，应积极治疗这些原发病，防治因此而发生的免疫功能紊乱。

细目五　慢性髓细胞白血病

◎ 要点一　概述

慢性髓细胞白血病（CML）是慢性白血病最多见的临床类型，是一种发生在造血干细胞的恶性骨髓增殖性血液系统疾病。患者年龄以45~50岁居多，男性多于女性。患者外周血粒细胞显著增多，受累细胞中可见Ph染色体，病程进展较缓慢，多数患者因急性变而死亡。

◎ 要点二　临床表现

CML起病缓慢，自发病到就诊时间多在半年至1年。早期多无明显症状，有些患者常因其他原因就医或体检时无意中发现。临床可有低热、出汗及消瘦等代谢亢进表现，患者常伴有左上腹坠痛或食后饱胀感，发热、贫血及出血均不多见。

脾脏肿大是本病的主要体征。在CML早期多数可触及脾脏，晚期几乎都有脾肿大，甚至有巨脾，脾栓塞、脾出血及脾周围炎等并发症较其他类型白血病多见。约半数患者有肝大。部分患者有胸骨中下段压痛。CML 慢性期一般为 1~4 年，以后逐渐进入加速期及急变期。

◎ 要点三 实验室检查

1. 血液一般检查 白细胞计数明显增多为 CML 特征，可高达（100.0~800.0）×10^9/L。白细胞分类可见到各发育阶段的粒系细胞。原粒和早幼粒细胞很少，主要是中幼粒以下各阶段细胞。嗜酸及嗜碱粒细胞均增高。血象的多样化为 CML 的特点。早期红细胞和血小板均正常，部分患者血小板计数增高。

2. 骨髓象 骨髓中有核细胞显著增多，以粒系为主，主要为中、晚幼粒细胞及杆状核细胞，原粒细胞不超过 10%。嗜酸和嗜碱细胞增多。红系细胞少，粒、红比例增高。巨核细胞增多或正常，晚期减少。

3. 中性粒细胞碱性磷酸酶（NAP）测定 多数 CML 患者 NAP 缺如或降低，完全缓解时可恢复正常，复发时又下降。该检查指标有助于区别类白血病反应及其他骨髓增生性疾病。

4. 细胞遗传学检查 95% 以上患者的受累细胞中有 Ph 染色体，t（9；22）（q34；q11），9 号染色体长臂上 C-abl 原癌基因异位至 22 号染色体长臂的断裂点集中区（bcr），形成 BCR-ABL 融合基因。Ph 染色体阴性者比阳性者预后差。

◎ 要点四 诊断与鉴别诊断

（一）诊断

对于不明原因持续性外周血白细胞明显升高者，均应进行肝脾检查及骨髓检查。一般根据典型血象及骨髓象改变、脾肿大等不难做出诊断。对早期诊断困难或不典型的患者，应进行 Ph 染色体、BCR-ABL 融合基因检查。

（二）鉴别诊断

1. 类白血病反应 常并发于严重感染、恶性肿瘤等基础疾病；外周血白细胞很少超过 50.0×10^9/L，中性粒细胞胞浆中有中毒颗粒和空泡；NAP 呈强阳性；Ph 染色体及 BCR-ABL 融合基因阴性；原发病控制后血象可恢复正常。

2. 其他骨髓增生性疾病 如真性红细胞增多症、原发性血小板增多症及原发性骨髓纤维化，增生的主要细胞类型不同，Ph 染色体及 BCR-ABL 融合基因阴性，而 NAP 增高。

3. 骨髓纤维化 一般白细胞计数比 CML 低，大多不超过 30.0×10^9/L，血液中幼稚粒细胞百分数较低，NAP 阳性，红细胞异形较明显，泪滴形红细胞多见；骨髓活检示纤维组织增生较明显；Ph 染色体及 BCR-ABL 融合基因阴性。

◎ 要点五 治疗与预防

（一）治疗

CML 的治疗重点应放在慢性期的早期，有效阻止疾病的转期，力争在细胞遗传学及分子生物学水平得到缓解。

1. 分子靶向治疗 伊马替尼为第一代酪氨酸激酶抑制剂，可以有效阻止 BCR-ABL 融合基因阳性的细胞增殖，患者完全细胞遗传学缓解率高达 92%，10 年总生存率为 84%。尼洛替尼、达沙替尼为第二代酪氨酸激酶抑制剂，治疗 CML 能获得更快更好的疗效，已逐渐成为治疗 CML-CP 的一线药物。

2. 化学治疗 羟基脲为周期特异性抑制 DNA 合成药物，起效快，但持续时间较短，用药后 2~3 天，白细胞即下降，停药后很快回升。此药副作用较少，单独使用仅限于高龄患者或有合并症、不能耐受酪氨酸激酶抑制剂的患者。

3. 干扰素 用于不适合酪氨酸激酶抑制剂和造血干细胞移植的患者，联合小剂量阿糖胞苷治疗，有效者 10 年生存率约 70%，半数治疗有效的患者可长期存活。

4. 造血干细胞移植 异基因造血干细胞移植是根治 CML 的方法。但在 CML 慢性期不作为一线治疗。

（二）预防

针对与白血病发病相关的致病因素进行预防，包括避免 HTLV-1 病毒感染，避免自然界及医学相关的电离辐射，接触含苯化学物质时加强防护措施等。

细目六 原发免疫性血小板减少症

◎ 要点一 概述

原发免疫性血小板减少症（ITP）又称特发性血小板减少性紫癜，是一组免疫介导的血小板过度破坏所致的出血性疾病，以广泛皮肤、黏膜及内脏出血，血小板减少，骨髓巨核细胞发育成熟障碍，血小板生存时间缩短及血小板膜糖蛋白特异性自身抗体出现等为特征，是最常见的血小板减少性紫癜，发病率为 5/10 万~10/10 万人口，65 岁以上老年发病率有升高趋势。临床上分为急、慢性两类。急性多见于儿童，常具有自限性；慢性以青年女性多见，很少有患者自发性缓解。

◎ 要点二 病因

1. **免疫因素** 50%~70%的 ITP 患者血浆和血小板表面可检测到血小板膜糖蛋白特异性自身抗体（PAIg）。PAIg 与血小板结合，使血小板破坏增多，同时具有抗巨核细胞的作用，致使巨核细胞成熟障碍，血小板生成减少。目前认为自身抗体致敏的血小板被单核-巨噬细胞系统过度吞噬破坏是 ITP 发病的主要机制。

2. **感染** 细菌或病毒感染与 ITP 发病密切相关。多数急性 ITP 患者在发病前 2 周左右有上呼吸道感染史；血中抗病毒抗体或免疫复合物浓度与血小板计数及寿命呈负相关；慢性 ITP 患者，常因感染而病情加重。

3. **脾功能的作用** 脾是 ITP 产生 PAIg 的主要场所，同时使巨噬细胞介导的血小板破坏增多。

4. **其他因素** 慢性 ITP 多见于育龄妇女，雌激素可能有抑制血小板生成和/或增强单核-巨噬细胞系统对与抗体结合之血小板吞噬的作用，促进血小板破坏。另外毛细血管通透性增加可能与 ITP 患者的出血倾向有关。

◎ 要点三 临床表现

（一）急性型

以儿童为多见，男女发病率相近。颅内出血是主要的死亡原因。急性型可呈自限性，或经积极治疗，常在数周内逐渐恢复或痊愈。少数患者可迁延半年以上，亦可演变为慢性。

1. **起病方式** 多数患者发病前 1~2 周有上呼吸道等感染史，特别是病毒感染史。起病急骤，部分患者可有畏寒、寒战、发热。

2. **出血**

（1）皮肤、黏膜出血 全身皮肤瘀点、紫癜、瘀斑，严重者可有血肿形成。鼻出血、牙龈出血、口腔黏膜出血常见，损伤及注射部位可渗血不止或形成大小不等的瘀斑。

（2）内脏出血 当血小板低于 20×10^9/L 时，可出现内脏出血，表现为呕血与黑便、咯血、尿血、阴道出血等，颅内出血可致剧烈头痛、意识障碍、瘫痪及抽搐等。

（3）其他 出血量过大，可出现程度不等的贫血、血压降低甚至失血性休克。

（二）慢性型

较为常见，多见于青年女性，起病缓慢，出血症状亦轻。患者脾脏可有轻度肿大。出血量多或持续时间较长常引起贫血。该型患者自发缓解较少。

1. **起病方式** 起病隐匿，多在常规查血时偶然发现。

2. **出血倾向** 多数较轻而局限，但易反复发生。表现为皮肤、黏膜出血，如瘀点、紫癜、瘀斑及外伤后出血不止等。鼻出血、牙龈出血亦很常见。严重内脏出血较少见，女性患者多以月经量过多为主要表现。持续发作者，血小板往往多年持续减少；反复发作者，每次发作常持续数周或数月。患者病情可因感染等而骤然加重，出现广泛、严重的皮肤黏膜及内脏出血。

3. **其他** 长期月经量过多可出现失血性贫血。病程半年以上者，部分可出现轻度脾肿大。

◎ 要点四 实验室检查

1. 血象 急性型发作期血小板计数常低于 $20×10^9$/L，慢性型常在（30~80）×10^9/L，偶见血小板形态异常如体积增大、颗粒减少、染色过深。贫血程度与出血有关。白细胞计数正常或稍高。90%以上的患者血小板生存时间明显缩短。

2. 出凝血检查 出血时间延长；血块退缩不良；毛细血管脆性试验阳性；凝血时间正常；血小板寿命明显缩短。

3. 骨髓象 ①急性型骨髓巨核细胞数量轻度增加或正常，慢性型骨髓象中巨核细胞显著增加；②巨核细胞发育成熟障碍，急性型者尤为明显，表现为巨核细胞体积变小，胞质内颗粒减少，幼稚巨核细胞增加；③有血小板形成的巨核细胞显著减少（低于30%）；④红系及粒、单核系正常。

4. 免疫学检测 80%以上患者可检出血小板相关抗体（PAIgG、IgM）及相关补体（PAC_3）。

◎ 要点五 诊断与鉴别诊断

1. 诊断要点 ①广泛出血累及皮肤、黏膜及内脏；②多次检查血小板计数减少；③脾不肿大或轻度肿大；④骨髓巨核细胞数增多或正常，有成熟障碍；⑤并具备下列5项中任何1项：泼尼松治疗有效；脾切除术治疗有效；血PAIg阳性；血PAC_3阳性；血小板寿命测定缩短。⑥排除继发性血小板减少症。

2. 鉴别诊断 确诊时需排除继发性血小板减少症，如再生障碍性贫血、脾功能亢进症、骨髓增生异常综合征、白血病、系统性红斑狼疮、药物性免疫性血小板减少等。

◎ 要点六 治疗与预防

1. 一般治疗 出血症状严重者，应卧床休息，防止创伤，避免使用可能引起血小板减少的药物。

2. 应用糖皮质激素 为首选的治疗药物，适用于急性型和慢性型发作期。其机制：①抑制抗原抗体反应；②抑制单核-巨噬细胞系统，特别是脾脏的巨噬细胞对血小板的吞噬破坏；③降低毛细血管通透性；④刺激骨髓造血及血小板向外周血释放。本病对各种糖皮质激素制剂的疗效近似。病情严重者可用甲泼尼龙、氢化可的松或地塞米松短期静脉滴注，严重出血者可适当增加剂量，病情改善、血小板回升后再经2~3周可逐渐减量。急性型4~8周为一疗程，大剂量疗法不宜超过2周；慢性型常需小剂量维持4~6个月。该药对复发患者仍然有效。

3. 免疫抑制剂 对糖皮质激素疗效不佳且不愿切脾者或脾切除术后疗效不佳者，可单一应用免疫抑制剂治疗，也可与小剂量糖皮质激素合用。常用长春新碱、环磷酰胺、硫唑嘌呤、环孢素等。免疫抑制剂疗程4~6周。病情缓解后即逐渐减量，一般维持3~6个月。免疫抑制剂治疗本病，近期疗效尚好，但停药后仍易复发，且有抑制造血功能的不良反应。

4. 脾切除术 是慢性型患者重要的治疗方法，其机制在于减少血小板抗体的产生，消除血小板的破坏场所。脾切除术的缓解率可达75%~90%，但有部分病例复发，故不作为首选方法。脾切除术的适应证：①经糖皮质激素治疗3~6个月无效；②对糖皮质激素疗效较差，或减少剂量即易复发；③对糖皮质激素有禁忌者；④放射性核素标记血小板输入体内后，脾区的放射指数较高者。手术中切除副脾者疗效可能更好。一般认为脾切除后血小板数持续正常达半年以上者为治愈。

5. 其他治疗 ①达那唑：可通过免疫调节与抗雌激素作用，使抗体产生减少，提高血小板数，可与糖皮质激素合用。②输新鲜血液：有较好的止血作用，也可输血小板悬液。反复输注易产生同种抗体，加速破坏血小板，因此，血小板悬液仅适用于危重出血患者的抢救及脾切除术前准备或术中应用。③大剂量球蛋白：可抑制自身抗体的产生，适用于急性严重出血难治病例。④血浆置换：适用于急性型，目的在于短期内大量减少血小板抗体。

6. 急性情况的处理 ITP患者的急性情况包

括：①血小板低于 $20×10^9/L$；②出血严重、广泛；③疑有或已发生颅内出血；④近期将实施手术或分娩。

（1）输注血小板　成人每次 10～20 单位（从 200mL 循环血中单采所得的血小板为 1 单位血小板），根据病情可重复使用，尽量使用单采血小板。

（2）静脉注射免疫球蛋白　可封闭单核-巨噬细胞 Fc 受体、中和抗体及调节免疫。0.4g/kg，静脉滴注，4～5 日为一疗程。

（3）应用甲泼尼龙　通过抑制单核-巨噬细胞系统而发挥治疗作用。大剂量使用，每日 1g，静脉注射。

（4）血浆置换　有一定的救治疗效。

7. 预防

（1）预防发病　目前认为自身抗体致敏的血小板被单核巨噬细胞系统过度吞噬破坏是 ITP 发病的主要机制，而自身抗体的形成机制复杂，与病毒感染、脾功能亢进等有关，ITP 发病的预防，应以改善个体过敏体质，增强体质，减少各种感染尤其是急性上呼吸道病毒感染为主。

（2）预防出血　对于已经确诊的患者，动态随访血小板水平及各种出血的表现，进行个体化药物治疗。发现血小板低于 $20×10^9/L$ 的患者，必须住院治疗，给予及时规范的药物治疗及血小板输注治疗，防治内脏出血。

细目七　骨髓增生异常综合征

◎ 要点一　概述

骨髓增生异常综合征（MDS）是一组起源于造血干细胞，以病态造血及高风险向急性白血病转化为特征的血液病。任何年龄的人群均可发病，约80%患者超过60岁；男女均可发病。

◎ 要点二　病因

原发性 MDS 的病因尚不明确，继发性 MDS 见于烷化剂、放射线、有机毒物等密切接触者。MDS 是起源于造血干细胞的克隆性疾病，异常克隆细胞在骨髓中分化、成熟障碍，出现病态造血，在骨髓原位或释放入血后不久被破坏，导致无效造血。部分 MDS 患者可发现有原癌基因突变或染色体异常，这些异常也参与 MDS 的发生和发展。

◎ 要点三　临床表现

几乎所有的 MDS 患者有贫血症状，表现为乏力、疲倦、活动后心悸气短，半数以上的患者有中性粒细胞减少，由于同时存在中性粒细胞功能低下，因此，患者容易发生各种感染，约有20%的 MDS 死于感染。40%～60%的 MDS 患者有血小板减少，随着疾病进展可出现进行性血小板减少。

临床类型不同，临床表现也有差异。难治性贫血及环形铁幼粒细胞性难治性贫血患者多以贫血为主要表现，临床进展缓慢，中位生存期3～6年，白血病转化率5%～15%。难治性贫血伴原始细胞增多和难治性贫血伴原始细胞增多转变型患者多以全血细胞减少为主，贫血、出血及感染表现均常见，可伴有脾肿大，病情进展快，中位生存期难治性贫血伴原始细胞增多为12个月，难治性贫血伴原始细胞增多转变型为5个月，白血病转化率难治性贫血伴原始细胞增多为40%，难治性贫血伴原始细胞增多转变型为60%。

慢性粒-单核细胞性白血病类型的患者临床以贫血为主，可有感染和出血表现，脾肿大常见，中位生存期约20个月，约30%转变为急性髓细胞白血病。

◎ 要点四　实验室检查

1. 血象和骨髓象检查　持续性全血细胞减少，一系减少少见，多为红细胞减少，Hb<100g/L，中性粒细胞<$1.8×10^9/L$，血小板<$100×10^9/L$。骨髓增生度多在活跃以上，1/3～1/2 达明显活跃以上，少部分呈增生减低。多数 MDS 患者出现两系以上病态造血。

2. 细胞遗传学检查　40%～70%的 MDS 患者有克隆性染色体核型异常，多为缺失性改变，以+8、-5/5q⁻、-7/7q⁻、20q⁻最为常见。

3. 病理检查 骨髓病理活检 MDS 患者在骨小梁旁区和间区出现 3~5 个或更多的呈簇状分布的原粒和早幼粒细胞，可了解骨髓内细胞增生程度、巨核细胞数量、骨髓纤维化程度等重要信息。

4. 免疫学检查 可检测到骨髓细胞表型发生异常，有助于鉴别低危的 MDS 与非克隆性血细胞减少症。

5. 分子生物学检测 多数 MDS 患者骨髓细胞中可检出体细胞性基因突变，有助于 MDS 的诊断及对预后的评估。

◎ **要点五 诊断与鉴别诊断**

（一）诊断

MDS 的诊断尚无"金标准"，目前仍以排除法进行诊断。根据患者血细胞减少和相应的症状，及病态造血、细胞遗传学异常、病理学改变等，诊断不难确立。虽然病态造血是 MDS 的特征，但有病态造血不等于就是 MDS，应进行鉴别诊断。

（二）鉴别诊断

1. 再生障碍性贫血 MDS 常需与慢性再生障碍贫血鉴别。MDS 患者的网织红细胞可正常或升高，外周血可见到有核红细胞，骨髓病态造血明显，早期细胞比例不低或增加，染色体异常，而慢性再生障碍性贫血无上述异常改变。

2. 阵发性睡眠性血红蛋白尿症 可出现全血细胞减少和病态造血，但阵发性睡眠性血红蛋白尿症检测可发现 CD55+、CD59+ 细胞减少，有Ham 试验阳性及血管内溶血的改变。

3. 巨幼细胞性贫血 MDS 患者细胞病态造血可见巨幼样变，易与巨幼细胞性贫血混淆，但后者是由于叶酸、维生素 B_{12} 缺乏所致，补充后可纠正贫血，而 MDS 患者的叶酸、维生素 B_{12} 不低，叶酸、维生素 B_{12} 治疗无效。

4. 慢性髓细胞白血病（CML） CML 的 Ph 染色体、BCR-ABL 融合基因检测为阳性，而 MDS 分类中慢性粒-单核细胞性白血病则为阴性。

◎ **要点六 病情评估**

1. 分型 法美英协作组（FAB）组根据 MDS 患者外周血、骨髓中的原始细胞比例、形态学改变及单核细胞数量，将 MDS 分为 5 型，即难治性贫血（RA）、环形铁粒幼细胞性难治性贫血（RAS）、难治性贫血伴原始细胞增多（RAEB）、难治性贫血伴原始细胞增多转变型（RAEB-t）及慢性粒-单核细胞白血病（CMML）。

WHO 的分型标准认为，骨髓原始细胞达 20% 即为急性髓细胞白血病，将 RAEB-t 归为急性髓细胞白血病（AML），并将 CMML 归为 MDS/MPD（骨髓增生异常综合征/骨髓增殖性疾病），保留了 FAB 的 RA、RAS、RAEB；并且将 RA 或 RAS 中伴有两系或三系增生异常者单独列为难治性细胞减少伴多系增生异常（RCMD），将仅有 5 号染色体长臂缺失的 RA 独立为 5q- 综合征；还新增加了 MDS 未能分类（u-MDS）。

目前临床上 MDS 分型结合 FAB 和 WHO 标准联合应用。

2. 危险分度 MDS 国际预后积分系统（IPSS）依据患者血中性粒细胞绝对值、患者血红蛋白量、患者血小板数量、骨髓原始细胞百分比及细胞遗传学共五项指标进行积分评估，每项分值分别为 0、0.5、1、1.5、2、3、4 分，情况越差得分越高，将 MDS 分为极低危、低危、中危、高危、极高危，评价患者预后，指导治疗。

极低危：积分 ≤1.5 分；低危：1.5 分<积分 ≤3 分；中危：3 分<积分 ≤4.5 分；高危：4.5 分<积分 ≤6 分；极高危：积分 >6 分。

◎ **要点七 治疗与预防**

（一）治疗

MDS 尚无满意的治疗方法，对于低危患者治疗主要是改善造血功能，提高生活质量，采用支持治疗、促进造血、诱导分化和生物反应调节剂等治疗，中高危 MDS 患者以改善病情提高存活率为主，应用联合化疗方案和造血干细胞移植。

1. 支持治疗 对于严重贫血和有出血症状的患者，选择成分输血，可输注红细胞悬液和血小板。粒细胞减少和缺乏者应注意防治感染。反复输血治疗的患者应注意配合祛铁治疗。

2. 促造血治疗 能使部分患者改善造血功能，可使用雄激素如司坦唑醇、11-庚酸睾丸酮等，造血生长因子如促红细胞生成素等。

3. 应用生物反应调节剂 部分病患者可应用沙利度胺或来那度胺治疗，沙利度胺及其衍生物对 5q⁻综合征有较好疗效。少数低危的患者可应用环孢素治疗。

4. 去甲基化药物 MDS 抑癌基因启动子存在 DNA 高度甲基化，可以导致基因缄默，去甲基化药物阿扎胞苷及地西他滨能够减少患者的输血量，提高生活质量，延迟患者向急性髓细胞白血病转化。

5. 联合化疗 对于脏器功能及一般情况良好的 MDS 患者，可考虑联合化疗，如蒽环类抗生素联合阿糖胞苷，预激化疗，或联合去甲基化药物，部分患者能获一段缓解期。MDS 化疗后因骨髓抑制期长，应注意加强支持治疗和预防感染措施。

6. 异基因造血干细胞移植 为目前唯一有治愈 MDS 可能性的治疗。高危患者，尤其是年轻、原始细胞增多和伴有预后不良染色体核型者首先应考虑是否移植；低危患者既往较少移植，药物治疗无效、输血依赖者，也可在祛铁治疗后考虑移植。

（二）预防

原发性 MDS 因病因尚不清楚，无明确的预防措施；继发性 MDS 发病与接触烷化剂、放射线、有机毒物等有关，因此，生活及工作中应注意避免接触上述物质，环境中不可避免出现上述物质时，应加以科学的防护。

第六单元　内分泌与代谢疾病

细目一　甲状腺功能亢进症

◎ 要点一　概述

甲状腺毒症是指循环血液中甲状腺激素过多，引起以神经、循环、消化等系统兴奋性增高和代谢亢进为主要表现的一组临床综合征。根据甲状腺的功能状态，甲状腺毒症可分为甲状腺功能亢进类型和非甲状腺功能亢进类型。甲状腺功能亢进症（简称甲亢），是指甲状腺腺体本身产生甲状腺激素过多而引起的甲状腺毒症，其病因主要是弥漫性毒性甲状腺肿（Graves 病，GD）、多结节性毒性甲状腺肿和甲状腺自主高功能腺瘤，其中 GD 是甲状腺功能亢进症的最常见病因，约占全部甲亢的 80% ~ 85%。我国患病率约 1.2%，女性发病显著高于男性，女男之比为 4∶1 ~ 6∶1，高发年龄为 20 ~ 50 岁。本节主要介绍 Graves 病。

◎ 要点二　病因

Graves 病为器官特异性自身免疫病。以遗传易感为背景，在环境因素作用下产生自身免疫反应，出现针对甲状腺细胞 TSH 受体的特异性自身抗体，不断刺激甲状腺细胞增生和甲状腺激素合成、分泌增加而致 Graves 病。

1. 遗传因素 GD 有显著的遗传倾向，目前发现它与组织相容性复合体（MHC）基因相关。

2. 自身免疫 GD 患者的血清中存在针对甲状腺细胞 TSH 受体的特异性自身抗体，称为 TSH 受体抗体（TRAb），其中 TSH 受体刺激性抗体（TSAb）是 GD 的致病性抗体。

3. 环境因素 可能参与 GD 的发生，如细菌感染、性激素、应激等都对本病的发生和发展有影响。

◎ 要点三　临床表现

Graves病的临床表现主要是甲状腺毒症、弥漫性甲状腺肿、眼征及胫前黏液性水肿。

（一）甲状腺毒症表现

1. **高代谢综合征**　表现为怕热多汗、皮肤潮湿、低热、多食善饥、体重锐减和疲乏无力。糖耐量减低或加重糖尿病，血总胆固醇降低。

2. **精神神经系统**　表现为神经过敏、多言好动、烦躁易怒、失眠不安、注意力不集中、记忆力减退、手和眼睑震颤、腱反射亢进，甚至有幻想、躁狂症或精神分裂症的表现，偶尔表现为寡言抑郁、淡漠。

3. **心血管系统**　表现为心悸、气短、胸闷等。体征有：①心动过速，常为窦性，休息和睡眠时心率仍快；②第一心音亢进，心尖区常有2/6级以下收缩期杂音；③收缩压升高，舒张压降低，脉压增大，可见周围血管征；④心脏肥大和心力衰竭；⑤心律失常，以心房颤动、房性早搏等房性心律失常多见。

4. **消化系统**　表现为食欲亢进，稀便、排便次数增加。

5. **肌肉骨骼系统**　表现为肌无力和肌肉萎缩。部分患者发生甲亢性肌病，呈进行性肌无力和肌肉萎缩，多见于近心端的肩胛和骨盆带肌群。少数可见指端粗厚、重症肌无力和骨质疏松。

6. **其他**　女性患者出现月经减少或闭经，男性患者出现阳痿，偶有乳腺增生。外周血淋巴细胞增多，可伴血小板减少性紫癜。少数患者有典型的对称性黏液性水肿，局部皮肤增厚变粗，可伴继发感染和色素沉着。

（二）甲状腺肿大

双侧甲状腺弥漫性、对称性肿大，质地表现不同，多柔软，无压痛，肿大的甲状腺随吞咽而上下移动。甲状腺上下极可触及震颤，闻及血管杂音，为甲亢的特异性体征。

（三）眼征

GD的眼部表现分为两类：一类为单纯性突眼，病因与甲状腺毒症所致的交感神经兴奋性增高有关；另一类为浸润性眼征，发生在Graves眼病（Graves眶病）。约有25%～50%患者伴有眼征，部分患者可为单侧。

1. **单纯性突眼**　①轻度突眼：突眼度19～20mm；②Stellwag征：瞬目减少，炯炯发亮；③上睑挛缩，睑裂增宽；④vonGraefe征：双眼向下看时，由于上眼睑不能随眼球下落，显现白色巩膜；⑤Joffroy征：眼球向上看时，前额皮肤不能皱起；⑥Mobius征：双眼看近物时，眼球辐辏不良。

2. **浸润性突眼**　自身免疫炎症引起眶内软组织肿胀、增生和眼肌明显病变所致。多见于成年男性，常有明显症状，如眼内异物感、眼部胀痛、畏光、流泪、复视及视力减退等。眼征较单纯性更明显，突眼度超过正常值上限4mm，左右眼可不等（相差超过3mm）。严重者眼睑肿胀肥厚、闭合不全，结膜充血水肿，角膜溃疡或全眼球炎，甚至失明。

（四）特殊表现

1. **甲状腺危象**　甲状腺危象是甲状腺毒症急性加重的综合征，多发生于较重的甲亢未予治疗或治疗不充分的患者。主要诱因有感染、手术、创伤、精神刺激及放射性碘治疗等。临床表现为体温超过39℃，心率增快，超过140次/分，烦躁不安，大汗淋漓，厌食，恶心呕吐，腹泻，继而出现虚脱、休克、嗜睡或谵妄，甚至昏迷。部分可伴有心力衰竭、肺水肿，偶有黄疸。白细胞总数及中性粒细胞常升高。血T_3、T_4升高，TSH显著降低，病情轻重与血TH水平可不平行。

2. **淡漠型甲亢**　多见于老年人，起病隐匿，全身症状明显，以纳差、乏力、消瘦、淡漠为主要表现，易发生心绞痛、心力衰竭、房颤等，高代谢表现、甲状腺肿大及眼征不明显。

3. **亚临床甲亢**　患者无自觉症状，血T_3、T_4正常，但TSH显著降低，部分患者可进展为临床型甲亢。

4. **甲状腺毒症性心脏病**　常表现为心力衰

竭,分为两种类型:①心动过速和心脏排出量增加导致的心力衰竭,主要发生在年轻甲亢患者,心力衰竭非心脏泵衰竭所致,而是由于心脏高排出量后失代偿引起,称为"高排出量型心力衰竭",常随甲亢控制,心功能恢复。②诱发和加重已有的或潜在的缺血性心脏病发生的心力衰竭,房颤是影响心脏功能的因素之一,多发生于老年患者,常发生心脏泵衰竭。

5. 妊娠期甲亢 妊娠期甲状腺激素结合球蛋白(TBG)增高,引起血清 TT_4 和 TT_3 增高,因此,妊娠期甲亢的诊断应依赖血清 FT_4、FT_3 和 TSH。

6. 胫前黏液性水肿 与 GO 同属于自身免疫病,见于约5%的 GD 患者。水肿出现在胫骨前下 1/3 部位,也见于足背、踝关节、肩部、手背或手术瘢痕处,偶见于面部,皮损大多为对称性。

◎ 要点四　实验室检查及其他检查

1. 血清甲状腺激素测定 ① TT_3 和 TT_4:TT_3 较 TT_4 更为灵敏,更能反映本病的程度与预后;② FT_3 和 FT_4:游离甲状腺激素是实现该激素生物效应的主要部分,且不受血中 TBG 浓度和结合力的影响,是诊断甲亢的首选指标。

2. TSH 测定 是反映甲状腺功能最敏感的指标,也是反映下丘脑-垂体-甲状腺轴功能、鉴别原发性与继发性甲亢的敏感指标,尤其对亚临床型甲亢和甲减的诊断具有更重要意义。测定高敏 TSH(sTSH)灵敏度更高。

3. 甲状腺自身抗体测定 TSH 受体抗体(TRAb)阳性率 75%~96%,是确定甲亢病因、诊断 GD 的指标之一。TRAb 中的 TSH 受体抑制性抗体(TSBAb)更能反映自身抗体对甲状腺细胞的刺激功能。多数患者血中可检出甲状腺球蛋白抗体(TGAb)和(或)甲状腺过氧化物酶抗体(TPOAb),如长期持续阳性,且滴度较高,则提示可能进展为自身免疫性甲减。

4. 甲状腺摄^{131}碘率 主要用于甲状腺毒症的病因鉴别,甲状腺功能亢进类型的甲状腺毒症^{131}碘摄取率增高,非甲状腺功能亢进类型的甲状腺毒症^{131}碘摄取率减低。

5. 其他检查 超声、CT、MRI 等有助于甲状腺、异位甲状腺肿和球后病变性质的诊断。放射性核素扫描有助于诊断甲状腺自主高功能腺瘤。

◎ 要点五　诊断与鉴别诊断

(一)诊断

1. 甲亢的诊断 ①高代谢症状和体征;②甲状腺肿大;③血清 TT_3、FT_3、TT_4、FT_4 增高,TSH 减低。具备以上三项诊断即可成立。

2. GD 的诊断 ①甲亢诊断确立;②甲状腺弥漫性肿大(触诊和 B 超证实);③眼球突出和其他浸润性眼征;④胫前黏液性水肿;⑤TRAb、TSAb 阳性;⑥TGAb、TPOAb 阳性。①②项为诊断必备条件,少数病例可以无甲状腺肿大。③~⑤项虽为诊断的辅助条件,但是 GD 甲亢诊断的重要依据。⑥项虽非本病的致病性抗体,但提示本病的自身免疫病因。

(二)鉴别诊断

1. 亚急性甲状腺炎 发病与病毒感染有关。多有发热,短期内甲状腺肿大,触之坚硬而疼痛。白细胞正常或升高,血沉增高,摄^{131}碘率下降,TGAb、TPOAb 正常或轻度升高。

2. 慢性淋巴细胞性甲状腺炎 发病与自身免疫有关。多见于中年女性,甲状腺弥漫肿大,尤其是峡部肿大更为明显,质较坚实。TGAb、TPOAb 阳性,且滴度较高。B 超检查显示甲状腺内部不均匀低密度回声,核素扫描显示甲状腺功能减低,甲状腺细针穿刺可见成堆淋巴细胞。本病常可逐渐发展成甲减。

◎ 要点六　病情评估

1. 甲状腺肿大的分级 GD 患者甲状腺肿大的程度一般与病情有相关性,除老年人的淡漠型甲亢外,基本表现为甲状腺肿大越明显,功能亢进越严重。甲状腺肿大分为三度:① I 度肿大:视诊未见肿大,触诊能触及;② II 度肿大:视诊、触诊均发现肿大，但外缘在胸锁乳突肌以内；③Ⅲ度肿大：肿大的甲状腺外缘超过胸锁乳突肌外缘。

2. 根据临床表现评估病情

（1）**基础代谢率** 甲亢患者主要临床表现的病理基础是甲状腺激素分泌过多，导致甲状腺毒症，其中以高代谢综合征为特征，可以通过对患者基础代谢率的检测，评估病情。基础代谢率与病情呈正相关。轻度甲亢一般为 15%～30%，中度甲亢 30%～60%，重度甲亢超过 60%，应结合患者的高代谢综合征表现综合判断。

（2）**GO 的病情分级及活动评分** GO 欧洲研究组（EUGOGO）应用突眼度、复视和视神经损伤三个指标评估 GO 病情的程度：①突眼度 19～20mm，复视间歇性发作，视神经诱发电位异常，视力超过 9/10；②突眼度 21～23mm，复视非持续性存在，视力在 8/10～5/10；③突眼度超过 23mm，复视持续存在，视力低于 5/10。

（3）**各系统严重症状的识别** 各系统临床表现中以循环系统及消化系统为主。①合并甲状腺毒症心脏病时，出现心动过速、心律失常、心脏增大和心力衰竭。甲状腺毒症性心脏病的心力衰竭分为两种类型：一类是心动过速和心脏排出量增加导致的心力衰竭，主要发生在年轻甲亢患者；另一类是原有器质性心脏病被甲亢加重而诱发或加重心力衰竭，多见于老年人，预后不良。②病情严重的甲亢患者可出现肝大、肝功能异常、黄疸等严重的消化系统表现。

（4）**甲状腺危象的识别** 甲状腺危象是甲状腺毒症急性加重的表现，多发生于较重的甲亢且未予治疗或治疗不充分的患者，常见诱因有感染、手术、创伤、精神刺激等，严重患者发生心衰、休克及昏迷等，死亡率高达 20%。

◎ 要点七 治疗与预防

（一）治疗措施

目前尚缺乏对 GD 的病因治疗方法，针对甲亢的治疗措施包括抗甲状腺药物（ATD）、[131]碘放射治疗和手术治疗。ATD 的作用是抑制甲状腺合成甲状腺激素，[131]碘放射治疗和手术治疗是通过破坏甲状腺组织、减少甲状腺激素的产生，达到病情控制的治疗目的。

1. 一般治疗 适当休息，避免精神紧张及过度劳累。补充足够热量和营养，减少碘摄入量，忌用含碘药物。精神紧张和失眠患者可酌用镇静剂。

2. 甲状腺功能亢进的治疗

（1）**抗甲状腺药物** 有硫脲类（如丙硫氧嘧啶）和咪唑类（如甲巯咪唑和卡比马唑）两类药物。适应证：①病情轻、中度患者；②甲状腺轻、中度肿大；③年龄低于 20 岁；④孕妇、高龄或由于其他严重疾病不适宜手术者；⑤手术前和[131]碘放射治疗前的准备；⑥手术后复发且不适宜[131]碘放射治疗者。分为初治、减量和维持期 3 个阶段，疗程通常在 1.5～2.5 年或以上。不良反应有粒细胞减少、药疹和中毒性肝病，开始治疗前必须进行血液一般检查。

停药指征：①肿大的甲状腺明显缩小；②所需的药物维持量小；③血 T_3、T_4、TSH 测定长期在正常范围内；④TSAb 或 TRAb 转阴。目前认为 ATD 维持治疗 18～24 个月可以停药。

复发是指甲亢完全缓解，停药半年后又有反复者，多在停药后 1 年内发生。

（2）**[131]碘放射治疗** 甲状腺能大量摄取和浓集碘，[131]碘衰减时释出大量 β 射线（在组织内的射程约 2mm）可破坏甲状腺滤泡上皮而减少 TH 分泌，并可抑制甲状腺内淋巴细胞的抗体生成。此法安全简便，费用低廉，临床治愈率高，复发率低。

适应证：①成人 GD 伴甲状腺肿大Ⅱ度以上；②ATD 治疗失败或过敏；③甲亢手术后复发；④甲状腺毒症心脏病或甲亢伴其他病因的心脏病；⑤甲亢合并白细胞和（或）血小板减少或全血细胞减少；⑥老年甲亢；⑦甲亢合并糖尿病；⑧毒性多结节性甲状腺肿；⑨自主功能性甲状腺结节合并甲亢。

禁忌证：妊娠和哺乳期妇女。

主要并发症为甲状腺功能减退，发生甲减后均需用甲状腺素替代治疗。

（3）手术治疗 实施个体化甲状腺次全切除术等。适应证：①中、重度甲亢，长期服药无效，停药后复发，或不愿长期服药者；②甲状腺显著肿大，压迫邻近器官；③胸骨后甲状腺肿伴甲亢者；④结节性甲状腺肿伴甲亢者。禁忌证：①伴严重 Graves 眼病；②合并较重心、肝、肾疾病，不能耐受手术；③妊娠初 3 个月和第 6 个月以后。

（4）其他治疗 ①β 受体阻滞剂适用于各类甲亢，但主要在药物治疗的初治期使用，可控制心动过速等临床症状。也用于甲状腺危象、131碘治疗前后及手术前准备。常用比索洛尔、美托洛尔等。②复方碘液仅适用于甲状腺危象及手术前准备。

3. Graves 眼病的治疗 轻度 Graves 眼病病程一般呈自限性，治疗以局部治疗和控制甲亢为主。治疗包括：①畏光：戴有色眼镜；②角膜异物感：人工泪液；③保护角膜：夜间遮盖；④眶周水肿：抬高床头；⑤轻度复视：棱镜矫正；⑥强制性戒烟；⑦有效控制甲亢等。中、重度 Graves 眼病在上述治疗基础上根据具体情况强化治疗，包括甲状腺制剂、免疫抑制剂、放射治疗和眶减压手术。

（二）甲状腺危象的治疗

积极治疗甲亢是预防危象发生的关键。

1. 消除诱因。

2. 抑制 TH 合成，使用大量抗甲状腺药物，首选丙硫氧嘧啶。

3. 抑制 TH 释放，使用抗甲状腺药物、复方碘溶液和碘化钠。

4. 迅速阻滞儿茶酚胺释放，降低周围组织对甲状腺激素的反应性，如美托洛尔。

5. 肾上腺糖皮质激素，常用氢化考的松。

6. 对症治疗，如降温、镇静、保护脏器功能、防治感染等。

7. 其他，如血液透析、腹膜透析或血浆置换等。

（三）预防

1. 预防发病 GD 属于自身免疫性疾病，好发于青壮年女性，有明确遗传背景的高危者，应避免环境因素的作用诱发本病，包括预防各种细菌感染、病毒感染，生活规律，月经周期正常，不使用含性激素类药物，日常中避免过度情绪变化、创伤、醉酒等应激状态的出现。

2. 规范治疗预防危象与致疾 出现类似甲亢的临床表现或发现颈部增粗，及时就诊明确诊断，一旦确立诊断，严格按照医嘱实施药物治疗，不可随意增减药物或停服用物，按时随诊复查甲状腺功能。合并 GO 的患者加强眼部护理，预防视力严重下降甚至失明。

细目二 糖尿病

◎ 要点一 概述

糖尿病（DM）是一组由于胰岛素分泌和（或）作用缺陷所引起的，以慢性血葡萄糖（血糖）水平增高为特征的代谢性疾病。长期碳水化合物以及脂肪、蛋白质代谢紊乱，引起多系统损害，导致眼、肾、神经、心脏、血管等组织器官的慢性进行性病变、功能减退及衰竭。患者生活质量降低，寿命缩短，病死率增高。糖尿病是常见病、多发病，其患病率随着人口老化、生活方式改变而呈逐渐增长的趋势。据世界卫生组织（WHO）估计，全球目前有超过1.5 亿糖尿病患者，估计我国现有糖尿病患者超过 4000 万，居世界第二位。2 型糖尿病的发病有明显的低龄化趋向，儿童的发病率逐渐升高。糖尿病已成为发达国家继心血管病和恶性肿瘤之后的第三大非传染性疾病。

目前国际上通用 WHO 糖尿病专家委员会提出的病因学分型标准（1999）。

1. 1 型糖尿病（T1DM） 胰岛 β 细胞破坏，常导致胰岛素绝对缺乏。

（1）自身免疫性 急性型及缓发型。

（2）特发性　无自身免疫证据。

2. 2 型糖尿病（T2DM）　从以胰岛素抵抗为主伴胰岛素分泌不足到以胰岛素分泌不足为主伴胰岛素抵抗。

3. 其他特殊类型糖尿病

（1）胰岛 β 细胞功能的基因缺陷。

（2）胰岛素作用的基因缺陷。

（3）胰腺外分泌疾病，如胰腺炎、创伤/胰腺切除术、肿瘤等。

（4）内分泌疾病，如肢端肥大症、库欣综合征、胰升糖素瘤、嗜铬细胞瘤、甲亢等。

（5）药物或化学品所致糖尿病，如烟酸、糖皮质激素、甲状腺激素、β 肾上腺素受体激动剂、噻嗪类利尿药、苯妥英钠、α-干扰素等。

（6）感染，如巨细胞病毒感染等。

（7）不常见的免疫介导糖尿病，如 B 型胰岛素抵抗、胰岛素自身免疫综合征等。

（8）其他，如可能与糖尿病相关的遗传性综合征、强直性肌营养不良症、卟啉病等。

4. 妊娠期糖尿病（GDM）　指妊娠期间发生的不同程度的糖代谢异常。

◎ **要点二　病因**

不同类型糖尿病的病因不尽相同，即使在同一类型中也存在着异质性。总的来说，遗传因素及环境因素共同参与其发病过程。

1. 1 型糖尿病　绝大多数 T1DM 是自身免疫性疾病，遗传因素和环境因素共同参与发病过程。

（1）遗传因素　多基因遗传因素。

（2）环境因素　①病毒感染：与 T1DM 有关的病毒包括风疹病毒、腮腺炎病毒、柯萨奇病毒、脑心肌炎病毒和巨细胞病毒等。②化学毒性物质和饮食因素：母乳喂养期短或缺乏母乳喂养的儿童 T1DM 发病率增高。

（3）自身免疫　许多证据提示 T1DM 为自身免疫性疾病。

（4）自然史　T1DM 的发生发展经历以下阶段：①个体具有遗传易感性；②某些触发事件如

病毒感染引起少量胰岛 β 细胞破坏并启动自身免疫过程；③出现免疫异常；④胰岛 β 细胞数目开始减少，但仍能维持糖耐量正常；⑤胰岛 β 细胞持续损伤达到一定程度时（残存 10% β 细胞），胰岛素分泌不足，糖耐量降低或出现临床糖尿病，需用胰岛素治疗；⑥胰岛 β 细胞几乎完全消失，需依赖胰岛素维持生命。

2. 2 型糖尿病

（1）**遗传因素与环境因素**　T2DM 是由多个基因及环境因素综合引起的复杂疾病。环境因素包括人口老龄化、生活方式不良、营养过剩、体力活动不足以及应激、化学毒物等。在遗传因素和上述环境因素共同作用下所引起的肥胖，特别是中心性肥胖，与胰岛素抵抗和 T2DM 的发生有密切关系。

（2）**胰岛素抵抗和 β 细胞功能缺陷**　①胰岛素抵抗：指胰岛素作用的靶器官（主要是肝脏、肌肉和脂肪组织）对胰岛素作用的敏感性降低。②β 细胞功能缺陷：T2DM 的 β 细胞功能缺陷主要表现为胰岛素分泌量的缺陷和胰岛素分泌模式异常。

（3）**葡萄糖毒性和脂毒性**　在糖尿病发生发展过程中所出现的高血糖和脂代谢紊乱可进一步降低胰岛素敏感性和损伤胰岛 β 细胞功能，分别称为"葡萄糖毒性"和"脂毒性"，是糖尿病发病机制中最重要的获得性因素。

（4）**自然史**　T2DM 早期存在胰岛素抵抗而胰岛 β 细胞仍可代偿性增加胰岛素分泌时，血糖可维持正常；当 β 细胞功能有缺陷、对胰岛素抵抗无法代偿时，进展为糖耐量减低和糖尿病。T2DM 的糖耐量减低和糖尿病早期不需胰岛素治疗的阶段较长，但随着病情进展，相当一部分患者需用胰岛素控制血糖或维持生命。

◎ **要点三　临床表现与并发症**

（一）临床表现

1. 无症状期　多数 2 型糖尿病患者先有肥胖、高血压、动脉硬化、血脂异常或心血管疾病，出现症状前数年已存在高胰岛素血症、胰岛素抵抗。糖耐量减低（IGT）和空腹血糖受损

（IFG）被认为是糖尿病的前期状态。

2. 典型症状 为"三多一少"。血糖升高后因渗透性利尿引起多尿，继而因口渴而多饮水。患者体内葡萄糖不能利用，脂肪分解增多，蛋白质代谢负平衡，肌肉渐见消瘦，疲乏无力，体重减轻，儿童生长发育受阻。为了补偿损失的糖分，维持机体活动，患者常易饥、多食，故糖尿病的表现常被描述为"三多一少"，即多尿、多饮、多食和体重减轻。1 型糖尿病患者大多起病较快，病情较重，症状明显且严重。2 型糖尿病患者多数起病缓慢，病情相对较轻，肥胖患者起病后也会体重减轻。

3. 其他 反应性低血糖可为首发表现；可有皮肤瘙痒，尤其是外阴瘙痒；视力模糊；女性月经失调，男性阳痿等。

（二）并发症

1. 急性并发症 常见酮症酸中毒、高渗高血糖综合征、乳酸性酸中毒等。

2. 慢性并发症

（1）大血管病变 动脉粥样硬化的患病率较高，发病年龄较小，病情进展较快。动脉粥样硬化主要侵犯主动脉、冠状动脉、脑动脉、肾动脉和肢体外周动脉等，引起冠心病、缺血性或出血性脑血管病、肾动脉硬化、肢体动脉硬化等。

（2）微血管病变 微血管是指微小动脉和微小静脉之间、管腔直径在 $100\mu m$ 以下的毛细血管及微血管网。微血管病变是糖尿病的特异性并发症。①糖尿病肾病：常见于病史超过 10 年的患者，是 T1DM 患者的主要死亡原因。在 T2DM 其严重性仅次于心脑血管疾病。②糖尿病性视网膜病变：糖尿病病程超过 10 年，大部分患者合并程度不等的视网膜病变，是失明的主要原因之一。③其他：心脏微血管病变和心肌代谢紊乱可引起心肌广泛灶性坏死，称为糖尿病心肌病，可诱发心力衰竭、心律失常、心源性休克和猝死。

（3）神经系统并发症 可累及神经系统任

何一部分。①中枢神经系统并发症：伴随严重糖尿病酮症酸中毒、高血糖高渗状态或低血糖症出现的神志改变，缺血性脑卒中，脑老化加速及老年性痴呆等。②周围神经病变：最常见，通常为对称性，下肢较上肢严重，病情进展缓慢。先出现肢端感觉异常，可伴痛觉过敏、疼痛，后期可有运动神经受累，出现肌力减弱甚至肌萎缩和瘫痪。③自主神经病变：较常见，并可较早出现，影响胃肠、心血管、泌尿生殖系统功能。

（4）糖尿病足 与下肢远端神经异常和不同程度周围血管病变相关，出现足部溃疡、感染和（或）深层组织破坏。

（5）其他 糖尿病还可引起视网膜黄斑病、白内障、青光眼、屈光改变、虹膜睫状体病变等其他眼部并发症。皮肤病变也常见。

◎ 要点四 实验室检查及其他检查

（一）糖代谢相关检查

1. 尿糖测定 为诊断的重要线索，但非诊断依据。

2. 血糖测定 是诊断的主要依据，也是长期监控病情和判断疗效的主要指标。

3. 口服葡萄糖耐量试验（OGTT） 当血糖高于正常范围而又未达到糖尿病诊断标准，须在清晨空腹做 OGTT。

4. 糖化血红蛋白 A_1（GHbA$_1$）测定 GHbA$_1$ 可反映取血前 8~12 周的平均血糖状况，是监测糖尿病病情的重要指标。GHbA$_1 \geqslant 6.5\%$ 有助于糖尿病的诊断，尤其是对于血糖波动较大的患者有诊断意义。

（二）胰岛功能检测

1. 胰岛素释放试验 正常人空腹血浆胰岛素为 35~145pmol/L（5~20mU/L），口服 75g 无水葡萄糖后，血浆胰岛素在 30~60 分钟上升至高峰，峰值为基础值 5~10 倍，3~4 小时恢复到基础水平。本试验反映基础和葡萄糖介导的胰岛素释放功能。

2. C 肽释放试验 方法同上。基础值不小于

400pmol/L，高峰时间同上，峰值为基础值5~6倍。反映基础和葡萄糖介导的胰岛素释放功能。C肽测定不受血清中的胰岛素抗体和外源性胰岛素影响。

3. 其他 静脉注射葡萄糖-胰岛素释放试验检测β细胞功能，了解胰岛素释放第一时相；胰升糖素-C肽刺激试验反映β细胞储备功能等。

（三）并发症相关检查

根据病情需要选用血脂四项、肝肾功能等；急性严重代谢紊乱时检测血酮体、电解质、酸碱平衡；心、肝、肾、脑、眼科以及神经系统的各项辅助检查如腹部超声、眼底血管荧光造影、肌电图、运动神经传导速度及尿白蛋白排泄率等。

◎ 要点五 诊断与鉴别诊断

（一）诊断线索

1. "三多一少"症状。

2. 以糖尿病的并发症或伴发病首诊的患者；原因不明的酸中毒、失水、昏迷、休克；反复发作的皮肤疖或痈、真菌性阴道炎、结核病等；血脂异常、高血压、冠心病、脑卒中、肾病、视网膜病、周围神经炎、下肢坏疽以及代谢综合征等。

3. 高危人群包括IGR（IFG和/或IGT）、年龄超过45岁、肥胖或超重、巨大胎儿史、糖尿病或肥胖家族史。

此外，30~40岁以上健康体检或因各种疾病、手术住院时应常规排除糖尿病。

（二）诊断标准

目前国际上通用WHO糖尿病专家委员会提出的诊断标准（1999）。糖尿病诊断是基于空腹（指8~10小时内无任何热量摄入）血糖（FPG）、任意时间（指一日内任何时间，无论上一次进餐时间及食物摄入量）或OGTT（采用75g无水葡萄糖）负荷中2小时血糖值（2hPG）。糖尿病症状指多尿、烦渴多饮和难于解释的体重减轻。

1. 空腹血糖 3.9~6.0mmol/L为正常；6.1~6.9mmol/L为空腹血糖受损；≥7.0mmol/L应考虑糖尿病。

2. 口服葡萄糖耐量试验 2hPG低于7.7mmol/L为正常糖耐量；7.8~11.0mmol/L为糖耐量减低；≥11.1mmol/L应考虑糖尿病。

3. 糖尿病的诊断标准 糖尿病症状加任意时间血浆葡萄糖≥11.1mmol/L或空腹血糖≥7.0mmol/L，或口服葡萄糖耐量试验2hPG≥11.1mmol/L。需重复一次确认，诊断才能成立。

DM、IFG和IGT的诊断标准（1999年，WHO）

诊断类型	血糖〔mmol/L（mg/dL）〕
糖尿病（DM）	FPG≥7.0（126），或者OGTT 2hPG或随机血糖≥11.1（200）
空腹血糖受损（IFG）	FPG≥6.1~7.0（110~126），且2hPG<7.8（140）
糖耐量减低（IGT）	FPG<7.0（126），且OGTT 2hPG≥7.8~11.1（140~200）

注：FPG为空腹血糖，PG为随机血糖，随机指餐后任何时间。注意随机血糖不能用于诊断IFG和IGT。

4. 诊断注意事项

（1）对于无糖尿病症状、仅一次血糖值达到糖尿病诊断标准者，必须在另一天复查核实而确定诊断。如复查结果未达到糖尿病诊断标准，应定期复查。IFG或IGT的诊断应根据3个月内的两次OGTT结果，用其平均值来判断。在急性感染、创伤或各种应激情况下可出现血糖暂时升高，不能以此诊断为糖尿病，应追踪随访。

（2）儿童糖尿病诊断标准与成人相同。

（3）推荐采用葡萄糖氧化酶法测定静脉血浆葡萄糖，不主张测定血清葡萄糖。

（三）分型诊断

最重要的是鉴别T1DM和T2DM。

1 型糖尿病与 2 型糖尿病的鉴别要点

鉴别项	1 型糖尿病	2 型糖尿病
年龄	多见于儿童和青少年	多见于中老年
起病	急	多数缓慢
症状（三多一少）	明显	较轻或缺如
酮症酸中毒	易发生	少见
自身免疫性抗体	阳性率高	阴性
血浆胰岛素和 C 肽	低于正常	正常、高于正常或轻度降低
治疗原则	必须应用胰岛素	基础治疗、口服降糖药，必要时应用胰岛素

（四）并发症和伴发病诊断

对糖尿病的各种并发症以及代谢综合征的其他组分，如经常伴随出现的肥胖、高血压、血脂异常等也须进行相应检查和诊断以便给予治疗。

（五）鉴别诊断

1. **肾性糖尿** 因肾糖阈降低所致，虽尿糖阳性，但血糖及 OGTT 正常。

2. **继发性糖尿病** 肢端肥大症、库欣综合征、嗜铬细胞瘤等表现有血糖高、糖耐量异常，但有相应的临床表现、血中相应激素水平增多以及影像学改变。

◎ 要点六 病情评估

1. **识别高危人群** 糖尿病的高危人群是指年龄超过 18 岁，存在一个及以上高危因素的个体。高危因素包括：①年龄≥40 岁；②有糖尿病前期病史；③BMI≥24kg/m² 或中心性肥胖（腰围男性≥90cm，女性≥85cm）；④缺乏体力活动；⑤一级亲属中有 T2DM 患者；⑥有巨大胎儿生产史或妊娠期糖尿病病史；⑦有高血压或正在降压治疗；⑧有血脂异常或正在进行调脂治疗；⑨有动脉粥样硬化性心脑血管病史；⑩有一过性类固醇糖尿病史；⑪多囊卵巢综合征病史；⑫长期使用抗精神病或抗抑郁药治疗。

2. **评估与死亡相关的并发症** 糖尿病的主要死亡原因是各种并发症，T1DM 的主要死因是糖尿病肾病，T2DM 的主要死因是心血管并发症。确诊的糖尿病患者，根据分型不同，进行慢性并发症的相关辅助检查。

（1）明确糖尿病肾病的诊断及分期 Ⅲ期及以上糖尿病肾病可出现肾功能快速恶化，导致尿毒症及相关死亡。糖尿病肾损害的发生发展分五期：Ⅰ期：糖尿病初期，肾体积增大，肾血浆流量增加，肾小球内压增加，肾小球滤过率（GFR）明显升高。Ⅱ期：肾小球毛细血管基底膜增厚，尿白蛋白排泄率（UAER）多数正常，可间歇性增高（如运动后、应激状态），GFR 轻度增高。Ⅲ期：早期肾病，出现微量白蛋白尿，即 UAER 持续在 20～200μg/min（正常低于 10μg/min），GFR 仍高于正常或正常。Ⅳ期：临床肾病，尿蛋白逐渐增多，UAER 超过 200μg/min，尿白蛋白排出量超过 300mg/24h，相当于尿蛋白总量超过 0.5g/24h，GFR 下降，可伴有水肿和高血压，肾功能逐渐减退。Ⅴ期：尿毒症，UAER 降低，血肌肝升高，血压升高。

（2）确定动脉粥样硬化病变的程度及受累脏器 合并心脑血管并发症，尤其是冠心病，因动脉粥样硬化病变多种而弥漫，发生急性心肌缺血事件后死亡风险高。

（3）及时发现与诊断急性并发症 T1DM 具有酮症酸中毒自发倾向，T2DM 在感染、应激等诱因下易并发高渗高血糖综合征，均可使患者进入病危状态。高渗高血糖综合征发生在老年患者，预后不良。

（4）评估致残性并发症 糖尿病的慢性并发症可导致患者多系统功能障碍及残疾，包括：①眼部并发症如黄斑变性、白内障等可导致失明，是成年人后天失明的主要原因之一；②周围神经病变、脑血管并发症、糖尿病足是导致患者肢体功能缺失的重要原因；③脑血管病变尤其是急性大面积脑梗死可导致患者失认、失语、失读等，并可导致远期的血管性痴呆等。

◎ 要点七　治疗与预防

糖尿病强调早期、长期、个体化、积极而理

性的治疗。

（一）治疗目标

纠正代谢紊乱，使血糖、血脂、血压降至正常或接近正常，消除症状，防止或延缓并发症，提高生活质量，延长寿命。具体目标见下表。

中国 2 型糖尿病的控制目标

目标值	
血糖〔mmol/L（mg/dL）〕*	空腹 3.9~7.2（70~130），非空腹<10.0（180）
HbA1c（%）	<7
血压（mmHg）	<130/80
HDL-C〔mmol/L（mg/dL）〕	男性 >1.0（40），女性>1.3（50）
TG（mmol/L）	<1.7（150mg/dl）
LDL-C〔mmol/L（mg/dL）〕	未合并冠心病<2.6（100），合并冠心病<1.8（70）
体重指数（BMI，kg/m²）	<24
尿白蛋白/肌酐比值〔mg/mmol（mg/g）〕	男性<2.5（22），女性<3.5（31）
尿白蛋白排泄率〔μg/min（mg/d）〕	<20（30）
主动有氧活动（分钟/周）	≥150

* 毛细血管血糖

（二）治疗措施

国际糖尿病联盟（IDF）提出糖尿病治疗的 5 个要点：医学营养治疗、运动疗法、血糖监测、药物治疗和糖尿病教育。

1. 糖尿病健康教育　是重要的基础治疗措施之一，被公认是治疗成败的关键。健康教育包括糖尿病防治专业人员的培训、医务人员的继续医学教育、患者及其家属和公众的卫生保健教育。让患者了解糖尿病的基础知识和治疗控制要求，学会测定尿糖或正确使用便携式血糖计，掌握医学营养治疗的具体措施和体育锻炼的具体要求，使用降血糖药物的注意事项，学会胰岛素注射技术，生活应规律，戒烟和烈性酒，讲求个人卫生，预防各种感染。

2. 医学营养治疗（MNT）　对 T1DM 患者，在合适的总热量、食物成分、规则的餐次安排等措施基础上，配合胰岛素治疗有利于控制高血糖和防止低血糖。对 T2DM 患者，尤其是肥胖或超重者，医学营养治疗有利于减轻体重，改善糖、脂代谢紊乱和高血压以及减少降糖药物剂量。医

学营养治疗方案包括：

（1）计算总热量　按患者性别、年龄和身高查表或用简易公式计算理想体重〔理想体重（kg）＝身高（cm）−105〕，然后根据理想体重和工作性质，参照原来生活习惯等，计算每日所需总热量。成年人休息状态下每日每千克理想体重给予热量 105~125.5kJ（25~30kcal），轻体力劳动 125.5~146kJ（30~35kcal），中度体力劳动 146~167kJ（35~40kcal），重体力劳动 167kJ（40kcal）以上。儿童、孕妇、乳母、营养不良和消瘦以及伴有消耗性疾病者应酌情增加，肥胖者酌减，使体重逐渐恢复至理想体重的±5%。

（2）营养物质含量　糖类占饮食总热量 50%~60%；蛋白质含量一般不超过总热量 15%，伴有糖尿病肾病而肾功能正常者应限制至 0.8g/kg，血尿素氮升高者应限制在 0.6g/kg；脂肪约占总热量 30%，饱和脂肪、多价不饱和脂肪与单价不饱和脂肪的比例应为 1∶1∶1，每日胆固醇摄入量宜在 300mg 以下。

（3）合理分配　可按每日三餐分配为 1/5、

2/5、2/5 或 1/3、1/3、1/3。

3. 体育锻炼 应进行有规律的合适运动。根据年龄、性别、体力、病情及有无并发症等不同条件，循序渐进和长期坚持。对 T2DM 患者（尤其是肥胖患者），适当运动有利于减轻体重、提高胰岛素敏感性。

4. 病情监测 定期监测血糖，每 3~6 个月定期复查糖化血红蛋白，了解血糖总体控制情况，及时调整治疗方案。每年 1~2 次全面复查，了解血脂以及心、肾、神经和眼底情况，尽早发现有关并发症，给予相应治疗。

5. 口服降糖药物治疗

（1）促胰岛素分泌剂

1）磺脲类（SUs）：主要作用为刺激胰岛 β 细胞分泌胰岛素。

适应证：作为单药治疗主要用于新诊断的 T2DM 非肥胖患者、用饮食和运动治疗血糖控制不理想时。年龄超过 40 岁、病程短于 5 年、空腹血糖低于 10mmol/L 时效果较好。T2DM 晚期 β 细胞功能几乎消失时，SUs 及其他胰岛素促分泌剂均不再有效，须采用外源性胰岛素替代治疗。

禁忌证：T1DM，有严重并发症或晚期 β 细胞功能很差的 T2DM，儿童糖尿病，孕妇、哺乳期妇女，大手术围手术期，全胰腺切除术后，对 SUs 过敏或有严重不良反应者等。

不良反应：①低血糖反应：最常见。②体重增加。③皮肤过敏反应。④消化系统症状。⑤心血管系统症状。

常用格列吡嗪和格列齐特的控释片，早餐前半小时服用，根据血糖逐渐增加剂量，剂量较大时改为早、晚餐前两次服药，直到血糖达到良好控制。

2）格列奈类：快速作用的胰岛素促分泌剂，可改善早相胰岛素分泌，降血糖作用快而短，主要用于控制餐后高血糖。较适合于 T2DM 早期餐后高血糖阶段或以餐后高血糖为主的老年患者。可单独使用或与二甲双胍、胰岛素增敏剂等联合使用。禁忌证与 SUs 相同。常用瑞格列奈或那格列奈。

（2）双胍类 主要作用机制为抑制肝葡萄糖输出，也可改善外周组织对胰岛素的敏感性，增加对葡萄糖的摄取和利用。单独用药极少引起低血糖，常用二甲双胍，治疗 T2DM 尚伴有体重减轻、血脂谱改善、纤溶系统活性增加、血小板聚集性降低、动脉壁平滑肌细胞和成纤维细胞生长受抑制等，被认为可能有助于延缓或改善糖尿病的血管并发症。

适应证：①T2DM 尤其是无明显消瘦的患者以及伴血脂异常、高血压或高胰岛素血症的患者，作为一线用药。②T1DM 与胰岛素联合应有可能减少胰岛素用量和血糖波动。

禁忌证：①肾、肝、心、肺功能减退以及高热患者禁忌，慢性胃肠病、慢性营养不良、消瘦者不宜使用本药；②T1DM 不宜单独使用本药；③T2DM 合并急性严重代谢紊乱、严重感染、外伤、大手术、孕妇和哺乳期妇女等；④对药物过敏或有严重不良反应者；⑤酗酒者。⑥肌酐清除率低于 60mL/min 时不宜应用。

不良反应：①消化道反应；②皮肤过敏反应；③乳酸性酸中毒：为最严重的副作用，二甲双胍极少引起乳酸性酸中毒。

（3）噻唑烷二酮类（TZDs，格列酮类）为胰岛素增敏剂，能明显减轻胰岛素抵抗，主要刺激外周组织的葡萄糖代谢，降低血糖，改善血脂异常，提高纤溶系统活性，对心血管系统和肾脏有潜在的保护作用。可单独使用或与其他降糖药物合用治疗 T2DM 患者，尤其是肥胖、胰岛素抵抗明显者；不宜用于 T1DM、孕妇、哺乳期妇女和儿童。主要不良反应为水肿、体重增加，有心脏病、心力衰竭倾向或肝病者不用或慎用。单独应用不引起低血糖。常用罗格列酮或吡格列酮口服。

（4）α-葡萄糖苷酶抑制剂（AGI） 抑制 α-葡萄糖苷酶，延迟碳水化合物吸收，降低餐后高血糖。为 T2DM 第一线药物，尤其适用于空腹血糖正常而餐后血糖明显升高者，可单独用药或与其他降糖药物合用。T1DM 患者在胰岛素治疗基础上加用 AGI 有助于降低餐后高血糖。常见不良反应为胃肠反应，如腹胀、排气增多或腹泻。单用本药不引起低血糖。常用阿卡波糖或伏格列波糖。AGI 应在进食第一口食物后服用。饮食成分中应有一定量的糖类，否则 AGI 不能发挥作用。

6. 胰岛素治疗

（1）适应证　①1 型糖尿病。②2 型糖尿病经饮食、运动和口服降糖药治疗未获得良好控制。③糖尿病酮症酸中毒、高渗性昏迷和乳酸性酸中毒伴高血糖时。④各种严重的糖尿病急性或慢性并发症。⑤手术、妊娠和分娩。⑥2 型糖尿病 β 细胞功能明显减退者。⑦某些特殊类型糖尿病。目前主张 2 型糖尿病患者早期使用胰岛素，以保护 β 细胞功能。

（2）使用原则　应在综合治疗基础上进行。根据血糖水平、β 细胞功能缺陷程度、胰岛素抵抗程度、饮食和运动状况等，决定胰岛素剂量。一般从小剂量开始，用量、用法必须个体化，及时稳步调整剂量。

（3）不良反应　低血糖反应最常见，其他有过敏反应、局部反应（注射局部红肿、皮下脂肪萎缩或增生）、胰岛素水肿、视力模糊等。

7. 手术治疗　通过腹腔镜操作的减肥手术，并发症少。

8. 并发症治疗　①糖尿病肾病应用 ACEI 或 ARB，除可降低血压外，还可减轻微量白蛋白尿，延缓肾衰竭的发生和发展。②糖尿病视网膜病变可使用羟基苯磺酸钙、ACEI、ARB、蛋白质激酶 C-β 抑制剂等，必要时尽早应用激光光凝治疗，争取保存视力。③糖尿病周围神经病变，可用甲基维生素 B_{12}、肌醇、α-硫辛酸以及对症治疗等。④对于糖尿病足，强调注意预防，防止外伤、感染，积极治疗血管病变和末梢神经病变。

9. 胰腺移植和胰岛细胞移植　仅限于伴终末期肾病的 1 型糖尿病患者。

（三）预防

糖尿病尤其是 T2DM 被认为是慢性生活方式疾病，是遗传因素与环境因素共同作用的结果，其预防强调三级预防。

1. 一级预防　加强糖尿病知识的宣传教育，提倡健康的生活方式尤其是健康的饮食习惯，适量有氧运动，保持正常体重，戒烟限酒，心理健康。对于重点人群（年龄≥45 岁；BMI≥25 kg/m²；糖尿病家族史；有 IGF 或 IGT 史；高甘油三酯血症；高血压及冠心病患者；年龄≥30 岁的妊娠女性；妊娠期糖尿病病史；多囊卵巢综合征患者等）进行一定的个体化生活方式干预，包括减少主食摄入，每周 150 分钟有氧运动，减轻体重 5%~7%，使 BMI 维持在 24kg/m² 以下，控制饱和脂肪酸的摄入等。

2. 二级预防　尽早发现糖尿病，防治糖尿病的慢性并发症。控制及纠正高血糖、高血压、血脂异常、超重、吸烟等高危因素，定期随访，监测治疗效果，使各项治疗达到目标值。

3. 三级预防　筛查糖尿病并发症，及时处理各种并发症，降低残疾率与死亡率。

细目三　血脂异常

◎ 要点一　概述

血脂异常是指血浆中脂质的量和质发生异常，一般指血浆胆固醇（CH）或/和甘油三酯（TG）升高，或高密度脂蛋白胆固醇（HDL-C）降低，也称为血脂紊乱，但不能用"高脂血症"代替该疾病。

血脂是血浆中的 CH、TG 和类脂如磷脂等的总称。与临床密切相关的血脂主要是 CH 和 TG，其他还有游离脂肪酸（FFA）和磷脂等。在人体内 CH 主要以游离胆固醇及胆固醇酯形式存在；TG 是甘油分子中的三个羟基被脂肪酸酯化而形成。循环血液中的 CH 和 TG 必须与特殊的蛋白质即载脂蛋白（ap）结合形成脂蛋白，才能被运输至组织进行代谢，因此，血脂异常实际上表现为脂蛋白异常血症。据流行病学研究，中国成人血脂异常已达 4.3 亿人，血总胆固醇（TC）和低密度脂蛋白胆固醇（LDL-C）升高率在男性和女性都随年龄增高，到 50~69 岁到高峰，70 岁以后略有降低，50 岁以前男性高于女性，60 岁以后女性明显增高，甚至高于男性。动物实验、人体动脉粥样斑块的组织病理学研究、临床上冠心病及其他动脉粥样硬化性疾病患者的血脂检测、遗传性高胆固醇血症易早发冠心病流行病学研究、大规模临床降脂治疗试验的结果等已经证实，高胆固醇血症与动脉粥样硬化关系密切，血脂异常并与其他心血管危险因素相互作用导致动脉粥样硬化，增加动脉粥样硬化性心血管疾病（ASCVD）的发病率和死亡率。

◎ 要点二　分类

1. 高胆固醇血症　仅有总胆固醇增高。

2. 高甘油三酯血症　仅有甘油三酯升高。

3. 混合型高脂血症　总胆固醇、甘油三酯二者都高。

4. 低高密度脂蛋白血症　仅有高密度脂蛋白胆固醇降低。

◎ 要点三　临床表现

血脂异常可见于不同年龄、性别的人群，患病率随年龄增长而增高，高胆固醇血症的发病高峰年龄为 50~69 岁，但某些家族性血脂异常于婴幼儿期即可发病。多数血脂异常患者无任何症状和体征，而于常规血液生化检查时被发现。

血脂异常主要表现为黄色瘤、早发性角膜环以及脂血症眼底改变，以黄色瘤较为常见。黄色瘤最常见于眼睑周围，是一种局限性皮肤隆起，可为黄色、橘黄色或棕红色，多呈结节、斑块或丘疹状，质地一般柔软。严重的高胆固醇血症有时可出现游走性多关节炎。更多的临床表现是血

脂异常导致的各种 ASCVD 的临床表现，也是患者就诊的主要原因。

◎ 要点四　实验室检查

血脂异常一般通过常规健康体检，或由于其他疾患就诊进行常规血液生化检查而被发现，然后进一步诊断及分型。测定空腹（禁食 12 小时以上）血浆或血清血脂四项是诊断的主要方法，包括 TC、TG、LDL-C 和 HDL-C。抽血前的最后一餐应忌食高脂食物和禁酒。检测结果可疑时应进行第二次检测。

◎ 要点五　诊断

（一）诊断方法

家族史及个人生活方式、体检（营养状态、体型、腰臀比等）等可提供诊断线索，实验室检测可明确诊断。为及时发现血脂异常患者，20~40 岁成年人至少每两年检测一次血脂；40 岁以上男性和绝经期后女性应每年检测血脂；ASCVD 患者及其高危人群，每 3~6 个月测定一次血脂。因 ASCVD 原因住院的患者，应在入院 24 小时内检测血脂。首次发现血脂异常时应在 2~4 周内复查血液生化，若仍属异常，则可确立诊断。发现血脂异常，应进行其他代谢指标包括空腹血糖、糖化血红蛋白及血尿酸等指标的检测，排除代谢异常综合征。

（二）诊断标准

血脂异常的诊断标准依据《中国成人血脂异常防治指南（2016 年修订版）》的分层标准（见下表）。血脂合适水平和异常切点主要适用于 ASCVD 一级预防的目标人群。

中国 ASCVD 一级预防人群血脂合适水平和异常分层标准 ［mmol/L（mg/dL）］

分层	总胆固醇	LDL-C	HDL-C	非 HDL-C	TG
理想水平		< 2.6（100）		< 3.4（130）	
合适水平	< 5.2（200）	< 3.4（130）		< 4.1（160）	< 1.7（150）
边缘升高	≥ 5.2（200）且	≥ 3.4（130）且		≥ 4.1（160）且	≥ 1.7（150）且
	< 6.2（240）	< 4.1（160）		< 4.9（190）	<2.3（200）
升高	≥ 6.2（240）	≥ 4.1（160）		≥ 4.9（190）	≥ 2.3（200）
降低			<1.0（40）		

◎ 要点六 病情评估

1. 病因评估 确诊的血脂异常患者应根据患者性别、年龄及伴发病病史、家族史、药物治疗史等，结合血脂异常的具体检测结果，判断是原发性血脂异常还是继发性血脂异常。

（1）原发性血脂异常 家族性脂蛋白异常血症是由于基因缺陷所致，大多数原发性血脂异常原因不明，一般认为是由多基因缺陷与环境因素相互作用的结果。临床上血脂异常多与肥胖症、高血压病、糖耐量异常或糖尿病等疾病伴发共存，与胰岛素抵抗有关，如超重、高血压、高血糖、高血浆胰岛素水平及血脂异常共存，互相影响，称为代谢综合征。

（2）继发性血脂异常 ①某些全身系统性疾病如糖尿病、甲状腺功能减退症、库欣综合征、肝肾疾病、过量饮酒等可引起各种类型的血脂异常；②某些药物如噻嗪类利尿剂、β受体阻滞剂等长期服用，长期大量使用糖皮质激素等，均可导致血浆 TC 和 TG 水平升高。

2. 病情评估 血脂异常的危害除了与血脂水平有关外，更重要的是取决于患者共存的ASCVD 危险因素，如患者男性，年龄超过 40 岁，有吸烟史，有早发冠心病家族史及 2 型糖尿病病史等，血脂异常对心脑血管的危险显著增加，因此，《中国成人血脂异常防治指南》中将 LDL-C的控制目标与 ASCVD 的危险分层密切结合在一起，指导临床有效控制血脂异常。

不同 ASCVD 危险人群 LDL-C/非 HDL-C 治疗

达标标准 ［mmol/L（mg/dL）］

患者危险等级	LDL-C	非 HDL-C
低危	<3.4（130）	<4.1（160）
中危	<3.4（130）	<4.1（160）
高危	<2.6（100）	<3.4（130）
极高危	<1.8（70）	<2.6（100）

对于高甘油三酯血症患者，TG≥11.3mmol/L，极易诱发急性胰腺炎，应视为高风险患者加以干预，预防急性胰腺炎的发生。

◎ 要点七 治疗与预防

纠正血脂异常的目的在于降低 ASCVD 的患病率和死亡率。TC、LDL-C、TG 和 VLDL-C 增高是 ASCVD 的危险因素，其中以 LDL-C 最为重要，因 HDL-C 具有对 ASCVD 的保护作用，也应加以关注。

（一）治疗原则

1. 根据患者个体 ASCVD 危险程度，决定是否启动药物治疗。

2. 以生活方式干预为基础，生活方式改善可以同时干预其他 ASCVD 的危险因素。

3. 将控制 LDL-C 水平达标作为防控 ASCVD危险的首要干预靶点，非 HDL-C 作为次要干预靶点。

4. 明确患者个体干预目标值，并使调脂治疗达到目标值，因各种原因不能达到目标值的患者，LDL-C 应至少降低 50%，LDL-C 基线在目标值以内的极高危患者，LDL-C 仍应降低 30%左右。

5. 调脂药物首选他汀类。开始应用中等强度剂量的他汀，根据调脂疗效和患者耐受情况调整剂量。

6. 单用他汀类药物胆固醇水平不能达标者，可与其他调脂药物如依折麦布或中药制剂联合使用。

（二）治疗性生活方式干预

1. 控制饮食 包括控制饮食总热量、改善饮食结构、改变饮食习惯等，治疗时应给予患者饮食指导，告知高胆固醇含量食物类别及每天的摄入量极限，一般成年人每天胆固醇摄入量小于300mg，碳水化合物占食物总热量的 50%~60%，适当补充可溶性膳食纤维每天 10~25g。

2. 改善生活方式 通过可行的、个体化的锻炼形式，将体重指数（BMI）控制在 20.0~23.9kg/m²；坚持每周 5~7 天、每次 30 分钟以上中等强度的有氧运动；完全戒烟并避免吸入二手烟；限制饮酒，包括酒的种类及饮酒量、饮酒习惯。

（三）药物治疗

1. 主要降低胆固醇的药物

（1）他汀类 是目前首选的降胆固醇药物，

能够抑制胆固醇合成的限速酶 HMG-CoA 还原酶，减少胆固醇合成，并上调细胞表面 LDL 受体，加速血清 LDL 分解，减少 VLDL 合成。因此他汀类能显著降低血清 TC、LDL-C 和 Apo B 水平，也能降低血清 TG 水平和轻度升高 HDL-C 水平。适用于高胆固醇血症、混合性高脂血症和 ASCVD 患者。目前常用药物有阿托伐他汀、瑞舒伐他汀、氟伐他汀等。

多数患者对他汀类药耐受性良好，极少数严重者因横纹肌溶解而致急性肾衰竭，初始用药4~6周应复查肝肾功能及肌酶。他汀类不宜与环孢素、雷公藤、环磷酰胺、大环内酯类抗生素以及吡咯类抗真菌药（如酮康唑）等合用。儿童、孕妇、哺乳期妇女和准备生育的妇女禁用。

（2）肠道胆固醇吸收抑制剂　常用依折麦布，口服后抑制胆固醇和植物固醇在肠道的吸收，促进肝脏合成 LDL 受体，加速 LDL 清除，降低血清 LDL-C 水平。单药或与他汀类联合治疗高胆固醇血症、以胆固醇升高为主的混合性高脂血症。禁用于妊娠期和哺乳期。

（3）胆酸螯合剂　阻碍胆酸的肠肝循环，促使胆酸随粪便排出，从而阻断肠道胆固醇的重吸收，降低 TC 和 LDL-C。适应证为高胆固醇血症、以胆固醇升高为主的混合性高脂血症，常用考来烯胺等，主要不良反应为恶心、呕吐、腹胀、腹痛、便秘等消化道症状。

（4）普罗布考　通过影响脂蛋白代谢，使 LDL 通过非受体途径被清除，降低 TC 和 LDL-C。适应证为高胆固醇血症，尤其是纯合子型家族性高胆固醇血症。常见不良反应为恶心等。

2. 主要降低甘油三酯的药物

（1）贝特类　通过激活过氧化物酶体增殖物激活受体 α（PPAR-α），激活脂蛋白脂酶（LPL）降低血 TG 和 VLDL-C 水平，轻度降低 TC 和 LDL-C，升高 HDL-C。用于高甘油三酯血症和以甘油三酯升高为主的混合性高脂血症。常用的药物有非诺贝特、吉非贝齐和苯扎贝特等，常见不良反应与他汀类相似，禁用于肝肾功能不

全患者，儿童、孕妇、哺乳期女性禁用。

（2）烟酸类　能抑制脂肪组织中激素敏感酯酶活性，减少游离脂肪酸进入肝脏，降低 VLDL 分泌，降低血 TG、VLDL-C、TC、LDL-C 及 Lp（a），HDL-C 轻度升高。常用烟酸缓释片等，常见不良反应有面部潮红、消化道反应等。

（3）高纯度鱼油制剂　主要成分为 ω-3 脂肪酸，可降低 TG 和轻度升高 HDL-C，主要用于高甘油三酯血症和以甘油三酯升高为主的血脂异常。有出血倾向者禁用。

3. 新型调脂药物　包括前蛋白转化酶枯草溶菌素 9（PCSK9）抑制剂、微粒体甘油三酯转移蛋白抑制剂、载脂蛋白 B100 合成抑制剂等，临床应用经验尚少。

（四）其他治疗

1. 脂蛋白血浆置换　是家族性高 TC 血症，尤其是纯合子型家族性高 TC 血症患者重要的辅助治疗措施。

2. 肝移植和其他手术治疗　肝移植可使 LDL-C 水平明显改善。极严重纯合子家族性高 TC 血症患者，在缺乏更有效的治疗时，可考虑采用部分回肠旁路手术和门腔静脉分流术。

（五）预防

原发性血脂异常多与遗传因素有关，有明确血脂异常家族史的患者，应注重一级预防措施，包括从小养成健康合理的饮食习惯，注意避免过多摄入高胆固醇、高油脂、高糖食物，监测体重，保持体重指数在合理的范围内，保持适当规律性有氧运动，一旦发现血脂异常，及时合理治疗与监测，防止血脂异常相关心脑血管疾病与代谢综合征的发生；继发性血脂异常多由某些疾病引起，当出现继发性血脂异常相关的原发病时，积极治疗原发病的同时，应进行适当的血脂干预。

细目六　高尿酸血症与痛风

◎ **要点一　概述**

高尿酸血症（HUA）是由于嘌呤代谢障碍，

尿酸生成过多或/和尿酸排泄减少引起血尿酸水平超过420μmol/L的代谢性疾病。约5%~15%高尿酸血症患者发展为痛风。痛风是由于尿酸盐沉积所致的异质性疾病，可并发急性和慢性痛风性关节炎、痛风石、痛风性肾病，严重者出现关节破坏、肾功能损伤，常伴发血脂异常、高血压病、糖尿病及动脉硬化症等。目前我国痛风的患病率在1%~3%，并呈逐年上升的趋势。

◎ 要点二　临床表现

男性在青春期即可出现高尿酸血症，痛风发病多在40岁以上，发病率随年龄增长而增加。女性多在绝经后发病。近年来高尿酸血症与痛风的发病有年轻化趋势，据统计，我国痛风患者发病平均年龄为48.3岁（男性48岁，女性53.1岁）。由高尿酸血症发展为痛风的临床过程：

1. 无症状期　仅有一过性或持续性高尿酸血症，从血尿酸升高至出现症状的时间可间隔达数年至数十年，有些患者可终身不出现症状。

2. 急性发作期　常因高蛋白高嘌呤饮食、饮酒、劳累、感染、创伤等诱因诱发，表现为急性关节炎，多是首发症状。起病急骤，多在午夜剧痛而惊醒，呈刀割样。单侧第一跖趾关节疼痛最常见，其余依次为足底、踝、足跟、膝、腕、指和肘关节。受累关节局部红肿、热痛，压痛明显，功能受限。初发时多为单个关节，后累及多关节。发作多于数天或两周内自行缓解。部分患者可有发热、寒战等全身症状，可伴有白细胞、C反应蛋白升高，红细胞沉降率增加。

3. 痛风石　痛风石是痛风的特征性表现，典型部位在耳郭，也常见于反复发作的关节周围，以及尺骨鹰嘴、滑车和跟腱内。外观为隆起的大小不一的黄白色赘生物，初起质软，表面菲薄，破溃后排出白色粉状或糊状物，并可形成瘘管。可致关节僵硬，活动受限和畸形。

4. 肾脏病变　表现为痛风性肾病及尿酸性肾石病、急性肾衰等。由尿酸盐在肾间质组织沉积所致，起病隐匿，临床表现为轻度腰酸痛、夜尿增多、蛋白尿、血尿，进而发生高血压、肾功

能不全等。约10%~25%患者有尿酸结石，可无症状或出现肾绞痛、血尿等。大量尿酸盐结晶阻塞肾小管，患者可出现少尿甚至无尿，严重者进展为急性肾损伤。

5. 眼部病变　有睑缘炎、眼睑皮下组织痛风石等。

◎ 要点三　实验室检查及其他检查

1. 血尿酸测定　血尿酸超过420μmol/L为高尿酸血症，但血尿酸水平波动性较大。

2. 尿尿酸测定　检测目的是判断高尿酸血症的主要原因是尿酸生成增多还是尿酸排泄减少。限制嘌呤饮食5天后，每日尿酸排出量超过3.57mmol，判断为尿酸生成增多。

3. X线检查　痛风患者可见病变周围软组织肿胀，关节软骨及骨皮质破坏，典型者表现为骨质穿凿样或虫蚀样缺损。

4. 滑囊液或痛风石内容物检查　偏振光显微镜下可见双折光的针形尿酸盐结晶。

5. 关节超声　能较敏感地发现尿酸盐沉积征象，超声检查关节肿胀患者有双轨征或不均匀低回声与高回声混合团块影，可辅助诊断痛风。

6. 关节CT或MRI检查　受累部位可见高密度痛风石影，可辅助诊断痛风。

◎ 要点四　诊断与鉴别诊断

（一）诊断

1. 高尿酸血症　日常嘌呤饮食状态下，非同日2次空腹血尿酸水平超过420μmol/L，即可诊断。

2. 痛风　在高尿酸血症基础上，出现特征性关节炎表现，尿路结石，或肾绞痛发作，即应考虑痛风，如在滑囊液及痛风石中找到尿酸盐结晶即可确诊。

（二）鉴别诊断

1. 类风湿关节炎　以青中年女性多见，好发于小关节和腕、踝、膝关节，伴明显晨僵。血尿酸不高，但有高滴度的类风湿因子。X线检查示关节面粗糙，间隙狭窄，甚至关节面融合。

2. 风湿性关节炎 多见于年轻女性，大关节游走性、对称性红、肿、热、痛，无关节畸形，可伴其他风湿活动的临床表现及实验室依据如血沉增快、抗链"O"增高等，血尿酸正常，X线检查无关节畸形。

3. 创伤性关节炎及化脓性关节炎 前者有外伤史，后者伴发热、白细胞增高等全身感染中毒症状。血、尿尿酸均正常。

◎ **要点五 病情评估**

1. 病因评估 根据患者发病年龄、家族史及既往病史，有无导致尿酸代谢异常的原发病，以及长期使用影响尿酸排泄的药物，评估患者致病因素，做出分类诊断。

2. 病变程度评估

（1）关节损害评估 根据患者血尿酸升高水平及时间，患者的关节症状，受累关节的部位、数量，局部红、肿、热、痛程度，结合病变部位影像学检查，做出关节损害程度判断。有严重关节损害的患者，存在关节残毁的风险。

（2）肾功能评估 长期高水平的高尿酸血症及痛风，可导致肾功能下降。肾功能损伤起病隐匿，患者一旦出现明显的夜尿量增加，尿比重下降，蛋白尿或尿隐血阳性、镜下血尿，则提示出现早期肾功能损伤；急性发作的高尿酸血症及痛风，由于大量尿酸盐结晶导致肾小管堵塞，患者出现少尿甚至无尿，伴有氮质血症，提示发生急性肾损伤。

◎ **要点六 治疗与预防**

（一）治疗目标

控制高尿酸血症，预防尿酸盐结晶形成，快速有效控制急性关节炎，保护关节与肾功能。

（二）高尿酸血症的治疗

1. 非药物治疗 进行健康教育，鼓励并督促患者改变生活方式和饮食习惯，是治疗高尿酸血症的基础，包括：①限酒戒烟；②低嘌呤饮食，减少嘌呤含量高的食物如虾、蟹、贝类、沙丁鱼、动物内脏、肉类、啤酒等的摄入；③避免剧烈运动；④避免富含果糖的饮料；⑤保证每日

的饮水量及排尿量，每日饮纯水 2000mL 以上；⑥恢复体重至个体化标准体重范围并保持；⑦增加新鲜蔬菜的摄入比例；⑧生活规律，有规律性地进行有氧运动。

2. 药物治疗

（1）促尿酸排泄药 通过抑制近曲肾小管对尿酸的重吸收而促进尿酸排泄，用于肾功能良好的患者，不宜用于每日尿尿酸排出超过 3.57mmol、有尿路结石及内生肌酐清除率小于 30mL/min 的患者，急性尿酸性肾病禁用。在用药治疗初期饮水量不得少于 1500~2000mL/d，并同时服用碳酸氢钠片 3~6g/d。常用药物有苯溴马隆，早餐后服用，不良反应少见，有胃肠不适、腹泻、皮疹等。

（2）抑制尿酸生成药物 ①别嘌醇：抑制黄嘌呤氧化酶，减少尿酸生成，肾功能不全者减量使用。不良反应有胃肠道症状、皮疹、肝功能损害等。②非布司他：适用于痛风患者的长期治疗，不推荐用于无临床症状的高尿酸血症，轻、中度肾功能不全的患者无需调整剂量。常见不良反应有肝功能异常、恶心、关节痛、皮疹等。

（3）碱性药物 通过碱化尿液，减少尿酸盐结晶的形成，常用碳酸氢钠片口服，长期大量使用可导致代谢性碱中毒。

（4）新型降尿酸药 包括拉布立酶、普瑞凯希等，经尿酸氧化酶作用使尿酸分解后排泄。选择性尿酸重吸收抑制剂有 RDEA549 等。

3. 其他治疗 对于继发性高尿酸血症患者，应积极治疗原发病，慎用与高尿酸血症发病有关的药物。

（三）痛风的治疗

1. 非药物治疗 同高尿酸血症的非药物治疗，但已出现尿少或无尿的患者，应控制饮水量，暂时禁食富含嘌呤食物。急性关节炎期应卧床休息，减少运动量，抬高患肢，并进行关节局部的保护处理。

2. 药物治疗

（1）急性发作期的治疗 尽早（24h 以内）

使用非甾体消炎药、秋水仙碱和糖皮质激素可有效抗炎镇痛。急性发作期不宜进行降尿酸治疗，但已服用降尿酸药物者也不需停用。①非甾体消炎药：常用吲哚美辛，每次 50mg，每天 3~4 次，症状缓解后可减量，5~7 天后停用。也可使用双氯芬酸、布洛芬等。常见不良反应有消化道溃疡及出血，有症状患者可服用 PPI 药物加以预防。②秋水仙碱：首次剂量 1mg，随后 1.5~1.8mg/d 分次口服，直到症状缓解，24 小时总量不超过6~8mg。不良反应主要为严重的胃肠道反应，也可引起骨髓抑制、肝细胞损害、过敏等，肾功能不全者减量使用。③糖皮质激素：非甾体消炎药和秋水仙碱治疗无效或不耐受者，以及肾功能不全的患者，可考虑短期单用常规剂量的糖皮质激素，如泼尼松等。

（2）发作间歇期和慢性期的治疗　在急性发作缓解 2 周后，从小剂量开始应用降尿酸药，逐渐加量，根据血尿酸的目标水平调整至最小有效剂量并长期甚至终身维持。应将患者血尿酸水平稳定控制在 360μmol/L 以下。单一药物疗效不好、血尿酸升高明显、痛风石大量形成时可合用两类降尿酸药物。

3. **伴发疾病的治疗**　痛风患者常伴有代谢综合征的其他临床问题，包括高血压、高血糖、血脂异常等，应加以良好控制，防治代谢异常互相影响、互相促进，加速脏器损害。

4. **手术治疗**　根据个体病情需要，必要时可手术剔除痛风石，矫正残毁关节等。

（四）预防

原发性高尿酸血症及痛风的预防，以改善生活方式、改善饮食结构、保证每日饮水量及排尿量为主，保持标准体重，并对其他代谢指标如血脂、血糖及血压加以监测。继发性高尿酸血症及痛风以明确导致高尿酸血症及痛风的原发病或药物，明确诱发急性关节炎的诱因，加以积极治疗控制，避免服用影响尿酸代谢的药物。原发性痛风无肾脏疾病者大多预后良好，大约15%患者死于肾功能衰竭。

第七单元　结缔组织病

细目　类风湿关节炎

◎ 要点一　概述

类风湿关节炎（RA）是以对称性多关节炎为主要临床表现的异质性、系统性、自身免疫性疾病。本病是慢性、进行性、侵蚀性疾病，如未适当治疗，病情逐渐加重，可引起手等其他部位的残疾。本病呈全球性分布，是造成人类丧失劳动力和致残的主要原因之一。我国 RA 的患病率略低于 0.5%~1% 的世界平均水平，为 0.32%~0.36%。多发生于中年女性，男女之比为 1:3。

◎ 要点二　病因

RA 是遗传易感因素、环境因素及免疫系统失调等各种因素综合作用的结果，为一种抗原驱动、T 淋巴细胞介导及与遗传相关的自身免疫病。

1. **环境因素**　目前认为某些细菌、支原体和病毒感染通过某些途径影响 RA 的发病和病情进展。

2. **遗传易感性**　RA 的发病与遗传因素密切相关。家系调查发现 RA 先症者的一级亲属发生 RA 的概率为 11%。

3. **免疫功能紊乱**　免疫功能紊乱被认为是 RA 的主要发病机制。

◎ 要点三　临床表现

类风湿关节炎可发生于任何年龄，80%发生于 35~50 岁。多以缓慢、隐匿方式发病。RA 病情和病程有个体差异，从短暂、轻微的部分小关节炎到急剧进行性加重的多关节炎均可出现，多伴有晨僵。

（一）关节表现

1. **晨僵** 早晨起床后病变关节感觉僵硬，如胶黏着样的感觉，持续 1 小时以上，称为晨僵。晨僵出现在 95% 以上的 RA 患者。晨僵持续时间和关节炎症的程度呈正比，它常被作为观察本病活动指标之一。

2. **关节痛与压痛** 关节痛是最早出现的症状，最常出现的部位为腕关节、掌指关节、近端指间关节，其次是足趾、膝、踝、肘、肩等关节。多呈对称性、持续性，但时轻时重，疼痛的关节往往伴有压痛，受累关节的皮肤出现褐色色素沉着。

3. **关节肿胀** 凡受累的关节均可肿胀，常见的部位为腕关节、掌指关节、近端指间关节、膝关节等，亦多呈对称性。

4. **关节畸形** 见于较晚期患者，关节周围肌肉的萎缩、痉挛则使畸形更为加重。最为常见的晚期关节畸形是腕和肘关节强直、掌指关节的半脱位、手指向尺侧偏斜和呈"天鹅颈"样及"纽扣花样"表现。重症患者关节呈纤维性或骨性强直，失去关节功能，生活不能自理。

5. **特殊关节** 出现颈痛，活动受限；肩、髋关节最常见的症状是局部疼痛和活动受限，髋关节往往表现为臀部及下腰部疼痛；颞颌关节炎出现于 1/4 的 RA 患者，早期表现为讲话或咀嚼时疼痛加重，严重者有张口受限。

6. **关节功能障碍** 关节肿痛和结构破坏都可引起关节的活动障碍。

（二）关节外表现

1. **类风湿结节** 是较常见的关节外表现，可见于 20%～30% 的患者，多位于关节隆突部及受压部位的皮下，如前臂、跟腱等处。结节大小不一，质硬，无压痛，呈对称性分布。发现类风湿结节提示 RA 处于活动期。

2. **类风湿血管炎** 系统性血管炎少见，可查见指甲下或指端的小血管炎，其表现和滑膜炎的活动性无直接相关性。眼部可表现为巩膜炎，严重者可影响视力。类风湿因子阳性的患者可出现亚临床型血管炎。

3. **肺脏受累表现** 很常见，男性多于女性，可为首发症状。

（1）**肺间质病变** 为最常见的肺部病变，见于约 30% 的患者，患者逐渐出现气短等肺功能不全的症状，少数患者出现慢性纤维性肺泡炎，预后较差。肺功能和肺部高分辨率 CT 有助早期诊断。

（2）**结节样改变** 肺内出现单个或多个结节，属于肺内的类风湿结节。

（3）**Caplan 综合征** 尘肺患者合并 RA 时易出现大量肺结节，称之为 Caplan 综合征，也称类风湿性尘肺病。临床和胸部 X 线表现均类似肺内类风湿结节，数量多，体积较大，可突然出现并伴关节症状加重。

（4）**胸膜炎** 见于约 10% 的患者，多表现为单侧或双侧性的少量胸腔积液，胸水呈渗出性，糖含量很低。

4. **心脏受累表现** 急性和慢性的 RA 患者都可以出现心脏受累，其中心包炎最常见，多见于类风湿因子阳性、有类风湿结节的患者，但多数患者无相关临床表现。

5. **神经系统表现** 神经受压是 RA 患者出现神经系统表现的主要原因，受压的周围神经病变与相应关节的滑膜炎的严重程度相关。最常受累的神经有正中神经、尺神经以及桡神经，正中神经在腕关节处受压而出现腕管综合征。随着炎症的减轻，患者的神经病变逐渐减轻。脊髓受压表现为逐渐加重的双手感觉异常和肌力减弱，伴有腱反射亢进，病理反射阳性。

6. **血液系统表现** 贫血的程度与病情活动度相关，尤其是与关节的炎症程度相关。贫血属于正细胞正色素性贫血。如出现小细胞低色素性贫血，多因服用非甾体抗炎药而造成胃肠道长期少量出血所致；此外，与慢性疾病性贫血（ACD）有关，患者的炎症控制后，贫血也可以得以改善。病情活动期患者常有血小板增多，其增高的程度与滑膜炎活动的关节数呈正相关。

7. **干燥综合征** 约 30%～40%RA 患者在疾

病的各个时期均可伴有干燥综合征，随着病程的延长，干燥综合征的患病率逐渐增多。口干、眼干是此综合征的主要表现。

◎ 要点四　实验室检查及其他检查

1. **血液一般检查**　有轻度至中度贫血，多呈正红细胞正色素性贫血，活动期血小板可增高，白细胞总数及分类大多正常。

2. **炎性标记物**　可判断类风湿关节炎活动程度。活动期血沉增快，C 反应蛋白升高。

3. **自身抗体**　检测自身抗体有利于 RA 与其他炎性关节炎的鉴别。RA 新的抗体诊断特异性较类风湿因子明显提高，且可在疾病早期出现，包括抗环瓜氨酸肽（CCP）抗体、抗核周因子（APF）抗体、抗角蛋白抗体（AKA）以及抗 Sa 抗体等。

（1）**类风湿因子（RF）**　分为 IgM、IgG 和 IgA 型类风湿因子，常规主要检测 IgM 型类风湿因子，见于约 70% 的患者，其滴度一般与本病的活动性和严重性呈比例，但非 RA 的特异性抗体，因此，类风湿因子阳性者必须结合临床表现，方能诊断。

（2）**抗角蛋白抗体谱**　有抗核周因子（APF）抗体、抗角蛋白抗体（AKA）、抗聚角蛋白微丝蛋白抗体（AFA）和抗环瓜氨酸肽（CCP）抗体。抗 CCP 抗体对 RA 的诊断敏感性和特异性高，有助于 RA 的早期诊断，尤其是血清类风湿因子阴性、临床症状不典型的患者。

4. **关节影像学检查**

（1）**X 线摄片**　对疾病的诊断、关节病变分期均很重要。首选双手指及腕关节摄片检查，骨损害的 X 线表现分为四期：Ⅰ期：可见关节周围软组织肿胀或关节端骨质疏松。Ⅱ期：可见关节间隙狭窄。Ⅲ期：可见关节面出现虫蚀样破坏。Ⅳ期：可见关节脱位或半脱位或关节强直（纤维性强直或骨性强直）。

（2）**CT 和 MRI**　CT 有助于发现早期骨侵蚀和关节脱位等改变。MRI 有助于发现关节内透明软骨、滑膜、肌腱、韧带和脊髓病变。

5. **关节滑液检查**　滑液增多，微混浊，黏稠度降低，白细胞升高。

6. **关节镜及针刺活检**　关节镜对诊断及治疗均有价值，针刺活检操作简单、创伤小。

◎ 要点五　诊断与鉴别诊断

（一）诊断

按美国风湿病学会 1987 年修订的分类标准，共 7 项：①晨僵持续至少 1 小时（≥6 周）；②3 个或 3 个以上关节肿（≥6 周）；③腕关节或掌指关节或近端指间关节肿（≥6 周）；④对称性关节肿（≥6 周）；⑤类风湿皮下结节；⑥手和腕关节的 X 线片有关节端骨质疏松和关节间隙狭窄；⑦类风湿因子阳性（该滴度在正常的阳性率低于 5%）。上述 7 项中，符合 4 项即可诊断。

（二）鉴别诊断

1. **骨关节炎**　与 RA 的主要不同点：①发病年龄多在 50 岁以上；②主要累及膝、髋等负重关节和手指远端指间关节；③关节活动后疼痛加重，经休息后明显减轻；④血沉轻度增快，RF 阴性；⑤X 线检查显示关节边缘呈唇样骨质增生或骨疣形成。

2. **痛风性关节炎**　与 RA 的主要不同点：①患者多为成年男性；②关节炎的好发部位为第一跖趾关节；③伴有高尿酸血症；④关节附近或皮下可见痛风结节；⑤血清自身抗体阴性。

3. **强直性脊柱炎**　与 RA 的主要不同点：①青年男性多见，起病缓慢；②主要侵犯骶髂关节及脊柱，或伴有下肢大关节的非对称性肿胀和疼痛；③X 线片可见骶髂关节侵蚀、破坏或融合；④90%～95% 患者 HLA-B27 阳性而 RF 为阴性；⑤有家族发病倾向。

4. **系统性红斑狼疮**　与 RA 的主要不同点：①X 线检查无关节骨质改变；②患者多为女性；③常伴有面部红斑等皮肤损害；④多数有肾损害或多脏器损害；⑤血清抗核抗体和抗双链 DNA 抗体显著增高。

◎ 要点六　病情评估

RA 是一种异质性疾病，少数患者病程可表现为自限性，即一次发作后自行缓解，不再发作，但大部分患者呈间歇性发作，逐渐进展，少数为快速进展性的"恶性型"。早期诊断对于及时治疗、预防肢体功能残疾很重要。病情反复活动进行性加重的患者，可导致不同程度的关节损害，确诊的患者应对其受累关节功能进行评估，以指导治疗。

美国风湿病学会将关节功能障碍分为四级：Ⅰ级：能照常进行日常生活和各项工作；Ⅱ级：可进行一般的日常生活和某种职业工作，但参与其他项目活动受限；Ⅲ级：可进行一般的日常生活，但参与某种职业工作或其他项目活动受限；Ⅳ级：日常生活的自理和参与工作的能力均受限。

◎ 要点七 治疗与预防

治疗目的在于控制病情，改善关节功能和预后。强调早期治疗、联合用药和个体化原则。实现治疗目的的关键是早期诊断和早期治疗。治疗措施包括一般性治疗、药物治疗、外科手术治疗，其中以药物治疗最为重要。

（一）治疗措施

1. 一般治疗 休息、活动期关节制动、缓解期进行适当的关节功能锻炼、物理疗法等。急性期、发热以及内脏受累的患者应卧床休息。

2. 药物治疗 治疗RA的常用药物分为四大类，即非甾体抗炎药（NSAID）、改变病情抗风湿药（DMARD）、糖皮质激素和植物药制剂等。

（1）非甾体抗炎药 具镇痛消肿作用，有效改善关节炎症状，但不能控制病情进展，应与改变病情抗风湿药联合使用。常用的NSAID：①塞来昔布：每日200~400mg，分次口服，有磺胺过敏者史者禁用；②美洛昔康：每日7.5~15mg，分次口服；③双氯芬酸：每日75~150mg，分次口服。

（2）改变病情抗风湿药 较NSAID发挥作用慢，临床症状明显改善需1~6个月，有改善和延缓病情进展的作用。确诊的RA患者均应使用DMARD，根据患者的病情活动性、严重性和进展确定个体化治疗方案。一般首选甲氨蝶呤（MTX），并作为联合治疗的基本药物。

用药指证：①受累关节超过20个；②起病2年内出现关节骨破坏；③RF滴度持续很高；④有关节外症状。上述患者应尽早采用DMARD联合治疗方案。

常用药物：①MTX：抑制嘌呤合成，同时具抗炎作用。每周7.5~25mg，以口服为主。4~6周起效，疗程至少半年。不良反应有肝损害、胃肠道反应、骨髓抑制和口角糜烂等，停药后多能恢复。②柳氮磺吡啶：每日2~3g，分2次服用，对磺胺过敏者禁用。③生物制剂和免疫性治疗：生物制剂如TNF-α拮抗剂、IL-1拮抗剂、CD_{20}单克隆抗体、细胞毒T细胞活化抗原-4（CTLA-4）抗体等，有抗炎及防止骨破坏的作用，宜与MTX联合应用。④其他DMARD：有金制剂、青霉胺、硫唑嘌呤、环孢素等。

（3）糖皮质激素 具有良好的抗炎作用，在关节炎急性发作时可给予短效激素治疗，可使关节炎症状得到迅速而明显地缓解，改善关节功能。有系统症状如伴有心、肺、眼和神经系统等器官受累的重症患者，可予泼尼松每日30~40mg，症状控制后递减，以每日10mg或低于10mg维持。但不能根治本病，停药后症状多复发。

（4）植物药制剂 常有的植物药制剂包括雷公藤多苷、青藤碱、白芍总苷等。

3. 外科手术治疗 关节置换术适用于晚期有畸形并失去功能的关节；滑膜切除术可以使病情得到一定的缓解，但当滑膜再次增生时病情又趋复发，所以必须同时应用DMARD。

（二）预防

1. 预防发病 RA的发病与遗传易感因素、环境因素及免疫系统失调密切相关，为一种与遗传相关的自身免疫病，目前对其病因的认识包括环境因素中的某些细菌、支原体和病毒感染，以及遗传易感性。因此，RA的预防重点对象是家系调查发现RA先症者的一级亲属，其发生RA

的概率为11%。应注意生活方式，规律饮食起居，减少各种机会性感染，一旦出现感染症状，及时就诊治疗、抗炎治疗，必要时进行免疫辅助治疗。

2. 预防肢体功能残疾 RA是慢性进展的致残性疾病，肢体残疾主要发生在上肢，尤其是手部关节功能障碍，发生的危险性与RA的活动性有关。因此，确诊的RA患者应进行个体化规范治疗，严格执行联合治疗方案及减药原则，注重一般治疗，尽量减少急性关节炎的反复发作，已经出现关节畸形的患者，结合中西医康复治疗，维护关节基本功能。

第八单元 神经系统疾病

细目一 短暂性脑缺血发作

◎ 要点一 概述

短暂性脑缺血发作（TIA）是指局部脑动脉血供不足引起局部脑组织或视网膜缺血，出现短暂的神经功能缺失的一组疾病，临床症状一般持续不超过1小时，24小时内完全恢复，无本次事件的责任病灶的证据。TIA患者近1周内发生卒中的风险为4%~10%，90天内发生卒中的风险为10%~20%，患者不仅易发生脑梗死，也有心肌梗死的风险。

◎ 要点二 病因

主要为动脉粥样硬化，其他有动脉狭窄、器质性心脏病、血液成分异常等。由多种因素引起发病，包括脑血流动力学改变、微栓塞、脑血管痉挛、颈部动脉或椎动脉受压等。

◎ 要点三 临床表现

TIA好发于中老年人，男性多于女性，患者多有原发性高血压、动脉粥样硬化症、2型糖尿病、血脂异常等病史，多在体位改变、活动过度等情况下发病，症状出现突然，表现为局部脑功能或视网膜功能障碍，持续时间短暂，24小时内完全恢复，不留任何脑功能及视网膜功能缺失后遗症。

1. 颈内动脉系统TIA 较少见，但易引起完全性脑卒中。常见症状有一过性单眼失明或视觉障碍，发作性偏身瘫痪或单肢瘫痪，发作性偏身感觉障碍或单肢感觉障碍，发作性偏盲或视野缺损。如为主侧大脑半球受累则可出现一过性失语。

2. 椎-基底动脉系统TIA 多见，且易反复发作，持续时间较短。常见症状有发作性眩晕，常伴有恶心、呕吐，多数患者出现眼球震颤。可出现单眼或双眼皮质盲或视野缺损，或复视、共济失调、吞咽困难、构音障碍和交叉性瘫痪等。少数患者可有猝倒发作（双下肢突感无力而倒地，但意识清楚，常可立即站立，称为跌倒发作）、短暂性全面遗忘等。

◎ 要点四 实验室检查及其他检查

1. 颅脑CT或MRI 绝大多数患者无与症状相关的病灶，个别患者发病早期显示有一过性缺血病灶。多数患者经CTA或DSA检查可发现动脉粥样硬化、血管狭窄等。

2. 血液生化检测 部分患者有血脂、血糖、血尿酸等代谢指标异常。

3. 颈动脉及椎-基底动脉B超 部分患者可发现颈动脉或椎-基底动脉形成粥样硬化斑块，并可导致血管管腔一定程度的狭窄。

4. 血液一般检查 部分由于血液成分异常诱发的TIA患者，可有红细胞比容异常升高、血小板异常升高等异常改变。

◎ 要点五 诊断与鉴别诊断

（一）诊断

因绝大多数患者就诊时发作已缓解，因此诊断主要依据病史，中老年患者突然出现一过性局限性神经功能缺失的症状和体征，持续时间短暂，24 小时内症状和体征消失，急诊 CT 或 MRI 检查未发现与症状相关的病灶，即可诊断 TIA。进一步全面检查，寻找可能的病因、潜在病理状态和卒中的危险因素。

（二）鉴别诊断

主要应与癫痫部分性发作、梅尼埃病等相鉴别。

1. 癫痫部分性发作　表现为发作性肢体抽搐或感觉异常，持续时间仅数秒至数分钟，脑电图多有典型改变，有助于鉴别诊断。

2. 梅尼埃病　表现为发作性眩晕、呕吐，但持续时间较长，多超过 24 小时，且常发生于年轻人，常有耳鸣和听力减退。

◎ 要点六　病情评估

TIA 患者发病后 1 周内，发生卒中的风险为 4%～10%，90 天内发生卒中的风险为 10%～ 20%，患者不仅有发生脑梗死的风险，也有心肌梗死甚至发生猝死的风险，发病 2～7 天是发生卒中的高风险期，因此，对确诊的 TIA 患者，应进行伴发病的详细问诊，明确有无动脉粥样硬化症、冠心病、糖尿病、血脂异常、血液病等基础疾病，并进行相关实验室及其他检查，如发现并存血脂异常、高血压、血糖升高、颈动脉粥样硬化斑块等，提示患者具有进一步发生卒中等器质性心脑血管缺血性疾病的高风险，应进行正规甚至强化治疗，消除危险因素，避免进展为卒中。

TIA 短期进展为卒中的风险评估目前应用 $ABCD^2$ 风险评分系统。$ABCD^2$ 风险评分超过 3 分的患者，或 $ABCD^2$ 风险评分在 0～2 分但 48 小时内无条件完成 TIA 相关检查患者，或 $ABCD^2$ 风险评分在 0～2 分发现有症状相关的缺血病灶者的患者，均属于高风险患者，应住院治疗。

TIA 患者 $ABCD^2$ 风险评分评分系统

评估要素	临床特点	评分
年龄（岁）	>60	1
血压（mmHg）	SBP>140 或 DBP>90	1
临床表现	单侧肢体无力	2
	语言障碍但无肢体无力	1
症状持续时间（min）	>60	2
	10～59	1
糖尿病史	有	1

◎ 要点七　治疗与预防

（一）治疗

最重要的治疗目标是避免发生卒中或新的 TIA，治疗卒中危险因素。

1. 一般治疗　积极有效控制高血压、糖尿病、血脂异常、器质性心脏病，低脂饮食，戒烟戒酒，适量进行规律的有氧运动等。

2. 抗血小板聚集治疗　用于非心源性栓子为病因的患者，口服肠溶阿司匹林可预防卒中和降低死亡率，一般 75～100mg/d 口服，或口服氯吡格雷 75mg/d。

3. 抗凝治疗　心源性栓子如非瓣膜病性房颤、新近发生的心肌梗死、颅外供脑动脉内血栓等患者，在 CT 排除颅内出血或大面积脑梗死、患者无出血性倾向、肝肾功能正常时，应用抗凝药物治疗，常用低分子量肝素皮下注射，随后改为华法林口服。

4. 外科治疗　对于既往 6 个月内有 TIA 发作的患者，经颈动脉检查证实存在同侧动脉狭窄超过 70%，评估围手术期并发症和死亡风险低于 6% 的患者，可行颈动脉内膜切除术，或颈动脉血管成形术及支架置入术。

（二）预防

TIA 作为病情较轻的急性脑血管病，发作时也属临床急症，具有进展为卒中的风险，其病因目前认为有动脉粥样硬化、动脉狭窄、器质性心脏病、血液成分异常等，因此，预防应以心脑血管疾病的一级预防措施为主，包括调节饮食，戒烟限酒，进行规律的有氧运动，有效控制血压、血糖及血脂，使其达到个体化目标值。对于反复发作的 TIA 患者，通过抗血小板聚集、抗凝治疗等，预防近期及远期卒中的发生。

细目二　脑梗死

◎ 要点一　概述

脑梗死，又称为缺血性脑卒中，是各种原因导致脑动脉供血严重障碍甚至中断，相应脑组织发生缺血、缺氧性坏死，从而出现相应神经功能缺失的一组急性脑血管病。脑梗死占急性脑血管病的 70%～80%，是最常见的急性脑血管病。

（一）脑梗死的临床分型

目前采用牛津社区卒中研究（OCSP）分型法。

1. 完全性前循环梗死（TACI）　大脑高级神经活动障碍，同向偏盲，对侧较严重的三个部位（面部、上肢、下肢）运动和感觉障碍。

2. 部分性前循环梗死（PACI）　偏瘫、偏盲、偏身感觉障碍及高级神经活动障碍，较 TACI 局限。

3. 后循环梗死（POCI）　表现为椎-基底动脉综合征，同侧脑神经麻痹，对侧感觉运动障碍，小脑功能障碍。

4. 腔隙性脑梗死（LACI）　表现为各种腔隙综合征，如纯运动性轻瘫、纯感觉性卒中、共济失调性轻偏瘫等。梗死灶直径小于 1.5～2.0cm。

（二）脑梗死的病因学分型

目前采用 TOAST 分型法。

1. 大动脉粥样硬化型　颅内或颅外大动脉狭窄超过 50%，血管病变为粥样硬化，脑组织梗死灶直径超过 1.5cm，临床表现有皮质损害体征，至少有一个以上的动脉硬化卒中的危险因素如高龄、高血压、血脂异常等，排除心源性脑栓塞。

2. 心源性脑栓塞型　临床表现与大动脉粥样硬化型相似，至少存在一种心源性卒中高度或中度危险因素。

3. 小动脉闭塞型　无明显临床表现或表现为各种腔隙综合征，无大脑皮层受累的表现，梗死灶直径小于 1.5cm。

4. 其他病因型　除以上三种病因明确的类型外，其他少见的病因如凝血功能障碍性疾病、血液成分异常、血管炎、血管畸形、结缔组织病、大动脉夹层等导致的脑梗死。

5. 不明原因型　两种或多种病因，辅助检查阴性，未查明病因者。

（三）病理生理分型

可分为脑血栓形成、脑栓塞及血流动力学机制导致的脑梗死。

◎ 要点二　病因

（一）脑血栓形成

脑血栓形成是指脑动脉的主干或大血管由于动脉粥样硬化病变导致管腔狭窄或闭塞，并形成血栓，导致脑组织血流中断，出现缺血、缺氧性坏死。最常见的病因是脑动脉粥样硬化，其他有动脉炎、药源性病因（安非他明等）、血液系统疾病（红细胞增多症、血小板增多症等）、遗传性高凝状态、抗磷脂抗体综合征、动脉夹层等。

（二）脑栓塞

脑栓塞是指来自身体各部位的栓子随血流进入脑动脉引起脑动脉阻塞，导致脑组织缺血、坏死。最常见的病因是心源性脑栓塞，以心脏瓣膜病二尖瓣狭窄伴房颤所形成的附壁血栓脱落及瓣膜病并发感染性心内膜炎的赘生物脱落多见。此外骨折、手术时的脂肪、寄生虫卵、癌细胞、肾病综合征高凝状态均可引起栓塞。

◎ 要点三　临床表现

（一）脑血栓形成

1. 一般表现　常在安静或睡眠中发病，起病较缓，症状在数小时或1~2天内进展达高峰。多数患者无头痛、呕吐、昏迷等全脑症状，少数起病即有昏迷、抽搐，类似脑出血，多为脑干梗死。

2. 常见脑动脉闭塞的表现

（1）颈内动脉闭塞综合征　可有视力减退或失明、一过性黑蒙、Horner综合征；病变对侧偏瘫、皮质感觉障碍；优势半球受累可出现失语、失读、失写和失认。

（2）大脑中动脉　出现典型的"三偏征"，即病变对侧偏瘫、偏身感觉障碍和同向偏盲，伴有眼向病灶侧凝视，优势半球病变伴失语。

（3）大脑前动脉　病变对侧中枢性面、舌瘫；下肢重于上肢的偏瘫；对侧足、小腿运动和感觉障碍；排尿障碍；可有强握、吸吮反射、精神障碍。

（4）大脑后动脉　对侧同向偏盲及丘脑综合征。优势半球受累，有失读、失写、失用及失认。

（5）椎-基底动脉　突发眩晕、呕吐、共济失调，并迅速出现昏迷、面瘫、四肢瘫痪、去脑强直、眼球固定、瞳孔缩小、高热。可因呼吸、循环衰竭而死亡。小脑梗死常有眩晕、恶心、呕吐、眼球震颤和共济失调。

（6）小脑后下动脉或椎动脉

1）延髓背外侧综合征：突发头晕、呕吐、眼震；同侧面部痛、温觉丧失，吞咽困难，共济失调，Horner征；对侧躯干痛、温觉丧失。

2）中脑腹侧综合征：病侧动眼神经麻痹，对侧偏瘫。

3）脑桥腹外侧综合征：病侧外展神经和面神经麻痹，对侧偏瘫。

4）闭锁综合征：意识清楚，四肢瘫痪，不能说话和吞咽。

（7）特殊类型脑梗死

1）大面积脑梗死：颈内动脉主干或大脑中动脉主干完全性卒中所致，表现为病灶对侧完全性偏瘫、偏身感觉障碍及眼向病灶对侧的凝视麻痹，常伴有脑水肿和颅内压增高的表现，甚至因发生脑疝而死亡。

2）分水岭脑梗死：是指相邻血管供血区交界处或分水岭区局部缺血导致的脑梗死，也称边缘带脑梗死，常见病因为血流动力学障碍。典型病例发生于颈内动脉严重狭窄伴有血压显著降低时，呈卒中样发病，但症状较轻，病因纠正后病情很快得到控制。

（二）脑栓塞

1. 一般表现　可发生于任何年龄，以青壮年多见。多在活动中发病，无明显前驱症状，病情可在数秒钟达高峰，且局灶性神经功能缺失症状与栓塞动脉的供血区的功能对应，具明显的定位症状和体征，呈完全性卒中。多数患者能获得栓子来源的基本原发病病史，如心脏瓣膜病、心房颤动、长骨骨折、感染性心内膜炎等。

2. 神经功能缺失表现　同脑血栓形成。与脑血栓形成比较，具有复发和出血的倾向。

（三）临床分型

1. 完全性卒中　发病后神经功能缺失症状较重、较完全，常有完全性瘫痪及昏迷，于数小时内（短于6小时）达到高峰。

2. 进展性卒中　发病后神经功能缺失症状在48小时内逐渐进展或呈阶梯式加重。

3. 可逆性缺血性神经功能缺失　发病后神经缺失症状较轻，持续24小时以上，但可于3周内恢复，不留后遗症。

◎ 要点四　实验室检查及其他检查

1. 颅脑CT　急性脑梗死通常在起病24~48小时后可见低密度病变区，并能发现周围水肿区，以及有无合并出血和脑疝。在3~5天内可见缺血性脑水肿高峰期，2~3周后完全消退。

2. 颅脑磁共振（MRI）　可早期发现大面积脑梗死，特别是脑干和小脑的病灶，以及腔隙性梗死。

3. 脑脊液　应在CT或MRI检查后才考虑是否进行腰椎穿刺。有颅内压增高的患者应慎行脑脊液检查。

4. 经颅多普勒（TCD）检查　对评估颅内

外血管狭窄、闭塞、痉挛等及侧支循环建立情况有意义，并用于溶栓治疗的监测。

5. 其他 数字减影血管造影（DSA）、磁共振成像血管造影（MRA）对脑血管畸形、脑动脉瘤、脑血管狭窄和判断闭塞的部位有诊断意义。心电图、超声心动图、胸部 X 线等检查有助于查明栓子来源。

◎ **要点五 诊断与鉴别诊断**

（一）诊断要点

1. 脑血栓形成 ①中年以上，有动脉硬化、高血压、糖尿病等病史，常有短暂性脑缺血发作病史。②静息状态下或睡眠中发病，迅速出现局限性神经功能缺失症状，并持续 24 小时以上。神经系统症状和体征可用某一血管综合征解释。③意识常清楚或轻度障碍，多无脑膜刺激征。④脑部 CT、MRI 检查可显示梗死部位和范围，并可排除脑出血、肿瘤和炎症性疾病。

2. 脑栓塞 ①有冠心病心肌梗死、心脏瓣膜病、心房颤动等病史。②体力活动中骤然起病，迅速出现局限性神经功能缺失症状，症状在数秒钟到数分钟达到高峰，并持续 24 小时以上。神经系统症状和体征可用某一血管综合征解释。③意识常清楚或轻度障碍，多无脑膜刺激征。④脑部 CT、MRI 检查可显示梗死部位和范围，并可排除脑出血、肿瘤和炎症性疾病。

（二）鉴别诊断

1. 颅内占位病变 病程长，有进行性颅内高压和局限性神经体征，造影可有脑血管移位，CT、MRI 可发现占位病灶。

2. 中枢性面瘫与周围性面瘫 脑卒中引起的面瘫为中枢性面瘫，表现病灶对侧眼裂以下面瘫，皱眉和闭眼动作正常，常伴舌瘫和偏瘫；周围性面瘫表现为同侧表情肌瘫痪，额纹减少或消失，眼睑闭合不全，无偏瘫。

3. 与其他急性脑血管病鉴别 见脑出血节。

◎ **要点六 病情评估**

目前最常用的是美国国立卫生院神经功能缺失评分系统（NIHSS），见下表。

美国国立卫生院神经功能缺失评分系统（NIHSS）

项目	评分标准		得分
1a. 意识水平	0	清醒，反应灵敏	
	1	嗜睡，轻微刺激能唤醒，可回答问题，执行指令	
	2	昏睡或反应迟钝，需反复刺激、强烈或疼痛刺激才有非刻板的反应	
	3	昏迷，仅有反射性活动或自发性反应或完全无反应、软瘫、无反射	
1b. 意识水平提问：月份、年龄。可书面回答	0	两项均正确	
	1	一项正确	
	2	两项均不正确	
1c. 意识水平指令：睁闭眼；非瘫痪侧握拳松开	0	两项均正确	
	1	一项正确	
	2	两项均不正确	
2. 凝视：测试水平眼球运动	0	正常	
	1	部分凝视麻痹（单眼或双眼凝视异常，但无强迫凝视或完全凝视麻痹）	
	2	被动凝视或完全凝视麻痹（不能被头眼反射克服）	
3. 视野：若能看到侧面的手指，记录正常，若单眼盲或眼球摘除，检查另一只眼	0	无视野缺损	
	1	部分偏盲	
	2	完全偏盲	
	3	双侧偏盲（包括皮质盲）	

续表

项目	评分标准	得分
4. 面瘫	0 正常 1 轻微（微笑时鼻唇沟变平、不对称） 2 部分（下面部完全或几乎完全瘫痪） 3 完全（单或双侧瘫痪，上下面部缺乏运动）	
5、6. 上下肢运动	上肢：5a 左上肢；5b 右上肢 0 无下落，置肢体于 90°坚持 10 秒　　2 试图抵抗重力，但不能维持坐位 90°或仰位 45° 1 能抬起但不能坚持 10 秒，下落时　　3 不能抵抗重力，肢体快速下落 　不撞击床或其他支持物　　　　　　4 无运动 　　　　　　　　　　　　　　　　　9 截肢或关节融合 下肢：6a 左下肢；6b 右下肢 0 无下落，于要求位置坚持 5 秒　　　3 立即下落到床上，不能抵抗重力 1 5 秒末下落，不撞击床　　　　　　4 无运动 2 5 秒内下落到床上，可部分抵抗重力　9 截肢或关节融合	
7. 肢体共济失调：目的是发现一侧小脑病变	0 无共济失调　　　　　　　　　　　9 截肢或关节融合 1 一侧肢体有　　　　　　　　　　　右上肢 1＝有，2＝无 2 两侧肢体有，共济失调在　　　　　9 截肢或关节融合，解释 　右上肢 1＝有，2＝无　　　　　　　左下肢 1＝有，2＝无 9 截肢或关节融合　　　　　　　　　9 截肢或关节融合 　左上肢 1＝有，2＝无　　　　　　　右下肢 1＝有，2＝无	
8. 感觉：检查对针刺的感觉和表情，或意识障碍及失语者对有害刺激的躲避	0 正常 1 轻、中度感觉障碍（患者感觉针刺不尖锐或迟钝，或针刺感缺失但有触觉） 2 重度-完全感觉缺失（面、上肢、下肢无触觉）	
9. 语言：命名、阅读测试	0 正常 1 轻、中度失语：流利程度和理解能力部分下降，但表达无明显受限 2 严重失语，通过患者破碎的语言表达，听者须推理、询问、猜测，交流困难 3 不能说话或者完全失语，无言语或听力理解能力	
10. 构音障碍：读或重复表上的单词	0 正常 1 轻、中度，至少有些发音不清，虽有困难但能被理解 2 言语不清，不能被理解，但无失语或与失语不成比例，或失音 9 气管插管或其他物理障碍	
11. 忽视：视空间忽视或疾病失认也可认为是异常的证据	0 正常 1 视、触、听、空间觉或个人的忽视，或对一种感觉的双侧同时刺激忽视 2 严重偏侧忽视或一种以上的偏侧忽视，不认识自己的手，只能对一侧空间定位	
总分		

NIHSS 评分用于评估卒中患者神经功能缺损程度，基线评估可以评估卒中严重程度，治疗后可以定期评估治疗效果。基线评估超过 16 分的患者具有死亡风险，而低于 6 分的患者很有可能恢复良好；每增加 1 分，预后良好的可能性降低 17%。评分范围为 0～42 分，分数越高，神经受损越严重。分级判断：①0～1 分：正常或近乎正常；②1～4 分：轻度卒中或小卒中；③5～15 分：中度卒中；④15～20 分：中、重度卒中；⑤21～42 分：重度卒中。

◎ 要点七　治疗与预防

（一）治疗

1. 治疗原则

（1）尽早治疗　力争早诊断，确诊后尽早应用最佳方案开始治疗，以挽救缺血半暗区脑组织，减轻致残程度。

（2）个体化治疗　依据患者年龄、卒中类型、病情严重程度、基础原发病及重要脏器功能状况制定最佳治疗方案。

（3）综合性治疗　采取有轻重缓急的针对性治疗，同时进行支持治疗、对症治疗及早康复治疗。

2. 急性期治疗

（1）一般治疗　①保持呼吸道通畅。②控制血压：发病 24 小时内只有当收缩压超过 200mmHg 或舒张压超过 110mmHg 时，才需要降压治疗，目的是保证缺血区脑组织供血。在卒中早期（24 小时~7 天）存在持续性高血压者，应将血压控制在收缩压不高于 185mmHg，或舒张压不高于 110mmHg，病情较轻时可以控制在 160/90mmHg。③控制血糖：患者可出现应激性高血糖，应常规急查血糖，血糖超过 10mmol/L，应用胰岛素，将血糖控制在 7.8 ~ 10.0mmol/L。开始使用胰岛素后每 1~2 小时测一次血糖。④控制脑水肿：大面积脑梗死可选用 20% 甘露醇、呋塞米或白蛋白缓解脑水肿、降颅压。⑤预防感染。⑥防治消化道出血：老年及重症患者应预防应激性溃疡，可应用质子泵抑制剂。⑦维持水、电解质平衡。⑧预防深静脉血栓形成：鼓励患者尽早开始活动，抬高下肢，无出血风险的患者可应用低剂量抗凝药物，首选低分子肝素。

（2）溶栓治疗　目前尚不作为常规治疗方法，根据具体情况采用静脉或动脉溶栓。常用的溶栓药物有重组组织型纤溶酶原激活剂（rt-PA）和尿激酶（UK）。

（3）抗血小板聚集治疗　未接受溶栓治疗的患者应在 48 小时内尽早服用阿司匹林 150 ~ 325mg/d，2 周后按二级预防措施用药。也可应用氯吡格雷等药物。

（4）抗凝治疗　脑栓塞者，如无出血倾向，可考虑抗凝治疗。常用低分子肝素每天 1~2 次皮下注射。

（5）神经保护治疗　可减少细胞损伤，加强溶栓效果，改善脑代谢。常用胞磷胆碱、尼莫地平等。

（6）降纤治疗　脑梗死早期可选用降纤治疗，尤其适用于合并高纤维蛋白原血症患者。常用巴曲酶，应用中注意出血倾向。

（7）介入治疗　目前主要用于溶栓不成功的患者，尚缺乏远期疗效证据。

3. 恢复期治疗

（1）康复治疗　早期进行功能锻炼，可降低残疾率，促进肢体功能恢复，一般采用中西医结合的综合康复治疗措施。

（2）控制卒中危险因素　缺血性卒中具有复发倾向，应积极控制急性脑血管病的易患因素，预防复发。

（3）抗血小板聚集治疗　用于非心源性卒中患者，常用肠溶阿司匹林或氯吡格雷口服。

（二）预防

脑卒中是最常见的急性脑血管病，具有发病率高、致残率高、死亡率高的流行病学特点，应积极按照规范的慢性病三级预防措施，进行个体化预防。

1. 一级预防　
为针对首次脑血管病发病的预防。对有卒中风险但尚无卒中病史的人群，通过改善生活方式，控制各种易患因素，达到阻止或延缓卒中发生的预防目的。预防措施包括：①积极控制血压使血压达标，一般人群血压不超过 140/90mmHg，低于 60 岁、合并糖尿病或肾功能不全者不超过 130/80mmHg。②戒烟。③纠正血脂异常：将 LDL-C 控制在 2.59mmol/L 以下或较基线值下降 30% ~ 40%，合并有糖尿病、高血压者应控制在 2.07mmol/L 以下。④控制糖尿病：控制糖尿病各项指标达到中国 2 型糖尿病控制目标的综合目标水平。⑤心房颤动：进行抗凝治疗，使 INR 维持在理想范围。⑥其他：包括合理膳食、限酒、适当锻炼、随访颈动脉超声及血同型半胱氨酸水平等。

2. 二级预防 是针对再次卒中的预防，包括对短暂性脑缺血发作的治疗。预防措施：①控制可调控的易患因素：将 LDL－C 控制在 1.81mmol/L 以下，有症状的颈动脉狭窄超过 50%者行颈动脉内膜剥脱术，规范治疗短暂性脑缺血发作等。②抗血小板聚集治疗：非心源性栓塞患者使用肠溶阿司匹林或氯吡格雷常规剂量治疗。③抗凝治疗：已确诊的心源性栓塞或有慢性房颤的患者，应用华法林治疗，使 INR 维持在达标范围。

3. 三级预防 针对卒中急性期患者，预防严重并发症及脑水肿、脑疝等致死性因素伤害。主要预防措施：①通过高危人群的健康教育，使患者掌握就诊时机的把握。②尽早对可疑患者做出诊断，制定并实施个体化的最佳治疗方案。③及时处理各种并发症。④重视脑保护措施及早期康复的应用，降低残疾率与死亡率。

细目三 脑出血

◎ **要点一 概述**

脑出血（ICH）是指由于脑内血管破裂导致的非外伤性脑实质内的出血。发病率为每年 60/10 万~80/10 万，占急性脑血管病的 20%~30%，死亡率明显高于缺血性卒中，目前急性期死亡率为 30%~40%。

◎ **要点二 病因**

脑出血最主要病因是高血压性动脉硬化，其他有血液病的低凝倾向、动脉瘤、脑血管畸形、脑动脉炎、脑肿瘤、抗凝或溶栓治疗等。

◎ **要点三 临床表现**

1. 一般表现 脑出血以 50 岁以上的高血压患者多见，男性发病多于女性，通常在情绪激动和过度用力时急性起病。发病时血压明显升

高，突然出现剧烈头痛、头晕、呕吐，意识障碍和神经缺失症状常在数分钟至数小时内达高峰。

2. 出血部位的定位表现

（1）**壳核出血（内囊外侧型）** 可出现典型的"三偏"征，即对侧偏瘫、对侧偏身感觉障碍和对侧同向偏盲。部分病例双眼向病灶侧凝视，称为同向偏视。出血量大可有意识障碍，病灶位于优势半球可有失语。

（2）**丘脑出血（内囊内侧型）** 出现"三偏"征，以感觉障碍明显。上、下肢瘫痪程度基本均等；眼球上视障碍，可凝视鼻尖，瞳孔缩小，对光反射消失。

（3）**桥脑出血** 一侧脑桥少量出血，表现为交叉性瘫痪，两眼向病灶侧凝视麻痹。但多数累及两侧脑桥，出血破入第四脑室，迅速出现深度昏迷、双侧瞳孔针尖样缩小、四肢瘫痪和中枢性高热的特征性体征，并出现中枢性呼吸障碍和去脑强直，多于数天内死亡。

（4）**小脑出血** 常有眩晕，频繁呕吐，后枕剧痛，步履不稳，构音障碍，共济失调，眼球震颤，而无瘫痪。重症者因血肿压迫脑干或破入第四脑室，迅速出现昏迷、中枢性呼吸困难，常因急性枕骨大孔疝死亡。

（5）**脑叶出血** 出现头痛、呕吐、脑膜刺激征及出血脑叶的定位症状。额叶可有对侧单肢瘫或偏身轻瘫、精神异常、摸索、强握；左颞叶可有感觉性失语、幻视、幻听；顶叶可有对侧单肢瘫或偏身感觉障碍、失用、空间构像障碍；枕叶表现为视野缺损。

（6）**脑桥出血** 大量出血累及双侧被盖部及基底部，患者迅速出现昏迷、针尖样瞳孔、呕吐咖啡渣样胃内容物，随后出现中枢性高热、中枢性呼吸衰竭、四肢瘫痪及去大脑强直发作。

◎ **要点四 实验室检查及其他检查**

1. 颅脑 CT 颅脑 CT 可显示血肿的部位和形态以及是否破入脑室。血肿灶为高密度影，边

界清楚，血肿被吸收后显示为低密度影。对进展型脑出血病例进行动态观察，可显示血肿大小变化、血肿周围的低密度水肿带、脑组织移位和梗阻性脑积水，对脑出血的治疗有指导意义。

2. MRI 可明确出血部位、范围、脑水肿和脑室情况。除高磁场强度条件下，急性期脑出血不如 CT 敏感。但对脑干出血、脑血管畸形、脑肿瘤比 CT 敏感。

3. **脑血管造影** 脑血管造影（DSA 或 MRA）可以除外动脉瘤、血管畸形。

4. **脑脊液检查** 不做常规检查，以免诱发脑疝，如需排除颅内感染或蛛网膜下腔出血时，应谨慎操作。脑出血表现为脑脊液压力增高，呈均匀血性。

5. **其他** 血液一般检查、凝血功能检查、血液生化检查、心电图等。

◎ 要点五　诊断与鉴别诊断

（一）诊断要点

1. 50 岁以上，有长期高血压病史，尤其有血压控制不良的病史，在活动或情绪激动时突然发病。

2. 突然出现剧烈头痛、呕吐，快速出现意识障碍和偏瘫、失语等局灶性神经缺失症状，病程发展迅速。

3. 颅脑 CT 检查可见脑内高密度区。

（二）鉴别诊断

脑出血应与其他脑血管病相鉴别，见下表。昏迷患者缺乏脑局灶症状时应注意与糖尿病急性并发症、低血糖症、急性药物中毒等引起的昏迷鉴别。鉴别主要依据原发病病史、实验室检查及头颅 CT 检查结果。

常见脑卒中的鉴别诊断

鉴别要点	动脉血栓性脑梗死	脑栓塞	脑出血	蛛网膜下腔出血
发病年龄	60 岁以上多见	青壮年多见	50~60 岁多见	不定
常见病因	动脉粥样硬化	心脏病、房颤	高血压及动脉粥样硬化	动脉瘤、血管畸形
起病状态	多于安静时、血压下降时	不定	活动、情绪激动、血压升高时	活动、激动时
起病速度	较缓（小时、天）	最急（秒、分）	急（分、小时）	急（分）
意识障碍	较少	少，短暂	常有，进行性加重	少，轻，谵妄
头痛、呕吐	少有	少有	常有	剧烈
偏瘫等	有	有	多有	多无
脑膜刺激征	无	无	偶有	明显
头颅 CT	脑内低密度灶	脑内低密度灶	脑内高密度灶	蛛网膜下腔高密度影
脑脊液	多正常	多正常	血性，压力高	均匀血性
DSA	可见阻塞的血管	可见阻塞的血管	可见破裂的血管	可见动静脉畸形或动脉瘤

◎ 要点六　病情评估

1. **出血部位评估** 不同出血部位，患者的预后不同，一般壳核出血、脑叶出血、小脑出血患者，出血量不大时，预后较好。根据患者神经功能缺失体征特点，结合颅脑影像学检查，判断出血部位。脑干出血、丘脑出血，尤其是出血量较大破入侧脑室时，患者颅内压升高迅速，易诱发脑疝而预后不良。

2. **Glasgow 昏迷量表（GCS）评估意识障碍程度** 绝大多数脑出血患者出现昏迷，出血量越多颅内高压越严重，昏迷越严重，提示病情越严重。以睁眼反射、语言反应、运动反应三部分判断得分相加评估病情，分值越高，提示意识状态越好，分数越低，则意识障碍越重。Glasgow 昏迷评分法最高分为 15 分，表示意识清楚；12~14 分为轻度意识障碍；9~11 分为中度意识障碍；

8分以下为昏迷。选评判时以最好反应计分。注意运动评分左侧右侧可能不同，用较高的分数进行评分。

Glasgow 昏迷量表

睁眼反应	语言反应	运动反应
自动睁眼4分	正确答对5分	可按指令动作6分
呼唤睁眼3分	回答错误4分	能确定疼痛部位5分
刺痛睁眼2分	语无伦次3分	对疼痛刺激有肢体退缩反应4分
无反应1分	只有发音2分	疼痛刺激时肢体过屈3分
	无反应1分	疼痛刺激时肢体过伸2分
		疼痛刺激时无反应1分

3. 根据脑出血评分表评估病情 综合 Glasgow 昏迷量表评分结果、血肿大小、血肿是否破入脑室、患者年龄等综合判断病情，估计死亡风险。

脑出血评分表

项目	评分
GCS 评分	
3~4分	2
5~12分	1
13~15分	0
血肿	
≥30mL	1
<30mL	0
血肿破入脑室	
是	1
否	0
血肿源于幕下	
是	1
否	0
患者年龄	
≥80岁	1
<80岁	0
总计	0~6分

脑出血评分表得分与30天病死率

脑出血评分表得分	30天病死率
0	0%
1	13%
2	26%

续表

脑出血评分表得分	30天病死率
3	72%
4	97%
5	100%

◎ 要点七　治疗与预防

（一）治疗

1. 内科治疗

（1）一般治疗　保持安静，避免不必要的搬动；保持气道通畅，吸氧；建立静脉通道，维持水、电解质平衡。纠正高血糖和高热。昏迷患者禁食2~3天后应酌情鼻饲营养支持。加强护理，防止感染和褥疮等。

（2）减轻脑水肿，降低颅内压　①适当控制液体入量，抬高床头20°~30°，并控制躁动与疼痛。②必要时气管插管，高流量给氧，降低动脉血二氧化碳分压至30~35mmHg。③依病情选择高渗脱水剂或白蛋白。一般不常规使用糖皮质激素。

（3）调整血压　如血压显著升高，血压超过200/110mmHg时，在降颅压同时可慎重平稳降血压治疗，一般应用静脉给药降压。血压过低者应升压治疗，以保护脑灌注压。

（4）亚低温治疗　具有脑保护作用。

（5）止血治疗　高血压性脑出血不常规使用止血药，如有凝血功能障碍，可根据出血机制应用6-氨基己酸、鱼精蛋白、维生素K等。

（6）并发症的处理　控制抽搐首选苯妥英钠或地西泮静脉注射，可重复使用，同时用长效抗癫痫药物。及时处理上消化道出血，注意预防肺部、泌尿道及皮肤感染等。

2. 外科治疗　脑出血后出现颅内高压和脑水肿并有明显占位效应者，外科清除血肿、制止出血是降低颅高压、挽救生命的重要手段。手术指征：①基底核区中等量以上出血（壳核出血30mL及以上，丘脑出血15mL及以上）；②小脑出血10mL及以上或血肿直径3cm及以上，或合并明显脑积水；③重症脑室出血；④合并脑血管畸形、动脉瘤等血管病变者。

3. 康复治疗　患者一旦生命体征平稳，病情稳定不再进展，即可尽早开始康复治疗，进行分阶段综合性康复治疗。

（二）预防

脑出血最主要病因是高血压性动脉硬化，其他有机体出血倾向、脑动脉瘤、脑血管畸形、抗凝或溶栓治疗不当等。

1. 一级、二级预防基本同脑卒中的预防措施。

2. 关键预防措施是良好地控制血压使血压持续达标，延缓脑动脉粥样硬化及微动脉夹层动脉瘤的形成。

3. 避免一些引起血压显著波动的因素，如用力抬举重物、情绪波动、大量饮酒等。

4. 合理应用抗凝、溶栓、活血化瘀治疗，避免医源性因素引起脑出血。

第九单元　常见急危重症

细目一　休　克

◎ 要点一　概述

休克是机体遭受强烈的致病因素侵袭后，有效循环血量显著下降，不能维持机体脏器与组织的正常灌注，继而发生全身微循环功能障碍的一种危急重症。其主要病理学特征是重要脏器组织微循环灌流不足、代谢紊乱和全身各系统的功能障碍。休克是临床各科常见的急危重症。

◎ 要点二　病因与分类

目前多主张按休克的发生原因和病理生理改变进行分类（见下表）。各型休克可单独存在，也可合并存在（复合性休克）。

休克的病因及分类

原因	分类	常见原发病
低血容量	失血性休克	消化道大出血、异位妊娠破裂、产后大出血、动脉瘤及血管畸形破裂等
	失液性休克	严重烧伤、急性腹膜炎、肠梗阻、严重呕吐及腹泻等
	创伤性休克	严重骨折、挤压伤、大手术等
心泵功能障碍	心源性休克	急性心肌梗死、肺栓塞、急性重症心肌炎、严重二尖瓣狭窄伴心动过速、严重心律失常等
	心脏压塞性休克	大量心包积液、心包内出血、张力性气胸等
血管功能失常	感染性休克	脓毒症、重症肺炎、中毒性菌痢、化脓性胆管炎、创面感染、流行性脑脊髓膜炎、流行性出血热等
	过敏性休克	药物、食物、异种蛋白等过敏
	神经源性休克	创伤、剧痛、脊髓损伤、麻醉、神经节阻滞剂、大量放胸腹水等
	细胞性休克	氰化物、杀虫剂、生物素中毒及缺氧、低血糖等

◎ 要点三　临床表现

（一）各期休克的临床表现

1. 休克早期（微血管痉挛期）　由于血液重分配，此期心脑灌流可正常，患者神志一般清楚。该期为休克的可逆期，应尽早消除休克的病因，及时补充血容量，恢复循环血量，可以有效防止向休克期发展。常见临床表现：①面色苍白，四肢冰凉，出冷汗，口唇或四肢末梢轻度发绀；②神志清，伴有轻度兴奋，烦躁不安；③血压大多正常，脉搏细速，脉压可有明显减小，也可骤降（见于大失血），所以血压下降并不是判断早期休克的指标；④呼吸深而快；⑤尿量减少。

2. 休克期（微血管扩张期）　进入失代偿期，但症状与病情尚具有可逆性。常见表现：①全身皮肤苍白与青紫交织、发凉，口渴明显；②表情淡漠，反应迟钝；③体温正常或降低；④脉搏细弱，浅静脉萎陷，收缩压进行性下降至 $60 \sim 80mmHg$，心音低钝；⑤可出现呼吸衰竭；⑥出现少尿甚至无尿。

3. 休克晚期（微循环衰竭期）　进入不可逆的失代偿期，是休克的晚期，积极救治部分患者可存活，但多伴有多系统器官功能障碍，主要表现：①全身静脉塌陷，皮肤发绀，四肢厥冷，汗冷黏稠；②意识不清甚至昏迷；③体温不升；④脉搏细弱，血压极低甚至测不到，心音呈单音（胎心律）；⑤呼吸衰竭，严重低氧血症，酸中毒；⑥无尿，出现急性肾衰竭；⑦全身出血倾向：上消化道、泌尿道、肺、肾上腺等出血；⑧多器官功能衰竭：急性心力衰竭、呼吸衰竭、肾衰竭、肝衰竭、脑功能障碍等。

◎ 要点四　诊断

1. 诊断要点　①有诱发休克的诱因；②意识障碍；③脉搏细速，超过 100 次/分，或不能触及；④四肢湿冷，胸骨部位皮肤指压征，皮肤呈花斑样，黏膜苍白或发绀，尿量小于 30mL/h；⑤收缩压低于 80mmHg；⑥脉压差低于 20mmHg；⑦高血压患者收缩压较基础血压下降 30% 以上。符合第①条及②、③、④条中的两项，和⑤、⑥、⑦条中的一项，即可诊断。

2. 分期诊断　临床上按照休克的发展经过及病情轻重，分为三期。

休克分期及指标变化

指标	休克早期	休克期	休克晚期
神志	清楚、烦躁	淡漠	不清、昏迷
口渴	有	较重	严重
肤色	苍白	苍白、发绀	青紫、花斑样
肢温	正常或湿冷	发凉	冰冷
血压	正常、脉压小	收缩压低、脉压更小	血压更低或测不出
脉搏	增快、有力	更快	细速或摸不清
呼吸	深快	浅快	表浅、不规则
压甲	1 秒恢复	迟缓	更迟缓或不能恢复
颈静脉	充盈	塌陷	空虚
尿量	正常	少尿	少尿或无尿

◎ 要点五　病情评估

（一）临床监测内容

休克依据病理生理变化分为休克早期、休克期、休克晚期，处于每一期的患者其临床表现不同，及时识别及评估，进行针对性治疗，意义重大。

1. 临床表现

（1）精神状态　反映脑组织灌注情况。患者神志淡漠或烦躁、头晕、眼花，或从卧位改为坐位时出现晕厥，常表示循环血量不足。

（2）肢体温度、色泽　反映体表灌流情况。四肢皮肤苍白、湿冷，轻压指甲或口唇时颜色变苍白，而松压后恢复红润缓慢，表示末梢循环不良。

（3）脉搏　休克时脉搏细速出现在血压下降之前。休克指数是临床常用观察休克进程的指标，是脉率与收缩压之比。休克指数小于 0.5 表示无休克，1.0~1.5 表示存在休克，超过 2 表示休克严重。

2. 血流动力学改变

（1）血压　是休克诊断及治疗中最重要的观察指标之一。休克早期，血压接近正常，随后血压下降。收缩压低于 80mmHg，脉压低于 20mmHg，是休克存在的依据。血压回升，脉压增大，表示休克转好。

（2）中心静脉压　中心静脉压受血容量、静脉血管张力、右心排血功能、胸腔和心包内压力及静脉回心血量等因素的影响，正常值 5~12cmH$_2$O。在低血压的情况下，中心静脉压低于 5cmH$_2$O 时，表示血容量不足。

（3）肺动脉楔压　有助于了解肺静脉、左心房和左心室舒张末期的压力，反映肺循环阻力情况。正常值 6~15mmHg。肺水肿时超过 30mmHg。肺动脉楔压升高，即使中心静脉压虽无增高，也应避免输液过多，以防引起肺水肿。

3. 心电图　心电图改变显示心脏的即时状态。在心脏功能正常的情况下，血容量不足及缺氧均会导致心动过速。

4. 肾功能　动态监测尿量、尿比重、血肌酐、血尿素氮、血电解质等。尿量是反映肾灌注情况的指标，同时也反映其他器官灌注情况，是临床补液及应用利尿、脱水药物是否有效的重要指标。休克时应留置导尿管，动态观察每小时尿量，抗休克时尿量应超过 20mL/h。尿量稳定在 30mL/h 以上时，表示休克已纠正。

5. 呼吸功能　包括呼吸的频率、幅度、节律、动脉血气指标等。

6. 生化指标　休克时应监测血电解质、血

糖、丙酮酸、乳酸、血清转氨酶、氨等血液生化指标。此外，还应监测 DIC 的相关指标。

7. 微循环灌注　①体表温度与肛温：正常时二者之间相差约 0.5℃，休克时增至 1~3℃，二者相差值愈大，预后愈差；②红细胞比容：末梢血比中心静脉血的红细胞比容大 3% 以上，提示有周围血管收缩，应动态观察其变化幅度；③甲皱微循环：休克时甲皱微循环的变化为小动脉痉挛、毛细血管缺血，甲皱苍白或色暗红。

（二）休克程度分级

1. 轻度休克　有效循环血容量减少 10%~20%。患者神志尚清，烦躁不安，面色苍白，出汗多而稀薄，四肢寒凉，脉速有力，尿量减少，心率超过 100 次/分，收缩压多在 80mmHg 或以上，脉压低于 30mmHg。

2. 中度休克　有效循环血容量减少 20%~30%。患者神志恍惚，反应迟钝，面色苍白，口干，出汗多而黏稠，脉速无力，四肢凉，尿量减少，心率超过 120 次/分，收缩压 60~80mmHg，脉压低于 20 mmHg。

3. 重度休克　有效循环血容量减少 30%~40%。患者神志不清甚至昏迷，面色苍白伴有发绀呈大理石花纹样改变，脉速弱不易触及，四肢厥冷发绀，无尿，心率超过 120 次/分，心音低钝，收缩压在 40~60mmHg 甚至更低。

4. 极重度休克　有效循环血容量减少超过40%。患者进入昏迷状态，呼吸浅而不规则，全身皮肤黏膜发绀，四肢厥冷，脉搏极弱不易触及，心音低钝呈单音律，收缩压低于 40mmHg，尿闭，可见广泛皮肤黏膜出血，伴有重要脏器功能衰竭的表现。

（三）休克指数的应用

常用来粗略判断休克是否存在以及休克的轻重程度。

休克指数 = 脉率（次/分）/收缩压（mmHg）。

正常为 0.5。≥1.0 提示发生休克，1.0~1.5提示为轻度休克，1.5~2.0 提示为中度休克，≥

2.0 提示为重度休克。

◎ 要点六　治疗与预防

（一）治疗

1. 病因防治　积极防治引起休克的原发病，去除休克的原始动因如有效止血、控制感染、镇痛、抗过敏等。

2. 紧急处理

（1）体位　除心源性休克患者外，取平卧体位，或头胸与下肢均抬高 20~30°。

（2）护理　保暖，镇静，少搬动。

（3）吸氧　2~4L/min 或更高浓度。

（4）建立静脉通道　一般应建立 2 条以上静脉通路。

（5）重症监护　除生命体征外，主要监测心肺功能、血流动力学和心电图，或按照危重症严重程度评估系统要求设定监测项目。

3. 抗休克治疗

（1）补充血容量　除心源性休克外，补充血容量是提高心输出量和改善组织灌流的根本措施。输液强调及时和尽早。

补多少：正确估计补液总量，量需而入。动态观察静脉充盈程度、尿量、血压和脉搏等，可作为监护输液量的参考指标。有条件时应动态监测中心静脉压（CVP）和肺动脉楔压（PAWP）。判断补液量充分的指标：①收缩压正常或接近正常，脉压超过 30mmHg；②CVP 升高，超过 12cmH$_2$O；③尿量 30mL/h 或以上；④临床症状好转，如神志恢复，皮肤、黏膜红润温暖等。

补什么：血容量扩充剂分胶体液与晶体液两种。晶体液常用平衡盐液、0.9%氯化钠溶液；胶体液包括全血、血浆、白蛋白、代血浆、右旋糖酐等。

怎么补：先晶体后胶体，晶体液与胶体液之比为 3:1。开始用晶体液 1000~2000mL，然后补充胶体液，胶体液输入量一般不超过 1500~2000mL。中度和重度休克应输部分全血。

（2）纠正电解质与酸碱平衡失调　代谢性酸中毒多因低灌注造成缺氧导致乳酸堆积、排出减

少所致，往往在扩容和氧疗后纠正。严重酸中毒常用 5%碳酸氢钠、11.2%乳酸钠等纠正。

（3）应用血管活性药　患者经紧急抢救和扩容治疗后，如周围循环仍未能改善，血压不稳定，可考虑应用血管活性药物。一般在外周血管扩张（高排低阻型休克）时可酌情选用血管收缩剂，而在外周血管痉挛（低排高阻型休克）时宜用血管扩张剂，对于不明休克类型者，常在补足血容量后试用血管扩张剂或二者联用。休克早期小动脉痉挛，后期则小静脉痉挛，上述两类药物交替或联合使用，以提高血压并维持、改善微循环，增强心肌收缩力和心排量，改善器官灌流。

拟肾上腺素类：①多巴胺：小剂量时选择性扩张肾、肠系膜、冠状动脉和脑部血管，保障重要脏器供血；大剂量时可使周围血管收缩而升压。②多巴酚丁胺：增加心肌收缩力及心排血量，常用于心源性休克。③异丙肾上腺素：增强心肌收缩力，加快心率，适用于脉搏细弱、少尿、四肢冷患者或心率减慢的暂时治疗。④肾上腺素：用于过敏性休克，禁用于心源性休克。⑤去甲肾上腺素：用于极度低血压或感染性休克。⑥间羟胺：作用较弱而持久，目前较常用于升压治疗。

肾上腺素能 α 受体阻滞剂：①酚妥拉明：显著扩张小静脉，可增强心肌收缩，常用于心血管急症。②酚苄明：常用于出血性、创伤性和感染性休克。

莨菪类（抗胆碱类）：包括阿托品、东莨菪碱和654-2（山莨菪碱）等，主要用于感染性休克。

其他常用药：①硝普钠：用于急性心梗合并心源性休克。②氯丙嗪：用于感染性、创伤休克。③血管紧张素胺：升压作用强而短暂。④糖皮质激素：用于感染性休克、过敏性休克和急性心梗合并心源性休克者。

（4）维护脏器功能　主要提高脏器灌注量，改善细胞代谢。①增强心肌收缩：常用毛花苷C、多巴酚丁胺。②维护呼吸功能：加强通气与

给氧措施，必要时建立人工气道机械呼吸，尽早施行呼气末正压通气（PEEP），防治急性呼吸窘迫综合征。③维护肾功能：持续少尿时，快速静脉注射20%甘露醇或呋塞米，使尿量超过100mL/h。若仍无尿，则提示急性肾功能不全，予透析治疗或相应处理。④防治脑水肿：常用20%甘露醇快速静滴，降低颅内压，解除脑血管痉挛。⑤DIC的治疗：在抗休克综合治疗的基础上尽早给予肝素或活血化瘀中药制剂。

4. 其他治疗措施

（1）纳洛酮 可提高左心室收缩压及升高血压，从而提高休克的存活率。

（2）环氧化酶抑制剂 吲哚美辛、阿司匹林、布洛芬可抑制环氧化酶，降低血液黏度，缓解血管痉挛，阻断休克的病理环节。

（3）其他 自由基清除剂（钙拮抗剂、超氧化物歧化酶、过氧化氢酶、谷胱甘肽、谷氨酰胺、甘露醇、辅酶Q_{10}、维生素C、维生素E等）、新鲜冷冻血浆、新鲜血浆冷沉淀物、血栓素合成抑制剂等药物，也可用于休克。

（二）预防

1. 从病因预防 休克是各种强烈的致病因素导致的以有效循环血容量显著减少为主要病理改变的临床急危重症，其病因复杂，涉及临床各科。休克的预防以病因预防为主，另外，尽早诊断，及时有效地治疗，是改善患者预后，降低死亡率的重要路径。

（1）积极预防与治疗各类各部位急性感染。严重感染导致的脓毒症以及脓毒性休克是休克常见的病因。

（2）对于创伤患者，强调现场急救技术的应用，尤其是有效地进行现场止血，杜绝因止血不力失血过多导致低血容量性休克。

（3）血液系统疾病、消化性溃疡、尿毒症、肺结核、支气管扩张症、出血性传染病、严重肝脏疾病等均可引发机体的出血倾向及局部出血性并发症，疾病诊疗过程中应加以防治，及时纠正严重贫血、低血小板血症及凝血因子缺乏，并

积极治疗原发病，防治出血性并发症。

（4）具有过敏体质的患者，应注意避免接触可疑的致敏物质包括药物。

（5）防治急性心肌梗死、急性重症心肌炎及严重心律失常等，预防心源性休克。

2. 从病理分期预防 休克的病因一旦形成，即进入一个逐渐进展的病理生理过程。休克早期机体处于代偿期，及时识别、有效处理，可以阻止休克的病理进程，阻止患者进入休克失代偿期，从而改善患者的预后。

细目二　急性上消化道出血

◎ **要点一　概述**

上消化道出血是指屈氏韧带以上的消化道，包括食管、胃、十二指肠、上段空肠，以及上消化道的附属器官肝、胰、胆囊的病变引起的出血，是消化系统最常见的急危症。上消化道大出血是指在短时期内的失血量超过1000mL或循环血容量的20%。

◎ **要点二　病因**

临床上最常见的病因是消化性溃疡，其次是食管胃底静脉曲张破裂、急性胃黏膜病变及胃癌等。

1. 消化系统疾病

（1）食管疾病 如食管静脉曲张破裂、食管炎、食管贲门黏膜撕裂、食管癌、食管异物以及放射性损伤和强酸、强碱等化学性损伤。

（2）胃疾病 如胃溃疡、急性胃黏膜病变、胃黏膜脱垂、胃癌、胃血管病变（血管瘤、动静脉畸形）及胃憩室等。

（3）十二指肠疾病 如十二指肠溃疡、十二指肠炎、憩室、肿瘤等。

（4）肝胆疾病 如胆管或胆囊结石、胆道蛔虫病、胆囊或胆管癌、肝癌、肝脓肿或肝动脉瘤破入胆道等。

（5）胰腺疾病 如急性出血坏死性胰腺炎、胰腺肿瘤等。

2. 全身性疾病

（1）血管性疾病　如过敏性紫癜、遗传性出血性毛细血管扩张等。

（2）血液病　如血友病、血小板减少性紫癜、白血病、弥散性血管内凝血等。

（3）急性感染　如流行性出血热、重症肝炎、钩端螺旋体病及脓毒症等。

（4）应激性溃疡　各种严重疾病（如重度烧伤、脑血管意外、肺心病、呼吸衰竭等）可引起应激状态，产生应激性溃疡。

（5）结缔组织病　如结节性多动脉炎或其他血管炎、系统性红斑狼疮、白塞病等。

（6）尿毒症。

◎ 要点三　临床表现

临床表现取决于病变性质、部位、失血量、失血速度、患者的年龄和一般状况等。

1. 呕血和黑便　呕血和黑便为上消化道出血的基本表现及特征性表现。一般情况下，幽门以上大量出血表现为呕血，幽门以下出血表现为黑便。但如果幽门以下出血量大，速度快，血液反流入胃，可兼有呕血；反之，如果幽门以上出血量小或出血速度慢，血液随肠蠕动全部进入肠内，则亦仅见黑便。有呕血者往往伴有黑便，有黑便者不一定出现呕血。

2. 失血性周围循环衰竭　急性大量出血，因循环血容量迅速减少，静脉回心血量相应不足，导致周围循环衰竭。表现为头昏、心悸、出汗、乏力、黑蒙、口渴、心率加快、血压降低等，严重时发生失血性休克。

3. 发热　一般在 24 小时内出现发热，体温多在 38.5℃ 以下，持续 3～5 天后可降至正常，此发热的性质属于吸收热。

4. 贫血　上消化道大量出血后均有急性失血后贫血。出血早期，红细胞计数、血红蛋白浓度及红细胞比容一般无明显变化。出血 3～4 小时以后出现红细胞、血红蛋白数值降低。大量出血 2～5 小时后，白细胞计数可升高。

5. 氮质血症　上消化道大出血后，数小时内由于大量血液分解产物被肠道吸收，引起血尿素氮浓度增高，称肠源性氮质血症。大多在出血后数小时血尿素氮开始上升，24～48 小时可达高峰，3～4 天后降至正常。

◎ 要点四　诊断

（一）上消化道出血的诊断

根据呕血、黑便和失血导致的全身表现，呕吐物或大便隐血试验呈强阳性，血红蛋白浓度、红细胞计数及血细胞比容下降，可做出上消化道出血的诊断，但应排除来自呼吸道的出血（咯血），来自口、鼻、咽喉部的出血，进食含铁食物引起的黑便等。

（二）上消化道大出血的诊断

根据呕血、黑便伴有明确的失血性周围循环衰竭的临床表现，以及快速出现的失血性贫血、肠源性氮质血症等，可做出上消化道大出血的诊断。

（三）病因诊断

病因诊断除根据病史、症状与体征外，还应进行必要的检查，以确定其病因及部位。

1. 胃镜　是目前诊断上消化道出血病因的首选检查方法，可以判断出血部位、病因及出血量，还可获得活组织检查和细胞学检查标本，提高诊断的准确度。必要时应在发病 24 小时内进行。

2. 选择性腹腔动脉造影　是发现血管畸形、血管瘤等血管病变致消化道出血的唯一方法，一般不作为首选，主要用于消化道急性出血而内镜检查无阳性发现者。本检查须在活动性出血时进行。

3. X 线钡餐检查　主要用于患者有胃镜检查禁忌，或不愿进行胃镜检查者，对经胃镜检查出血原因不明，而病变在十二指肠降段以下小肠段者，则有特殊诊断价值。主张在出血停止 2 周以上和病情基本稳定数天后进行。

◎ 要点五　病情评估

1. 估计出血量　①成人每天消化道出血量

达5~10mL，粪便隐血试验阳性；②每天出血量超过50mL，出现黑便；③胃内积血量达250~300mL，可引起呕血；④一次性出血量超过400mL，可引起全身症状，如烦躁、心悸、头晕、出汗等；⑤数小时内出血量超过1000mL（循环血容量20%），可出现周围循环衰竭表现；⑥数小时内出血量超过1500mL（循环血容量30%），发生失代偿性休克。

根据收缩压可估计失血量，血压降至90~100mmHg时，失血量约为总血量的20%；血压降至60~80mmHg时，失血量约为总血量的30%；血压降至40~50mmHg时，失血量超过总血量的40%。

提示严重大出血的征象是：收缩压低于80mmHg，或较基础血压降低超过30%；心率超过120次/分，血红蛋白低于70g/L。

2. 判断是否继续出血 临床上出现下列情况应考虑继续出血：①反复呕血，或黑便次数增多，甚至呕血转为鲜红色，黑便转为暗红色，伴肠鸣音亢进。②虽经补液、输血，周围循环衰竭的表现未见明显改善，或暂时好转后又恶化。③血红蛋白浓度、红细胞计数与红细胞比容继续下降，网织红细胞计数持续升高。④在体液与尿量足够的情况下，血尿素氮持续或再次增高。

3. 预后判断 80%~85%的急性上消化道大量出血患者除支持疗法外，无需特殊治疗出血可在短期内自然停止，仅有15%~20%患者持续出血或反复出血，由于出血并发症而导致死亡。提示患者预后不良的主要因素：①高龄（超过60岁）；②有严重伴发病如心、肺、肝、肾等脏器功能不全及脑卒中等；③本次出血量大或短期内反复出血；④特殊病因和部位的出血如食管胃底静脉曲张破裂出血；⑤消化性溃疡伴有内镜下活动性出血，或近期出血征象如暴露血管或溃疡面上有血痂。

◎ 要点六 治疗与预防

（一）治疗

1. 一般治疗 患者应卧床休息，防止窒息。吸氧，大量出血时应禁食，烦躁不安者可给予适量镇静剂。加强护理，严密监测心率、血压、呼吸、尿量及神志变化，观察呕血及黑便情况，定期复查血红蛋白浓度、红细胞计数、红细胞比容及血尿素氮。大出血患者应进行心电监护。

2. 补充血容量 尽快建立静脉输液通道，立即配血。可先输用葡萄糖氯化钠注射液，开始输液宜快。改善急性失血性周围循环衰竭的关键是输足量全血，紧急输血指征是：①患者改变体位时出现晕厥、血压下降和心率加快；②收缩压低于90mmHg（或较基础压下降超过25%）；③血红蛋白低于70g/L，或红细胞比容低于25%。对于肝硬化食管胃底静脉曲张破裂出血者，应输入新鲜血，且输血量适中，以免门静脉压力增高导致再出血，或诱发肝性脑病。

3. 止血治疗

（1）食管胃静脉曲张破裂大出血 ①药物止血：常用垂体后叶素静脉注射，止血后逐渐减量维持12~14小时；生长抑素用于治疗食管胃底静脉曲张出血。为防止食管曲张静脉出血停止后再次出血，需加用预防食管曲张静脉出血的药物如硝苯地平、硝酸甘油等。②气囊压迫止血：压迫胃底食管曲张静脉而止血，止血效果肯定，适用于药物治疗失败或无手术指征者，但患者痛苦大，并发症较多。③内镜治疗：硬化栓塞疗法是控制食管静脉曲张破裂出血的重要方法，但要严格掌握适应证及禁忌证。食管静脉曲张套扎术是治疗食管静脉曲张破裂出血的重要手段。④经皮经颈静脉肝穿刺肝内门体分流术：为在B超或CT引导下的介入治疗技术。⑤手术治疗：在大出血期间采用各种非手术治疗不能止血者，可考虑进行外科手术治疗。

（2）非静脉曲张破裂大出血 最常见于消化性溃疡。①提高胃内pH值：静脉使用抑制胃酸分泌的药物如西咪替丁、雷尼替丁或质子泵抑制剂奥美拉唑等。②局部止血措施：如冰盐水洗胃；胃内注入去甲肾上腺素溶液，但老年患者不宜使用。③内镜下止血：在出血部位附近注射高渗盐水、无水乙醇、1：10000肾上腺素溶液或凝血酶溶液等，也可选择在内镜下用激光、高频电灼、热探头或微波等热凝固方法进行止血。④手术治疗：经积极内科治疗仍有活动性出血者，应掌握时机进行手术治疗，指征是：年龄超过 50 岁并伴动脉硬化，经治疗 24 小时后出血不止；严重出血经内科积极治疗后仍不止血；近期曾有多次反复出血；合并幽门梗阻、胃穿孔或疑有癌变者。

（二）预防

1. 针对病因的预防　急性上消化道出血的常见病因以消化性溃疡、急性胃黏膜病变、食管胃底静脉曲张破裂、胃癌为常见，另外有导致全身出血倾向的疾病等，急性上消化道出血是这些疾病的常见并发症，因此，积极治疗原发病，是预防并发上消化道出血的关键环节。

2. 预防药源性出血　近年来随着心脑血管疾病发病率的增加，抗血小板聚集、抗凝、活血化瘀治疗应用广泛，治疗不当、个体差异及不恰当联合用药，是导致上消化道出血的原因之一，应强调合理用药，并注意不同专业间用药的沟通，向患者讲明用药注意事项。

细目三　急性中毒

◎ 要点一　概述

（一）病因

一定量的毒物短时间内进入机体，产生相应的毒性损害，起病急，病情重，甚至危及生命，称为急性中毒。急性中毒的病因有：

1. 职业性中毒　有毒物质的生产、包装、运输、使用过程中，因防护不当或发生意外，毒物经消化道、呼吸道、皮肤黏膜等进入机体而发病，可以导致急性或慢性中毒。

2. 生活性中毒　由于生活中误食、意外接触、自杀、谋杀、用药过量等，毒物进入机体而发生中毒，多数情况下造成急性中毒。

（二）中毒机制

不同性质的毒物具有不同的中毒机制，部分毒物多机制、多途径导致急性中毒。

1. 局部刺激腐蚀作用　如强酸、强碱中毒，导致毒物接触部位损伤。

2. 缺氧　通过阻碍氧的吸收、转运、利用，导致机体严重缺氧，如一氧化碳、硫化氢、氰化物等。

3. 抑制体内酶的活性　毒物本身或其代谢产物抑制体内某些酶的活性，导致中毒，如有机磷杀虫药抑制胆碱酯酶、氰化物抑制细胞色素氧化酶、重金属抑制含巯基的酶类等。

4. 干扰细胞功能　某些毒物可导致细胞的重要结构发生异常，甚至导致细胞死亡。如四氯化碳、棉酚等可导致脏器细胞线粒体损害。

5. 与受体竞争　如阿托品可阻断毒蕈碱受体。

6. 麻醉作用　亲脂性毒物可透过血脑屏障并与脑组织及其细胞膜上的脂质结合，从而损害脑功能。

（三）诊断原则

1. 采集病史　向现场目击者了解起病经过，获取有关中毒的信息。对生活性中毒，应详细询问患者的精神状态、家庭成员的服药情况、家中留存的可疑毒物；对职业性中毒，应详细询问职业、工种，生产中接触的毒物种类与数量，采取的防护措施，有无意外情况发生等。

2. 体格检查　可发现特异性中毒体征。首先明确患者生命体征情况，判定是否立即实施救治，随后仔细检查患者呕吐物、呼出气气味，皮肤黏膜颜色、出汗情况、有无皮诊，观察瞳孔大小，并进行系统的体格检查，发现有诊断价值的中毒体征。

3. 辅助检查　留取可疑毒物及呕吐物、血液、尿液等含毒物，快速送检，可获取确切的诊断依据。

4. 诊断性治疗　结合患者对特异性解毒剂试验性治疗的反应，协助诊断。

（四）处理原则

1. 一般处理

（1）边实施救治，边采集病史，留取含毒物或采血送检。

（2）给患者取恰当的体位，保持呼吸道通畅，及时清除口咽、鼻腔内分泌物，给氧。

（3）及时向患者家属交待病情及可能发生的病情变化。

2. 清除未吸收的毒物　根据中毒途径选择。

（1）口服中毒　①催吐：用于神志清醒患者。最简单的方法为用压舌板等刺激咽后壁或舌根催吐，也可服用土根糖浆。意识障碍者禁止催吐。②洗胃：应尽早、反复、彻底洗胃，洗胃方法有口服法、胃管法。目前主张应用吸附剂如活性炭治疗。③导泻：于洗胃后进行。常用导泻剂有硫酸钠、硫酸镁、甘露醇等。④灌肠：用于中毒时间较长（超过6小时）的患者。常用微温肥皂水高位连续灌肠。

（2）皮肤、黏膜吸收中毒　多为各种农药制造、使用过程中发生的中毒。立即应用清水或能溶解毒物的溶剂彻底洗涤接触毒物部位。

（3）吸入中毒　立即将患者移离中毒现场，吸氧。严重患者应用呼吸兴奋剂或进行人工呼吸。

（4）注射中毒　中毒早期应用止血带或布条扎紧注射部位近心端，或于注射部位放射状注射0.1%肾上腺素，减缓毒物吸收。

3. 促进吸收的毒物排出

（1）利尿　促进毒物由肾脏排泄。快速输液并应用呋塞米静脉注射，或应用20%甘露醇静脉滴注。合并有肺水肿患者慎用或禁用。

（2）吸氧　用于有毒气体中毒。

（3）改变尿液酸碱度　应用碳酸氢钠碱化尿液，用于巴比妥类、异烟肼等中毒；应用维生素等酸化尿液，用于苯丙胺等中毒。

（4）其他　血液透析、血浆置换等。

4. 应用特效解毒剂　特效解毒剂指对某种毒物有特异性解毒作用的药物。明确诊断后应尽早使用，根据病情选择应用剂量与给药途径。

5. 对症治疗　针对中毒后出现的症状、体征及并发症，给予相应的急救处理。快速纠正危

及生命的毒性效应如呼吸心跳骤停、心肺功能衰竭、休克、肺水肿、脑水肿、严重心律失常、弥漫性血管内凝血、急性肾衰竭等。

◎ **要点二　急性有机磷杀虫药中毒**

（一）病因与中毒机制

1. 病因　有机磷杀虫药品种繁多，为农业生产过程中最常用的杀虫剂。有机磷杀虫药按其对于大鼠急性经口进入体内的半数致死量（LD_{50}），分为剧毒类（甲拌磷、内吸磷、对硫磷等）、高毒类（甲胺磷、氧化乐果、敌敌畏等）、中毒类（乐果、敌百虫等）及低毒类（马拉硫磷、氯硫磷等）。有机磷杀虫药易挥发，具有一种刺激性蒜味。

（1）职业性中毒　可因有机磷杀虫药的生产、运输、使用过程中防护不当，发生中毒，多经呼吸道吸入或经皮肤黏膜吸收中毒。

（2）生活性中毒　多见于有机磷杀虫药误服、服毒等，也可因用其杀灭蚊虫时使用不当经呼吸道、皮肤中毒。

2. 中毒机制　有机磷杀虫药进入机体后，迅速分布于全身，其中肝脏含量最高，主要在肝脏代谢。有机磷杀虫药进入人体后，以其磷酸根与胆碱酯酶的活性部分紧密结合，形成稳定的磷酰化胆碱酯酶，使胆碱酯酶失去水解乙酰胆碱的能力，从而导致体内胆碱能神经末梢释放的乙酰胆碱蓄积过多，作用于胆碱能受体，使其先过度兴奋，而后抑制，最终衰竭，从而产生一系列中毒症状，严重时可因昏迷、呼吸衰竭而死亡。

体内胆碱能神经主要包括副交感神经末梢及交感神经节。副交感神经末梢兴奋主要表现为腺体分泌增加，平滑肌痉挛，心脏抑制，瞳孔扩约肌收缩。交感神经节兴奋，其节后交感神经末梢释放儿茶酚胺增加，出现肌纤维颤动、血压升高、心律失常等。

（二）临床表现

接触有机磷杀虫药后至发病，有一定的潜伏期，经口服中毒一般于10min～2h出现症状；经皮肤黏膜吸收中毒，多数在接触后2h以上出现

症状。

1. 毒蕈碱样表现 为出现最早的表现。

（1）腺体分泌增加 表现为流泪、流涎、大汗，呼吸道分泌物增多，严重时导致发绀、呼吸困难、肺水肿。

（2）平滑肌痉挛 表现为恶心、呕吐、腹痛、腹泻、大小便失禁等。

（3）心脏抑制 表现为心动过缓。

（4）瞳孔扩约肌收缩 表现为瞳孔缩小，呈针尖样。

2. 烟碱样表现 见于中、重度中毒。面部、四肢甚至全身肌肉颤动，严重时出现肌肉强直性痉挛、抽搐，表现为牙关紧闭、颈项强直，伴有脉搏加速、血压升高、心律失常等，随后出现肌力减退、瘫痪，严重时因呼吸肌麻痹而出现周围性呼吸衰竭，部分患者出现意识障碍。

3. 中枢神经系统表现 常见头痛、头晕、行走不稳、共济失调等，病情严重者可出现烦躁、抽搐，甚至发生脑水肿，进入昏迷状态。

4. 其他

（1）局部皮损 经皮肤黏膜吸收中毒，接触毒物部位可出现过敏性皮炎，并可发生水泡与剥脱性皮炎。

（2）迟发性脑病 少数重度急性有机磷杀虫药中毒患者，在发病后2~3天出现指端麻木、疼痛，逐渐加重，出现肢体乏力，甚至四肢瘫痪、肌肉萎缩等，称为迟发性脑病，多见于甲胺磷中毒。

（3）中间综合征 少数患者于急性中毒发生24h后，中毒症状缓解之后，出现肌肉无力，表现为抬头困难、眼球活动受限、上睑下垂、声音嘶哑、吞咽困难，严重时出现呼吸肌麻痹、呼吸困难而发生死亡，称为中间综合征。

（三）诊断

1. 诊断要点

（1）病史 有机磷杀虫药接触史，多在接触后0.5~12h内出现中毒症状，多不超过24h。

（2）临床特点 呼出气、呕吐物有刺激性蒜臭味，以出现毒蕈碱样症状、烟碱样症状及中枢神经系统症状为临床特点。

（3）辅助检查 测定全血胆碱酯酶活力低于70%，为诊断有机磷杀虫药中毒的特异性指标，常作为判断中毒程度、估计预后、评价疗效的重要依据。

2. 分级诊断 依据病情及临床特点、全血胆碱酯酶活力测定，将有机磷杀虫药中毒分为轻、中、重三级。

（1）轻度中毒 以头痛、恶心呕吐、多汗、视物不清、乏力、瞳孔缩小等毒蕈碱样症状为主要临床表现，全血胆碱酯酶活力70%~50%。

（2）中度中毒 除轻度中毒的表现外，出现肌肉颤动，瞳孔缩小呈针尖样，伴有呼吸困难、流涎、腹痛、腹泻、步态不稳，意识可清醒，全血胆碱酯酶活力50%~30%。

（3）重度中毒 除中度中毒的表现外，出现脑水肿、肺水肿、呼吸麻痹等，表现为呼吸困难、发绀、大小便失禁、抽搐及昏迷，全血胆碱酯酶活力低于30%。

（四）治疗与预防

1. 一般处理 立即使患者脱离中毒现场，脱去被污染的衣物鞋袜及首饰、佩戴物，保持呼吸道通畅。

2. 清除毒物 经皮肤、毛发中毒者，应用肥皂水或清水彻底清洗。经口中毒者，立即刺激咽喉部催吐，并经胃管洗胃。选择洗胃液应注意：敌百虫中毒禁用2%碳酸氢钠洗胃；内吸磷、对硫磷、甲拌磷、乐果等中毒禁用高锰酸钾溶液洗胃。洗胃后给予硫酸镁或硫酸钠经胃管或口服导泻。深昏迷患者禁用硫酸镁导泻。禁用油类导泻剂。

3. 应用特效解毒药物

（1）抗胆碱能药物 可阻断乙酰胆碱的作用，缓解毒蕈碱样症状及中枢神经系统症状，对烟碱样症状无效，不能恢复胆碱酯酶活力。常用阿托品，以早期、足量、反复、持续快速阿托品化为原则，但应注意剂量个体化，尽早达"阿托品化"，即应用阿托品后患者出现意识好转、皮肤干燥、颜面潮红、肺部湿啰音消失、瞳孔较前扩大、心率较前增快等表现。治疗过程中患者出现瞳孔扩大、烦躁不安、神志不清、抽搐、尿潴留甚至昏迷，提示发生阿托品中毒，应立即停用。

（2）胆碱酯酶复能剂　可恢复被抑制的胆碱酯酶的活性，并可缓解烟碱样症状。常用药物有碘解磷定、氯磷定、双复磷等。胆碱酯酶复能剂应与阿托品联合应用，两种药物同时应用时，应减少阿托品的剂量，以免发生阿托品中毒。目前临床上已广泛应用复方解毒剂，常用解磷注射液。

4. **对症治疗**　针对呼吸抑制、心律失常、肺水肿、休克、脑水肿、抽搐等严重表现，积极采取相应的有效急救措施治疗。必要时适量应用糖皮质激素，及时给予机械通气辅助呼吸治疗。

5. **预防**

（1）有机磷杀虫药中毒原因复杂，可以是职业性中毒，也可以生活性中毒，包括服毒自杀，用来杀蚊虫时接触中毒及婴幼儿误触误服中毒等，预防措施以健康教育、科普宣传为主，对有机磷杀虫药生产、运输、贮存、使用的相关人员，进行反复防毒和规范操作的培训，对有精神状态异常的居民及时进行心理疏导，避免中毒事件的发生。另外，对于有机磷杀虫药使用较多的季节和地区，应进行农药规范使用与保管的科普教育，严防意外中毒事故，尤其是婴幼儿误食误触事件的发生。

（2）对于已明确诊断的患者，应尽早快速送诊，转送途中注意保持呼吸道通畅，防止气道阻塞发生窒息。

◎ 要点三　急性酒精中毒

急性酒精（乙醇）中毒是指由于短时间内饮入大量的白酒或含酒精的饮料所导致的，以中枢神经系统先兴奋后抑制为特征的急性中毒性疾病，为急诊科常见的急症，具有节假日集中发病的特点。酒精是一种无色的碳氢化合物，具有水溶性和脂溶性，能溶于水，进入人体后可自由地通过细胞膜。各种酒类饮料中均含有不同浓度

的酒精，其中白酒含量最高，为 40%～65%，引起中毒的乙醇量为 70～80g，致死量为 250～500g（5～8g/kg）。

（一）病因与中毒机制

1. **病因**　一次性大量饮用含酒精的酒类饮品是中毒的主要原因。含酒精的酒类饮品主要为白酒及酒类饮料，一次摄入大量白酒或酒类饮料，超过中毒量，可致急性中毒。但中毒量存在明显个体差异。

2. **中毒机制**　人体摄入酒精后，少部分在胃内吸收，约 80% 由十二指肠及空肠吸收，约 2%～10% 由呼吸道、尿液和汗腺以原形排出。酒精进入消化道，空腹状态下约 2.5 小时后全部被吸收入血，随血液循环分布于全身所有含水的组织和体液中，其中肝脏、脾脏、肺脏中含量较高。酒精在体内代谢缓慢，约 90% 经肝脏分解、代谢，在肝内由醇脱氢酶氧化为乙醛，乙醛经醛脱氢酶氧化为乙酸，乙酸转化为乙酰辅酶 A 进入三羧酸循环，最终代谢产物为水与二氧化碳。

酒精的急性中毒机制：

（1）中枢神经系统抑制作用　当酒精进入体内，超过了肝的氧化代谢能力，在体内蓄积，透过血脑屏障及脑细胞膜，通过影响细胞膜酶类的功能而影响细胞的功能。急性中毒时首先作用于大脑皮层，再由大脑皮层向下，通过边缘系统、小脑、网状结构到延脑，表现为先兴奋后抑制的状态。小剂量出现兴奋作用，是由于酒精作用于脑中突触后膜苯二氮䓬-γ-氨基丁酸受体，抑制 γ-氨基丁酸（GABA）对脑的抑制作用。随着血中酒精浓度的增高，作用于小脑引起共济失调，作用于网状结构引起昏睡和昏迷，极高浓度则抑制延脑中枢功能导致呼吸、循环功能衰竭。

（2）代谢异常　酒精的代谢产物乙醛对肝有直接毒性作用，乙醛作用于线粒体等细胞结构引起肝细胞退变，与各种蛋白质结合形成乙醛复合体，加重肝细胞受损，导致肝细胞变性、坏死。酒精的代谢产物乙酸入血后通过黄嘌呤氧化酶转化为超氧化物，导致脂质过氧化，破坏细胞膜脂

质，促进肝损伤。酒精可抑制肝糖原异生导致低血糖，并减少肝脏对乳酸的利用，导致乳酸性酸中毒。

（3）耐受性、依赖性和戒断综合征 ①耐受性：饮酒后产生轻松、兴奋的欣快感，继续饮酒后产生耐受性，效力降低，需要增加饮酒量才能达到原有的效果。②依赖性：为了获得饮酒后的特殊快感，渴望饮酒，这是心理依赖。躯体依赖是指反复饮酒使中枢神经系统发生某种生理、生化变化，以致需要酒精持续地存在于体内，以避免发生戒断综合征。③戒断综合征：长期饮酒形成躯体依赖，一旦停止饮酒或减少饮酒量，可出现与酒精中毒相反的症状。发生机制是戒酒使酒精抑制 GABA 的作用明显减弱，同时血浆中去甲肾上腺素浓度升高，出现交感神经兴奋症状。

（二）临床表现

急性酒精中毒的临床表现因人而异，中毒症状出现迟早也各不相同，与饮酒量、血中酒精浓度呈正相关，也与个体敏感性有关。急性中毒的症状主要为神经系统和消化系统症状，以神经系统损害最多见。根据临床表现分为兴奋期、共济失调期和昏迷期。

1. 兴奋期 中毒早期出现头痛、乏力、欣快、兴奋、言语增多、喜怒无常等，有时粗鲁无礼，易感情用事，面色潮红或苍白，呼出气带酒味。

2. 共济失调期 随后患者进入共济失调期，出现动作不协调，步态不稳，动作笨拙，言语含糊不清，可伴有眼球震颤、复视、躁动、精神错乱等表现。消化系统的临床表现主要为恶心、呕吐、肝区疼痛等。

3. 昏迷期 病情进一步加重，出现恶心、呕吐、倦怠而进入昏迷期，表现为昏睡，面色苍白，皮肤湿冷，口唇发绀，瞳孔散大，体温下降，脉搏细弱，严重者发生呼吸、循环功能衰竭而死亡。患者呼出气及呕吐物有浓烈酒味。酒精因抑制肝脏糖原异生，引起低血糖，可加重昏迷。

（三）诊断

有一次性大量饮酒或含酒精饮料史，患者呼出气及呕吐物有浓烈酒味，结合临床表现与血清酒精浓度测定，诊断并不困难。血清中有乙醇且含量明显增加，为诊断的重要依据。动脉血气分析显示代谢性酸中毒，血生化检测出现血糖降低、低血钾、低血镁、低血钙等有助于诊断。应注意与其他急性中毒、糖尿病酮症酸中毒等相鉴别。

（四）治疗与预防

（一）治疗

1. 兴奋期及共济失调期 多无需特殊处理，可给予刺激咽喉部催吐，注意保暖，保持呼吸道通畅，避免呕吐物吸入性窒息，加强护理，避免发生意外伤害。

2. 昏迷期

（1）一般处理 保持呼吸道通畅，及时清除咽喉部分泌物，加强护理，防止发生窒息，鼻导管吸氧。

（2）促进酒精排出体外 中毒症状较重者，可予以催吐（禁用阿扑吗啡），必要时用 1% 碳酸氢钠洗胃，期间要预防吸入性肺炎。严重中毒时可用腹膜透析或血液透析促使体内酒精排出。

（3）促进酒精氧化 应用 50% 葡萄糖注射液100mL 加入普通胰岛素 20U 静脉注射，同时静脉注射维生素 B_1、维生素 B_6 及烟酸各 100mg，促进酒精氧化；可同时给予大剂量维生素 C，能加强肝脏解毒能力，具有保肝及促进酒精清除的作用。

（4）应用纳洛酮 纳洛酮是阿片类物质的特异性拮抗剂，能迅速透过血脑屏障与阿片肽受体结合，解除阿片肽对神经系统和心血管系统的抑制作用；有抑制氧自由基释放、稳定肝溶酶体膜等非阿片受体作用，对意识障碍有催醒作用，并能促进酒精在体内转化，降低血中酒精浓度。可予纳洛酮 0.4~0.8mg 静脉注射，半小时 1 次，直至患者清醒；重度中毒患者可将纳洛酮 0.8~1.2mg 加入 10% 葡萄糖注射液中持续静脉滴注。

（5）对症治疗 静脉补液维持水、电解质和酸碱平衡；积极防治休克；烦躁或过度兴奋患者可用小剂量地西泮，避免使用吗啡、氯丙嗪、苯巴比妥类镇静药；发生脑水肿者可应用脱水剂或高渗葡萄糖注射液治疗；发生呼吸衰竭时，给予人工辅助呼吸，以维持患者的呼吸功能。

（二）预防

急性酒精中毒属于可有效预防的疾病，积极响应世界卫生组织《减少有害使用酒精的全球战略》的精神，根据个体能力适度饮酒，尽量不饮用含酒精的饮料。同时，应注意将酒类及含酒精的饮料放置在儿童不易接触获得的地方，杜绝婴幼儿、儿童的意外酒精中毒。

传染病学

第一单元　传染病学总论

细目一　感染与免疫

◎ 要点一　感染的概念

传染病是指由病原微生物，如朊粒、病毒、衣原体、立克次体、支原体、细菌、真菌、螺旋体和寄生虫（如原虫、蠕虫）感染人体后产生的有传染性、在一定条件下可造成流行的疾病。感染性疾病是指由病原体感染所致的疾病，包括传染病和非传染性感染性疾病。

艾滋病（1981 年）、传染性非典型肺炎（2003 年）、中东呼吸综合征（2012 年）、人感染 H7N9 禽流感（2013 年）、埃博拉出血热（2014 年）、新型冠状病毒肺炎（2019 年）等新的传染病相继出现，不断给人类敲响警钟。与此同时，登革热、结核病、疟疾及性传播疾病等原有传染病再度肆虐，严重影响人类健康，甚至影响世界经济发展和社会和谐。新传染病的出现，原有传染病的复燃，细菌等病原体对抗菌药物耐药性的增加，构成了对人类健康的巨大威胁。世界卫生组织（WHO）及各国政府均高度重视传染病的防控工作，世界卫生组织（WHO）不断推出全球性的疾病诊断标准和指南，并使得传染病研究工作更容易得到跨地区、跨部门、跨领域的合作，其研究成果也能更快地得到全球分享。

传染病学是一门研究各种传染病在人体内外发生、发展、传播、诊断、治疗和预防规律的学科。

（一）概念　感染（infection）是病原体与人体相互作用的过程。病原体主要是病原微生物和寄生虫。病原微生物包括病毒、衣原体、立克次体、支原体、细菌、真菌、螺旋体、朊毒体等，寄生虫包括原虫和蠕虫等。有些微生物和寄生虫与人体宿主之间达到了相互适应、互不损害的共生状态。但当某些因素导致机体免疫功能受损或机械损伤使寄生物异位寄生时，则可引起宿主的损伤，称为机会性感染。

（二）分类　根据病原体感染的次数、时间先后和种数，感染可分为四种。

1. 首发感染（primary infection）　即初次感染某种病原体。

2. 重复感染（re-infection）　在感染某种病原体基础上再次感染同一病原体。

3. 混合感染（co-infection）　人体同时感染两种或两种以上的病原体。

4. 重叠感染（super infection）　在感染某种病原体基础上又被其他病原体感染。原发感染后出现的病原体感染称继发性感染（secondary infection）。

◎ 要点二　感染过程的表现

病原体经过不同途径进入人体就开始了感染过程。感染是否导致疾病取决于病原体的致病力和人体的抗病能力。在感染过程中出现的各种不同表现称为感染谱（infection spectrum），有五种表现形式。

1. 病原体被清除　由于正常情况下人体具有强大的防御体系，病原体在入侵部位即被消灭，或从鼻咽部、肠道、尿道及汗腺等通道排出体外，不出现病理损害和疾病的临床表现。主要方式有：①非特异性免疫屏障作用，如胃酸的杀菌作用。②特异性免疫清除，如从母体获得的特异性抗体、人工注射的抗体和通过预防接种或感染后获得的特异性免疫。

2. 隐性感染　又称亚临床感染，病原体只引起特异性免疫应答，不引起或只引起轻微的组织损伤，无临床症状，只能通过免疫学检查发现。

3. 显性感染　又称临床感染，即传染病发病。感染后不但引起机体免疫应答，还导致组织损伤，引起病理改变和临床表现。

4. 病原携带状态　病原体侵入机体后，存在于机体的一定部位，并生长、繁殖，虽可有轻度的病理损害，但不出现疾病的临床症状。携带者所具有的共性是不出现临床症状而能排出病原体。病原携带状态包括带病毒者、带菌者和带虫者。携带病原体超过 3 个月者为慢性携带者，发生于显性感染之后为恢复期携带者，发生于显性感染临床症状出现之前为潜伏期携带者。

5. 潜伏性感染　是指病原体侵入人体某些部位后，机体免疫系统将病原体局限化，但又不能清除病原体，机体免疫功能下降时潜伏的病原体才引起显性感染。

一般隐性感染者最多见，病原携带者次之，显性感染者比率最低，但一旦出现最易识别。仅少数传染病存在潜伏性感染者。

◎ 要点三　感染过程中病原体的作用

病原体侵入人体后能否引起疾病，取决于病原体的致病作用、宿主的免疫功能和外环境三个因素。病原体的致病作用包括以下四个方面：

1. 侵袭力　是指病原体侵入机体并在机体内生长、繁殖的能力。有些病原体可直接侵入人体，如钩端螺旋体、钩虫丝状蚴和血吸虫尾蚴

等。有些病原体则需经消化道或呼吸道进入人体，先黏附于肠或支气管黏膜表面，再进一步侵入组织细胞，产生毒素，引起病变，如志贺菌、结核分枝杆菌等。病毒性病原体常通过与细胞表面的受体结合再进入细胞内。有些细菌的表面成分（如伤寒沙门菌的 Vi 抗原）有抑制吞噬作用的能力而促进病原体的扩散。引起腹泻的大肠埃希菌能表达受体和小肠上皮细胞结合，其受体称为定植因子（colonization factor）。有些病原体的侵袭力较弱，需经伤口进入人体，如破伤风杆菌、狂犬病病毒等。

2. 毒力　毒力是指病原体释放毒素和毒力因子的能力。毒素包括外毒素（exotoxin）和内毒素（endotoxin）。外毒素由革兰阳性菌产生，通过靶细胞上的受体而起作用。内毒素为革兰阴性菌的脂多糖，通过激活单核-吞噬细胞系统释放细胞因子，导致炎症和免疫损伤致病。其他毒力因子中，有些具穿透能力（如钩虫丝状蚴）、侵袭力（如痢疾杆菌）、溶组织能力（如溶组织阿米巴原虫）。一些细菌还能分泌抑制其他细菌生长的细菌素（bacteriocin），也是一种毒力因子。

3. 数量　相同病原体感染，致病力与病原体数量（quantity）成正比，但不同病原体最低致病量有很大的差别。如引起疾病的最低病原体数量，伤寒是 10 万个，而细菌性痢疾只需要 10 个就能致病。

4. 变异性　病原体在与宿主斗争过程中，通过抗原基因的变异、遗传信息的交换、耐药性的形成，逃避免疫系统的攻击，使机体对病原体的清除作用减低或消失，从而使疾病继续或慢性化。在人工培养多次传代的环境下，可使病原体的致病力减弱，如卡介苗。在宿主之间传播可使致病力增强，如肺鼠疫；有的可使致病力减弱，如流感。

◎ 要点四　感染过程中免疫应答的作用

机体的防御机能和免疫反应在感染的发生与转归过程中起着重要作用。免疫反应分保护性免

疫反应和变态反应，前者有利于机体抵抗病原体入侵与破坏，后者能促进病理生理过程和组织损伤。保护性免疫反应又可分为非特异性免疫与特异性免疫。变态反应都属特异性免疫。

（一）保护性免疫

1. 非特异性免疫（non-specific immunity）

是机体对进入人体内的异物的一种清除机制。是生物个体先天遗传而来，对多种病原体均可引起的一种免疫反应，又称先天性免疫或自然免疫。其特点是不牵涉对抗原的识别不存在二次免疫应答增强。对机体而言病原体也是一种异物，因而也属于非特异性免疫清除范围。

（1）天然屏障 ①外部屏障包括皮肤和黏膜及其分泌物脂肪酸、汗腺分泌的乳酸、唾液中的溶菌酶、附属于气管黏膜的纤毛等。②内部屏障包括血脑屏障和胎盘屏障等。

（2）吞噬作用 主要由单核-吞噬细胞系统和粒细胞（特别是中性粒细胞）完成。当病原体突破皮肤或黏膜屏障进入组织、体液或血流中，被吞噬细胞吞噬，吞噬细胞内含大量溶酶体，可杀灭并消化被吞噬的病原体。

（3）体液因子 存在于体液中的补体、溶菌酶、纤维连接蛋白和各种细胞因子可直接或通过免疫调节作用清除病原体。细胞因子主要是单核-吞噬细胞系统和淋巴细胞激活后释放的一类有生物活性的肽类物质，如白细胞介素、肿瘤坏死因子、干扰素、粒细胞-巨噬细胞集落刺激因子等。细胞因子有利于病原体清除，也可以导致组织器官的炎症损伤。

2. 特异性免疫（specific immunity） 指宿主对抗原具有特异性识别能力并产生免疫应答反应，具有特异性，且二次免疫应答增强，但不能遗传。包括细胞免疫（cell-mediated immunity）和体液免疫（humoral immunity）。

（1）细胞免疫 由T淋巴细胞介导。致敏T细胞与相应抗原再次相遇时，通过细胞毒性淋巴细胞和淋巴因子来杀伤、清除病原体及其所寄生的细胞。细胞内寄生的病原体主要依赖细胞免疫

清除。T细胞还具有调节体液免疫功能。

（2）体液免疫 由B淋巴细胞介导。致敏的B淋巴细胞受抗原刺激后，转化为浆细胞，并产生能与相应抗原结合的抗体，即免疫球蛋白（immunoglobulin，Ig）。由于不同抗体产生不同免疫应答，抗体又可分为抗毒素、抗菌性抗体、中和抗体、调理素等。抗体主要作用于细胞外的微生物，在化学结构上抗体可分为 IgG、IgA、IgM、IgD 和 IgE 五类，各具不同功能。IgM 抗体最先出现，是近期感染的标志，持续时间不长；IgG 为恢复期抗体，持续时间长，多用于回顾性诊断和流行病学调查；IgA 主要是在呼吸道、消化道局部产生的抗体；IgE 主要作用于原虫和蠕虫；IgD 的功能尚不十分明确。抗体与相应的抗原在体外结合发生反应，称血清免疫学反应，如凝集试验、沉淀反应和补体结合试验等。

（二）变态反应

病原体在侵入人体过程中，可引起机体出现异常免疫应答，表现出对人体不利的一面，即变态反应，是机体对某些抗原初次应答后，再次接受相同抗原刺激时，发生的一种以机体生理功能紊乱或组织细胞损伤为主的特异性免疫应答。变态反应有 I 型（速发型）变态反应、Ⅱ型（细胞溶解型）变态反应、Ⅲ型（免疫复合物型）变态反应、Ⅳ型（迟发型）变态反应等四型。其中 I 型变态反应（速发型）是临床最常见的一种，可见于寄生虫感染时的过敏反应。Ⅳ型变态反应可见于细胞内细菌感染性疾病，如结核病、布鲁菌病等。

◎ 要点五 感染病的发病机制

（一）传染病的发生与发展

1. 入侵部位 只有入侵部位适当，病原体才能定植、生长、繁殖及引起病变。

2. 机体内定位 不同的病原体在机体内定位不同，各种传染病都有自己的规律性。病原体入侵人体后，或在入侵部位直接引起病变（如菌痢）；或在入侵部位繁殖并分泌毒素，在机体其他部位引起病变（如白喉）；或经血液循环，再

定位某一靶器官，引起病变（如流脑）；或经过一系列生长阶段后定居于某一脏器（如蠕虫病）。

3. 排出途径 不同传染病的病原体排出途径不同，有的单一，有的多个。如痢疾杆菌只通过粪便排出，脊髓灰质炎病毒既通过粪便又通过飞沫排出。有些病原体存在于血液中，当有合适媒介时才传播，如当蚊子叮咬时才可传播疟疾、乙脑等。病原体排出体外的持续时间长短不一，不同的传染病有不同的传染期。

（二）组织损伤的发生机制

1. 直接损伤 有些病原体可借助机械运动及分泌的酶（如阿米巴病）直接破坏组织，或通过细胞病变使细胞溶解（如脊髓灰质炎），还可通过诱发炎症过程引起组织坏死（如鼠疫）。

2. 毒素作用 病原体能分泌毒力很强的外毒素，可选择性损伤靶器官或引起功能紊乱。如霍乱弧菌分泌霍乱肠毒素引起剧烈腹泻；肉毒杆菌分泌神经毒素选择性损害神经系统；革兰阴性杆菌裂解后释放内毒素，导致发热、微循环障碍及 DIC 等。

3. 免疫机制（immune mechanism） 病原体侵入机体，通过病原体本身或其代谢产物诱发机体产生免疫反应，引起组织损伤。有些病原体能抑制细胞免疫（如麻疹）或直接破坏 T 细胞（如 AIDS），更多的病原体通过变态反应导致组织损伤，以Ⅲ型（免疫复合物）（如流行性出血热）及Ⅳ型（细胞介导）（如结核病、血吸虫病）最为常见。

（三）重要病理生理变化

病原体侵入人体后，在与机体互相斗争过程中，导致多种病理生理变化，常见的主要有发热、代谢、内分泌改变等。

细目二 传染病的流行过程

◎ 要点一 流行过程的基本条件

传染病的流行过程就是传染病在人群中发生、发展和转归的过程。流行过程的构成需要有三个基本条件，包括传染源、传播途径和易感人群。同时流行过程又受到社会因素和自然因素的影响。

（一）传染源

传染源（source of infection）指体内有病原体生长、繁殖并能排出体外的人和动物。传染源通过分泌物、体液、血液等排出病原体，引起病原体的传播。传染源包括下列 4 个方面。

1. 患者 急性患者通过咳嗽、呕吐、腹泻等传播病原体；轻型患者易被忽视，作为传染源的意义重大；慢性患者长期排出病原体，是重要的传染源。有些传染病，如麻疹、天花、水痘等，患者是唯一的传染源。

2. 隐性感染者 隐性感染者数量多，且不易被发现。对于某些传染病，如肠道病毒（脊髓灰质炎病毒、柯萨奇病毒、埃可病毒等）感染，隐性感染者是主要传染源。

3. 病原携带者 包括慢性病原携带者、恢复期病原携带者、潜伏期携带者等。病原携带者无临床症状而排出病原体，是重要的传染源。

4. 受感染的动物 以啮齿动物最为常见，其次是家畜、家禽。传播疾病的动物为动物传染源，动物作为传染源传播的疾病，称为动物源性传染病，如狂犬病、布鲁菌病等；野生动物为主要传染源的传染病，称为自然疫源性传染病，如鼠疫、钩端螺旋体病、流行性出血热等。

（二）传播途径

病原体离开传染源到达另一个易感者所经过的途径称传播途径（route of transmission）。有些传染病只有单一传播途径（如伤寒），有些传染病有多种传播途径（如疟疾）。

1. 呼吸道传播 因吸入含有病原体的空气、飞沫或气溶胶引起，如肺结核、麻疹、传染性非典型肺炎、流行性脑脊髓膜炎、白喉等。

2. 消化道传播 被病原体污染的食物、水源或食具，在易患者进食时获得感染，如霍乱、伤寒、细菌性痢疾和一些寄生虫病（钩虫病、蛔虫病等）。食物传播可造成流行，水源传播可形成暴发或流行。

3. 接触传播　包括直接接触传播和间接接触传播。直接接触传播指传染源与易感者接触而未经任何外界因素所造成的传播，如性病、狂犬病、鼠咬热等；间接接触传播也称日常生活接触传播，是指易感者接触了被传染源的排泄物或分泌物污染的日常生活用品而造成的传播。例如，被污染了的手接触食品可传播痢疾、伤寒、霍乱、甲型肝炎；被污染的衣服、被褥可传播疥疮、癣等；儿童玩具可传播白喉、猩红热；用被污染的毛巾洗脸可传播沙眼、急性出血性结膜炎；动物的皮毛可传播炭疽、布鲁菌病等。

4. 虫媒传播　①经节肢动物机械携带传播：苍蝇、蟑螂携带肠道传染病病原体，当它们接触食物、反吐或随其粪便将病原体排出体外时，使食物污染，人们吃了这种被污染的食物或使用这些食具时被感染。②经吸血节肢动物传播：如按蚊、人虱、鼠蚤、白蛉、蜱虫和恙螨等。吸血节肢动物叮咬于菌血症、立克次体血症、病毒血症、原虫症的宿主，使病原体随宿主的血液进入节肢动物肠腔或体腔内，经过发育及（或）繁殖后，才能感染易感者。病原体在节肢动物体内有的经过繁殖，如乙脑病毒在蚊体内；有的经过发育，如丝虫病的微丝蚴在蚊体内数量上不增加，但需经过一定的发育阶段；有的既经发育又经繁殖，如疟原虫在按蚊体内。

5. 血液和体液传播　存在于血液或体液中的病原体通过输血、使用血制品、分娩、性交而传播，如疟疾、乙型病毒性肝炎、丙型病毒性肝炎、艾滋病、梅毒等。

6. 母婴传播　由母亲传给胎儿或婴儿称母婴传播，母婴传播属于垂直传播（vertical transmission），其他途径称为水平传播（horizontal transmission）。出生前在宫内获得的感染称先天性感染，如梅毒等。母婴传播包括：①经胎盘传播：如风疹、AIDS、乙型肝炎、腮腺炎、麻疹、水痘、巨细胞病毒感染及虫媒病毒感染、梅毒等。②上行性传播：病原体经孕妇阴道通过子宫

颈口到达绒毛膜或胎盘引起胎儿感染，称为上行性传播，如葡萄球菌、链球菌、大肠杆菌、肺炎球菌及白色念珠菌等。③分娩引起的传播：胎儿从无菌的羊膜腔穿出而暴露于母亲严重污染的产道内，经胎儿的皮肤、呼吸道、肠道感染，如孕妇产道存在淋球菌、结膜炎包涵体、乙肝病毒及疱疹病毒等，可能导致相应的感染。④哺乳传播：有些传染病的病原体可通过乳汁排出感染婴儿，如 AIDS、乙型肝炎等。

7. 土壤传播　土壤被病原体污染（如人粪肥使肠道传染病病原体或寄生虫虫卵污染土壤，如钩虫卵、蛔虫卵等；某些细菌的芽孢可以长期在土壤中生存，如破伤风、炭疽、气性坏疽等若遇皮肤破损，可以引起感染。

8. 医源性感染　指在医疗工作中人为造成的某些传染病的传播。一类是指易感者在接受诊疗、预防、检验措施时，由于所用器械受医护人员或其他工作人员的手污染而引起的传播，如乙型肝炎、丙型肝炎、艾滋病等；另一类是药品或生物制品受污染而引起的传播，如输注因子Ⅷ引起的艾滋病。

（三）易感人群

对某一传染病缺乏特异性免疫力的人为易感者（susceptible person）。人群易感性（susceptibility of the crowd）指人群对某种传染病病原体的易感程度或免疫水平。

1. 人群易感性增高的因素　①新生儿初生6个月以上未经人工免疫者、非流行区居民迁入流行区、免疫人群减少等。②许多传染病（包括隐性感染）流行或人工免疫后经一段时间，其免疫力逐渐降低，其患者又成为易感人群，因此传染病的流行常有周期性。③新的传染病出现或传入，如 SARS、艾滋病，则人群普遍缺乏免疫力。

2. 降低人群易感性的因素　①对易感人群按免疫程序实施计划免疫及必要时强化免疫接种，是降低人群易感性最重要的措施。人工自动免疫干预，可以阻止传染病的周期性流行，甚至可以消灭该传染病（如天花）。②传染病流行或

隐性感染后免疫人口增加，在传染病流行后的一段时间内，人群对该病易感性降低。

◎ **要点二　影响流行过程的因素**

1. 自然因素　自然环境的各种因素，包括地理、气象、生态环境等，对传染病的发生与发展影响极大。传染病的发生与季节性、区域性等自然因素有密切关系。如在夏季流行菌痢等肠道传染病、疟疾、流行性乙型脑炎；冬春季流行流脑等呼吸道感染性疾病；长江中下游地区有血吸虫病流行，我国北方有黑热病地方性流行区；洪涝灾害后由于水源和食物污染，肠道传染病发病率上升；全球气候变暖可带来更多的自然灾害和生物种群的改变，有利于某些病原体扩散和流行区域扩大。在一定自然生态环境下，某些传染病可在动物间传播，如鼠疫、钩端螺旋体等，人类进入该地区易被感染，这类疾病称自然疫源性传染病或人畜共患病（zoonosis）。寄生虫病和虫媒传染病对自然环境的依赖更为显著。

2. 社会因素　社会制度、经济与生活条件、文化水平、人口密度等对传染病的流行过程有决定性影响。

3. 个人行为因素　人类自身不文明、不科学的行为和生活习惯，也有可能造成传染病的发生与传播，这些行为和习惯往往体现在旅游、打猎、集会、日常生活、豢养宠物等过程中。因此，个人旅游的防病准备、公共场合的卫生防范、居家卫生措施、自身健康教育均显示其重要性。

细目三　传染病的特征

◎ **要点一　基本特征**

1. 病原体　每一种传染病都是由特异性病原体（pathogen）所引起的。病原体包括微生物与寄生虫。许多传染病都是先认识其临床表现和流行规律，而后才认识其病原体的。随着科学技术的发展，一些新的病原体还会不断被发现。病原学检查是传染病的确诊依据。

2. 传染性　传染性（infectivity）是传染病与非传染性疾病的最主要区别。传染性是指病原体能够通过特定途径感染给他人。不同传染病的传染性有很大差别，传染病患者有传染性的时期称为传染期。每一种传染病都有相对固定的传染期，是确定传染病患者隔离期的主要依据。

3. 流行病学特征　主要指传染病的流行性、季节性和地方性，还包括在不同人群（年龄、性别、职业等）中的分布特点。

（1）流行性　传染病在人群中连续发生造成不同程度蔓延的特性。①散发：某种传染病在某一地区的近几年发病率处于一般水平。②流行：某种传染病在某一地区的发病率高于一般水平。③大流行：某传染病流行范围广，甚至超过国界或洲界。④暴发：某种传染病病例的发病在某一地区或单位时间分布高度集中于一个短时间之内，多是同一传染源或传播途径导致的。

（2）季节性　传染病发病率在时间上的分布特点，如流行性乙型脑炎在夏秋季节流行。季节性的发病率变化与气温、湿度、传播媒介、人群流动等因素有关。

（3）地方性　传染病发病率在空间（地区分布）中的分布特点。某些传染病和寄生虫病只限于一定地区和范围内发生，自然疫源性疾病也只限于一定地区内发生，此等传染病因有其地区特征，又称为地方性传染病。

4. 感染后免疫　人体感染病原体后能产生不同程度的特异性免疫。不同传染病和不同个体，感染后获得的保护性免疫力水平不同，持续的时间长短也有很大差别。一些病毒性传染病（如麻疹、乙型脑炎等），感染后可获得持久的免疫力；一些细菌性传染病（如细菌性痢疾等），感染后保护性免疫仅为数月至数年；也有的感染后不产生保护性免疫或仅产生有限的保护性免疫，容易重复感染，如血吸虫病、蛔虫病等。

◎ **要点二　临床特征**

（一）病程发展的阶段性

急性传染病的发生、发展和转归具有一定的

阶段性，通常分为四个期。

1. **潜伏期**（incubation period） 是指从病原体侵入机体至开始出现临床症状为止的时期。传染病的潜伏期是相对固定的，是检疫工作者和传染病医师诊断、追溯传染源、确定检疫期、选择免疫方式的重要依据。潜伏期的长短与病原体种类、数量、毒力和机体的免疫力有关。

2. **前驱期**（prodromal period） 是从起病至症状明显开始为止的时期。前驱期的临床表现通常是非特异性的，如头痛、发热、乏力、肌肉及关节痛等，为很多传染病所共有，持续 1~3 日，起病急骤者前驱期可很短暂或无。

3. **症状明显期** 在此期间患者表现出该传染病所特有的症状和体征，如特征性的皮疹、肝脾大和脑膜刺激征、黄疸、器官功能障碍或衰竭等。有些传染病（如乙型脑炎等）患者经过前驱期后，大多数患者很快进入恢复期，仅有少部分患者进入症状明显期；而有些传染病（如麻疹等）则大部分患者进入症状明显期。

4. **恢复期** 机体免疫力增长到一定程度，体内病理生理过程基本终止，患者的症状及体征基本消失，临床上称为恢复期（convalescent period）。此期体内可能有残余病原体，病理改变和生化改变尚未完全恢复。一些患者还有传染性，血清中抗体效价逐渐升高，直至达到最高水平。

5. **复发与再燃** 传染病患者进入恢复期后，有些传染病患者体温恢复正常，稳定一段时间以后，发热等初发病症状再度出现，称为复发（relapse）；有些患者体温开始降低但尚未降至正常时，体温再度升高，初发病的症状再度出现，称为再燃（recrudescence）。复发或再燃都是由于潜伏于血液或组织中的病原体再次繁殖所致，可见于伤寒、疟疾等传染病。

6. **后遗症** 在恢复期结束后机体功能仍长期不能恢复正常。

（二）常见的症状与体征

1. **发热** 传染病的发热过程可分为三个阶段，即体温上升期、极期和体温下降期。以口腔温度为标准，根据发热程度将发热分为低热（37.3℃~37.9℃）、中度发热（38℃~38.9℃）、高热（39℃~41℃）和超高热（41℃及以上）。热型是传染病的重要特征之一，具有鉴别诊断意义。常见热型有：①稽留热（sustained fever）：指体温升高达 39℃ 以上，24 小时变化不超过 1℃，如伤寒和斑疹伤寒症状明显期。②弛张热（remittent fever）：24 小时体温相差超过 2℃，但最低温度未达正常水平，如败血症、流行性出血热等。③间歇热（intermittent fever）：24 小时之内体温波动于高热与正常体温之间，如疟疾和败血症。④回归热（relapsing fever）：高热骤起，持续数日后自行消退数日，后又再次出现，如回归热包柔螺旋体所致回归热。登革热也可以见到类似发热。⑤波浪热（undulant fever）：发热逐渐上升，达高峰后逐渐下降至低热或正常，此后又多次重复，可持续数月，如布鲁菌病。⑥不规则热（irregular fever）：指发热患者体温曲线没有规律，可见于败血症、流行性感冒等。

2. **发疹** 许多传染病在病程中有皮疹出现，称为发疹性传染病。发疹包括皮疹（exanthem，外疹）和黏膜疹（enanthem，内疹）两大类。麻疹的口腔黏膜斑（科氏斑，Koplik 斑）为黏膜疹。

（1）**皮疹的类型** ①斑疹、丘疹、斑丘疹：斑疹（macula）局部皮肤发红，与皮肤表面相平，见于麻疹初起、斑疹伤寒等；丘疹（papule）略高于皮肤，可以孤立存在或相互融合，见于麻疹、猩红热等；斑丘疹（maculopapule）为在丘疹周围合并皮肤发红的皮疹，见于风疹、猩红热等。②出血疹（petechia）：由皮下出血引起。可为散在的瘀点（<2mm），或相互融合成片，为瘀斑（>5mm）。多见于流行性出血热、登革热、流行性脑脊髓膜炎、流行性斑疹伤寒等。③疱疹（vesicle）：指表面隆起，内含浆液或脓液的皮疹。水痘、带状疱疹、单纯疱疹、金黄色葡萄球菌败血症、立克次体痘等在病程中可见疱疹。疱疹并发细菌感染可成为脓疱疹（pustule），已被消灭的天花可见脓疱疹。④荨麻疹（urticaria）：为不规则的片块状丘疹。见于血吸虫病、蠕虫移行症、丝虫病和血清病。

黏膜疹指体内黏膜的出疹现象，如麻疹的 Koplik′spot。黏膜疹发生在体腔内，不易被发现。

（2）皮疹的意义　皮疹出现的时间、分布部位和先后顺序有一定的规律性，对诊断和鉴别诊断具有重要意义。如麻疹先见于耳后、面部，然后向躯干、四肢蔓延，直到手足心。水痘集中于躯干，呈向心性分布。伤寒玫瑰疹数量少，主要见于胸腹部。水痘、风疹多在病程的第 1 日出疹，猩红热于第 2 日，天花于第 3 日，麻疹于第 4 日，斑疹伤寒于第 5 日，伤寒于第 6 日出疹。

3. 毒血症状　病原体的代谢产物和毒素可引起全身中毒症状，如寒战、高热、乏力、全身酸痛、厌食、头痛、肌肉痛、关节骨骼疼痛，严重者可出现精神神经症状，有时还可引起肝、肾损害和多器官功能衰竭。

4. 单核-吞噬细胞系统反应　在病原体及其代谢产物的作用下，单核-吞噬细胞系统可出现充血、增生等反应，表现为肝、脾和淋巴结的肿大。

（三）临床类型

根据传染病临床过程的长短，可分为急性、亚急性和慢性传染病；根据病情的轻重，可分为轻型、中型、重型及暴发型传染病；根据临床特征，可分为典型和非典型传染病。典型相当于中型或普通型，是传染病中最常见的一型。

细目四　传染病的诊断

◎ 要点一　流行病学资料

流行病学资料在传染病的诊断中占重要地位，包括：①传染病的地区分布：有些传染病局限在一定的地区范围，如黑热病、血吸虫病；有些传染病可由一些特定的动物为传染源或传播媒介，在一定条件下才能传染给人或家畜。②传染病的时间分布：不少传染病的发生有较强的季节

性和周期性，如流行性乙型脑炎好发于夏、秋季。③传染病的人群分布：许多传染病的发生与年龄、性别、职业有密切关系，如百日咳和猩红热多发于 1~5 岁儿童，林业工人易被昆虫叮咬而感染虫媒传播传染病（如森林脑炎、莱姆病等）。此外，了解传染病的接触史、预防接种史，也有助于建立诊断。

◎ 要点二　临床资料

1. 病史及症状　要全面准确了解患者病史，特别注意起病方式、特有的症状和体征，如潜伏期长短、起病的缓急与诱发因素、发热与皮疹的特点、中毒症状、特殊症状等，它们具有疾病鉴别意义。其中特殊症状意义重大，如菌痢的里急后重、脓血便，脊髓灰质炎的肢体弛缓性瘫痪，流行性出血热的"三痛"症等。

2. 体格检查　应认真检查，不要有遗漏，特殊体征应特别关注，如猩红热的红斑疹、麻疹发病早期的科氏斑（Koplik 斑）、百日咳的痉咳、白喉的假膜、流行性脑脊髓膜炎的皮肤瘀斑、伤寒的玫瑰疹、狂犬病的"恐水"征等。

◎ 要点三　实验室检查及其他检查

（一）实验室检查

实验室检查对传染病的诊断具有特殊的意义，病原体的检出可直接确定诊断，而免疫学检查亦可为诊断提供重要根据。对许多传染病来说，一般实验室检查有助于诊断与判断病情变化及严重程度。

1. 常规检查　包括血、尿、粪常规检查和生化检查。血常规检查中白细胞计数与分类应用最广。

白细胞总数增高见于大多数细菌感染，尤其是球菌感染（如流行性脑脊髓膜炎、猩红热、金黄色葡萄球菌感染等）和少数病毒感染性传染病（如流行性乙型脑炎、狂犬病、流行性出血热、传染性单核细胞增多症等）。

外周血白细胞总数正常或减低主要见于：部分革兰阴性杆菌感染，如布鲁菌病、结核病、伤寒与副伤寒；多数病毒感染，如流行性感冒、传

染性非典型肺炎、高致病性禽流感病毒感染、登革热等；原虫感染，如疟疾、黑热病等。

嗜酸性粒细胞增多见于蠕虫感染，如血吸虫病、钩虫病、并殖吸虫病等，而嗜酸性粒细胞减少则见于伤寒等。

血液生化检查有助于病毒性肝炎、肾综合征出血热等的诊断，尿常规检查有助于流行性出血热、钩端螺旋体病的诊断，大便常规检查有助于蠕虫感染和感染性腹泻的诊断。

2. 病原学检查

（1）病原体的直接检出或分离培养　病原体的直接检出或分离培养出病原体是传染病病原学诊断的"金指标"。一些病原体可采用患者的体液、组织、分泌物与排泄物直接检出，如血片或骨髓片找疟原虫或微丝蚴，涂片染色法检查各种细菌，大便检测寄生虫卵，直接免疫荧光法检测白喉杆菌和军团杆菌等。一些病原体可采用血液、尿液、粪便、脑脊液、痰、骨髓和皮疹内含物进行人工分离培养检出，如细菌、螺旋体、真菌采用人工培养基培养，立克次体采用动物接种或组织培养，病毒的分离采用细胞培养等。

（2）分子生物学检测　是传染病病原学诊断发展的方向。

①分子杂交技术：可用 DNA 印迹法（southern blot）、RNA 印迹法（northern blot）分别检测样品中病原体的 DNA 或 RNA，用原位杂交法检测组织中病原体核酸。

②聚合酶链反应（PCR）：用于检测病原体的 RNA 或 DNA。本方法有很高的特异性，在体外可大量扩增病原体核酸，增加了检测敏感性，但要防止标本污染。

3. 免疫血清学检测　应用已知的抗原、抗体检测患者血清或体液中相应的抗体或抗原，是最常用的免疫学检测方法。常用的方法有各种凝集试验、补体结合试验、酶联免疫吸附试验（ELISA）、放射免疫法（RIA）、荧光抗体技术（FAT）等。

（1）特异性抗原检测　一般在感染早期（相应抗体出现之前）或慢性感染状态下出现，特异性抗原是病原体存在的证据。如乙型肝炎病毒的表面抗原（HBsAg）、血吸虫循环抗原等。检测特异性抗原比特异性抗体更为可靠，但抗原大多容易被抗体中和，或慢性感染期抗原量少，达不到检测试剂的最低检测量，是抗原检测试剂研究的难点。

（2）特异性抗体检测　是临床常用的诊断方法。特异性 IgM 型抗体的检出有助于现存或近期感染的诊断。特异性 IgG 型抗体急性期和恢复期双份血清抗体效价增加 4 倍以上，有助于诊断。

（二）其他检查

1. 内镜检查

（1）胃镜、结肠镜　常用于诊断消化系统传染病，如阿米巴痢疾等。

（2）支气管镜　常用于诊断支气管淋巴结核病、艾滋病合并肺孢子菌病。

2. 影像学检查　包括 B 型超声波检查，常用于肝炎、肝硬化、肝脓肿等的诊断或鉴别诊断；计算机断层扫描（CT）、磁共振成像（MRI），常用于诊断脑脓肿、脑囊虫病；肺 CT 检查常用于呼吸系统传染病，如传染性非典型肺炎、中东呼吸综合征、人感染 H7N9 禽流感、新型冠状病毒肺炎、肺结核等。

3. 活体组织检查　常用于各型肝炎、肝硬化、肺结核和某些寄生虫病的诊断与鉴别诊断。

细目五　传染病的治疗

◎ 要点一　治疗原则

1. **综合治疗的原则**　即治疗、护理与隔离、消毒并重，一般治疗、对症治疗与特效治疗结合。

2. **中医中药的治疗原则**　积极参与。

◎ 要点二　治疗方法

（一）一般治疗

一般治疗（general treatment）包括隔离、护

理、饮食及心理治疗等。患者的隔离按其传播途径和病原体排出方式及时间而异，并应随时做好消毒工作。如保持病房及居室良好的卫生环境，做好口腔、皮肤护理，防止并发症的出现，密切观察患者的血压、呼吸、脉搏及一般情况，确保各项诊疗措施得以正确实施。医务人员良好的服务态度、工作作风可以增强患者战胜疾病的信心，对患者的恢复有着重要作用。

一般治疗还包括支持治疗。如保持足够的热量、足量维生素摄入，维持水、电解质平衡和酸碱平衡，必要时应用各种血液和免疫制品，这些均可增强患者体质和免疫功能。

（二）对症治疗

对症治疗（symptomatic treatment）包括降温、镇静、强心、改善微循环、纠正水电解质失衡及电解质紊乱、应用糖皮质激素以及血液透析和血浆置换等。对症治疗是一些传染病极期的常用治疗方法，能减轻病者的痛苦，减少机体的消耗，减轻重要脏器的负担，改善和稳定内环境，使机体的损伤降至最低，从而安全度过危险期。

（三）病原治疗

1. 抗菌治疗 抗菌药物治疗发展较快，临床应用广泛，且新的药物不断出现。主要用于细菌、立克次体、支原体、真菌、螺旋体等感染的治疗。应用抗菌药物应遵守以下原则：①严格掌握适应证，使用针对性强的药物。②病毒感染性疾病不宜使用抗菌药物。③不明原因发热患者，如果用多种抗菌药物治疗无效，应停用或改用适合的抗菌药物，避免继续使用带来的菌群失调和毒副反应。④应用抗菌药物前最好做病原体培养，按药敏试验结果用药。⑤预防性应用抗菌药物应有明确的目的。⑥对于免疫功能低下的患者和疑似细菌感染的患者，可试用抗菌药物治疗。

2. 抗寄生虫治疗 主要用于蠕虫病和原虫病的治疗。如吡喹酮治疗血吸虫病、并殖吸虫病和华支睾吸虫病，甲硝唑治疗阿米巴病，氯喹、奎宁治疗疟疾，锑剂治疗黑热病等。

3. 抗病毒治疗 目前有效的抗病毒药物尚

不多，按病毒类型可分为三类：

（1）广谱抗病毒药物 如利巴韦林，可用于病毒性呼吸道感染、疱疹性角膜炎、肾综合征出血热以及丙型肝炎的治疗。

（2）抗RNA病毒药物 如奥司他韦（达菲），对甲型H5N1及H1N1流感病毒感染均有效。近年推出的直接抗病毒药物（Direct-acting antiviral agent，DAA）具有直接抑制病毒蛋白酶或其他位点的作用，可持续抑制病毒复制，使彻底治愈丙型病毒性肝炎成为可能。

（3）抗DNA病毒药物 如阿昔洛韦常用于疱疹病毒感染，更昔洛韦对巨细胞病毒感染有效；核苷（酸）类药物（如恩替卡韦、替诺福韦等）抑制病毒反转录酶活性，是目前常用的抗乙型肝炎病毒药物。

4. 血清免疫制剂治疗 有直接中和毒素和清除病原体的作用。如白喉和破伤风抗毒素、乙型肝炎免疫球蛋白、抗狂犬病血清、人丙种球蛋白等。使用抗毒素前必须做过敏试验，对过敏者应采用脱敏法注射。

（四）康复治疗

某些传染病（如脊髓灰质炎、脑炎和脑膜炎）可有肢体瘫痪和语言障碍等后遗症，需进行针灸治疗、理疗等康复治疗（rehabilitation therapy），以促进机体康复。

（五）中医药治疗

中医药（traditional chinese medicine）在传染性疾病防治方面，尤其是病毒感染性疾病防治方面已显示出较好的疗效。中医药在减轻症状、缓解病情进展方面有显著的作用，如治疗传染性非典型肺炎、新型冠状病毒肺炎等新发感染病的疗效得到了世界卫生组织的承认，其精华为辨证论治。但对细菌和寄生虫病原体等直接清除作用不理想，中医药宝库还有待进一步去探索和发掘，为世界医学的发展作出贡献。

细目六 传染病的预防

◎ 要点一 管理传染源

1. 《中华人民共和国传染病防治法》把传染病分为甲类、乙类和丙类,实行分类管理。甲类为强制管理传染病,包括鼠疫和霍乱两种;乙类为严格管理传染病,包括传染性非典型肺炎、艾滋病、病毒性肝炎、脊髓灰质炎、人感染高致病性禽流感、人感染 H7N9 禽流感、麻疹、流行性出血热、狂犬病、流行性乙型脑炎、登革热、炭疽、细菌性和阿米巴性痢疾、伤寒和副伤寒、流行性脑脊髓膜炎、百日咳、白喉、猩红热、布鲁菌病、淋病、梅毒、钩端螺旋体病、疟疾、肺结核、新生儿破伤风、血吸虫病,共 26 种;丙类属监测管理传染病,包括流行性感冒(含甲型 H1N1 流感)、流行性腮腺炎、风疹、急性出血性结膜炎、麻风病、流行性和地方性斑疹伤寒、黑热病、包虫病、丝虫病,除霍乱、细菌性和阿米巴性痢疾、伤寒和副伤寒以外的感染性腹泻病、手足口病等,共 11 种。

2. 甲类传染病属强制管理传染病,根据国务院卫生行政部门的规定,乙类传染病中传染性非典型肺炎、肺炭疽按甲类传染病报告和管理。甲类传染病,要求发现后 2 小时内通过传染病疫情监测信息系统上报。乙类传染病,要求诊断后 24 小时内通过传染病疫情监测信息系统上报。

3. 传染病报告制度是预防、控制传染病的重要措施,必须严格遵守。疾病预防控制机构、医疗机构和采供血机构及其执行职务的人员发现法定的传染病疫情或者其他传染病暴发、流行以及突发原因不明的传染病时,应当遵循疫情报告属地管理原则,按照国务院规定的或者国务院卫生行政部门规定的内容、程序、方式和时限报告。所有公民均为义务报告人。

4. 对患者做到早发现、早诊断、早报告、早隔离、早治疗;对传染源的密切接触者,进行检疫、医学观察、药物预防和应急接种;对病原携带者应随访、治疗、管理、观察并适当调整工作;对患者或带病原体的动物给予隔离治疗、检疫,对有害动物(如鼠类、病犬等)则坚决捕杀。

◎ 要点二 切断传播途径

对于各种传染病,尤其是消化道传染病、虫媒传染病和寄生虫病,切断传播途径通常是起主导作用的预防措施。其主要措施包括隔离和消毒。

(一)隔离

隔离是指将患者或病原携带者妥善地安排在指定的隔离单位,暂时与人群隔离,积极进行治疗、护理,并对具有传染性的分泌物、排泄物、用具等进行必要的消毒处理,防止病原体向外扩散的医疗措施。要特别重视医院内的标准预防。隔离的种类有以下几种:

1. **严密隔离** 对传染性强、病死率高的传染病,如霍乱、鼠疫、狂犬病、SARS 等甲类或传染性极强的乙类传染病等,应住单人病房,严密隔离。

2. **呼吸道隔离** 对由患者的飞沫和鼻咽分泌物经呼吸道传播的疾病,如流感、流脑、麻疹、白喉、百日咳、肺结核等,应作呼吸道隔离。

3. **消化道隔离** 对由患者的排泄物直接或间接污染食物、食具而传播的传染病,如伤寒、菌痢、甲型肝炎、戊型肝炎、阿米巴病等,最好能在一个病房中只收治一个病种,否则应特别注意加强床边隔离。

4. **血液-体液隔离** 对于直接或间接接触感染的血及体液而发生的传染病,如乙型肝炎、丙型肝炎、艾滋病、钩端螺旋体病等,在一个病房中只住由同种病原体感染的患者。

5. **接触隔离** 对病原体经体表或感染部位排出,他人直接或间接与破损皮肤或黏膜接触感染引起的传染病,如破伤风、炭疽、梅毒、淋病和皮肤的真菌感染等,应作接触隔离。

6. **昆虫隔离** 对以昆虫作为媒介传播的传

染病，如乙脑、疟疾、斑疹伤寒、回归热、丝虫病等，应作昆虫隔离。病室应有纱窗、纱门，做到防蚊、防蝇、防螨、防虱和防鼠等。

7. 保护性隔离 对抵抗力特别低的易感者，如长期大量应用免疫抑制剂者、严重烧伤患者、早产婴儿和器官移植患者等，应作保护性隔离。在诊断、治疗和护理工作中，尤其应注意避免医源性感染。

（二）消毒

消毒是切断传播途径的重要措施。狭义的消毒是指消灭污染环境的病原体，广义的消毒则包括消灭传播媒介在内。消毒有疫源地消毒（包括随时消毒和终末消毒）及预防性消毒两大类。消毒方法包括物理消毒法和化学消毒法等，可根据不同的病原体选择采用。

◎ 要点三 保护易感人群

1. 提高非特异性免疫力 改善营养、锻炼身体等。在流行期间应避免同易感人群接触，必要时可进行潜伏期预防性服药。

2. 提高特异性免疫力 接种疫苗、菌苗、类毒素等可提高人群的主动性特异性免疫，接种抗毒素、丙种球蛋白或高效价免疫球蛋白可使机体获得被动性特异性免疫。儿童计划免疫对传染病预防起关键性的作用。

第二单元 病毒感染

细目一 病毒性肝炎

病毒性肝炎（viral hepatitis）是由肝炎病毒引起的以肝脏炎性损害为主的一组传染病。肝炎病毒是指侵入机体后主要感染肝脏并以引发肝脏炎性损害为主的病毒。目前已知的肝炎病毒有甲、乙、丙、丁、戊五型。其他如巨细胞病毒、EB病毒、柯萨奇病毒、疱疹病毒等多种病毒有时也可引起肝脏炎性损害，但肝脏受累是其全身表现的一部分，故不属于肝炎病毒。

◎ 要点一 病原学

（一）甲型肝炎病毒

甲型肝炎病毒（hepatitis A virus, HAV）简称甲肝病毒，属微小RNA病毒科，人类嗜肝RNA病毒属。为直径约27~32nm的正20面体球形颗粒，内含线型单股RNA。HAV基因组大约有7478个核苷酸，开放读码框架（open reading frame, ORF）分为P1、P2及P3 3个区，P1编码衣壳蛋白，即VP1、VP2、VP3和VP4，P2、P3编码非结构蛋白。根据对其基因组的分析，

目前认为HAV至少可以分为7个基因型，人类HAV为Ⅰ、Ⅱ、Ⅲ和Ⅶ型。各基因型亚型之间约有7.5%的碱基差异。HAV的抗原性较稳定，仅有一个血清型。感染后早期产生IgM型抗体，是近期感染的标志，一般持续8~12周，少数可延续6个月左右。IgG型抗体则是既往感染或免疫接种后的标志，可长期存在。

HAV对外环境抵抗力较强，含有HAV的粪便25℃放置1个月后仍有传染性。对有机溶剂如乙醚等有抵抗力，耐酸、耐碱。60℃1小时不能完全灭活，100℃1分钟可完全灭活，-20~-70℃数年后仍有感染力。对紫外线照射、过氧乙酸、甲醛及氯类等消毒剂敏感。

（二）乙型肝炎病毒

乙型肝炎病毒（hepatitis B virus, HBV）简称乙肝病毒，属嗜肝DNA病毒（hepadnaviruses）。完整的乙肝病毒又称为Dane颗粒，直径42nm，球形。外壳含有乙肝病毒表面抗原（hepatitis B surface antigen, HBsAg），核心内含有HBV DNA和DNA聚合酶（DNA polymerase, DNAP），核壳含有乙肝病毒核心抗原（hepatitis

B core antigen，HBcAg）。HBV 感染者血清内除含有 Dane 颗粒外，电镜下还可见到直径 22nm 的小球形颗粒及长度不一的线状颗粒，后者经乙醚处理后可分散为小球形颗粒，它们只含有 HBsAg 成分而无核心成分，是 HBV 复制过程中产生的过剩病毒外壳。

HBV 核酸为双股不完全环状 DNA，长链（负链）约含 3200 个核苷酸。长度固定，缺口处为 DNAP，短链（正链）的长度不定。长链含有 4 个开放读码框架，可编码全部的病毒物质，分别为 S、C、P 及 X 区。S 区分为前 S$_1$、前 S$_2$ 和 S 基因，分别编码产生前 S$_1$、前 S$_2$ 和 S 抗原；C 区分为前 C 和 C 基因，编码产生 e 抗原（hepatitis B e antigen，HBeAg）和 HBcAg；P 基因参与 HBV 的复制；X 基因的产物是 x 抗原（hepatitis B x antigen，HBxAg）。HBV 复制时，HBV DNA 被修复为共价闭合环状 DNA（covalently closed circular DNA，cccDNA），并以此为模板进行 HBV 的转录与复制。

HBV 基因组易突变，大部分突变为沉默突变，无生物学意义。S 基因突变可引起 HBsAg 亚型改变或 HBsAg 阴性乙型肝炎。HBsAg "a" 决定簇（aa124-aa147）可出现多种变异，其中出现频率最高的是 aa145R 变异株，对乙型肝炎疫苗的预防效果有一定影响。PreS$_2$ 区 5′端的缺失变异株，使病毒形态发生明显改变，Pre-S 区起始密码子变异株造成 M 蛋白缺失可能与疾病加重有关；前 C 区及 C 区启动子变异可引起 HBeAg 阴性/抗-HBe 阳性乙型肝炎，Pre-C 区 1896 位核苷酸是最常发生变异的位点之一。乙型肝炎病毒基本核心启动子（BCP）变异可使前基因组 RNA 转录增强，病毒复制能力增加。C 区突变可导致抗-HBc 阴性乙型肝炎。P 区突变可导致复制缺陷或复制水平的降低；同时，在核苷类药物治疗患者中，P 区突变株与耐药出现有密切关系。P 基因突变有两类：一类为 YMDD 基因序列中的甲硫氨酸密码子（M）突变为缬氨酸（U），简称 YMDD（rtM204V）变异；另一类为甲硫氨

酸密码子（M）突变为异亮氨酸（I），简称 YIDD（rtm204I）变异。HBV 基因组变异除了影响血清学指标的检测外，还可能与疫苗接种失败、肝炎慢性化、抗病毒药物耐药、重型肝炎和肝细胞癌的发生等有关。

在 HBV 复制过程中，病毒 DNA 进入宿主细胞核，在 DNA 聚合酶的作用下，两条链的缺口均被补齐，形成超螺旋的共价、闭合、环状 DNA 分子（covalently closed circular DNA，cccDNA）。cccDNA 是乙肝病毒前基因组复制的原始模板，虽然基因含量较少，每个肝细胞内 5~50 个拷贝，但其存在对病毒复制以及感染状态的建立十分重要，cccDNA 从肝细胞核的清除，意味着 HBV 感染状态的中止。

1. HBsAg 与抗-HBs 成人感染 HBV 后最早 1~2 周，最迟 11~12 周血中首先出现 HBsAg。急性自限性 HBV 感染时血中 HBsAg 大多持续 1~6 周，最长可达 20 周。无症状携带者和慢性患者 HBsAg 可持续存在多年，甚至终身携带。HBsAg 本身只有抗原性，无传染性。抗-HBs 是一种保护性抗体，在急性感染后期，HBsAg 转阴后一段时间开始出现，在 6~12 个月内逐步上升至高峰，可持续多年，但滴度会逐步下降。约半数病例抗-HBs 在 HBsAg 转阴后数月才可检出；少部分病例 HBsAg 转阴后始终不产生抗-HBs。抗-HBs 阳性表示对 HBV 有免疫力，见于乙型肝炎恢复期、既往感染及乙肝疫苗接种后。

2. HBeAg 与抗-HBe HBeAg 是一种可溶性蛋白，一般仅见于 HBsAg 阳性血清。急性 HBV 感染时 HBeAg 的出现时间略晚于 HBsAg。HBeAg 的存在表示患者处于高感染低应答期。HBeAg 消失而抗-HBe 产生称为 e 抗原血清转换（e antigen seroconversion）。每年约有 10% 的慢性 HBV 感染病例发生自发性血清转换。抗-HBe 阳转后，病毒复制多处于静止状态，传染性降低。部分患者仍有病毒复制，肝炎活动。

3. HBcAg 与抗-HBc 血液中 HBcAg 主要存在于 Dane 颗粒的核心，游离的 HBcAg 极少，故

较少于临床常规检测。肝组织中 HBcAg 主要存在于受感染的肝细胞核内。HBcAg 有很强的免疫原性，HBV 感染者几乎均可检出抗 - HBc，除非 HBVc 基因序列出现极少见的变异或感染者有免疫缺陷。抗 -HBc IgM 是 HBV 感染后较早出现的抗体，绝大多数出现在发病第 1 周，多数在 6 个月内消失，抗 -HBc IgM 阳性提示处于乙型肝炎急性期或慢性肝炎急性发作。抗 -HBc IgG 出现较迟，但可保持多年甚至终身存在。

HBV 对外环境抵抗力很强，在干燥或冰冻环境下能生存数月至数年，加热 60℃ 10 小时、100℃ 10 分钟、高压蒸汽消毒等可被灭活，0.2% 新洁尔灭及过氧乙酸等消毒剂敏感，对乙醇、紫外线不敏感。

（三）丙型肝炎病毒

丙型肝炎病毒（hepatitis C virus, HCV）简称丙肝病毒，属 RNA 病毒，黄病毒属，为含有脂质包膜的球形颗粒，直径 30~60nm。HCV 的基因编码区可分为结构区与非结构区两部分，编码区从 5′端依次为核心蛋白区（C 区）、包膜蛋白区（E 区）E1, E2/NS1 和非结构区（NS 区），后者又分为 NS1~5 等区。非结构区易发生变异。基因组 5′端由 241~324 个核苷酸组成，十分稳定，极少变异，临床上常据此区的基因序列设计 PCR 引物，检测 HCV RNA，检出率较高。

HCV 通过与肝细胞表面上的特异性受体结合进入肝细胞。肝细胞是 HCV 复制的主要场所，但也可在外周血单个核细胞内复制及存储。

HCV 基因易变异，可以产生不同的基因型、亚型和准种。核苷酸同源性小于 70% 的归于不同基因型，70%~85% 归于基因亚型，大于 85% 归为统一株，即准种。基因型的命名按发现的先后用阿拉伯数字表示，目前有 6 型。亚型在基因型后用小写英文字母表示，如 1a、1b、1c、3a 等。HCV 基因型分布存在明显的地区差别，我国 1b 及 2a 基因型常见，多为 1b 基因型，个别地区存在 1a、2b 和 3b 基因型。基因型与病情的严重程度及干扰素治疗应答等有一定的相关性，也可用于流行病学调查。

1. HCVAg 与抗 -HCV 血清中 HCVAg 含量很低，检出率不高。抗 -HCV 不是保护性抗体，是 HCV 感染的标志。抗 -HCV 又分为 IgM 型和 IgG 型。抗 -HCV IgM 在发病后即可检测到，一般持续 1~3 月。如果抗 -HCV IgM 持续阳性，提示病毒持续复制，易转为慢性。

2. HCV RNA 感染 HCV 后第 1 周即可从血液或肝组织中用 RT - PCR 法检出 HCV RNA。HCV RNA 阳性是病毒感染和复制的直接标志。HCV RNA 定量测定有助于了解病毒复制程度、抗病毒治疗选择及疗效评估等。HCV RNA 基因分型在流行病学和抗病毒治疗方面有很大意义。

3. 基因分型 HCV1b 和 2a 基因型在我国较为常见，其中以 1b 型为主（56.8%），其次为 2 型（24.1%）和 3 型（9.1%），未见基因 4 型和 5 型的报告，6 型相对较少（6.3%）；在西部和南部地区，基因 1 型比例低于全国平均比例，西部基因 2 型和 3 型比例高于全国平均比例，南部（包括中国香港和澳门地区）和西部地区基因 3 型和 6 型比例高于全国平均比例。混合基因型少见（约 21%），多为基因 1 型混合 2 型。

HCV 对氯仿等有机溶剂敏感，100℃ 10 分钟或 60℃ 10 小时或 37℃ 96 小时或 1:1000 甲醛可被灭活。

（四）丁型肝炎病毒

丁型肝炎病毒（hepatitis D virus, HDV）简称丁肝病毒，是一种缺陷的负链 RNA 病毒，其生活周期需要 HBV 等嗜肝 DNA 病毒的帮助，为其提供外壳及在病毒侵入肝细胞、包装、成熟及释放等方面提供帮助。在临床上 HBV 与 HDV 可同时感染机体，即同时感染（co-infection），或在慢性 HBV 感染的基础上感染 HDV，即重叠感染（super-infection）。成熟的 HDV 颗粒为球形，电镜下直径为 35~37nm，外壳由 HBV 外壳蛋白组成，内含 HDV RNA 和丁肝病毒抗原（hepatitis D antigen, HDAg）。目前将 HDV 归类于代尔塔病毒属（Deltavirus genus），该属暂不归属于任何科。

血清或肝组织中检出 HDV RNA 是诊断 HDV 感染的直接依据。

HDV 比较耐热，但对各种灭活剂（如甲醛溶液、脂溶剂氯仿）较敏感。

（五）戊型肝炎病毒

戊型肝炎病毒（hepatitis E virus，HEV）简称戊肝病毒，病毒颗粒呈二十面对称圆球形，直径为 27~34nm，无包膜，类似于杯状病毒，具有突起的表面结构。2005 年国际病毒分类委员会将 HEV 单独归类于肝炎病毒科（Hepaviridae）肝炎病毒属（Hepavirus）。

HEV 的基因组为单股正链 RNA，基因组分为结构区和非结构区，含有 3 个部分重叠的开放读码框架（ORF），ORF-1 编码非结构蛋白，ORF-2 编码结构蛋白，ORF-3 位于结构区的 ORF-1 与 ORF-2 之间，与它们均有部分重叠，编码部分核壳蛋白，为具有特异性的抗原蛋白——戊肝病毒抗原（hepatitis E antigen，HEAg）。

根据同源性可将 HEV 分为至少 4 个基因型，基因 1 型和 2 型只感染人。基因 1 型主要来自卫生条件较差的中亚、东南亚、中东等地区，包括我国新疆 HEV 流行株，可引起水源性流行，主要感染男性青壮年，孕妇感染后病死率高达 20%。基因 2 型分布于墨西哥及少数非洲国家。基因 3 型和 4 型既可感染人，也可感染多种动物，可在人和动物之间传播，引起的戊型肝炎，已被认为是一种人兽共患病。其中基因 3 型广泛分布于欧美和日本。基因 4 型流行于亚洲，是我国人群及饲养的猪散发 HEV 感染的优势基因型，容易感染老年及免疫力低下的人群。

HEV 不稳定，在 4℃ 以下保存易被破坏，反复冻融也易使病毒降解，在高浓度盐溶液中不稳定，在碱性环境条件下较稳定，在镁和锰离子存在的情况下易于保持其完整性。HEV 对常用消毒剂如过氧乙酸、氯类等敏感。

◎ 要点二 流行病学

（一）传染源

甲、戊型肝炎的传染源主要是急性期患者和亚临床感染者。病毒主要通过粪便排出体外，发病前 2 周至发病后 2~3 周内具有传染性，少数患者可延长至病后 30 天，而以发病前后各 1 周的传染性最强。

乙、丙、丁型肝炎的传染源是相应的急、慢性患者及病毒携带者。病毒存在于患者的血液及各种体液（阴道分泌物、精液、羊水、唾液、乳汁等）中。急性期患者自发病前 2~3 个月即有传染性，并持续于整个急性期。慢性感染者均具有传染性。

（二）传播途径

甲、戊型肝炎主要经粪-口途径传播。粪便中排出的病毒通过污染手、水、食物等经口感染。散发病例以日常生活接触传播为主要方式，如水源或食物（如贝类海产品等）被污染可引起局部暴发或流行。甲、戊型肝炎在潜伏期末及发病早期有短暂的病毒血症期，在极罕见的情况下也可通过输血或血制品等传播。

乙、丙、丁型肝炎病毒可通过传染源的各种体液排出体外，通过皮肤或黏膜的破损口（显性或隐性）进入易感者的体内而传播。传播途径包括：①输血及血制品以及使用污染的注射器或针刺器具等传播。②母婴传播（主要通过分娩时吸入羊水、接触产道血液等传播，也可经哺乳及密切接触传播，或通过胎盘造成宫内感染）。③性接触传播。④其他，如日常生活密切接触传播。

（三）易感人群

人类对各型肝炎普遍易感，各年龄组均可发病。

感染甲肝病毒后机体可产生持久的免疫力。感染 HBV 后如产生抗-HBs，一般不会再次感染，但有部分感染者可演变为慢性。感染年龄越小演变为慢性的几率越高，新生儿感染后 90% 以上演变为慢性，成年人感染后演变为慢性者不足10%。丙型肝炎的发病以成人多见，常与输血或使用血制品、药瘾注射、血液透析等有关，感染后75%~85%演变为慢性。丁型肝炎的易感者为HBsAg阳性的急、慢性肝炎或无症状携带者。戊型肝炎发病以成年人为主，感染后可产生一定的免疫力。各型肝炎之间无交叉免疫，可重叠感染或先后感染。

（四）流行特征

病毒性肝炎遍及全世界，但在不同地区各型肝炎的感染率有较大差别。

1. **甲型肝炎**　世界各地均有发生。在高发地区常呈周期性流行。全年均可发病，而以冬春季为发病高峰。在托幼机构、小学及部队中发病率较高，且可发生大的流行。如水源被污染或生吃污染水中养殖的贝壳类等食品，可在人群中引起暴发。

2. **乙型肝炎**　①有地区性差异：按流行的严重程度分为低、中、高度三种流行地区。低度流行区HBsAg携带率0.2%~0.5%，以北美、西欧、澳大利亚为代表。中度流行区HBsAg携带率2%~7%，以东欧、地中海、日本、俄罗斯为代表。高度流行区HBsAg携带率8%~20%，以热带非洲、东南亚为代表。②有性别差异：男性高于女性，男女比例约为1.4:1。③无明显季节性。④以散发为主。⑤有家庭聚集现象，此现象与母婴传播及日常生活密切接触传播有关。⑥婴幼儿感染多见。

3. **丙型肝炎**　见于世界各国，主要为散发，多见于成人，尤以输血与使用血制品者、静脉药瘾者、血液透析者、肾移植者、同性恋者等为多见，发病无季节性，易转为慢性。

4. **丁型肝炎**　在世界各地均有发现，但感染率差异较大。主要聚集于意大利南部、南美北部、非洲部分地区、中东阿拉伯国家等。我国属HDV低地方性流行区，在HBsAg阳性人群中的流行率为1.2%。

5. **戊型肝炎**　存在流行和散发两种形式。病例主要来自流行区的移民或去过流行区的旅游者。在我国成人急性病毒性肝炎中，多数地区戊型肝炎已占首位，尤其是老年人戊型肝炎所占比例更高。戊型肝炎发病与饮水习惯及粪便管理有关。常以水媒流行形式出现，多发生于雨季或洪水泛滥之后。由水源一次污染者流行期较短（约持续数周），如水源长期污染，或通过污染环境或直接接触传播则持续时间较长；散发病例一年四季均可发生。流行区发病者以青壮年为主，儿童多为亚临床型。男性发病多于女性，但孕妇感染后病情较重，病死率较高。

◎ 要点三　发病机制与病理

（一）发病机制

病毒性肝炎的发病机制目前未能充分阐明。

1. **甲型肝炎**　HAV经口进入体内后，由肠道进入血流，引起短暂的病毒血症，约1周后进入肝细胞内复制，2周后由胆汁通过粪便排出体外。HAV引起肝细胞损伤的机制尚未完全明了，目前认为在感染早期，由于HAV大量增殖，使肝细胞轻微破坏。随后细胞免疫起了重要作用，由于HAV抗原性较强，容易激活特异性CD_8^+T淋巴细胞，通过直接作用和分泌细胞因子（如γ-干扰素）使肝细胞变性、坏死。在感染后期体液免疫亦参与其中，抗-HAV产生后可能通过免疫复合物机制使肝细胞破坏。

2. **乙型肝炎**　HBV感染自然史：HBV感染的自然病程是复杂和多变的，同时受到很多因素的影响，包括感染的年龄、病毒因素（HBV基因型、病毒变异和病毒复制水平）、宿主因素（性别、年龄和免疫状态）和其他外源性因素（如同时感染其他嗜肝病毒和嗜酒等）。慢性HBV感染的自然病程一般可分为四个阶段。第一阶段为免疫耐受期：其特点是HBV复制活跃，血清HBsAg和HBeAg阳性，HBV DNA滴度水平通常>200000IU/mL，血清丙氨酸氨基转移酶（ALT）水平正常或轻度升高，无或仅有缓慢肝纤维化进展。第二阶段为免疫清除期：表现为HBV DNA载量>2000IU/mL，ALT持续或间断升高和肝组织学有中度或严重坏死炎症等表现，肝纤维化可快速进展，部分可发展为肝硬化或肝衰竭。第三阶段为低（非）复制期：这一阶段表现为HBeAg阴性，抗-HBe阳性，HBV DNA低或检测不到（<2000IU/mL），ALT正常，肝细胞炎症轻微。第四阶段为再活跃期：低（非）复制期可持续终生，但也有部分患者可能随后出现自发的或免疫抑制等导致HBV DNA复制，伴或不伴HBeAg血清转换，HBV DNA载量升高，ALT持续或反复异常。并非所有HBV感染者都经过以上四个阶段，青少年或成年人感染HBV，多无免疫耐受期而直接进入免疫清除期。

乙型肝炎的发病机制目前尚未完全明了。HBV侵入人体后，未被单核-吞噬细胞系统清除的病毒到达肝脏或肝外组织，如胰腺、胆管、脾、肾、淋巴结、骨髓等。HBV通过肝细胞膜上的受体进入肝细胞后即开始其复制过程。HBV DNA进入细胞核形成共价闭合环状DNA（covalently closed circular DNA，cccDNA），以cccDNA为模板合成前基因组mRNA，前基因组mRNA进入胞质作为模板合成负链DNA，再以负链DNA为模板合成正链DNA，两者形成完整的HBV DNA。其一是HBV复制过程非常特殊：细胞核内有稳定的cccDNA存在；其二是有一个HBV mRNA反转录为HBV DNA的步骤。肝细胞病变主要取决于机体的免疫应答，尤其是细胞免疫应答。免疫应答既可清除病毒，亦可导致肝细胞损伤，甚至诱导病毒变异。各种原因导致HBV复制增加均可启动机体对HBV的免疫应答反应。机体免疫反应不同，导致临床表现各异。当机体处于免疫耐受状态，不发生免疫应答，多成为无症状携带者；当机体免疫功能正常时，多表现为急性肝炎，成年感染HBV者常属于这种情况，大部分患者可彻底清除病毒。当机体免疫功能低下、不完全免疫耐受、自身免疫反应产生、HBV基因突变逃避免疫清除等情况下，可导致慢性肝炎。重型肝炎（肝衰竭）的发生是基于机体处于超敏反应，大量

抗原抗体复合物产生并激活补体系统，以及在肿瘤坏死因子（TNF）、IL-1、IL-6等参与下形成的炎症风暴，使肝细胞遭受强烈免疫损伤打击（第一重打击），导致大片肝细胞坏死，发生重型肝炎。继之由炎症致肝细胞肿胀，血管改变导致肝细胞缺血、缺氧，形成二次打击。大量肝细胞变性、坏死，导致肝脏解毒功能下降，肠道菌异位，形成腹腔、胆道系统及肺部等感染，内毒素释放，引起第三重打击。免疫损伤、缺血、缺氧及内毒素损伤等"三重打击"是导致HBV所致肝衰竭的主要机制。

乙型肝炎的肝外损伤主要由免疫复合物引起。急性乙型肝炎早期偶尔出现的血清病样表现很可能是循环免疫复合物沉积在血管壁和关节腔滑膜并激活补体所致，此时血清补体滴度通常显著下降。慢性乙型肝炎时循环免疫复合物可沉积在血管壁，导致膜性肾小球肾炎伴发肾病综合征，在肾小球基底膜上可检出HBsAg、免疫球蛋白和补体C_3。免疫复合物也可导致结节性多动脉炎。

3. 丙型肝炎 慢性丙型肝炎发生后，HCV RNA滴度开始稳定，自发痊愈的病例很少见。女性HCV感染者慢性化率低，特别是年轻女性。在感染17~20年后，只有2%~4%发展为肝硬化。HCV相关性肝细胞癌发生率在感染30年后平均为1%~3%，主要见于肝硬化和进展性肝纤维化患者。一旦发展成为肝硬化，肝癌的年发生率为1%~7%。

HCV进入体内后，首先引起病毒血症，且病毒血症间断地出现于整个病程。第1周即可从血液或肝组织中用PCR法检出HCV RNA。第2周开始，可检出抗-HCV。少部分病例感染3个月后才检测到抗-HCV。目前认为HCV致肝细胞损伤有下列因素的参与：①HCV直接杀伤作用：HCV在肝细胞内复制干扰细胞内大分子的合成，增加溶酶体膜的通透性，引起细胞病变。另外，HCV表达产物（蛋白）对肝细胞有毒性作用；②宿主免疫因素：肝组织内存在HCV特异性细

胞毒性 T 淋巴细胞（CD_8^+T 细胞），可攻击 HCV 感染的肝细胞。另外，CD_4^+T 细胞被致敏后分泌的细胞因子，在协助清除 HCV 的同时，也导致了免疫损伤。③自身免疫：HCV 感染者常伴有自身免疫改变，如胆管病理损伤，与自身免疫性肝炎相似。此外，常合并自身免疫性疾病，血清中可检出多种自身抗体，如抗核抗体、抗平滑肌抗体、抗单链 DNA 抗体、抗线粒体抗体等，均提示自身免疫机制的参与。④细胞凋亡：正常人肝组织无 Fas 分子的表达，HCV 感染肝细胞内有较大量 Fas 表达，同时，HCV 可激活 CTL 表达 FasL。Fas 和 FasL 是一对诱导细胞凋亡的膜蛋白分子，二者结合可导致细胞凋亡。

4. 丁型肝炎 HDV 的复制效率高，感染的肝细胞内含大量 HDV。丁型肝炎的发病机制还未完全阐明，目前认为 HDV 本身及其表达产物对肝细胞有直接作用，但尚缺乏确切证据。

5. 戊型肝炎 发病机制尚不清楚，可能与甲型肝炎相似。细胞免疫是引起肝细胞损伤的主要原因。HEV 经消化道侵入人体后，在肝脏复制，从潜伏期后半段开始，HEV 开始在胆汁中出现，随粪便排出体外，并持续至起病后 1 周左右，同时病毒进入血流导致病毒血症。

各型病毒性肝炎之间无交叉免疫。HDV 与 HBV 同时感染或重叠感染可加重病情，易发展为重型肝炎。HAV 或 HBV 重叠感染也可使病情加重，甚至可发展为重型肝炎。

（二）病理

各型肝炎的肝脏病理改变基本相似，常有以下改变：①肝细胞变性和坏死：肝细胞肿胀、胞质疏松和水样变、气球样变、嗜酸性变、嗜酸小体形成、点状和桥接坏死等。②炎症渗出反应：淋巴细胞、单核细胞等浸润，库普弗细胞（Kupffer cell）增生。③肝细胞再生。④纤维组织增生。各临床类型的病理改变如下。

1. 急性肝炎（acute hepatitis） 肝脏肿大，肝细胞气球样变和嗜酸性变，形成点、灶状坏死，汇管区炎症细胞浸润，坏死区肝细胞增生，网状支架和胆小管结构正常。黄疸型病变较非黄疸型重，有明显的肝细胞内胆汁淤积。急性肝炎如出现碎屑状坏死，提示极可能转为慢性。甲型和戊型肝炎，在汇管区可见较多的浆细胞；乙型肝炎汇管区炎症不明显；丙型肝炎有滤泡样淋巴细胞聚集和较明显的脂肪变性。

2. 慢性肝炎

（1）基本病变 小叶内除有不同程度肝细胞变性和坏死外，汇管区及汇管区周围炎症常较明显，常伴不同程度的纤维化，主要病变为：①炎症坏死：常见点、灶状坏死，融合坏死，碎屑坏死（piecemeal necrosis，PN）及桥接坏死（bridging necrosis，BN），后两者与预后关系密切，是判断炎症活动度的重要形态学指标。②纤维化：肝内胶原形成与降解失衡而致纤维过多沉积。轻者仅汇管区、汇管区周围纤维化和局限窦周纤维化或小叶内纤维瘢痕，不影响小叶结构的完整性。重者肝实质广泛破坏，弥漫性纤维增生，被分隔的肝细胞团呈不同程度的再生及假小叶形成而出现早期肝硬化。

（2）病变的分级、分期 根据慢性肝炎肝组织炎症程度分为 1~4 级（Grade，G），根据肝纤维化程度分为 1~4 期（Stage，S）（见下表）。

慢性肝炎炎症活动度分级与纤维化程度分期标准

炎症活动度（G）			纤维化程度（S）	
级	汇管区及周围	小叶内	期	纤维化程度
0	无炎症	无炎症	0	无
1	汇管区炎症	变性及少数点、灶状坏死灶	1	汇管区扩大、纤维化，窦周及小叶内局限纤维化
2	轻度PN	变性，点、灶状坏死或嗜酸小体	2	汇管区周围纤维化，纤维间隔形成，小叶结构完整
3	中度PN	变性、融合坏死重或见BN	3	纤维间隔形成，小叶结构紊乱（distortion），无肝硬化
4	重度PN	BN范围广，累及多个小叶（多小叶坏死）	4	早期肝硬化

病理诊断与临床分型的关系：轻度慢性肝炎时，G1~2，S0~2；中度慢性肝炎时，G3，S1~3；重度慢性肝炎时，G4，S2~4。

3. 重型肝炎

（1）急性重型肝炎　发病初期肝脏无明显缩小，约1周后肝细胞大块坏死或亚大块坏死或桥接坏死。坏死肝细胞占2/3以上，周围有中性粒细胞浸润，无纤维组织增生，亦无明显肝细胞再生。肉眼观察肝体积明显缩小，由于坏死区充满大量红细胞而呈红色，残余肝组织淤胆而呈黄绿色，故称之为红色或黄色肝萎缩。

（2）亚急性重型肝炎　肝细胞呈亚大块坏死，坏死面积小于1/2，肝小叶周边可见肝细胞再生，形成再生结节，周围被增生胶原纤维包绕，伴小胆管增生，淤胆明显。肝脏表面肉眼可见大小不等的小结节。

（3）慢性重型肝炎　在慢性肝炎或肝硬化病变基础上出现亚大块或大块坏死，大部分病例可见桥接及碎屑状坏死。

4. 淤胆型肝炎
有轻度急性肝炎的组织学改变，伴以明显的肝内淤胆现象：毛细胆管及小胆管内有胆栓形成，肝细胞浆内亦可见到胆色素淤滞。小胆管周围有明显的炎性细胞浸润。

5. 肝炎肝硬化
①活动性肝硬化：肝硬化（弥漫性纤维组织增生及假小叶形成）伴明显炎症，包括纤维间隔内炎症，假小叶周围碎屑坏死及再生结节内炎症病变。②静止性肝硬化：假小叶周围边界清楚，间隔内炎性细胞少，结节内炎症轻。

◎ 要点四　临床表现

各型肝炎的潜伏期长短不一，甲型肝炎为2~6周（平均4周），乙型肝炎为4~24周（平均3个月），丙型肝炎为2~26周（平均7.4周），丁型肝炎为4~20周，戊型肝炎为2~9周（平均6周）。

（一）急性肝炎

总病程一般为2~4个月，临床上根据有无黄疸分为以下两型。

1. 急性黄疸型肝炎　可分为3期。

（1）黄疸前期　多以发热起病，可有恶寒。本期突出的症状是全身乏力及食欲不振、厌油、恶心、呕吐、上腹不适、腹胀、便溏等消化系统症状。本期末尿色逐渐加深，似浓茶色；肝功能检查示ALT、AST升高；体征可有右上腹叩击痛。本期持续数日至2周，平均1周。

（2）黄疸期　继尿色加深之后，巩膜首先出现黄染，继及皮肤，多于数日至2周达高峰，随后逐渐下降。黄疸初现时，发热很快消退，但乏力、胃肠道症状等可短期增剧，继而迅速缓解。黄疸多为肝细胞性，部分患者可短时表现为胆汁淤积性黄疸，如皮肤瘙痒、大便色浅等。体征除皮肤及巩膜黄染外，尚有肝大、触痛及肝区叩击痛，脾可轻度增大。本期持续 2~6 周。

（3）恢复期　黄疸消退，症状消失，肝功能正常，肿大的肝脏、脾脏逐渐恢复正常。本期约需数周至 4 个月，平均 1 个月。

2. 急性无黄疸型肝炎　此型较多见，约占全部急性肝炎的 70%~90%。起病缓慢，临床症状较轻，主要表现为乏力，食欲不振，腹胀，肝区疼痛，有的患者可有恶心、呕吐、便溏或低热。体征可有肝大、压痛，脾也可轻度肿大。

甲、戊型肝炎以黄疸型多见，急性丙型肝炎临床表现较轻，以无黄疸型多见。部分患者无症状，仅有肝功能异常，此乃亚临床型感染。

（二）慢性肝炎

慢性肝炎指急性肝炎病程超过半年，或原有慢性乙型、丙型、丁型肝炎或慢性肝炎病毒携带史，本次又因同一病原再次出现肝炎症状、体征及肝功能异常者。发病日期不明或虽无肝炎病史，但肝组织病理学检查符合慢性肝炎改变，或根据症状、体征、实验室检查及影像学检查综合分析，亦可做出相应诊断。

为区分病情严重程度，临床上将慢性肝炎分为：

1. 轻度　临床症状、体征轻微或缺如，肝功能指标仅 1 或 2 项轻度异常。

2. 中度　症状、体征、实验室检查居于轻度和重度之间。

3. 重度　有明显或持续的肝炎症状，如乏力、食欲不振、腹胀、尿黄、便溏等，有肝病面容、肝掌、蜘蛛痣、脾大等体征，且无门脉高压表现者。实验室检查血清丙氨酸氨基转移酶（ALT）和（或）天门冬氨酸氨基转移酶（AST）反复或持续升高、白蛋白降低或 A/G 比值异常，丙种球蛋白明显升高，如发生 ALT 和 AST 大幅升高，胆红素超出正常值，提示重症化倾向，可迅速向肝衰竭发展。

（三）重型肝炎

重型肝炎（肝衰竭）病因及诱因复杂，包括重叠感染（如乙型肝炎重叠其他肝炎病毒感染）、机体免疫状况、妊娠、HBV 前 C 区突变、过度疲劳、精神刺激、饮酒、应用肝损伤药物、合并细菌感染、有其他合并症（如甲状腺功能亢进症、糖尿病）等。表现为一系列肝衰竭症候群：极度乏力，严重消化道症状，神经、精神症状（嗜睡、性格改变、烦躁不安、昏迷等），有明显出血现象，凝血酶原时间显著延长（常用国际标准化比值 INR>1.5）及凝血酶原活动度（PTA）< 40%。黄疸进行性加深，胆红素上升大于正常值的 10 倍，可出现中毒性鼓肠、肝臭、肝肾综合征等，可见扑翼样震颤及病理反射，肝浊音界进行性缩小，胆酶分离，血氨升高等。

1. 急性重型肝炎（急性肝衰竭，acute liver failure，ALF）　又称暴发型肝炎（fulminant hepatitis），特征是起病急，发病 2 周内出现以 II 度以上肝性脑病为特征的肝衰竭症候群。发病多有诱因。本型病死率高，病程不超过 3 周。

2. 亚急性重型肝炎（亚急性肝衰竭，subacute liver failure，SALF）　起病较急，发病 15 日~26 周内出现肝衰竭症候群。首先出现 II 度以上肝性脑病者，称脑病型；首先出现腹水及其相关症候（包括胸水等）者，称为腹水型。本型病程较长，常超过 3 周至数月。容易转化为慢性肝炎或肝硬化。

3. 慢性重型肝炎［慢加急性（亚急性）肝衰竭，acute-on-chronic liver failure，ACLF］　在慢性肝病基础上短期内出现急性肝功能失代偿的临床表现。

4. 慢性肝衰竭（chronic liver failure，CLF）　在肝硬化基础上，肝功能进行性减退导致的以门脉高压、腹水、凝血功能障碍或肝性脑病等为主要表现的慢性肝功能失代偿。

根据病情的严重程度，各种类型的重型肝炎（肝衰竭）可分为早、中、晚三期。

（1）早期 患者有重型肝炎的表现，如严重乏力及消化道症状，黄疸迅速加深。血清胆红素大于正常值上限10倍或每日上升≥17.1μmol/L，30%<PTA≤40%，或经病理学证实。但未发生明显的脑病，亦未出现腹水。

（2）中期 有Ⅱ度肝性脑病和（或）明显腹水或出血倾向（出血点或瘀斑），20%<PTA≤30%。

（3）晚期 有难治性并发症如肝肾综合征、消化道大出血、严重出血倾向（注射部位瘀斑等）、严重感染、难以纠正的电解质紊乱或Ⅲ度以上肝性脑病、脑水肿，PTA≤20%。

（四）淤胆型肝炎

以肝内胆汁淤积为主要表现的一种特殊类型。起病类似急性黄疸型肝炎，但自觉症状常较轻，皮肤瘙痒，大便灰白，常有明显肝脏肿大，肝功能检查血清胆红素明显升高，以直接胆红素为主，PTA>60%或应用维生素K肌内注射后1周可升至60%以上，血清胆汁酸、γ-谷氨酰转肽酶、碱性磷酸酶、胆固醇可明显升高，黄疸常持续3周以上，并除外其他原因引起的肝内外梗阻性黄疸者，可诊断为急性淤胆型肝炎。在慢性肝炎或肝硬化基础上发生前述临床表现者，可诊断为慢性淤胆型肝炎，预后差。

（五）肝炎肝硬化

早期肝硬化临床上常无特异性表现，很难确诊，须依靠病理诊断，B超、CT或MRI及腹腔镜等检查有辅助诊断意义。

凡慢性肝炎患者具有肯定的门脉高压证据（如腹壁及食管静脉曲张、腹水），影像学检查肝脏缩小、脾脏增大、门静脉增宽，且除外其他引起门静脉高压原因者，均可诊断为肝炎肝硬化。

1. 肝炎肝纤维化 主要根据组织病理学检查结果诊断，B超检查结果可供参考。肝纤维化的瞬时弹性扫描及血清学指标如透明质酸（HA）、Ⅲ型前胶原（PC-Ⅲ）、Ⅳ型胶原（Ⅳ-C）、层连蛋白（LN）等指标与肝纤维化有一定相关性，但不能代表肝组织纤维沉积的量，更不能代替肝穿刺活组织学检查。

2. 肝炎肝硬化 是慢性肝炎的发展结果，肝组织病理学表现为弥漫性肝纤维化及假小叶形成。

（1）代偿性肝硬化 指早期肝硬化，一般属Child-Pugh A级。虽可有轻度乏力、食欲减退或腹胀症状，但无明显肝功能衰竭表现。血清白蛋白降低，但仍≥35g/L，胆红素≤35μmol/L，PTA>60%。血清ALT和AST轻度升高，AST可高于ALT，γ-谷氨酰转肽酶可轻度升高。可有门脉高压症，如轻度食管静脉曲张，但无腹水、肝性脑病或上消化道出血。

（2）失代偿性肝硬化 指中晚期肝硬化，一般属Child-Pugh B、C级。有明显肝功能异常及失代偿征象，如血清白蛋白<35g/L，A/G<1.0，黄疸明显，胆红素>35μmol/L，ALT和AST升高，凝血酶原活动度<60%。患者可出现腹水、肝性脑病及门脉高压引起的食管、胃底静脉明显曲张或破裂出血。

根据肝脏炎症活动情况，可将肝硬化分为：①活动性肝硬化：慢性肝炎的临床表现依然存在，特别是ALT明显升高，黄疸，白蛋白水平下降，肝质地变硬，脾进行性增大，并伴有门脉高压症。②静止性肝硬化：无明显肝脏炎症活动的表现，肝质地硬，脾大，伴有门脉高压症，血清白蛋白水平低。

肝硬化的影像学表现：B超检查可见肝脏缩小，肝表面明显凹凸不平，呈锯齿状或波浪状，肝边缘变钝，肝实质回声不均、增强，呈结节状，门静脉和脾静脉内径增宽，肝静脉变细，扭曲，粗细不均，腹腔内可见液性暗区。

（六）隐匿性慢性乙型肝炎

血清HBsAg阴性，但血清和（或）肝组织中HBV DNA阳性，并可有慢性肝炎的临床表现。除HBV DNA阳性外，患者可有血清抗-HBs、抗-HBe和（或）抗-HBc阳性，但约20%隐匿性慢性乙型肝炎患者的血清学标志均为阴性。诊断需排除其他病毒及非病毒因素引起的肝损伤。

（七）HBV携带状态

1. 慢性HBV携带状态 多为处于免疫耐受

期的慢性 HBV 感染者。血清 HBsAg 和 HBV DNA 阳性，HBeAg 或抗-HBe 阳性，1 年内连续随访 3 次以上，血清 ALT 和 AST 均在正常范围，肝组织学检查无明显异常。

2. 非活动性 HBsAg 携带状态 血清 HBsAg 阳性、HBeAg 阴性、抗-HBe 阳性或阴性，HBV DNA（PCR）低于最低检测限，1 年内连续随访 3 次以上，ALT 均在正常范围，肝组织学检查病变轻微。

◎ 要点五　实验室检查与其他检查

（一）血常规

急性肝炎早期血白细胞正常或略高，黄疸期至恢复期白细胞正常或略低。急性重型肝炎白细胞和多个核细胞均可增加。慢性重型肝炎、肝炎肝硬化、脾大及脾功能亢进时可有不同程度的血小板、白细胞及红细胞减少。

（二）尿常规

出现黄疸的患者尿胆素及尿胆原常阳性，且有助于黄疸的鉴别。

（三）肝生化指标

1. 血清转氨酶 临床用于肝病诊断的转氨酶主要有两种，一是丙氨酸氨基转移酶（ALT），另一种是天门冬氨酸氨基转移酶（AST）。AST 存在于体内多种组织（如肝脏、心肌、骨骼肌、肾脏等）细胞中，心肌细胞含量最高，其次为肝细胞。这些组织受到损伤，大量的转氨酶逸出进入血液，引起血清转氨酶升高。在肝细胞中，ALT 主要存在于肝细胞浆中，易于释出，而 AST 在胞浆中仅占 20%，80% 存在于肝细胞线粒体内，因此在急性肝炎时 ALT 常常高于 AST。

肝病时转氨酶测定实际上是反映肝细胞损伤情况，且较敏感，ALT 为目前诊断肝炎最有价值的酶活力测定。急性肝炎在潜伏期末 ALT 即有升高，出现临床症状后即明显升高，于病程的 4～6 周可降至正常。如病程超过 3 个月转氨酶仍高，常提示有慢性化倾向。慢性肝炎、肝硬化时转氨酶的升高幅度常较急性肝炎低。ALT 升高幅度不

能区别急性肝炎与重型肝炎。ALT 半寿期较短，当重型肝炎肝细胞大量坏死时，随着病程的延长，ALT 从高水平逐渐下降，与之相反，血清胆红素却不断上升，因而在病程的某一时期形成特有的"酶胆分离"现象。按病程估计，此现象于肝细胞大量坏死 10 日后较显著。AST/ALT 比值正常为 0.6 左右，急性肝炎时多<1，重型肝炎时由于线粒体损害严重，AST 大量逸出，使 AST/ALT>1，提示病情危重。

2. 血清胆红素（Bil） 肝脏可产生和排泌胆汁，肝细胞损伤时，胆汁可进入血液，引起血清胆红素升高。因此，肝脏疾患如血清胆红素明显升高常表示肝脏损伤严重或有胆汁淤积。如急性肝炎患者胆红素长期持续异常则有慢性化可能，如胆红素在短期内剧增则提示病情恶化。

3. 蛋白质 白蛋白由肝脏产生，如肝脏损伤严重（中度、重度慢性肝炎，重型肝炎，肝硬化等）则白蛋白常减少，球蛋白常增加，A/G 比值下降或倒置。

4. 凝血酶原时间（PT）和凝血酶原活动度（PTA） 肝脏为多种凝血因子合成的场所，如果肝实质广泛而严重损伤时，凝血因子缺乏，PT 明显延长，PTA 下降。PTA ≤ 40% 为肝细胞大量坏死的肯定界限，为重型肝炎诊断及判断预后的重要指标，如 PTA<20% 则预后不良。现有采用国际标准化比值（international normal ratio，INR）表示此指标，INR 升高与 PTA 下降意义相同，INR>1.2 为异常。

5. 血胆固醇（Ch） 血中的胆固醇 60%～80% 来自肝脏，严重肝损伤时，肝脏合成胆固醇减少，故而血胆固醇明显减少常提示肝病病情严重。淤胆型肝炎、胆道梗阻时胆固醇常有升高。

6. 转肽酶（γ-GT，GGT） 此酶灵敏度高，特异性差。肝炎时常增高，持续增高者提示可能迁延不愈；在慢性肝炎中 γ-GT 上升幅度与病情严重程度有一定关系；淤胆型肝炎时常明显升高；肝癌、阻塞性黄疸、心肌梗死、胰腺炎、酗酒等患者也可增高或明显增高。

7. 碱性磷酸酶（ALP/AKP）　骨骼疾患及肝胆疾患如淤胆型肝炎、肝内胆汁淤积及肝外阻塞性黄疸者可明显升高。肝细胞性黄疸时仅轻度增高。生长发育期儿童亦明显增高。

（四）甲胎蛋白（AFP）

AFP 是胚胎期肝细胞和卵黄囊产生的一种蛋白，出生后 1 周即消失，当肝细胞癌变后又可获得合成此蛋白的能力（称返祖现象）。孕妇、新生儿、部分睾丸或卵巢胚胎性癌及部分慢性肝损伤、肝硬化患者可轻度升高。AFP 明显升高或进行性升高提示有肝细胞癌（HCC）发生。重型肝炎有大量肝细胞坏死后的肝细胞再生，AFP 也常升高，则与预后相关。临床上应注意观察 AFP 升高的幅度、持续时间、动态变化、与转氨酶的关系，并需结合患者临床表现、影像学检查结果等进行综合分析。

（五）病原学检查

1. HAV

（1）抗-HAV IgM　是新近感染的证据，出现较早，一般在病后 1 周黄疸出现时即可测出，2 周时达高峰，1~2 个月滴度开始下降，3~6 个月转阴，为甲型肝炎早期诊断最常用而简便的可靠指标。

（2）抗-HAV IgG　在急性肝炎后期和恢复早期出现（IgM 开始下降时），于 2~3 个月达到高峰可在体内长期存在。如恢复期抗体滴度比急性期增高 4 倍以上有诊断意义。常用于测定人群免疫水平。

（3）其他　检测潜伏末期及急性初期患者粪便标本中的 HAV RNA、HAVAg、HAV 颗粒等，阳性可确诊为 HAV 感染。一般不用于临床，主要用于研究。

2. HBV

（1）血清 HBV 标志物检测　HBV 的抗原复杂，其外壳中有表面抗原，核心成分中有核心抗原和 e 抗原，感染后可诱发机体产生相应的抗体。

①HBsAg：是感染 HBV 后最早出现的血清学标志，感染后 2 周血清中开始出现，而后出现 ALT 升高及症状、体征等。HBsAg 是 HBV 现症感染指标之一，可见于急性乙型肝炎潜伏期、急性期患者以及各种慢性 HBV 感染者（慢性 HBV 携带者、非活动性慢性 HBsAg 携带者、慢性乙型肝炎患者和与 HBV 感染相关的肝硬化及肝癌患者）。

②抗-HBs：是感染 HBV 后机体产生的唯一保护性抗体，对 HBV 具有中和作用。一般在 HBsAg 消失后隔一段时间才出现，这段时间称为空窗期，此时 HBsAg 及抗-HBs 均阴性。抗-HBs 阳性一般是 HBV 感染恢复的标志，见于乙肝恢复期、HBV 既往感染者和乙肝疫苗接种后。

③HBcAg：HBcAg 为 HBV 核心蛋白的组成部分，血液中一般无游离的 HBcAg。只有用去垢剂处理 Dane 颗粒后，方可释放出 HBcAg，所以临床上一般不检测 HBcAg。如血清 HBcAg 阳性表示血液内含有 HBV，患者传染性强，HBV 复制活跃。

④抗-HBc：此为 HBcAg 刺激机体产生的，为感染 HBV 后最早出现的抗体，属非中和性抗体，可持续存在多年。故抗-HBc 是 HBV 感染的标志，可能为现症感染或既往感染。抗-HBc 包括抗-HBc IgM 和抗-HBc IgG。感染 HBV 后先是抗-HBc IgM 阳性（6 个月内），随后出现抗-HBc IgG。高滴度的抗-HBc IgM 阳性或抗-HBc IgM 阳性而抗-HBc IgG 阴性为 HBV 急性或近期感染的标志。在部分慢性乙型肝炎、肝硬化、肝癌、慢性 HBV 携带者中抗-HBc IgM 也可出现低滴度阳性，而抗-HBc IgG 高滴度阳性，表示体内有 HBV 复制且传染性强。

⑤HBeAg 和抗-HBe：感染 HBV 后，HBeAg 可与 HBsAg 同时或稍后出现于血清中，其消失则稍早于 HBsAg。HBeAg 与 HBV DNA 有着良好的相关性，是病毒复制活跃、传染性强的标志。急性乙型肝炎患者若 HBeAg 持续阳性 10 周以上，可能转为慢性感染。抗-HBe 的出现预示着病毒复制减少或终止，传染性减弱。HBeAg 消失前/后出现抗-HBe，这一时期称为（e 抗原）血清转

换期，其标志是 HBV 感染者 HBeAg 和抗−HBe 同时阳性或同时阴性。HBV 前 C 区变异的慢性乙型肝炎患者 HBeAg 阴性，抗−HBe 阳性或阴性，但 HBV DNA 阳性。

（2）HBV DNA　常采用 PCR 检测，是 HBV 存在和复制最可靠的直接证据，反映病毒复制程度及传染性强弱，也常用来监测抗病毒药物的疗效。

3. HCV

（1）抗−HCV　抗−HCV 阳性可诊断为 HCV 感染。一般认为抗−HCV 是感染的标志（包括既往感染和现症感染）。抗−HCV IgM 阳性更多见于现症感染者。抗−HCV 在 HCV 感染后 4~6 周或更久出现，慢性患者抗−HCV 可持续阳性。

（2）HCV RNA　HCV RNA 的出现较抗−HCV 早，阳性表示体内有 HCV 复制，有传染性，可用于 HCV 感染的早期诊断及疗效评估。HCV 的基因分型检测对流行病学研究及指导慢性丙型肝炎治疗有重要意义。

4. HDV

（1）HDVAg　感染 HDV 后 HDVAg 较早在血清中出现，且持续时间短（1~2 周），HDVAg 阳性是急性 HDV 感染的直接证据。

（2）抗−HDV　抗−HDV IgM 阳性是 HDV 现症感染的标志，急性 HDV 感染者抗−HDV IgM 一过性升高；慢性 HDV 感染者抗−HDV IgM 升高多为持续性，并有高滴度的抗−HDV IgG 阳性。持续性高滴度抗−HDV 或抗−HDV IgG 是慢性 HDV 感染的证据。

（3）HDV RNA　血清或肝组织中 HDV RNA 是 HDV 现症感染的直接证据，急性 HDV 感染一过性阳性，慢性 HDV 感染则持续阳性。

5. HEV

（1）抗−HEV　发病 1~2 周后抗−HEV 转阳性，3~5 周后达高峰，然后逐渐下降。抗−HEV 转阳性或滴度由低到高或抗−HEV 滴度>1：20 或抗−HEV IgM 阳性对急性戊型肝炎有诊断意义。

（2）其他　血清和（或）粪便 HEVAg 或 HEV RNA 阳性或粪便标本中找到 HEV 颗粒可明确诊断。

（六）肝穿刺活组织学检查

肝活检对病毒性肝炎的诊断和分型十分重要，可依据一般的病理形态进行诊断及鉴别诊断，了解炎症活动度及纤维化分期，估计预后，随访其演变及评估疗效。近年来应用电镜、免疫电镜、免疫组化、核酸分子杂交等技术，可进一步研究发病机制、确定病因、确定病毒复制状态及指导治疗。

（七）影像学检查

1. **超声波检查**　急性肝炎时行此检查的目的是排除肝脏的其他病变，如肝占位性病变、梗阻性病变等。B 型超声检查对肝硬化、肝大块坏死、肝癌、脂肪肝等有一定的诊断意义。

2. **电子计算机断层扫描（CT）及磁共振成像（MRI）检查**　对出血坏死、脂肪变化及鉴别肝占位性病变优于超声检查。

◎ 要点六　诊断与鉴别诊断

（一）诊断

1. **急性肝炎**　起病较急，常有畏寒、发热、乏力、食欲缺乏、恶心、呕吐等急性感染症状。肝大，质偏软，ALT 显著升高。黄疸型肝炎血清胆红素正常或>17.1μmol/L，尿胆红素阳性。黄疸型肝炎可有黄疸前期、黄疸期、恢复期三期经过，病程不超过 6 个月。

2. **慢性肝炎**　病程超过半年或发病日期不明确而有慢性肝炎症状、体征、实验室检查改变者。常有乏力、厌油、肝区不适等症状，可有肝病面容、肝掌、蜘蛛痣、胸前毛细血管扩张、肝大质偏硬、脾大等体征。根据病情轻重及实验室指标改变等可综合评定为轻、中、重三度。

3. **重型肝炎（肝衰竭）**　主要有肝衰竭综合征表现。急性黄疸型肝炎病情迅速恶化，2 周内出现Ⅱ度以上肝性脑病或其他重型肝炎表现者，为急性肝衰竭；15 天至 26 周出现上述表现者为亚急性肝衰竭；在慢性肝病基础上出现的急性肝功能失代偿为慢加急性（亚急性）肝衰竭。在肝硬化基础上出现的重型肝炎为慢性肝衰竭。

4. 淤胆型肝炎 起病类似急性黄疸型肝炎，黄疸持续时间长，症状轻，有肝内梗阻的表现。

5. 肝炎肝硬化 多有慢性肝炎病史。有乏力、腹胀、尿少、肝掌、蜘蛛痣、脾大、腹水、双下肢水肿、胃底-食管下段静脉曲张、白蛋白下降、A/G 倒置等肝功能受损和门脉高压表现。

（二）鉴别诊断

1. 各型病毒性肝炎之间的鉴别 主要根据流行病学、临床表现（甲、戊型肝炎为急性，黄疸型较多见；乙、丙、丁型肝炎可演变为慢性，无黄疸型多见）及实验室检查进行鉴别。确诊有赖于病原学检查结果。

2. 传染性单核细胞增多症 系 EB 病毒感染，可有肝脾大、黄疸、肝功能异常。但消化道症状轻，常有咽炎、淋巴结肿大、血白细胞增多、异常淋巴细胞 10% 以上、嗜异凝集反应阳性、抗 EB 病毒抗体 IgM 早期阳性（4~8 周）等。

3. 药物性或中毒性肝炎 有服用损害肝脏药物或接触有毒物质史，病毒性肝炎病原学检查常阴性。

4. 酒精性肝炎 有长期嗜酒史，病毒性肝炎病原学检查常阴性。

5. 非酒精性脂肪性肝炎（NASH） 患者形体肥胖，体重指数常超标，血生化检查甘油三酯多增高，B 超检查有相应改变，病毒性肝炎病原学检查常阴性。

6. 自身免疫性肝病 主要有自身免疫性肝炎（autoimmune hepatitis，AIH）、原发性胆汁性胆管炎（primary biliary cirrhosis，PBC）、原发性硬化性胆管炎（primary sclerosing cholangitis，PSC）及自身免疫性胆管炎（autoimmune cholangitis，AIC）等。常有肝脏炎性损害或胆汁淤积的表现，血清 IgG 或 γ 球蛋白明显升高，相应的自身抗体阳性，而病毒性肝炎病原学检查常阴性。

◎ **要点七 治疗**

病毒性肝炎临床类型复杂，表现多样，治疗要根据不同的病原、临床类型及组织学改变区别对待。

（一）急性肝炎

1. 休息 早期应住院卧床休息，症状和黄疸消退后可起床活动，并随着病情的好转逐渐增加活动量，一般以不感到疲劳为度。

2. 饮食 应进食易消化、富含维生素的清淡饮食。如果食欲明显下降且有呕吐者，可静脉注射 10%~20% 葡萄糖注射液和维生素 C 等。避免其他对肝脏不利的因素，避免使用肝毒性药物，禁止饮酒。

3. 药物治疗 恶心呕吐者可予以胃动力药；黄疸持续不退者可考虑中医中药治疗，或用门冬氨酸钾镁溶液等。保肝药物种类繁多，可酌情选用 1~2 种，不可滥用，以防加重肝脏负担。

急性病毒性肝炎多为自限性，一般不需抗病毒治疗。但急性丙型肝炎若发现 HCV RNA 阳性，尽快开始抗病毒治疗可治愈。

（二）慢性肝炎

慢性病毒性肝炎的治疗应根据患者的具体情况采用综合性治疗方案，主要包括一般及对症治疗、抗病毒、免疫调节、保肝、抗肝纤维化等治疗措施。抗病毒治疗是慢性乙型肝炎和丙型肝炎的关键治疗，只要有适应证，且条件允许，就应进行规范的抗病毒治疗。

1. 休息 应适当休息。病情活动时应卧床休息；病情稳定时应注意锻炼身体，以活动后不感到疲乏为度。

2. 饮食 宜进蛋白质及维生素含量丰富的饮食，以维持平衡为宜，防止发生脂肪肝、糖尿病等。忌酒。

3. 抗病毒治疗 目的是清除或持续抑制体内的肝炎病毒，减轻肝细胞炎症坏死及肝纤维化，延缓和阻止疾病进展，减缓和防止肝脏失代偿、肝硬化、HCC 及其并发症的发生，从而改善生活质量和延长存活时间。

（1）慢性乙型肝炎 抗病毒治疗的适应证：血清 HBV DNA 阳性的慢性 HBV 感染者，若其 ALT 持续异常（>ULN）且排除其他原因导致的 ALT 升高，均应考虑开始抗病毒治疗；存在肝硬化的客观依据，不论 ALT 和 HBeAg 状态，只要可检测到 HBV DNA，均建议进行积极的抗病毒治疗；对于失代偿期肝硬化者，若 HBV DNA 检测不到，但 HBsAg 阳性，建议行抗病毒治疗。

血清 HBV DNA 阳性、ALT 正常的患者，如有以下情形之一，则疾病进展风险较大，建议行抗病毒治疗：①肝组织学存在明显的肝脏炎症（G≥2）或纤维化（S≥2）；②ALT 持续正常（每 3 个月检查 1 次，持续 12 个月），但有肝硬化或肝癌家族史且年龄>30 岁；③ALT 持续正常（每 3 个月检查 1 次，持续 12 个月），无肝硬化或肝癌家族史，但年龄>30 岁，建议行肝纤维化无创诊断技术检查或肝组织学检查，发现存在明显肝脏炎症或纤维化；④ALT 持续正常（每 3 个月检查 1 次，持续 12 个月），有 HBV 相关的肝外表现（肾小球肾炎、血管炎、结节性多动脉炎、周围神经病变等）。

目前常用的抗 HBV 药物有两大类：核苷（酸）类似物（NAs）、干扰素（IFN）。

HBeAg 阳性慢性感染者采用恩替卡韦、TDF 或 TAF 治疗：治疗 1 年若 HBV DNA 低于检测下限、ALT 复常和 HBeAg 血清学转换后，再巩固治疗至少 3 年（每隔 6 个月复查 1 次）仍保持不变，可考虑停药，延长疗程可减少复发。

HBeAg 阳性 CHB 患者采用 Peg-IFN-α 抗病毒治疗：治疗 24 周时，若 HBV DNA 下降<2lg IU/mL 且 HBsAg 定量>20000IU/mL，建议停用 Peg-IFN-α 治疗，改为 NAs 治疗。有效患者治疗疗程为 48 周，可以根据病情需要延长疗程，但不宜超过 96 周。

HBeAg 阴性慢性感染者采用恩替卡韦、TDF 或 TAF 治疗，建议 HBsAg 消失且 HBV DNA 检测不到后停药随访。

HBeAg 阴性 CHB 患者采用 Peg-IFN-α 抗病毒治疗：治疗 12 周时，若 HBV DNA 下降<2lg IU/mL，或 HBsAg 定量下降<1lg IU/mL，建议停

用 Peg-IFN-α 治疗，改为 NAs 治疗。有效患者治疗疗程为 48 周，可以根据病情需要延长疗程，但不宜超过 96 周。

对于代偿期乙型肝炎肝硬化患者，推荐采用恩替卡韦、TDF 或 TAF 进行长期抗病毒治疗，或采用 Peg-IFN-α 治疗，但需密切监测相关不良反应。

对于失代偿期乙型肝炎硬化患者，推荐采用恩替卡韦或 TDF 长期治疗，禁用 IFN 治疗，若必要可以应用 TAF 治疗。

Peg-IFN-α 治疗的禁忌证：①绝对禁忌证：妊娠或短期内有妊娠计划、精神病史（具有精神分裂症或严重抑郁症等病史）、未能控制的癫痫、失代偿期肝硬化、未控制的自身免疫病、严重感染、视网膜疾病、心力衰竭、慢性阻塞性肺疾病等基础疾病。②相对禁忌证：甲状腺疾病，既往抑郁症史，未控制的糖尿病、高血压、心脏病。

（2）丙型肝炎 所有慢性丙型肝炎患者即使血清 ALT 正常或轻度升高，HCV RNA 阳性者均应考虑抗病毒治疗，HCV RNA 阳性的急性丙型肝炎一经确诊也应开始抗病毒治疗，以防转为慢性。在临床具体应用时，还应考虑患者肝组织损伤程度、有无肝功能失代偿、产生应答的可能性、有无合并症存在、潜在的严重不良反应等因素的影响。

①干扰素+利巴韦林（PR）：PR 治疗的适应证：在 DAA 上市之前，PR 方案是我国 HBV 感染者接受抗病毒治疗的主要方案，可应用于所有基因型 HBV 现症感染，同时无治疗禁忌证的患者。

②首选泛基因型 DAA 方案：自从首个泛基因型直接抗病毒药物（DAA）——索磷布韦/维帕他韦在 2018 年 5 月 23 日上市以来，我国在丙型肝炎治疗领域也紧随国际步伐迈入了泛基因治疗时代。结合国内外的循证医学证据，最新发布的中国指南将泛基因型 DAA 作为治疗丙肝的首选方案。

临床常用泛基因型直接抗病毒药物

类别	药品	规格	使用剂量
NS5A 抑制剂	达拉他韦	30mg 或 60mg，片剂	1 片，每日 1 次（早上服用）
NS5B 聚合酶核苷类似物抑制剂	索磷布韦	400mg，片剂	1 片，每日 1 次（早上服用）
NS5B 聚合酶核苷类似物抑制剂/NS5A 抑制剂	索磷布韦+维帕他韦	400mg 索磷布韦和 100mg 维帕他韦，片剂	1 片，每日 1 次
NS3/4A 蛋白酶抑制剂/NS5A 抑制剂	格卡瑞韦+哌仑他韦	100mg 格卡瑞韦和 40mg 哌仑他韦，片剂	3 片，每日 1 次（随食物服用）

4. 调节免疫疗法 对不能耐受或不愿接受 IFN 或核苷（酸）类药物治疗的慢性乙型肝炎患者，如有条件，可试用胸腺肽 α_1。

5. 抗肝纤维化治疗 抗病毒治疗是抗纤维化治疗的基础。γ-干扰素及中药冬虫夏草、丹参、桃仁等制剂有一定的抗肝纤维化作用。

（三）重型肝炎

目前的治疗原则是在密切观察病情、早期诊断的基础上，以支持和对症疗法为主，同时进行多环节阻断肝细胞坏死、促进肝细胞再生，积极防治各种并发症，必要时可采用人工肝支持系统，争取进行肝移植。

1. 一般治疗及支持治疗 患者应绝对卧床休息，进行重症监护，密切观察病情变化，控制蛋白质的摄入，减少肠道氨的来源，补足每日必需的热量、液体、维生素等，适当补充新鲜血浆、白蛋白、免疫球蛋白、富含支链氨基酸的多种氨基酸，纠正水、电解质及酸碱平衡紊乱等。酌情应用免疫调节剂胸腺肽 α_1 等。禁用对肝、肾有害的药物。注意隔离，防止发生医院感染。

2. 病因治疗 由 HBV 引起的重型肝炎应及早给予核苷类似物抗病毒治疗，以减轻或阻止免疫病理损伤。不宜使用干扰素。

3. 促进肝细胞再生 常用的治疗措施有：①促肝细胞生长因子（HGF）。②前列腺素 E_1（PGE_1）。③还原型谷胱甘肽等。

4. 抗内毒素血症 间歇应用广谱抗菌药物，抑制肠道菌内毒素释放；口服乳果糖等，促进肠道内毒素排泄。

5. 防治并发症 积极防治肝性脑病、脑水肿、上消化道出血、继发感染、肝肾综合征、代谢紊乱等并发症。

6. 人工肝支持系统和肝细胞移植 有条件者可采用人工肝支持系统以清除血中有毒物质，补充生物活性物质，降低胆红素，升高 PTA，人工肝支持系统对早期重型肝炎有较好疗效，可为晚期患者争取时间进行肝移植。肝细胞移植既是一种支持疗法，也可起到肝移植的桥梁作用。

7. 肝移植 可显著提高终末期肝病患者生存率。

◎ 要点八 预防

（一）管理传染源

病毒性肝炎属我国法定管理传染病种中的乙类传染病，发现后应及时做好疫情报告并隔离患者。急性甲型及戊型肝炎自发病之日起隔离 3 周。乙型及丙型肝炎隔离至病情稳定后可以出院。各型肝炎应分室住院治疗，对患者的分泌物、排泄物、血液以及污染的医疗器械、物品等均应进行消毒处理。对急性甲型或戊型肝炎患者的接触者可进行医学观察 45 日。肝功能异常或 HBsAg 阳性或抗-HCV 阳性者不得献血、组织或器官。HBsAg 携带者不得献血，可照常工作和学习，但要定期随访，注意个人卫生、经期卫生以及行业卫生，防止血液及其他体液污染并感染他人；不共用食具、刮刀、修面用具、洗漱用品等。

对 HBV 感染育龄期及妊娠期妇女的管理：

1. 有生育要求的 CHB 患者，若有治疗适应证，应尽量在孕前应用 IFN 或 NAs 治疗。如意外怀孕，应用 α-干扰素者应终止妊娠；应用 NAs 者，应选择替诺福韦（TDF）或替比夫定（LdT）抗病毒治疗。

2. 妊娠中、后期如果患者 HBV DNA 载量 $>2 \times 10^6$ IU/mL，在与患者充分沟通、知情同意的基础上，于妊娠 24~28 周开始予 TDF、LdT 抗病毒治疗，产后停药，可母乳喂养。应用 TDF 时，母乳喂养不是禁忌证。

3. 男性育龄期患者应用 α-干扰素治疗应在停药后 6 个月方可生育，应用 NAs 治疗对生育的影响及传播意义尚无证据表明利弊。

（二）切断传播途径

提高个人卫生水平，加强饮食卫生管理、水源保护、环境卫生管理以及粪便无害化处理。加强托幼机构、各服务业卫生管理。

各级医疗卫生单位应加强消毒及防护措施。各种医疗及预防注射应实行一人一针一管，各种医疗器械及用具应实行一人一用一消毒（如针灸针、手术器械、探针、各种内镜以及口腔科钻头等），尤其应严格对带血污染物的消毒处理。对血液透析病房应加强卫生管理。

（三）保护易感人群

1. **甲型肝炎**　甲肝减毒活疫苗或灭活疫苗均有较好的预防效果，高危易感人群应接种；人血丙种球蛋白及甲肝疫苗于 HAV 暴露后 2 周内注射均有一定程度的保护作用。

2. **乙型肝炎**

（1）乙肝免疫球蛋白（HBIG）　主要用于阻断 HBV 的母婴传播及意外暴露的被动免疫，应在出生后或暴露后的 24 小时内（时间越早越好）注射。

（2）乙型肝炎疫苗　主要用于新生儿和高危人群的乙肝预防。对 HBsAg 阳性产妇所生婴儿，与乙肝免疫球蛋白联合使用可提高保护率。

细目二　流行性感冒

流行性感冒（influenza）简称流感，是由流感病毒引起的急性呼吸道传染病，主要通过飞沫传播，潜伏期短，传染性强，传播迅速。主要临床特点为起病急，高热、头痛、乏力、全身酸痛和轻微的呼吸道症状。已多次引起世界范围的大流行，造成数十亿人发病，数千万人死亡。

◎ **要点一　病原学**

流感病毒属正黏病毒科，直径 80~120nm，呈球形或丝状，由核心和包膜组成。核心由分节段的单股负链 RNA、与其结合的核蛋白（nucleo-protein，NP）和 RNA 多聚酶组成，流感病毒核酸分节段的结构特点使其具有较高的基因重配频率，因而其抗原性容易发生变异，并导致新亚型病毒的出现。包膜分为两层，包膜内层为基质蛋白 1（matrix protein，M1），包膜外层主要来自宿主细胞的脂质双层膜，表面分布着两种刺突——血凝素（hemagglutinin，HA）和神经氨酸酶（neuraminidase，NA），成分为糖蛋白，具有亚型和株的特异性。此外，病毒包膜外层上还分布有基质蛋白 2（M2），数量少，属于离子通道蛋白，有助于病毒进入感染细胞。针对 HA 的抗体为中和抗体，可预防流感的传染，抗 NA 抗体能在一定程度上限制病毒的复制，但不能中和流感病毒。

根据病毒 NP 和 M1 抗原性的不同，流感病毒分为甲（A）、乙（B）和丙（C）三型，甲型流感病毒再根据 HA 和 NA 的抗原性不同分为若干亚型，HA 可分为 H1~H18 亚型，NA 可分为 N1~N11 亚型，人类流感病毒主要与 H1、H2、H3 和 N1、N2 亚型有关。甲型流感病毒宿主广泛，易发生变异，曾多次引起世界性大流行；乙型流感病毒变异较少，通常只引起局部暴发；丙型流感病毒稳定，多为散发，主要侵犯婴幼儿和免疫力低下的人群；乙型、丙型相对较少，主要感染人类。

流感病毒容易发生变异，最常发生于甲型，

主要形式有两种：①抗原漂移（antigen drift），变异幅度小，属于量变，不会引起流感的大规模流行，出现频率较高，且有逐渐积累效应。②抗原转换（antigen shift），变异幅度大，属于质变，形成新的病毒亚型，由于人群对抗原转换后出现的新亚型缺少免疫力，往往会引起流感的全球性大流行，发生频率较低，且缓慢。

流感病毒不耐热，100℃ 1分钟或56℃ 30分钟灭活，对常用消毒剂（甲醛、过氧乙酸、含氯消毒剂等）、紫外线敏感，耐低温和干燥，真空干燥或-20℃以下仍可存活。

◎ 要点二　流行病学

1. **传染源**　主要为流感患者和隐性感染者。潜伏期即有传染性，发病3日内传染性最强。动物可能为重要贮存宿主和中间宿主。

2. **传播途径**　经呼吸道-空气飞沫传播，也可通过直接接触或病毒污染物品间接接触传播。

3. **易感人群**　普遍易感，感染后获得对同亚型病毒免疫力，但维持时间短，各型及亚型之间无交叉免疫。

4. **流行特征**　流感病毒具较强的传染性，加之呼吸道飞沫传播，易引起流行和大流行。一般散发，多发于冬春季，我国北方每年流感活动高峰一般发生在当年11月底至次年的2月底，而南方除冬春季外，还有一个活动高峰（5~8月份），大流行可发生于任何季节。根据世界上已发生的4次大流行情况分析，一般10~15年发生一次大流行。流感在流行病学上最显著的特点为：突然暴发，迅速蔓延，波及面广，具有一定的季节性，一般流行6~8周后会自然停止（世界性大流行通常有2~3个流行波），流感后人群获得一定的免疫力，流感于每次流行后，在人群中总要造成不同数量的死亡，死者多为年迈体衰、年幼体弱或合并有慢性疾病的患者。甲型流感常引起暴发流行，乙型流感呈局部流行或散发，亦可大流行，丙型以散发为主。

◎ 要点三　发病机制与病理

1. **发病机制**　流感病毒经呼吸道吸入后，通过血凝素与呼吸道表面纤毛柱状上皮细胞的唾液酸受体结合而进入细胞，在细胞内进行复制，引起上呼吸道症状，并在上皮细胞变性坏死后排出较多量的病毒，随呼吸道分泌物排出引起传播，上皮细胞变性、坏死、溶解或脱落后，产生炎症反应，从而产生发热、头痛、肌痛等全身症状。单纯流感病变主要损害呼吸道上部和中部黏膜，一般不破坏呼吸道基底膜，不引起病毒血症。若病毒不局限，侵袭全部呼吸道，可致流感病毒性肺炎，易继发细菌性肺炎，老年人、婴幼儿、慢性病患者及免疫力低下者较易发生。

2. **病理**　单纯型流感病变主要发生在上、中呼吸道，表现为纤毛柱状上皮细胞的变性、坏死和脱落，黏膜充血、水肿和单核细胞浸润。流感病毒性肺炎的病理特征为肺充血、水肿，支气管黏膜坏死，气道内有血性分泌物，黏膜下层灶性出血，肺泡内含有渗出液，严重时有肺透明膜形成。

◎ 要点四　临床表现

潜伏期通常为1~3日，最短数小时。起病多急骤，主要以全身中毒症状为主，呼吸道症状轻微或不明显。发热通常持续3~4日。

1. **单纯型流感**　最常见，骤起畏寒、发热，体温可达39℃~40℃，头痛、全身酸痛、咽干、乏力及食欲减退等全身症状明显；咳嗽、流涕、鼻塞、咽痛等呼吸道症状较轻；少数患者有恶心、呕吐、腹泻、腹痛等消化道症状。

2. **肺炎型流感**　较少见，可以由单纯型转为肺炎型，或直接表现为肺炎型，多发生在2岁以下的小儿、老人、孕妇或原有慢性基础疾病者。特点是在发病后24小时内出现高热、烦躁、呼吸困难、咳血痰和明显发绀，可进行性加重，应用抗菌药物无效，可因呼吸循环衰竭在5~10日内死亡。两肺可有呼吸音减低、湿啰音或哮鸣音，但无肺实变体征。X线胸片可见双肺广泛小结节性浸润，近肺门较多，肺周围较少。婴儿流感的临床症状往往不典型，可见高热、惊厥。部分患儿表现为喉、气管、支气管炎症，严重者出现气道梗阻现象。新生儿流感虽少见，但一旦发生常呈败血症表现，如嗜睡、拒奶、呼吸暂停等，常伴有肺炎，病死率高。

3. 其他类型 较少见。中毒型主要表现为高热、循环障碍、血压下降、休克及 DIC 等；胃肠型主要表现为恶心、呕吐、腹痛、腹泻；脑炎型主要表现为谵妄、惊厥、意识障碍、脑膜刺激征。

4. 并发症 呼吸道并发症：细菌性气管炎、细菌性支气管炎、细菌性肺炎；肺外并发症：雷耶（Reye）综合征、中毒性休克、骨骼肌溶解、心肌炎、心包炎。

本病预后一般良好，常于短期内自愈。婴幼儿、老年人和合并有慢性基础疾病者，预后较差。

◎ **要点五　实验室检查与其他检查**

1. 血液检查 白细胞计数正常或降低，淋巴细胞相对增加。重症患者多有白细胞总数及淋巴细胞下降。合并细菌感染时白细胞和中性粒细胞可增多，重者可有乳酸脱氢酶（LDH）、肌酸磷酸激酶（CK）等增高。

2. 病毒分离 将起病 3 日内患者的含漱液或上呼吸道分泌物接种于鸡胚或组织培养，进行病毒分离。灵敏度高，但实验要求高、费时。

3. 血清学检查 急性期（发病后 7 日内采集）和恢复期（间隔 2~3 周采集）双份血清进行补体结合试验或血凝抑制试验，后者抗体滴度与前者相比有 4 倍或以上升高，有助于确诊（回顾性诊断）。灵敏度、特异性均较差。

4. 病毒特异抗原及其核酸检查 取患者呼吸道标本或肺标本，采用免疫荧光或酶联免疫法检测甲、乙型流感病毒型特异的核蛋白（NP）或基质蛋白（M1）及亚型特异的血凝素蛋白。还可用 RT-PCR 检测编码上述蛋白的特异基因片段。

5. 快速诊断法 取患者鼻黏膜压片染色找到包涵体，免疫荧光检测抗原。

6. 胸部影像学检查 重症患者胸部 X 线检查可显示单侧或双侧肺炎，少数可伴有胸腔积液等。

◎ **要点六　诊断与鉴别诊断**

（一）诊断

一般冬春季节，在同一地区，短时间之内出现大量流感样病例，应考虑流感。诊断分为两类：

1. 疑似病例 流行病学史、临床表现。

2. 确诊病例 流行病学史、临床表现、实验室病原学检查。

（二）鉴别诊断

1. 普通感冒 多为散发，起病较慢，可由多种呼吸道病毒感染引起。除流行病学资料外，通常流感全身症状比普通感冒重，而普通感冒呼吸道局部症状更突出。

2. 传染性非典型肺炎（SARS） 是由 SARS 冠状病毒引起的一种具有明显传染性，可累及多个脏器、系统的特殊肺炎。临床上以发热、乏力、头痛、肌肉关节疼痛等全身症状和干咳、胸闷、呼吸困难等呼吸道症状为主要表现，配合 SARS 病原学检测阳性，可做出 SARS 的诊断。

3. 其他 钩端螺旋体病、流行性脑膜炎、急性细菌性扁桃体炎、链球菌性咽炎、肺炎支原体肺炎等，确诊需依据实验室检查，如病原体分离、血清学检查和核酸检测。

◎ **要点七　治疗**

（一）治疗原则

1. 隔离患者 流行期间对公共场所加强通风和空气消毒。

2. 及早应用抗流感病毒药物治疗 只有早期（起病 1~2 日内）使用才能取得最佳疗效。

3. 加强支持治疗和防治并发症 卧床休息，多饮水，饮食要易于消化。密切观察和监测并发症，抗菌药物仅在明确或有充分的证据提示有继发细菌感染时才考虑应用。

4. 合理应用对症治疗药物 应用解热药、

缓解鼻黏膜充血药物、止咳祛痰药物等对症治疗。儿童忌用阿司匹林或含阿司匹林药物，以免诱发致命的雷耶（Reye）综合征。

（二）抗流感病毒药物治疗

1. 离子通道 M2 阻滞剂 金刚烷胺和甲基金刚烷胺。可阻断病毒吸附于宿主细胞，抑制病毒复制，早期应用可减少病毒的排毒量，缩短排毒期，但只对甲型流感病毒有效。推荐用量为成人每日 200mg，老年人每日 100mg，小儿每日 4～5mg/kg，分两次口服，疗程3～4日。在过去的十几年内流感病毒对此类药物的耐药性已普遍存在。

2. 神经氨酸酶抑制剂 奥司他韦（oseltamivir）是目前最为理想的抗病毒药物，发病初期使用，能特异性抑制甲、乙型流感病毒的神经氨酸酶，从而抑制病毒的释放。推荐口服剂量是，成人每次 75mg，每日 2 次，连用 5 日。儿童体重 15kg 者推荐剂量 30mg，15～23kg 为 45mg，24～40kg 为 60mg，大于 40kg 者可用 75mg，1 岁以下儿童不推荐使用。扎那米韦（zanamivir）通过抑制流感病毒的神经氨酸酶发挥作用，适用于成年患者和 12 岁以上的青少年患者，治疗甲型和乙型流感，对金刚烷胺、金刚乙胺耐药的病毒株也起抑制剂作用。推荐用量为每日 20mg，间隔 12 小时，分两次吸入，连用 5 日。

◎ 要点八 预防

（一）控制传染源

早发现、早报告、早隔离、早治疗，隔离时间为 1 周或热退后 2 日。

（二）切断传播途径

流感流行期间，尽量少去公共场所，注意通风，加强对公共场所进行消毒。医务人员在工作期间戴口罩，勤洗手，防止交叉感染。流感患者的用品要彻底消毒。

（三）保护易感人群

1. 接种流感疫苗 在流感好发季节，给易感的高危人群和医务人员接种疫苗。高危人群包括：年龄超过 65 岁；有慢性肺或心血管系统疾病（包括哮喘）的成人和 6 个月以上的儿童；肾功能障碍者；免疫功能抑制（包括药物性）者；妊娠中期以上孕妇等。接种时间为每年流感流行季节前，每年接种 1 次，约 2 周可产生有效抗体，用法为皮下注射，成人 1mL，学龄前儿童 0.2mL，学龄儿童 0.5mL。主要有以下几种：减毒活疫苗、细胞培养的流感疫苗、DNA 疫苗、通用疫苗，减毒活疫苗主要采用鼻腔喷雾接种，两侧鼻腔各喷 0.25mL。

2. 应用抗流感病毒药物预防 明确或怀疑某部门流感暴发时，对所有非流感者和未进行疫苗接种的医务人员给予金刚烷胺、金刚乙胺或奥司他韦进行预防性治疗。

细目三 人感染高致病性禽流感

人感染高致病性禽流感（highly pathogenic avian influenza）简称人禽流感，是由甲型禽流感病毒引起的人、禽、畜共患的急性呼吸道传染病。目前有 H7、H5、H9 及 H10 亚型病毒中的一些毒株感染人类的报道。人禽流感的主要表现有高热、咳嗽、呼吸困难，严重者可出现休克、多脏器功能衰竭等表现。

◎ 要点一 病原学

禽流感病毒属于正黏病毒科，属甲型流感病毒，包括其全部亚型。根据其致病性，禽流感病毒可分为高致病性、低致病性和非致病性三大类，其中 H5 和 H7 亚型为高致病型，又以 H5N1 致病性最强。目前感染人类的禽流感病毒亚型主要有 H5N1、H9N2、H7N9、H7N7、H7N2、H7N3 等。其中感染 H5N1、H7N9 亚型患者病情重，死亡率高，可感染人、禽和其他哺乳类动物如猪。1997 年 5 月，香港 1 例 3 岁儿童死于不明原因的多器官功能衰竭，经美国疾病控制中心及 WHO 鉴定为禽甲型流感病毒 H5H1 引起的，是世界上首次证实禽甲型流感病毒 H5H1 感染人类。2013 年 3 月，我国首次发现人感染 H7N9 禽流感病例。

禽流感病毒容易被稀酸、乙醚等有机溶剂和碘剂、含氯石灰灭活。禽流感病毒没有超常的稳定性，病毒可在加热、极端的 pH、非等渗和干燥的条件下灭活，对低温抵抗力强，在有甘油保护的情况下可保持活性 1 年以上。在野外条件下，禽流感病毒常从病禽的鼻腔分泌物和粪便中排出，病毒受到这些有机物的保护极大地增加了抗灭活能力。此外，禽流感病毒可以在自然环境中，特别是凉爽和潮湿的条件下存活很长时间。粪便中病毒的传染性在 4℃ 条件下可以保持 30~50 日，20℃ 时为 7 日。

◎ **要点二 流行病学**

1. 传染源 主要为病禽、带毒的禽。野禽在自然传播中发挥了重要作用，特别是感染 H5N1 亚型病毒的鸡、鸭。病毒污染的羽毛和粪便是重要传染物，其病毒含量高而且存活时间长。其他禽类和野禽也有可能成为传染源。

2. 传播途径 主要经呼吸道传播，通过密切接触感染的禽类及其分泌物、排泄物、受污染的水及直接接触病毒株被感染。目前尚无人与人之间直接传播的确切证据。

3. 易感人群 人类对禽流感病毒普遍不易感，缺乏免疫力。发病与年龄、性别无关，12 岁以下的儿童病情重。

4. 发病季节 禽流感一年四季均可发生，但冬、春季节多暴发流行。夏季发病较少，多呈散发，症状也较轻。

◎ **要点三 发病机制与病理**

（一）发病机制

1. 禽流感病毒的致病性 ①大多流感暴发与病毒株亚型 H5 和 H7 有关。目前仅发现 H5N1、H9N2 和 H7N7 能直接感染人，H5N1、H7N9 禽流感具有高致病性。②家禽体内一些酶类也可增加流感病毒的毒力。

2. 致病性的分子生物学基础 ①病毒的基因及其产物，如血凝素、神经氨酸酶和多聚酶是决定毒力的关键。②血凝素蛋白重链和轻链连接肽及附近糖基化的位点也影响其毒力。

3. 禽流感病毒可触发免疫"风暴" 人一旦感染了 H5N1、H7N9 流感病毒，其支气管和肺泡上皮的促炎细胞因子和趋化因子水平明显增高，造成"细胞因子风暴"，可引起反应性嗜血细胞综合征（reactive hemophagocytic syndrome），导致各器官严重的病理损伤。

（二）病理

病理改变以肺部最明显，可见到肺泡和支气管黏膜损伤严重，肺实质出血和坏死，肺泡内大量淋巴细胞浸润，肺泡内有透明膜形成，有严重的弥漫性损伤，并伴有间隔纤维形成。少数病例发现广泛肝小叶中心坏死、急性肾小管坏死、淋巴细胞功能衰竭。

◎ **要点四 临床表现**

潜伏期一般为 1~7 日，通常为 2~4 日。

急性起病，早期表现类似流感。主要为发热，体温大多持续在 39℃ 以上，热程 1~7 日，一般为 3~4 日，可伴有眼结膜炎、流涕、鼻塞、咳嗽、咽痛、头痛和全身不适。部分患者可有恶心、腹痛、腹泻、稀水样便等消化道症状。重症患者病情发展迅速，可出现肺炎、急性呼吸窘迫综合征（ARDS）、肺出血、胸腔积液、全血细胞减少、肾衰竭、败血症、休克及 Reye 综合征等多种并发症，严重者可致死亡，且病死率高达 50%。体征可见眼结膜轻度充血，咽部充血，肺部有干啰音等，半数患者有肺部实变体征。H7N9 患者病情发展迅速，常快速进展为急性呼吸窘迫综合征、感染性休克和多器官功能障碍综合征。仅少数患者表现为轻症。发病早期无特异性表现，后期重症病例治疗效果差，病死率高。H7 亚型感染者症状较轻，H9N2 和 H10N7 感染者仅出现一过性流感症状。

◎ **要点五 实验室检查与其他检查**

（一）血常规检查

多数患者外周血白细胞、淋巴细胞和血小板

不同程度减少。

（二）骨髓穿刺检查

骨髓穿刺检查示细胞增生活跃，见反应性组织细胞增生伴出血性吞噬现象。

（三）血生化检查

部分患者肝功能异常，表现为 ALT、AST 升高，亦可出现 BUN 的升高。

（四）病原及血清学检查

1. **病毒抗原及基因检测**　取患者呼吸道标本，采用免疫荧光法（或酶联免疫法）检测甲型流感病毒核蛋白抗原（NP）及禽流感病毒 H 亚型抗原。还可用快速核酸模板等温扩增技术（NASBA）或 RT-PCR 检测禽流感病毒亚型特异性 H 抗原基因。

2. **病毒分离**　从患者呼吸道标本（如鼻咽分泌物、口腔含漱液、气管吸出物或呼吸道上皮细胞）中分离禽流感病毒。

3. **血清学检查**　以微粒中和法或特异的酶联免疫吸附试验（ELISA）检测抗体，发病初期和恢复期双份血清抗禽流感病毒抗体滴度有 4 倍或以上升高，有助于回顾性诊断。

（五）其他检查

重症患者胸部 X 线检查可显示单侧或双侧肺炎，严重者呈"白肺"，少数可伴有胸腔积液等。

◎ 要点六　诊断与鉴别诊断

（一）诊断

根据流行病学资料、临床症状和病原分离而确诊。

1. **医学观察病例**　1 周内有流行病学接触史者，出现流感样症状，对其进行 7 日医学观察。

2. **疑似病例**　有流行病学史和临床表现，患者呼吸道分泌物标本采用甲型流感病毒和 H5 型单克隆抗体抗原检测阳性者。

3. **临床诊断病例**　被诊断为疑似病例，且与其有共同暴露史的人被诊断为确诊病例者。

4. **确诊病例**　临床诊断病例呼吸道分泌物标本中分离出特定病毒或采用 RT-PCR 检测到禽流感病毒基因，且发病初期和恢复期双份血清抗禽流感病毒抗体滴度 4 倍或以上升高。

（二）鉴别诊断

注意与流感、普通感冒、细菌性肺炎、传染性非典型肺炎（SARS）、传染性单核细胞增多症、巨细胞病毒感染、衣原体肺炎、支原体肺炎等疾病进行鉴别诊断，确诊需依据实验室检查，如病原体分离、血清学检查和核酸检测。

◎ 要点七　治疗

（一）一般治疗

对疑似和确诊患者应进行隔离治疗。加强支持治疗，预防并发症。注意休息，多饮水，加强营养，饮食易消化。

（二）对症治疗

可应用解热药、缓解鼻黏膜充血药、止咳祛痰药等。儿童忌用阿司匹林或含阿司匹林的药物，避免引起儿童 Reye 综合征。

（三）抗流感病毒治疗

应在发病 48 小时内试用抗流感病毒药物。

1. **神经氨酸酶抑制剂**　试验研究表明，奥司他韦（oseltamivir）对禽流感病毒 H5N1、H7N9 和 H9N2 有抑制作用。成人每日 150mg，儿童每日 3mg/kg，分 2 次口服，5 日为一疗程。WHO 在 2006 年颁布的《关于人感染禽流感病毒（H5N1）的药物学管理的快速建议指南》中认为，对确诊或高度怀疑的患者给予奥司他韦治疗，具有较高的预防疾病恶化的价值。扎那米韦（zanamivir）是第一个新型抗流感病毒的神经氨酸酶抑制剂，对病毒的各种变异株均有作用，是一种雾化吸入剂，每次 10mg，每日 2 次，现已批准用于治疗无并发症的、年龄满 7 岁的急性流感患者。

2. **离子通道 M2 阻滞剂**　金刚烷胺（amantadine）和金刚乙胺（rimantadine）可抑制禽流感病毒株的复制，早期应用可阻止病情发展，减轻病情，改善预后。金刚烷胺成人每日 100～200mg，儿童每日 5mg/kg，分 2 次口服，5 日为一疗程。治疗过程中应注意中枢神经系统和胃肠道副作用。肾功能受损者酌减剂量。有癫痫病史者忌用。

（四）抗生素治疗

在明确或有充分证据提示继发细菌感染时使用，可选用氟喹诺酮类或大环内酯类抗生素。

（五）重症患者的治疗

对出现呼吸障碍者给予吸氧及其他呼吸支持，防治继发细菌感染，必要时进行免疫调节治疗，如糖皮质激素、胸腺肽、干扰素、丙种球蛋白等。

◎ 要点八　预防

（一）管理传染源

加强禽类疾病的监测，一旦发现禽流感疫情，动物防疫部门应立即按有关规定进行处理。加强对密切接触禽类人员的监测。当接触禽类人员中出现流感样症状时，应立即进行流行病学调查，采集患者标本并送至指定实验室检测，以进一步明确病原，同时采取相应的防治措施。

（二）切断传播途径

一旦发生疫情，对病禽群进行严格隔离、封锁、捕杀、销毁。接触人禽流感患者应戴口罩、戴手套、穿隔离衣。接触后应洗手。要加强检测标本和实验室禽流感病毒毒株的管理，严格执行操作规范，防止医院感染和实验室的感染及传播。

（三）保护易感人群

注意饮食卫生，不喝生水，不吃未熟的肉类及蛋类等；勤洗手，养成良好的个人卫生习惯。目前尚无人用 H5N1 疫苗。对密切接触者必要时可试用抗流感病毒药物或按中医理论辨证施防。

细目四　艾滋病

艾滋病是获得性免疫缺陷综合征（acquired immunodeficiency syndrome，AIDS）的简称，是由人免疫缺陷病毒（Human immunodeficiency virus，HIV）引起的以侵犯辅助性 T 淋巴细胞（CD4$^+$T lymphocytes，Th）为主，造成细胞免疫功能缺损为基本特征的传染性疾病，最后继发各种严重机会性感染（opportunistic infection）和恶性肿瘤。

◎ 要点一　病原学

HIV 分为 HIV-1 型和 HIV-2 型，两者均为 RNA 病毒，属于反转录病毒科（retroviridae）慢病毒属（lentivirus）。HIV 呈球形，直径 100～120nm，由包膜和核心组成。包膜表面有糖蛋白棘突，其中嵌有糖蛋白 gp120 和 gp41，内含多种宿主蛋白。核心包括两条单股正链 RNA、反转录酶、整合酶和蛋白酶等。核心与膜之间由基质蛋白 p17 构成。

根据包膜蛋白基因（env）核酸排列的不同，HIV-1 分为 M、O、N 3 个亚型组 13 个亚型：M 亚型组包括 A、B、C、D、E、F、G、H、I、J 和 K 共 11 个亚型，N 亚型组只有 N 亚型，O 亚型组只有 O 亚型。HIV-2 有 A、B、C、D、E、F、G 共 7 个亚型。HIV-1 是引起艾滋病的主要毒株，中国已发现的有 A、B（欧美 B）、B′（泰国 B）、C、D、E、F 和 G 共 8 个亚型。HIV-2 主要在西非和西欧流行。

HIV 的基因组包括 9 个可识别基因，分为三类：一类为结构基因，包括组特异性抗原基因（gag）、多聚酶基因（pol）和包膜蛋白基因（env）。另一类为调节基因，包括反式激活基因（tat）、病毒蛋白调节因子（rev）。第三类为辅助基因，包括病毒颗粒感染因子（vif）、负调节因子（nrf）、病毒蛋白 R 基因（vpr）。HIV-1 与 HIV-2 两型病毒的核苷酸序列差异超过 40%。HIV 的逆转录酶无校正功能导致 HIV 基因频繁变异。

HIV 进入人体后可刺激机体产生抗体，但中和抗体少，作用极弱。血清同时存在抗体和病毒时仍有传染性。HIV 主要感染 CD4$^+$T 细胞，也感染单核-吞噬细胞、小神经胶质细胞和骨髓干细胞等，有嗜淋巴细胞性和嗜神经性。

HIV 对热敏感，对甲醛、紫外线和 γ 射线不敏感。56℃30 分钟能使 HIV 在体外对人的 T 淋巴细胞失去感染性；100℃20 分钟能使 HIV 完全灭活；75% 乙醇、0.2% 次氯酸钠、2% 戊二醛及 0.1% 漂白粉 5~10 分钟能使 HIV 灭活。

◎ 要点二　流行病学

（一）传染源

艾滋病患者和无症状 HIV 感染者是本病的传染源，尤其后者。HIV 主要存在于传染源的血液、精液、阴道分泌物、胸腹水、脑脊液、羊水和乳汁等体液中。

（二）传播途径

1. **性接触传播**　是本病主要传播途径。

2. **血源传播**　通过输血、器官移植、药瘾者共用针具等方式传播。

3. **母婴传播**　感染 HIV 的孕妇可以通过胎盘、产程中及产后血性分泌物、哺乳等传给婴儿。HIV 阳性孕妇中 11%~60% 会发生母婴传播。

4. **其他途径**　接受 HIV 感染者的人工授精，医务人员被 HIV 污染的针头刺伤或皮肤破损处受污染等。目前尚无证据证明一般日常生活接触、食物、水、昆虫能够传播本病。

（三）易感人群

人群普遍易感。儿童和妇女感染率逐年上升。静脉注射吸毒者、性工作者、同性恋、性乱者、血友患者、多次接受输血或血制品者是感染的高危人群。

（四）流行特征

1981 年美国首次报道艾滋病。联合国艾滋病规划署估计，截至 2017 年底，全球现存活 HIV/AIDS 患者 3690 万例，当年新发 HIV 感染者 180 万例，有 2170 万例正在接受高效联合抗反转录病毒治疗（highly active antiretroviral therapy，HAART，俗称"鸡尾酒疗法"，又称抗反转录病毒治疗）。在继续推行综合、强化的干预措施基础上，提出"90-90-90 策略"，即存活的 HIV/AIDS 患者 90% 被检测出，诊断的 HIV/AIDS 患者 90% 接受规范的 HAART，治疗的 HIV/AIDS 患者 90% 达到病毒被抑制。并规划到 2020 年，将年新发感染人数控制在 50 万以下。我国 2018 版指南在抗反转录病毒治疗（ART）启动时机上首次提出：一旦确诊 HIV 感染，无论 CD_4^+T 淋巴细胞水平高低，均建议立即开始治疗。HIV 的孕妇不论其 CD_4^+T 淋巴细胞计数多少或临床分期如何，均应终生接受 ART。HIV 感染母亲所生新生儿应在出生后尽早（6~12 小时内）服用抗病毒药物。截至 2017 年底，我国报告的现存活 HIV/AIDS 患者 758610 例，当年新发现 HIV/AIDS 患者 134512 例（其中 95% 以上均是通过性途径感染），当年报告死亡 30718 例。

◎ 要点三　发病机制与病理

（一）发病机制

艾滋病的发病机制主要是 HIV 侵犯和破坏 CD_4^+T 淋巴细胞，因为此类细胞表面表达 HIV 的受体 CD_4 分子及辅助受体 CCR5 与 CXCR4 趋化因子，其他免疫细胞也不同程度地受损，最终并发各种机会性感染和恶性肿瘤。

1. **HIV 在人体细胞内的感染复制过程**　HIV 进入人体后，在 24~28 小时到达局部淋巴结，5 天左右在外周血中可以检测到病毒成分，继而产生病毒血症，导致急性感染，以 CD_4^+T 淋巴细胞数量短期内一过性迅速减少为特点。HIV 借助 gp120 与靶细胞的 CD_4 受体结合，gp120 构象改变与 gp41 分离，与宿主细胞膜融合进入细胞。病毒 RNA 在反转录酶作用下，形成负链 DNA，在 DNA 聚合酶（DNAP）作用下形成双股 DNA，在整合酶的作用下，新形成的非共价结合的双链 DNA 整合入宿主细胞染色体 DNA 中。这种整合的病毒双链 DNA 即前病毒 DNA，可被激活，转录和翻译成新 HIV RNA 和病毒蛋白质，在细胞膜装配成新 HIV 后芽生释出，再感染并破坏其他细胞。HIV 感染宿主免疫细胞后以每日产生 10^9~10^{10} 个病毒颗粒的速度复制，并直接使 CD_4^+T 细胞破坏。

2. **机体免疫细胞数量减少和功能障碍**　HIV 在 CD_4^+T 淋巴细胞内大量复制，导致 CD_4^+T 淋巴细胞溶解和破坏。T 细胞数量减少和功能丧失，导致免疫功能缺陷，使 AIDS 患者易发生各种感染。

单核-吞噬细胞表面也有 CD_4 分子和辅助受体等，单核-吞噬细胞可成为 HIV 贮存场所，并可携带 HIV 透过血-脑脊液屏障，进一步感染小神经胶质细胞和脑部巨噬细胞，引起神经细胞损伤，导致痴呆等中枢神经系统症状。B 淋巴细胞表面也存在低水平 CD_4 分子表达，可被 HIV 感染。另外，HIV 感染者早期即有自然杀伤细胞（NK 细胞）数量减少，HIV 同时能抑制 NK 细胞的监视功能。

（二）病理

艾滋病累及全身多系统器官，病理变化复杂。淋巴结可出现反应性病变，如滤泡增生性淋巴结肿。胸腺可有萎缩、退行性或炎性病变。中枢神经系统有神经胶质细胞灶性坏死、血管周围炎及脱髓鞘等。

◎ **要点四　临床表现**

潜伏期平均 8~9 年，可短至数月，长达 15 年。从初始感染 HIV 到终末期，与 HIV 相关的临床表现多种多样。根据我国有关艾滋病的诊疗标准和指南，将艾滋病分为急性期、无症状期和艾滋病期。

（一）急性期

通常发生在初次感染 HIV 的 2~4 周，部分感染者出现 HIV 病毒血症和免疫系统急性损伤所产生的临床症状。大多数患者临床症状轻微，持续 1~3 周后缓解。临床表现以发热最为常见，可伴有全身不适、头痛、盗汗、恶心、呕吐、腹泻、咽痛、肌痛、关节痛、皮疹、淋巴结肿大以及神经系统症状等。

（二）无症状期

可从急性期进入此期，或无明显的急性期症状而直接进入此期。此期持续时间一般为 6~8 年，其时间长短与感染病毒的数量、病毒型别、感染途径、机体免疫状况的个体差异、营养、卫生条件及生活习惯等因素有关。此期由于 HIV 在感染者体内不断复制，具有传染性。

（三）艾滋病期

为感染 HIV 后的最终阶段。患者 $CD4^+T$ 淋巴细胞计数明显下降，多少于 $200/\mu l$，HIV 血浆病毒载量明显升高。此期主要的临床表现为 HIV 相关症状、各种机会性感染及肿瘤。

1. HIV 相关症状

主要表现为持续 1 个月以上的发热、盗汗、腹泻，体重减轻 10% 以上。部分患者表现为神经精神症状，如记忆力减退、精神淡漠、性格改变、头痛、癫痫及痴呆等。另外还可出现持续性全身淋巴结肿大，其特点为：①除腹股沟以外有两个或两个以上部位的淋巴结肿大。②淋巴结直径≥1cm，无压痛，无粘连。③持续时间 3 个月以上。

2. 各种机会性感染及肿瘤

（1）**呼吸系统**　人肺孢子菌引起的肺孢子菌肺炎，表现为慢性咳嗽、发热、发绀、血氧分压降低，少有肺部啰音。胸部 X 线显示间质性肺炎。结核分枝杆菌、鸟分枝杆菌复合群可引起肺结核。巨细胞病毒、假丝酵母菌及隐球菌可引起病毒性肺炎，复发性细菌、真菌性肺炎。卡波西肉瘤也常侵犯肺部。

（2）**中枢神经系统**　可发生新隐球菌脑膜炎、结核性脑膜炎、弓形虫脑病、各种病毒性脑膜脑炎。

（3）**消化系统**　白色念珠菌食管炎，巨细胞病毒性食管炎、肠炎，沙门菌、痢疾杆菌、空肠弯曲菌及隐孢子虫性肠炎；表现为鹅口疮、食管炎或溃疡，吞咽疼痛、胸骨后烧灼感、腹泻、体重减轻，感染性肛周炎、直肠炎，粪检和内镜检查有助诊断；因隐孢子虫、肝炎病毒及巨细胞病毒感染致血清转氨酶升高。偶可有胆囊机会性感染和肿瘤等。

（4）**口腔**　鹅口疮、舌毛状白斑、复发性口腔溃疡、牙龈炎等。

（5）**皮肤**　带状疱疹、传染性软疣、尖锐湿疣、真菌性皮炎和甲癣。

（6）眼部　巨细胞病毒视网膜脉络膜炎和弓形虫性视网膜炎，表现为眼底絮状白斑。眼睑、睑板腺、泪腺、结膜及虹膜等常受卡波西肉瘤侵犯。

（7）肿瘤　恶性淋巴瘤、卡波西肉瘤等。卡波西肉瘤侵犯下肢皮肤和口腔黏膜，可出现紫红色或深蓝色浸润斑或结节，融合成片，表面溃疡并向四周扩散。这种恶性病变可出现于淋巴结和内脏。

◎ 要点五　实验室检查与其他检查

（一）常规检查

不同程度的贫血和白细胞计数降低。尿蛋白常阳性。血清转氨酶、肌酐、尿素氮可升高。

（二）免疫学检查

T淋巴细胞绝对计数下降；CD_4^+T淋巴细胞减少，$CD_4^+/CD_8^+<1.0$；链激酶、植物血凝素等迟发型变态反应性皮试常阴性。

（三）病原学检测

1. **抗体检测**　抗体检测是感染诊断的"金标准"。包括筛查试验和确认试验。HIV抗体筛查检测方法包括酶联免疫试验（ELISA）、快速检测（快速试纸条和明胶颗粒凝集试验）等，其阳性率可达99%。HIV抗体确认试验常用的方法是免疫印迹法（Western bloting，WB）。

2. **抗原检测**　用ELISA法测血清p24抗原，采用流式细胞技术（flow cytometry，FCM）检测血或体液中HIV特异性抗原。

3. **病毒载量测定**　病毒载量测定常用方法有RT-PCR、核酸序列依赖性扩增（NASBA NucliSens）技术、支链DNA信号放大系统（bD-NA）。

4. **蛋白质芯片**　能同时检测HIV、HBV、HCV联合感染者血中HIV和相应的抗体，应用前景较好。

（四）其他检查

X线检查有助于了解肺部并发肺孢子菌、真菌、结核杆菌感染及卡波济肉瘤等情况。

◎ 要点六　诊断与鉴别诊断

（一）诊断标准

1. **急性期**　患者近期内有流行病学史和临床表现，结合实验室HIV抗体由阴性转为阳性即可诊断，或仅实验室检查HIV抗体由阴性转为阳性即可诊断。

2. **无症状期**　有流行病学史，HIV抗体阳性即可诊断，或仅实验室检查HIV抗体阳性即可诊断。

3. **艾滋病期**　有流行病学史，实验室检查HIV抗体阳性，加下述各项中的任何一项即可诊断，CD_4^+T淋巴细胞数$<200/\mu L$也可诊断。

（1）原因不明的不规则发热，体温高于38℃持续1个月以上。

（2）慢性腹泻（每日>3次）持续1个月以上。

（3）体重在6个月内下降10%以上。

（4）反复发作的口腔念珠菌感染。

（5）反复发作的单纯疱疹病毒、带状疱疹病毒感染。

（6）卡氏肺孢子菌肺炎。

（7）反复发生的细菌性肺炎。

（8）活动性结核或非结核分枝杆菌病。

（9）深部真菌感染。

（10）中枢神经系统占位性病变。

（11）中青年人出现痴呆。

（12）活动性巨细胞病毒感染。

（13）弓形体病。

（14）马尔尼菲青霉菌感染。

（15）反复发生的败血症。

（16）皮肤黏膜或内脏的卡波济肉瘤、淋巴瘤。另外，CD_4^+T淋巴细胞计数$<200/\mu L$也可帮助诊断。

（二）鉴别诊断

艾滋病急性期应与传染性单核细胞增多症相鉴别，淋巴结肿大要注意与血液系统疾病相鉴别，还要注意和原发性CD_4^+T淋巴细胞减少症、

继发性 CD_4^+T 淋巴细胞减少相鉴别。除流行病学史外,病原学检查是主要鉴别方法。

◎ **要点七　预防**

（一）管理传染源

做好疫情报告工作,积极开展抗艾滋病病毒治疗,对高危人群进行普查,患者的血、排泄物和分泌物应进行消毒,加强国境检疫。

（二）切断传播途径

加强宣传教育,加强血液制品管理。推广使用一次性注射器。严格消毒医疗器械。提倡高危人群使用安全套。注意对 HIV 感染孕妇的产科干预防治。暴露后预防均采用三联药物治疗,推荐的首选方案为替诺福韦（TDF）/ 恩曲他滨（FTC）+整合酶抑制剂（INSTI）。不共用牙具、剃须刀等。

（三）保护易感人群

目前尚无成功应用于易感者的疫苗。

细目五　流行性出血热

流行性出血热（epidemic hemorrhagic fever,EHF）又称肾综合征出血热（hemorrhagic fever with renal syndrome,HFRS）,是由汉坦病毒（Hantan virus,HV）引起的一种自然疫源性急性传染病。临床上以发热、低血压休克和肾损害为主要表现。

◎ **要点一　病原学**

汉坦病毒属于布尼亚病毒科汉坦病毒属（Hantavirus,HV）,为单股负链 RNA 病毒,圆形或卵圆形,直径平均为 122nm（70~210nm）。有双层包膜,外膜上有微突。其基因组分为大（L）、中（M）、小（S）三个不同片段。S 基因编码核蛋白,M 基因编码膜蛋白（G_1、G_2）,L 基因编码聚合酶。核蛋白是病毒主要结构蛋白之一,G_1 和 G_2 糖蛋白构成病毒的包膜。汉坦病毒的核蛋白有较强的免疫原性和稳定的抗原决定簇。核蛋白中含补体结合抗原,不含中和抗原。

膜蛋白中含中和抗原和血凝抗原,膜蛋白具有血凝活性,对病毒颗粒黏附于受染宿主的细胞表面及随后病毒脱衣壳进入胞浆起重要作用。

由于抗原结构的差异,汉坦病毒目前至少有 23 个以上血清型,WHO 认定的有Ⅰ~Ⅳ型。由于病毒型别不同,对人类的致病性亦不同。Ⅰ型汉滩病毒（Hantaan virus,HTNV 或野鼠型）引起的病情较重;Ⅱ型汉城病毒（Seoul virus,SEOV 或家鼠型）病情中等;Ⅲ型普马拉病毒（Puumala virus,PUUV）主要宿主是欧洲棕背鼠,病情较轻;Ⅳ型希望山病毒（Prospect Hill virus,PHV 或田鼠型）迄今未见致病;Ⅴ型辛诺柏病毒（sin nombre virus 或鹿鼠型）为汉坦病毒肺综合征（Hantavirus pulmonary syndrome,HPS）的病原,又称为 HPS 病毒。在我国流行的主要是Ⅰ型、Ⅱ型,近年来发现有Ⅲ型。

汉坦病毒对乙醚、氯仿、丙酮等脂溶剂和去氧胆酸盐敏感,不耐热和不耐酸,高于 37℃ 及 pH5.0 以下易被灭活,56℃ 30 分钟或 100℃ 1 分钟可被灭活。对紫外线、乙醇和碘酒等消毒剂敏感。

◎ **要点二　流行病学**

（一）传染源

汉坦病毒具有多宿主性和动物源性,其中以鼠类为主要传染源,在我国是黑线姬鼠（野鼠型）、褐家鼠（家鼠型）等。虽然患者早期的血、尿中携带病毒,但人不是主要的传染源。

（二）传播途径

病毒通过鼠等宿主动物的血及唾液、尿、粪便等排出,主要传播途径有:

1. 呼吸道传播　含出血热病毒的鼠排泄物污染尘埃后形成的气溶胶颗粒经呼吸道吸入感染。

2. 消化道传播　进食被染毒鼠排泄物污染的食物后感染。

3. 接触传播　被鼠类咬伤或破损伤口接触带病毒的鼠类排泄物或血液而感染。

4. 垂直传播　孕妇患病后可经胎盘感染

胎儿。

5. 虫媒传播 寄生于鼠类身上的革螨或恙螨可通过叮咬人而传播。

（三）易感人群

人群普遍易感。感染后多显性发病，隐性感染率较低，野鼠型为 3%~4%，家鼠型隐性感染率稍高，为 5%~16%。青壮年发病率高。病后可获持久免疫。

（四）流行特征

1. 地区性 本病流行广泛，主要分布在欧亚两大洲，我国疫情最重，发病人数占全球的 90%。本病好发于我国海拔 500m 以下的地区，主要分布在丰水带、多水带和过渡带的农业区。我国于 20 世纪 30 年代初开始流行于黑龙江下游两岸，以后逐渐向南、向西蔓延，近年来几乎遍及全国各地。

2. 季节性和周期性 全年均有散发，但有明显的季节高峰。野鼠型发病以秋冬季为多，高峰在 11 月份~次年 1 月份，部分地区 5~7 月份有小高峰。家鼠型发病以春夏季为多，高峰在 3~5 月份。本病发病率有一定周期性波动，以姬鼠为主要传染源的疫区，一般相隔数年有一次较大流行。

3. 人群分布 各年龄组均可发病，发病的多少与接触传染源的机会多少有关。发病以青壮年为主，儿童极少见，男性多于女性，野外工作人员及农民发病率高。

◎ 要点三 发病机制与病理

（一）发病机制

发病机制尚未完全阐明，一般认为病毒感染是发病的始动环节，一方面导致受感染的细胞功能和结构损害，另一方面诱发机体的异常免疫反应引起组织损伤。

1. 病毒直接作用 在病毒血症期，几乎所有的脏器组织中均可检出汉坦病毒抗原。病毒对人体呈泛嗜性感染，侵入人体后可随血流侵袭全身的小血管、毛细血管内皮细胞及血小板、单核细胞，并在其中繁殖，造成小血管和毛细血管的损伤，导致多器官病理损害和功能障碍。

2. 免疫损伤作用 病毒释放的抗原与机体产生的特异性抗体结合形成大量的免疫复合物，沉积于肾、血管壁等处，在补体的参与下引起相应器官和组织的炎症和损伤；细胞因子和介质（IL-1、TNF、前列腺素、内皮素等）也可引起组织损伤。

病程的 3~7 日，由于全身小血管和毛细血管广泛受损，通透性增加，血浆大量外渗使血容量下降引起的低血压休克，称原发性休克。以后在肾衰竭期间，因水盐平衡失调，继发感染和内脏大出血等，可引起继发性休克。HFRS 患者出血的原因在不同时期有不同因素，发热期出血是由于毛细血管损伤、血小板减少和功能异常所致。低血压休克期至多尿期，主要是弥散性血管内凝血（DIC）导致凝血机制异常。此外，血小板减少和功能障碍、肝素类物质增加和尿毒症等亦能导致出血。本病的肾脏损害与肾血流量不足、免疫复合物沉积、肾间质水肿致使肾小管被压受阻、肾素、血管紧张素Ⅱ的激活等因素有关，致使肾小球滤过率下降，肾小管重吸收功能受损。

（二）病理

流行性出血热的基本病理变化为全身小血管和毛细血管变性、坏死。以肾脏病变最明显，其次是心、肝、脑等脏器。由于广泛性小血管病变和血浆外渗，使周围组织水肿、出血，引起各重要脏器实质损害和功能障碍，其中以肾髓质、右心房内膜、脑垂体和肾上腺皮质最明显。

◎ 要点四 临床表现

本病潜伏期为 4~46 日，一般为 7~14 日。

典型患者的临床经过可分为发热期、低血压休克期、少尿期、多尿期及恢复期等五期。非典型和轻型病例可出现越期或不典型表现，而重症患者则可出现发热期、休克期和少尿期之间的重叠。

1. 发热期 主要表现为感染中毒症状、毛细血管损伤和肾脏损害。

起病急骤，突然畏寒、发热，体温在 1~2 日内可达39℃～40℃，热型多为弛张热或稽留热，一般持续3~7日。同时出现全身中毒症状，高度乏力，周身酸痛，常有典型的"三痛"：头痛、腰痛、眼眶痛，常伴较突出的胃肠道症状。

毛细血管损伤主要表现为"三红"征：颜面、颈部及上胸部呈弥漫性潮红，酒醉貌。颜面和眼睑浮肿，眼结膜充血，球结膜水肿。发病2~3日软腭充血明显，两腋下、上胸部、颈及肩部等皮肤有散在、簇状或搔抓样、条索状出血点，束臂试验常阳性，少数患者有鼻出血、咯血、黑便等。如皮肤迅速出现大片瘀斑或腔道出血，表示病情严重，可能并发DIC。

发病1~2日即可出现肾脏损害，表现为蛋白尿、血尿和少尿倾向，有时尿中可见膜状物。

2. 低血压休克期　主要为低血容量休克的表现。一般发生于第4~6病日，迟者可于8~9日出现。热退后病情反而加重是本期的特点。体温开始下降或退热后不久，患者出现低血压，重者发生休克。可引起DIC、心力衰竭、水及电解质平衡失调、脑水肿、呼吸窘迫综合征、急性肾衰竭（多脏衰）等。本期多不超过24小时，时间越长，病情越重。

3. 少尿期　少尿期与低血压休克期常无明显界限，两者经常重叠或接踵而至，也可由发热期直接进入少尿期。少尿期多发生于第5~8病日，持续时间一般为2~5日。24小时尿量少于400mL为少尿，少于50mL为无尿。可引起尿毒症、酸中毒和水电解质紊乱，重者可出现高血容量综合征和肺水肿。可并发内脏出血或原有出血加重、感染等。患者常有厌食、恶心、呕吐、腹胀、腹泻、头晕、头痛、烦躁不安、嗜睡、抽搐、甚至昏迷等表现。

4. 多尿期　多尿期一般出现在病程第9~14日，持续时间一般为7~14日，短者1日，长者可达数月之久。根据尿量和氮质血症情况可分以下三期：

（1）移行期：每天尿量由400mL增至2000mL。此期虽尿量增加，但血尿素氮（BUN）和肌酐等反而升高，症状加重。不少患者因并发

症而死于此期，宜特别注意观察病情。

（2）多尿早期：每天尿量超过2000mL，氮质血症未见改善，症状仍重。

（3）多尿后期：尿量每天超过3000mL，并逐日增加，氮质血症逐步下降，精神食欲逐日好转。此期每天尿量可达4000~8000mL，少数可达15000mL以上。此期若水和电解质补充不足或继发感染，可发生继发性休克，亦可发生低血钠、低血钾等症状。

5. 恢复期　一般在病程的3~4周开始，随着肾功能的恢复，每日尿量逐渐恢复至2000mL以内。症状逐渐消失，精神及食欲好转，完全康复尚需1~3个月。

临床分型：根据发热高低、中毒症状轻重和出血、休克、肾功能损害严重程度的不同，临床上可分为5型：①轻型：体温39℃以下，中毒症状轻，除出血点外无其他出血现象，肾损害轻，无休克和少尿。②中型：体温39~40℃，中毒症状较重，有明显球结膜水肿，病程中收缩压低于90mmHg或脉压小于30mmHg，有明显出血和少尿期，尿蛋白（+++）。③重型：体温>40℃，中毒症状及渗出体征严重，可出现中毒性精神症状，并出现休克，有皮肤瘀斑和腔道出血，休克和肾损害严重，少尿持续5天以内或无尿2天以内。④危重型：在重型基础上合并出现以下情况之一者：难治性休克；有重要脏器出血；少尿超过5天或无尿2天以上，BUN超出42.84mmol/L（120mg/dL）；出现心力衰竭、肺水肿；出现脑水肿、脑出血或脑疝等中枢神经合并症；严重继发感染。⑤非典型：发热38℃以下，皮肤黏膜可有散在出血点，尿蛋白（±），血、尿特异性抗原或抗体阳性者。

◎ 要点五　实验室检查与其他检查

（一）一般检查

1. 血常规

（1）白细胞计数　第3病日后逐渐升高，可达（15~30）×10⁹/L，少数重症患者可达（50~100)×10⁹/L。

（2）白细胞分类 发病早期中性粒细胞增多，核左移，有中毒颗粒。重症患者可见幼稚细胞，呈类白血病反应。第 1~2 病日后出现异型淋巴细胞，4~6 病日达高峰。

（3）血红蛋白和红细胞 发热后期至低血压休克期血红蛋白和红细胞数升高，可达 150g/L 和 $5.0×10^{12}$/L 以上。

（4）血小板 从第 2 病日起开始减少，一般在 $(50~80)×10^9$/L 左右，休克期与少尿期最低，并可见异型血小板。

2. 尿常规

（1）尿蛋白 第 2 病日即可出现，第 4~6 病日尿蛋白常达（+++）或（++++），如突然出现大量尿蛋白则有助于诊断。部分病例尿中出现膜状物，这是大量尿蛋白与红细胞和脱落上皮细胞相混合的凝聚物。

（2）显微镜检 可见红细胞、白细胞和管型。此外尿沉渣中可发现巨大的融合细胞，其中可检出流行性出血热病毒抗原。

3. 血液生化检查

（1）血尿素氮及肌酐 多数患者在低血压休克期，少数患者在发热后期，尿素氮和肌酐开始升高，多尿移行期末达高峰，多尿后期开始下降。

（2）血酸碱度 发热期血气分析以呼吸性碱中毒多见，休克期和少尿期以代谢性酸中毒为主。

（3）电解质 血钠、氯、钙在本病各期中多数降低；血磷、镁等则增高；血钾在少尿期多升高，其他期多降低。

（4）肝功能 约 50% 的患者血清转氨酶升高，少数患者血清胆红素升高。

4. 凝血功能检查 发热期开始血小板减少及功能异常。若出现 DIC，血小板常减少至 $50×10^9$/L 以下。DIC 的高凝期出现凝血时间缩短，消耗性低凝血期则纤维蛋白原降低、凝血酶原时间延长和凝血酶时间延长，进入纤溶亢进期则出现纤维蛋白降解物（FDP）升高。

5. 其他检查

（1）心电图 可出现窦性心动过缓或过速、传导阻滞等心律失常和心肌受损表现。高血钾时出现 T 波高尖，低血钾时出现 U 波等。

（2）眼压和眼底 部分患者眼压增高，眼压明显增高者常预示为重症。脑水肿患者可见视乳头水肿。

（3）胸部 X 线 约 30% 的患者有肺水肿、淤血表现，约 20% 的患者出现胸腔积液和胸膜反应。

（二）血清学检查

特异性抗体检测：发病第 2 日即能检出特异性抗体 IgM 1：20 为阳性，为临床常用的早期诊断依据。IgG 抗体 1：40 为阳性或 1 周后两次抗体滴度上升 4 倍或以上有诊断意义。发病早期血清、白细胞内可检出病毒抗原，有诊断意义。

（三）病原学检查

应用 RT-PCR 检测汉坦病毒 RNA，敏感性高，有早期诊断价值。

◎ 要点六 诊断与鉴别诊断

（一）诊断

1. 流行病学资料 在流行地区、流行季节，最长潜伏期内有疫区逗留史或直接、间接与鼠类或其粪便有接触史。

2. 临床表现 包括发热、出血、肾损害三大主症，"三红"，"三痛"，热退病情反而加重，有临床五期经过等。

3. 实验室检查 外周血 WBC 增多，早期出现异型淋巴细胞（>7%）与血小板减少；尿蛋白于短期内急剧增加，如见膜状物及包涵体更有助于诊断。血清特异性抗体 IgM 阳性，血或尿标本病毒抗原或病毒 RNA 阳性可确定诊断。

（二）鉴别诊断

发热期应与上呼吸道感染、流感、流行性脑脊髓膜炎、钩端螺旋体病、败血症等疾病相鉴别；低血压休克期应与中毒型菌痢、休克型肺炎等相鉴别；少尿期应与急性肾小球肾炎及其他原因引起的急性肾衰竭相鉴别；出血明显者需与消化性溃疡出血、血小板减少性紫癜及其他原因所致 DIC 等鉴别；腹痛为主要表现者应与外科急腹症相鉴别。

◎ 要点七 治疗

早发现，早休息，早治疗和少搬动（"三早一少"）是关键。治疗以综合疗法为主，早期可应用抗病毒治疗。治疗中要注意防治休克、出血、肾衰竭和继发感染。

（一）发热期

1. 抗病毒 发病 3 日内可给予利巴韦林，每日 1g，静脉滴注，疗程 3～5 日，可抑制病毒，减轻病情和缩短病程。

2. 减轻外渗 应早期卧床休息。为降低血管通透性，可给予芦丁、维生素 C、输注平衡盐液等。发热后期给予 20% 甘露醇 125～250mL，以提高血浆渗透压，减轻外渗和组织水肿。

3. 改善中毒症状 高热以物理降温为主，慎用发汗退热药，以防大汗进一步丧失血容量；中毒症状重者可给予地塞米松 5～10mg，静脉注射；呕吐频繁者给予甲氧氯普胺 10mg，肌内注射。

4. 预防 DIC 给予低分子右旋糖酐或丹参注射液静脉滴注，以降低血液黏滞度。

（二）低血压休克期

主要是抗休克，力争稳定血压，预防重要脏器衰竭。

1. 补充血容量 宜早期、快速和适量。争取 4 小时内稳定血压，但要适量，以防引起肺水肿、心衰。液体应晶胶结合，以平衡盐液为主。对休克较重者，可用双渗平衡盐液（即每升各种电解质含量加一倍）以达到快速补充血容量的目的。常用的胶体溶液有低分子右旋糖酐、甘露醇、血浆和白蛋白等。

2. 纠正酸中毒 休克引起组织器官血液灌注不足，无氧酵解增加，乳酸生成增多，导致代谢性酸中毒，且易诱发 DIC，降低心肌收缩力和血管对血管活性物质的反应性，不利于休克的纠正。

常用 5% 碳酸氢钠，可根据血气分析或 CO_2CP 结果分次给予，或根据病情，每次 60～80mL，每日 1～4 次。由于 5% 碳酸氢钠注射液渗透压为血浆的 4 倍，故既能纠酸，亦有扩容作用。

3. 使用血管活性药 经补液、纠酸后，升高的血红蛋白已恢复正常，但血压仍不升高或不稳定者，可应用血管活性药物如多巴胺、间羟胺等，多巴胺 100～200mg/L 静脉滴注，具有扩张内脏血管和增强心肌收缩作用。山莨菪碱具有扩张微血管，解除血管痉挛作用，可应用 0.3～0.5mg/kg，静脉滴注。

4. 应用糖皮质激素 糖皮质激素具有降低毛细血管通透性、减少外渗、降低外周血管阻力、改善微循环作用，还可稳定细胞膜及溶酶体膜，减轻休克时器官实质细胞损害，常用地塞米松 10～20mg 静脉滴注。

5. 强心 有心衰者可给予强心剂。

（三）少尿期

治疗以稳定机体内环境，促进利尿，导泻和透析治疗为主。

1. 稳定机体内环境

（1）维持水、电解质、酸碱平衡 由于部分患者少尿期与休克期重叠，因此少尿早期需与休克所致的肾前性少尿相鉴别。肾性少尿应严格控制输入量，每日补液量为前 1 日的出量加 500～700mL。此期极易出现高血钾，应注意监测血钾和心电图。

（2）减少蛋白分解，控制氮质血症 给予高糖、高维生素和低蛋白饮食。不能进食者，每日静脉输入高渗葡萄糖 200～300g，并加入适量胰岛素。

（3）维持酸碱平衡 患者常有代谢性酸中毒，可根据血气分析结果或 CO_2CP 检测结果，用 5% 碳酸氢钠溶液纠正。

2. 促进利尿 少尿的原因之一是肾间质水肿压迫肾小管，少尿初期可应用 20% 甘露醇 125mL 静脉注射，以减轻肾间质水肿。用后若利尿效果明显可重复应用 1 次，但不宜大量应用。常用利尿剂为呋塞米，从小量开始，可逐步加大至100~300mg/次，4~6小时重复静脉滴注。亦可试用血管扩张剂如酚妥拉明或山莨菪碱等。

3. 导泻和放血疗法 为预防高血容量综合征和高血钾，无消化道出血者可进行导泻，以通过肠道排出体内多余的水分和钾离子等。常用甘露醇25g，2~3次/日，口服。亦可用50%硫酸镁溶液40mL或中药口服。患者如出现高血容量综合征可紧急放血。

4. 透析疗法 目前常用腹膜透析和血液透析，以血液透析效果更佳。透析指征为少尿持续4日以上或无尿24小时以上，并存在以下情况之一者：①尿素氮>28.56mmol/L。②高分解状态，尿素氮每日升高>7.14mmol/L。③血钾>6mmol/L，心电图有T波高耸等高钾表现。④高血容量综合征或伴肺水肿者。⑤极度烦躁不安或伴脑水肿者。根据血尿素氮情况，每2~3日透析一次，每次5~6小时。如尿量达每日2000mL以上，尿素氮下降，高血容量综合征或脑水肿好转后，可以停止透析。

（四）多尿期

移行期和多尿早期的治疗同少尿期。多尿后期主要是维持水和电解质平衡，防治继发感染。

1. 维持水与电解质平衡 给予半流质和富含钾的食物。补充水分以口服为主，不能进食者可以静脉补液。

2. 防治继发感染 由于免疫功能下降，本期极易发生呼吸道和尿路感染，因此需注意口腔卫生，必要时对室内空气进行消毒。应及时发现和治疗继发感染，禁用肾毒性药物。

（五）恢复期

应注意补充营养，适当休息，逐步恢复活动量。出院后仍应休息1~2个月。定期复查肾功能、血压和垂体功能。

（六）积极防治并发症

病程中应积极防治腔道大出血、心衰、肺水肿、急性呼吸窘迫综合征及各种继发感染等。

◎ **要点八 预防**

1. 控制传染源 防鼠、灭鼠是预防本病的关键措施。

2. 切断传播途径 注意食品卫生，防止食品被鼠类污染；注意个人防护，不用手接触鼠及其排泄物；注意灭螨。

3. 保护易感人群 疫区内高危人群可接种疫苗。

细目六 狂犬病

狂犬病（rabies）又称恐水病（hydrophobia），是由狂犬病毒（Rabies virus）引起的以侵犯中枢神经系统为主的人畜共患急性传染病。人多因被病兽咬伤而感染。临床表现为恐水、怕风、狂躁、恐惧不安、流涎和咽肌痉挛，最终发生瘫痪而危及生命。病死率几乎100%。

◎ **要点一 病原学**

狂犬病毒属弹状病毒科拉沙病毒属。病毒形似子弹，由核衣壳和包膜组成。核衣壳是由单股负链RNA及其外面包裹的N蛋白构成。狂犬病毒有两种主要抗原。一种为病毒外膜上的糖蛋白，能与乙酰胆碱受体结合，使病毒具有神经毒性，并使体内产生中和抗体及血凝抑制抗体。另一种为内层的核蛋白，可使体内产生补体结合抗体和沉淀素，无保护作用。从患者和病兽体内所分离的病毒称野毒株或街毒株（street virus），其特点是毒力强，经多次兔脑连续传代后成为固定株（fixed virus）。固定株毒力降低，对人和犬失去致病力，但仍然保持其免疫原性，可供制作疫苗。

狂犬病毒易被紫外线、甲醛、70%乙醇、汞和季胺类化合物（如苯扎溴铵）等灭活。不耐热，100℃加热2分钟可灭活。在冰冻干燥条件下可保存数年。

◎ **要点二 流行病学**

（一）传染源

带狂犬病毒的动物是本病的传染源，我国由

病犬传播的狂犬病占 80%～90%，其次为猫、猪、牛、马等家畜和狼。发达国家野生动物（如狐狸、蝙蝠、臭鼬和浣熊等）逐渐成为重要传染源。患病动物唾液中含有多量的病毒，于发病前数日即具有传染性。隐性感染的犬、猫等兽类亦有传染性。一般来说狂犬病的患者不是传染源，因其唾液所含病毒量较少。

（二）传播途径

本病主要通过被患病动物咬伤传播。黏膜和发肤也是病毒的重要侵入门户，少数可在宰杀病犬过程中被传染。此外，亦有经呼吸道及角膜移植传播的报道。

（三）易感人群

人群普遍易感。人被病犬咬伤后发病率为15%～20%。被病兽咬伤后是否发病与下列因素有关：①咬伤部位：头、面、颈、手指处被咬伤后发病机会多。②咬伤的严重性：创口深而大者发病率高。③局部处理情况：咬伤后迅速彻底清洗者发病机会少。④及时、全程、足量注射狂犬疫苗和免疫球蛋白者发病率低。⑤被咬伤者免疫功能低下或免疫缺陷者发病机会多。

◎ 要点三　发病机制与病理

1. 发病机制　狂犬病病毒经皮肤或黏膜破损处进入机体后，对神经组织有很强的亲和力，沿末梢神经和神经周围间隙的体液进入与咬伤部位相当的背根节和脊髓段，然后沿脊髓上行至脑，并在脑组织中繁殖。发病机制分为三个阶段：①局部组织内小量繁殖期。病毒自咬伤部位入侵后，在伤口附近肌细胞内缓慢繁殖，在4～6日内侵入周围神经，此时患者可无任何自觉症状。②侵入中枢神经期。病毒沿周围传入神经迅速上行，到达背根神经节后大量繁殖，然后侵入脊髓和中枢神经系统，主要侵犯脑干及小脑等处的神经元，亦可在扩散过程中终止于某部位，形成特殊的临床表现。③从中枢神经向各器官扩散期。病毒自中枢神经再沿传出神经侵入各组织与器官，如唾液腺和舌浆液腺等。由于迷走神经核、舌咽神经核和舌下神经

核受损，可以发生呼吸肌、吞咽肌痉挛，出现恐水、呼吸困难、吞咽困难等症状。交感神经受刺激，使唾液分泌和出汗增多。迷走神经节、交感神经节和心脏神经节受损时，可发生心血管系统功能紊乱或猝死。

2. 病理　病理变化主要为急性弥漫性脑脊髓炎，脑膜多正常，脑实质和脊髓充血、水肿及微小出血灶。病毒从受伤部位传入神经，经背根神经节、脊髓入脑，故咬伤部位相应的背根神经节、脊髓段病变一般比较严重，延髓、海马、脑桥、小脑等处受损也较显著。镜下：在肿胀或变性的神经细胞浆中可见到一至数个圆形或卵圆形直径 3～10μm 的嗜酸性包涵体，即内基小体（Negri body），HE 染色后呈樱桃红色，常见于海马及小脑浦肯野等细胞中。内基小体为病毒集落，是本病特异且具有诊断价值的病变。

◎ 要点四　临床表现

潜伏期长短不一，短的 5 日，最长可达 10年以上，一般 1～3 个月。儿童、头面部咬伤、伤口深者潜伏期短。此外，与入侵病毒的数量、毒力及宿主的免疫力也有关。典型病例临床表现分为三期。

（一）前驱期

常有发热、头痛、乏力、纳差、恶心、周身不适等症状。对痛、声、风、光等刺激开始敏感，并有咽喉紧缩感。50%～80%患者伤口部位及其附近有麻木、发痒、刺痛或虫爬、蚁走感，由于病毒刺激周围神经元引起。本期持续 2～4 日。

（二）兴奋期

患者高度兴奋，表现为极度恐惧、恐水、恐风。恐水是本病的特殊症状，但不一定每例都出现，典型表现在饮水、见水、听流水声或谈及饮水时，可引起严重咽喉肌痉挛。患者渴极而怕饮水，饮而不能下咽，常伴有声嘶和脱水。因声带痉挛，吐字不清，声音嘶哑，甚至失音。怕风亦是本病常见的症状，微风、吹风、穿堂风等可引起咽肌痉挛。

由于自主神经功能亢进,患者出现大汗流涎,体温可达40℃以上,心率快,血压升高,瞳孔扩大,但患者神志大多清醒,部分患者可出现精神失常、定向力障碍、幻觉、谵妄等。病程进展很快,多在发作中死于呼吸或循环衰竭。本期持续1~3日。

(三)麻痹期

痉挛减少或停止,患者逐渐安静,出现弛缓性瘫痪,尤以肢体软瘫为多见。呼吸变慢及不整,心搏微弱,神志不清,最终因呼吸麻痹和循环衰竭而死亡。本期持续6~18小时。

本病全程一般不超过6日。除上述狂躁型外,尚有以脊髓或延髓病变为主的麻痹型(静型),但较为少见,临床上无兴奋期、无恐水。常见高热、头痛、呕吐、肢体软瘫、腱反射消失、共济失调和大小便失禁,呈横断性脊髓炎或上行性麻痹等症状,最终因瘫痪死亡。

◎ 要点五　实验室检查

(一)血、尿常规和脑脊液检查

白细胞总数（10~20）×10^9/L不等,中性粒细胞多在80%以上。尿常规可发现轻度蛋白尿,偶见透明管型。脑脊液压力正常或轻度升高,蛋白稍升高,细胞数低于$200×10^6$/L,以淋巴细胞为主,糖和氯化物正常。

(二)病原学检查

抗原检查,可取患者的脑脊液或唾液直接涂片、角膜印片,或咬伤部位皮肤组织或脑组织通过免疫荧光法检测抗原,阳性率可达98%。此外,还可使用快速狂犬病酶联免疫吸附法检测抗原。

用患者唾液、脑脊液或死后脑组织混悬液接种动物,分离病毒;用死者脑组织印压涂片或做病理切片,用染色镜检及直接免疫荧光法检查内基小体,阳性率为70%~80%;用RT-PCR检测狂犬病毒核酸;取角膜印片或有神经元纤维的皮肤切片,用免疫荧光抗体染色检查狂犬病毒抗原。以上任一项阳性时可确诊。

(三)病毒抗体检测

可采用间接免疫荧光法进行检测,缺少早期诊断价值,主要用于流行病学调查或证实狂犬病诊断。

◎ 要点六　诊断与鉴别诊断

(一)诊断

根据患者过去被病兽或可疑病兽咬伤、抓伤史及典型的临床症状,如恐水、恐风、咽喉肌痉挛等,即可做出临床诊断。但在疾病早期,儿童及咬伤不明确者易误诊。确诊有赖于病原学检测或尸检发现脑组织内基小体。

(二)鉴别诊断

本病应与病毒性脑炎、破伤风、吉兰-巴雷综合征、脊髓灰质炎等疾病相鉴别,流行病学资料和特殊症状是鉴别要点。

◎ 要点七　治疗

狂犬病是所有传染病中最凶险的疾病,一旦发病,预后极差。目前无特效治疗方法,强调在咬伤后及时预防性治疗,对发病后患者以对症综合治疗为主。包括:严格隔离患者,防止唾液等污染;病室要避光、安静,没有噪音和流水声;注意营养、水及电解质的平衡;对狂躁者可用镇静剂,如苯巴比妥或地西泮;有心动过速、高血压时,可用β受体阻滞剂;有脑水肿时给予脱水治疗;采取一切措施维护患者心血管系统和呼吸系统功能。呼吸衰竭是死亡的主要原因,必要时采用气管切开、人工呼吸机等措施维持呼吸,纠正呼吸衰竭。

◎ 要点八　预防

目前狂犬病尚无有效的治疗方法,病死率接近100%,必须加强预防工作。

1. 控制传染源　家养的犬,应进行登记,定期进行预防接种。发现野犬、狂犬立即捕杀,尸体应深埋,不准食用。对疑似狂犬者,应设法捕获,并隔离观察10日。如死亡或出现症状,应取脑组织检查,深埋或焚毁。

2. 伤口的处理　对刚被咬伤者,要及时治疗。在咬伤的当时,先局部挤压、针刺使其尽量出血,再用20%肥皂水充分冲洗创口,后用5%碘酊反复涂拭。除非伤及大血管需紧急止血外,伤口一般不予缝合或包扎，以便排血引流。如有抗狂犬病免疫球蛋白或免疫血清，则在伤口底部和周围行局部浸润注射。此外，要注意预防破伤风及细菌感染。

3. 预防接种

（1）疫苗接种 可用于暴露后预防，也可用于暴露前预防。我国是狂犬病流行地区，凡是被犬咬伤或被其他动物咬伤、抓伤者或医务人员的皮肤破损处被狂犬病患者唾液沾染时，均需作暴露后预防接种。暴露前预防主要用于高危人群，即兽医、山洞探险者、从事狂犬病毒的研究人员和动物管理人员。国内主要采用 VERO 细胞疫苗和地鼠肾细胞疫苗，暴露后预防：共接种 5 次，每次 2mL 肌注，在 0、3、7、14、28 日各注射 1 次，严重咬伤者，可于 0~6 日，每日注射疫苗 1 针，以后分别于 10、14、30、90 各注射 1 次，常可取得防治效果。暴露前预防：共接种 3 次，每次 2mL 肌注，于 0、7、28 日进行，1~3 年加强注射一次。

（2）免疫球蛋白注射 常用马或人源性抗狂犬病毒免疫球蛋白和免疫血清，以人狂犬免疫球蛋白（HRIG）为佳，按照 20U/kg 计算，特别严重的可加倍计算，总量的一半在创伤处作浸润性注射，剩余剂量在臀部作肌内注射。过敏者可以脱敏注射。

细目七 流行性乙型脑炎

流行性乙型脑炎（epidemic encephalitis B）亦称日本脑炎（Japanese encephalitis），简称乙脑，是经蚊虫传播乙型脑炎病毒而引起的以脑实质炎症为主要病变的中枢神经系统急性传染病。临床上以高热、意识障碍、抽搐、病理反射及脑膜刺激征为特征，重症患者常出现呼吸衰竭，病死率高，部分可留有严重后遗症。

◎ 要点一 病原学

乙型脑炎病毒（arbovirus）属虫媒病毒乙组的黄病毒科，直径 40~50nm，球形，核心为单股正链 RNA，包被有单股多肽的核衣壳蛋白，外层为脂质包膜，镶嵌有糖基化蛋白（E 蛋白）和非糖基化蛋白（M 蛋白）。E 蛋白是病毒的主要抗原成分，可诱导机体产生中和抗体和血凝抑制抗体，有助于临床诊断和流行病学调查。乙脑病毒对热、乙醚和酸等常用消毒剂敏感，100℃ 2 分钟、56℃ 30 分钟即可灭活，但耐低温和干燥，用冰冻干燥法在 4℃ 冰箱中可保存数年。在蚊虫体内繁殖的适宜温度为 25℃~30℃。

◎ 要点二 流行病学

（一）传染源

乙脑是人畜共患的自然疫源性疾病，人和动物感染乙脑病毒后可发生病毒血症，成为传染源。人感染后病毒血症期短暂，血中病毒含量少，不是主要的传染源。家畜、家禽和鸟类均可感染乙脑病毒。猪的感染率高，感染后血中病毒含量多，病毒血症期长，且猪的饲养范围广，更新快，是本病主要的传染源。蝙蝠可作为本病的长期储存宿主和传染源。一般在人类乙脑流行前 1~2 个月，先在家禽、家畜中流行，故检测猪的乙脑病毒感染率可预测当年在人群中的流行趋势。

（二）传播途径

乙脑主要通过蚊虫叮咬而传播。在国内传播乙脑病毒的蚊种有 26 种，三带喙库蚊是主要的传播媒介，其次是东方伊蚊和中华按蚊。蚊虫叮咬感染乙脑病毒的动物后，乙脑病毒先在蚊虫肠内增殖，然后移行至唾液腺，在唾液中保持较高浓度，并通过叮咬将病毒传给人或其他动物，再由动物感染更多蚊虫，形成蚊—动物（猪）—蚊循环。蚊虫亦是乙脑病毒的长期储存宿主，可带病毒越冬，并通过蚊卵传代。被感染的候鸟、蝙蝠等也可作为乙脑病毒的越冬宿主。

（三）易感人群

人群对乙脑病毒普遍易感。感染乙脑病毒后多为隐性感染，显性或隐性感染之比为 1∶（300~2000）。感染后可获得持久的免疫力。母亲传递的抗体对婴儿具有保护作用。

四、流行特征

东南亚和西太平洋地区是乙脑的主要流行区，我国除东北北部、青海、新疆、西藏外均有乙脑流行。热带地区全年均可发病，温带和亚热带地区主要集中在 7~9 月份，这主要与蚊虫繁殖、气温、雨量及人口流动（如大学新生入学、新兵入伍）、交通状况、卫生措施（防蚊灭蚊）等因素有关。发病人群以 10 岁以下儿童为主，尤以 2~6 岁儿童发病率为高。近年由于儿童和青少年广泛接种疫苗，发病率已明显下降，成人和老年人的发病率相对增加。由于感染病毒后绝大多数为隐性感染或亚临床型，乙脑呈高度散发性，家庭成员中多人同时发病少见。

◎ 要点三　发病机制与病理

（一）发病机制

人被带有乙脑病毒的蚊虫叮咬后，乙脑病毒进入体内，经淋巴管或毛细血管侵入单核-吞噬细胞内繁殖，达一定量后进入血流，引起病毒血症。病毒可通过血-脑屏障进入中枢神经系统，引起脑实质病变。乙脑病毒进入机体后是否发病以及病情的严重程度，一方面与感染病毒的数量与毒力有关，另一方面则取决于机体的免疫力。如机体免疫功能强时，感染后只发生短暂的病毒血症，病毒迅速被清除，不侵入中枢神经系统，仅表现为隐性感染或轻型病例，并可获得持久免疫力。若机体免疫功能低下，侵入机体的病毒数量多且毒力强时，则乙脑病毒可侵入中枢神经系统引起脑实质损害。脑寄生虫感染（如脑囊虫病）、癫痫、高血压、脑外伤及脑血管病等可使乙脑病毒较易侵入中枢神经系统。

乙脑患者脑组织损伤主要与乙脑病毒对神经组织的直接侵袭有关，可致神经细胞坏死、胶质细胞增生及炎性细胞浸润。此外，乙脑病毒可诱发机体产生免疫攻击，导致小血管和毛细血管损伤，可引起脑组织循环障碍及坏死。

（二）病理

本病为全身性感染，但主要病变在中枢神经系统。乙脑患者的脑组织病变范围较广，以大脑皮质、间脑和中脑病变最为严重，可累及脊髓。部位越低，损伤越轻。主要病理变化包括神经细胞肿胀、变性及坏死，可液化形成镂空筛网状软化灶；脑实质淋巴细胞和大单核细胞浸润，胶质细胞弥漫性增生；脑实质及脑膜血管充血扩张，大量浆液渗出，形成脑水肿。

◎ 要点四　临床表现

乙脑潜伏期为 4~21 日，一般为 10~14 日。人感染乙脑病毒后，大多数患者不产生任何临床症状，部分患者仅出现发热、头痛，少数患者表现出高热、头痛、呕吐、颈项强直、惊厥、意识障碍、呼吸衰竭等典型乙型脑炎表现。典型患者可分为 4 期。

（一）初期

病程的 1~3 日。起病急骤，发热，体温在 1~2 日内达到 39℃~40℃，伴头痛、食欲不振、呕吐，多有嗜睡和精神倦怠。少数患者可有颈项强直。头痛是乙脑最常见和最早出现的症状，疼痛部位不定。

（二）极期

病程的 4~10 日，具有诊断意义的症候多在此期出现，多为脑实质损害的表现。

1. **高热**　此期发热达顶点，可达 40℃ 以上，一般持续 7~10 日，重者可达 3 周。病情与体温成正比，发热越高，持续时间越长，病情越重。

2. **意识障碍**　表现可轻可重，可见嗜睡、谵妄、昏迷或定向力障碍等。意识障碍最早可见于病程的 1~2 日，以 3~8 日多见，一般持续 1 周左右，重者可长达 1 个月以上。昏迷的深浅、持续时间的长短与病情的严重性和预后有关。

3. **惊厥或抽搐**　多于病程第 2~5 日出现，发生率 40%~60%，是病情严重的表现。可由脑实质炎症、脑缺氧、脑水肿及高热等原因引起。可见局部或全身性、阵发性或强直性抽搐，历时数分钟或数十分钟不等，可反复发生，并伴有意识障碍，重者伴有呼吸暂停、发绀、痰鸣声。

4. **呼吸衰竭**　为本病最严重的表现之一，

也是最主要的死亡原因（占70%～80%），多见于深度昏迷的患者。主要为中枢性呼吸衰竭。由于脑实质炎症、缺氧、脑水肿、颅内高压、脑疝和低血钠脑病等所致，其中以脑实质病变，尤其延脑呼吸中枢病变为主要原因。表现为呼吸浅表、节律不整、双吸气、叹息样呼吸、潮式呼吸、下颌呼吸，甚至呼吸停止。脑疝引起的呼衰多发生于第5～6病日内，发展很快，可迅速出现呼吸停止，同时伴有瞳孔变化、血压升高、肌张力增强。有时可出现周围性呼吸衰竭，多由脊髓病变导致膈肌或肋间肌麻痹或呼吸道痰阻、肺部感染等所致，表现为呼吸困难、呼吸先快后慢，胸式或腹式呼吸减弱，发绀，但呼吸节律基本整齐。一般以中枢性呼吸衰竭为主，或两者皆有之。

5. 颅内高压及脑膜刺激征 患者多有不同程度的颅内压增高，表现为剧烈的头痛、喷射性呕吐、血压增高、脉搏变慢。同时可伴有脑膜刺激征，如颈项强直、克尼格征和布鲁辛斯基征阳性。婴幼儿囟门未闭常表现为前囟隆起而脑膜刺激征缺如。重者可出现脑疝，以颞叶疝（小脑幕切迹疝）较多见，表现为昏迷突然加深，呼吸节律异常，疝侧瞳孔散大和上睑下垂，对侧肢体瘫痪和锥体束征阳性。双侧瞳孔不等大是脑水肿所致钩回疝的早期表现。由于脑水肿和钩回疝使脑干错位，进一步可发生小脑扁桃体疝（枕骨大孔疝），表现为极度躁动、面色苍白、眼球固定、瞳孔散大或对光反射消失、呼吸节律异常，或血压下降、呼吸骤停而死亡。

6. 其他神经系统症状和体征 乙脑的神经系统表现多在病程10天内出现，第2周后较少出现新的神经症状和体征。常有浅反射先减弱后消失，膝、跟腱反射等深反射先亢进后消失，锥体束征阳性。昏迷时，除浅反射消失外，可有肢体强直性瘫痪、偏瘫或全瘫，伴肌张力增高，还可伴膀胱和直肠麻痹（大、小便失禁或尿潴留）。此外，根据病变部位不同，可出现颅神经损伤或自主神经功能紊乱的表现。

高热、抽搐和呼吸衰竭是乙脑极期的严重表现，三者相互影响，互为因果。

（三）恢复期

病程的8～12日，患者体温逐渐下降，于2～5日内降至正常，神经系统症状和体征逐日好转，一般于2周左右可完全恢复。重症患者可留有神志迟钝、痴呆、失语、多汗、吞咽困难、颜面瘫痪、四肢强直性瘫痪或扭转痉挛等。经积极治疗后大多数患者可于6个月内恢复。

（四）后遗症期

发病半年后，5%～20%重症患者仍有意识障碍、痴呆、失语、肢体瘫痪、扭转痉挛和精神失常等，称为后遗症。经积极治疗及耐心的护理可有不同程度的恢复。癫痫后遗症可持续终生。

（五）并发症

以支气管肺炎最常见，多因昏迷患者呼吸道分泌物不易咳出，或应用人工呼吸器后引起。其次为肺不张、败血症、尿路感染、褥疮等。重型患者可因应激性溃疡致上消化道大出血。

（六）临床分型

1. 轻型 体温39℃以下，神志始终清楚，有轻度头痛、恶心呕吐、嗜睡等，无抽搐，脑膜刺激征不明显。病程5～7日。

2. 普通型 体温39℃～40℃，嗜睡或浅昏迷，偶有抽搐及病理反射阳性，脑膜刺激征明显。病程约7～14日，多无后遗症。

3. 重型 体温40℃以上，昏迷，反复或持续性抽搐，病理反射阳性，浅反射先消失，深反射先亢进后消失。可有肢体瘫痪或呼吸衰竭。病程多在2周以上，恢复期常有精神异常、瘫痪、失语等，部分患者留有不同程度后遗症。

4. 极重型（暴发型） 起病急骤，体温于1～2日内升至40℃以上，常反复或持续性抽搐，深度昏迷，迅速出现脑疝及中枢性呼吸衰竭等。多于3～5日内死亡，幸存者多有严重后遗症。

流行期间以轻型和普通型多见。

◎ 要点五　实验室检查

（一）血象

白细胞总数增高，多为（10～20）×10^9/L，中性粒细胞80%以上，嗜酸粒细胞常减少。部分患者血象始终正常。

（二）脑脊液

脑脊液压力增高，外观清或微浑，白细胞计数多为（50～500）×10^9/L，个别可高达1000×10^9/L以上，分类早期以中性粒细胞稍多，以后以单核细胞为主，糖及氯化物正常，蛋白质轻度升高。部分病例于病初脑脊液检查正常。

（三）血清学检查

1. **特异性 IgM 抗体测定**　目前多用此法进行早期诊断。一般在病后3～4天即可出现，脑脊液中最早在病程第2天测到，两周达高峰。检测方法有酶联免疫吸附试验（ELISA）、间接免疫荧光法、2-巯基乙醇（2-ME）耐性试验。

2. **血凝抑制试验**　血凝抑制抗体出现较早，一般在病后4～5天出现，2周达高峰，抗体水平维持数年，可用于临床诊断及流行病学调查。

3. **补体结合试验**　为IgG抗体，多在发病后2周出现，5～6周达高峰，1年后消失。主要用于回顾性诊断或流行病学调查。

（四）病原学检查

1. **病毒分离**　病程第1周内死亡病例的脑组织中可分离到病毒（一般采用小白鼠脑内接种法），但脑脊液和血中不易分离到病毒。

2. **病毒抗原或核酸检测**　在组织、血液或其他体液中采用直接免疫荧光或RT-PCR法检测。

◎ 要点六　诊断与鉴别诊断

（一）诊断

1. **流行病学资料**　严格的季节性（7～9月），10岁以下儿童多见。但近年来成人病例有增加趋势。

2. **临床特征**　起病急、高热、头痛、呕吐、意识障碍、抽搐、病理征及脑膜刺激征阳性等。

3. **实验室检查**　外周血白细胞及中性粒细胞均增高；脑脊液压力高，细胞数轻度增高，蛋白稍高，糖及氯化物正常；血清特异性 IgM 或脑脊液抗原检测阳性可作出早期诊断；根据血凝抑制试验或补体结合试验可作出回顾性诊断。

（二）鉴别诊断

1. **中毒型菌痢**　本病与乙脑均多发生于夏秋季，10岁以下儿童多见，但起病较乙脑更急，常在发病24小时内迅速出现高热、抽搐、意识障碍和循环衰竭。脑膜刺激征常阴性，脑脊液多正常。肛拭子取便或生理盐水灌肠镜检，可见大量白细胞或脓细胞。

2. **结核性脑膜炎**　发病无季节性，多有结核病史或接触史。起病缓慢，病程长，脑膜刺激征明显。脑脊液检查呈毛玻璃样，氯化物与糖降低，蛋白增高明显，放置后可见网状物及薄膜产生，其薄膜涂片或培养可见抗酸杆菌。胸部 X 片、眼底及结核菌素试验等有助于诊断。

3. **化脓性脑膜炎**　患者脑膜刺激征显著，脑脊液外观混浊，细胞数常在1000×10^9/L以上，中性粒细胞占90%以上，蛋白明显升高，糖明显降低，脑脊液及血液细菌学检查可找到相应的病原菌。脑膜炎球菌所致者，多发生于冬春季，皮肤黏膜常有瘀点、瘀斑。其他化脓菌所致者多可找到原发病灶。

4. **其他病毒性脑炎**　如单纯疱疹病毒、腮腺炎病毒、肠道病毒等均可引起脑炎，临床表现与乙脑相似，鉴别困难。确诊有赖于血清学检查或病毒分离。

◎ 要点七　治疗

目前在病原学治疗方面尚无特效的抗病毒药物，早期可试用利巴韦林、干扰素等。主要是采取积极对症治疗、支持治疗和护理。重点处理好高热、抽搐和呼吸衰竭等危重症候，降低病死率和防止后遗症的发生。

（一）一般治疗

患者应住院隔离于有防蚊和降温设备的病

室，控制室温在30℃以下。昏迷患者要注意口腔及皮肤清洁，定时翻身、拍背、吸痰，防止继发肺部感染和褥疮发生。注意保护角膜。昏迷及抽搐患者应设床栏以防坠床，并防止舌被咬伤。注意水及电解质平衡，重症患者应输液，成人每日1500~2000mL，小儿每日50~80mL/kg，并酌情补充钾盐，纠正酸中毒，但输液量不宜过多，以防脑水肿。昏迷者可予鼻饲。

（二）对症治疗

高热、抽搐及呼吸衰竭是危及患者生命的三大症候，且可互为因果，形成恶性循环，必须及时处理。

1. 降温 以物理降温为主，药物降温为辅，同时降低室温，使肛温控制在38℃左右。

（1）物理降温 可用冰敷额、枕部和体表大血管部位（腋下、颈部及腹股沟等），酒精擦浴，冷盐水灌肠等。

（2）药物降温 适当应用退热药，防止过量退热药物致大量出汗而引起虚脱。

（3）亚冬眠疗法 适于高热伴抽搐者，以氯丙嗪和异丙嗪每次各0.5~1mg/kg肌内注射，每4~6小时1次，并配合物理降温。疗程约3~5天。用药过程要密切观察生命体征变化，注意保持呼吸道通畅。

2. 止痉 包括去除病因及镇静解痉。①高热所致者以降温为主。②脑水肿所致者以脱水降低颅内压为主，可用20%甘露醇快速静脉滴注或推注（20~30分钟内），每次1~2g/kg，根据病情可每4~6小时重复应用一次，同时可合用糖皮质激素、呋噻米、50%高渗葡萄糖注射液等。③因脑实质病变引起的抽搐，可使用镇静剂，首选地西泮，成人每次10~20mg，小儿每次0.1~0.3mg/kg（每次不超过10mg），肌内注射或缓慢静脉注射；水合氯醛鼻饲或灌肠，成人每次1~2g，小儿每次60~80mg/kg（每次不超过1g）。巴比妥钠可用于预防抽搐，成人每次0.1~0.2g，小儿每次5~8mg/kg，肌内注射。

3. 防治呼吸衰竭 积极降温、控制颅内压

以防止呼吸衰竭的发生。根据引起呼吸衰竭的原因给予相应的治疗：①氧疗。可选用鼻导管或面罩给氧，纠正患者缺氧状态。②由脑水肿所致者应用脱水剂。③中枢性呼吸衰竭有呼吸表浅、节律不整或紫绀时，可用呼吸兴奋剂，首选山梗菜碱，成人每次3~9mg，小儿每次0.5~0.2mg/kg，静脉注射或静脉滴注，亦可用尼可刹米、山梗菜碱、二甲弗林等交替使用。若缺氧明显时，可经鼻导管使用高频呼吸器治疗（送氧压力0.4~0.8kg/cm^2，频率80~120次/分）。④呼吸道分泌物梗阻所致者，吸痰和加强翻身引流。若痰液黏稠，可雾化吸入α糜蛋白酶5mg，伴支气管痉挛可用0.25%~0.5%异丙肾上腺素雾化吸入，并适当用抗菌药物防治细菌感染。为保持呼吸道通畅，必要时可行气管插管或气管切开。⑤改善微循环，减轻脑水肿，可用血管扩张剂，如东莨菪碱，成人每次0.3~0.5mg，小儿每次0.02~0.03mg/kg，稀释于葡萄糖注射液中静注或静滴，15~30分钟重复使用一次，时间1~5天。此外，尚可用酚妥拉明、山莨菪碱等。

（三）糖皮质激素的应用

目前对糖皮质激素应用意见不一。有学者认为其有抗炎、退热、降低毛细血管通透性和渗出、减轻脑水肿等作用。也有学者认为其有抑制免疫功能，增加继发感染机会，且疗效不明显，不主张使用。对于重症患者，可早期、短程应用。

（四）恢复期及后遗症处理

细心护理，防止褥疮和感染的发生；进行功能训练，包括吞咽、语言和肢体功能锻炼；理疗、针灸、按摩、体疗、高压氧、中药治疗等对智力、语言和运动功能的恢复有一定疗效。

◎ 要点八 预防

以防蚊、灭蚊及预防接种为预防乙脑的关键。

1. 控制传染源 隔离患者和疑似患者至体温正常。本病主要传染源是家畜，尤其是未经流行季节的幼猪，故应加强对家畜的管理，搞好饲

养场所的环境卫生，人畜居地分开。流行季节前可对幼猪进行疫苗接种，减少猪群的病毒血症，能有效控制人群乙脑的流行。

2. 切断传播途径 防蚊、灭蚊为主要措施，包括灭越冬蚊和早春蚊，消灭蚊虫孳生地。可用蚊帐、驱蚊剂等防蚊。

3. 保护易感人群 预防接种是保护易感人群的关键措施。目前我国使用的是地鼠肾细胞灭活疫苗和减毒活疫苗，接种后抗体阳转率达85%~98%。接种对象以6~12个月的婴幼儿为主，初种两次，每次0.5mL，两次间隔1~2周，接种后2年和6~10周岁时分别加强注射一次。对于初次进入流行区的人员，可按初种方法，接种两次。疫苗接种应在乙脑开始流行前一个月完成。应注意不能与伤寒三联菌苗同时注射，有中枢神经系统疾患和慢性酒精中毒者禁用。

第三单元 细菌感染

细目一 流行性脑脊髓膜炎

流行性脑脊髓膜炎（epidemic cerebrospinal meningitis）简称流脑，是由脑膜炎奈瑟菌（Neisseria meningitidis）引起的一种急性化脓性脑膜炎，以突发高热、头痛、呕吐、皮肤黏膜瘀点和脑膜刺激征为主要临床表现。本病经呼吸道传播，冬春季多见，全球分布，呈散发或流行，儿童易患。部分患者暴发起病，可迅速致死。

◎ **要点一 病原学**

脑膜炎奈瑟菌属奈瑟菌属，革兰染色阴性双球菌，呈肾形或卵圆形，有荚膜，无芽孢。依据表面特异性荚膜多糖抗原的不同，目前将本菌分为A、B、C、D、X、Y、Z、29E、W135、H、I、K、L共13个菌群，其中以A、B、C三群最常见。该菌仅存在于人体，可从带菌者鼻咽部及患者的血液、脑脊液、皮肤瘀点中检出，专性需氧，对营养要求较高。细菌裂解后可释放内毒素，具有强烈致病性，是重要的致病因子。

该菌在体外能形成自溶酶，易死亡，对寒冷、干燥、阳光、紫外线及一般消毒剂均敏感。

◎ **要点二 流行病学**

1. 传染源 患者和带菌者是本病的传染源，流行期间人群带菌率高达50%，感染后细菌寄生于正常人鼻咽部，人是唯一宿主，患者易于被发现和隔离，而带菌者不易被发现，因此带菌者作为传染源的意义更重要。流行期间以A群为主，B和C群以散发为主。

2. 传播途径 病原菌主要通过咳嗽、喷嚏、说话等由飞沫借空气经呼吸道传播。因病原菌在体外的生活能力极弱，间接传播机会很少，但密切接触，如同睡、怀抱、喂乳、亲吻等对2岁以下婴幼儿造成传播。

3. 人群易感性 人群普遍易感，但新生儿有来自母体的特异性抗体，成人则从多次流行过程中隐性感染获得免疫，故发病以15岁以下少年儿童多见，尤以6个月至2岁的婴幼儿高发。人群感染后60%~70%呈无症状带菌者，绝大多数不治而愈，发病者仅占1%。感染后对同种菌群可获持久免疫力，非同种菌群间有一定交叉免疫，但不持久。

4. 流行特征 本病遍及全世界，我国各地区均有病例发生。本病全年散发，但以冬春季高发，一般发病集中在11月至来年5月，3、4月份为高峰。我国曾先后发生多次全国性大流行，流行菌株以A群为主。自1985年开展A群疫苗接种以来，发病率持续下降，未再出现全国性大流行。近几年有上升趋势，尤其是B群和C群有增多的趋势，在个别省份先后发生了C群的局部流行。

◎ 要点三　发病机制与病理

（一）发病机制

病原菌自鼻咽部侵入人体。脑膜炎奈瑟菌不同菌株的侵袭力不同，最终是否发病以及病情的轻重取决于细菌和宿主间的相互作用。

内毒素是重要的致病因素，内毒素通过刺激内皮细胞、吞噬细胞等释放大量细胞因子，导致血管痉挛、内皮细胞损伤，引起局部出血、坏死、细胞浸润及栓塞，还可致微循环障碍，有效循环血量减少，引起感染性休克。脑膜炎奈瑟菌内毒素较其他内毒素更易激活凝血系统，在休克早期便出现弥散性血管内凝血（DIC）及继发性纤溶亢进，进一步加重微循环障碍、出血和休克，最终造成多器官功能衰竭。

一旦病原菌随血流突破血脑屏障，进入脑脊液，即引起脑膜和脊髓膜化脓性炎症，严重者还可延及脑实质，引起颅内压增高。严重脑水肿时脑疝形成，患者可因呼吸衰竭而迅速死亡。

（二）病理

败血症期，主要病变为血管内皮损害，血管壁炎症、坏死和血栓形成及血管周围出血。皮肤、皮下组织、黏膜和浆膜等可出现局灶性出血，肺、心、胃肠道和肾上腺亦可有广泛出血。

脑膜炎期的病变在软脑膜和蛛网膜。早期主要以血管充血、少量浆液性渗出及局灶性小出血多见，进一步发展则见大量纤维蛋白、中性粒细胞及血浆外渗，脑脊液混浊，呈化脓性改变。颅底由于化脓性炎症的直接侵袭和炎症后粘连，可引起视神经、展神经、动眼神经、面神经、听神经等颅神经损害。暴发型脑膜脑炎型的病变主要在脑实质，脑细胞有明显充血和水肿。颅内压明显增高者易形成枕骨大孔疝和天幕裂孔疝。少数慢性患者由于脑室孔阻塞和脑脊液循环障碍而发生脑积水。

◎ 要点四　临床表现

潜伏期1~7日，一般为2~3日。

（一）普通型

约占全部病例的90%。可分为以下各期：

1. **前驱期（上呼吸道感染期）**　多数患者无症状，少数患者有低热、咽痛、轻咳、鼻咽分泌物增多等上呼吸道感染症状持续1~2天。此期传染性最强。

2. **败血症期**　多数起病后迅速出现寒战、高热、头痛、呕吐、全身乏力、肌肉酸痛及精神委靡等症状。幼儿则见哭闹拒乳、烦躁不安、皮肤感觉过敏及惊厥等。此期重要的体征是皮疹，约70%的患者可有皮肤黏膜的瘀点、瘀斑。病情严重者瘀点、瘀斑可迅速扩大，甚至可因血栓形成而发生皮肤大片坏死。此外，约10%的患者可出现唇周及其他部位单纯疱疹，少数患者伴脾脏肿大，关节疼痛。多数患者于1~2日内发展为脑膜炎期。

3. **脑膜炎期**　此期患者高热及毒血症持续，中枢神经系统症状加重，患者头痛欲裂，喷射性呕吐，血压增高，脉搏减慢，烦躁或谵妄，脑膜刺激征阳性，严重者可出现呼吸或循环衰竭。婴儿脑膜刺激征可缺如，前囟隆起有助诊断。此期持续2~5日。

4. **恢复期**　此期患者体温渐降至正常，症状好转，瘀斑、瘀点消失，神经系统检查正常，一般1~3周痊愈。

（二）暴发型

此型病势凶险，病死率高，如不及时抢救，常于24小时内危及生命，儿童高发。

1. **休克型**　急骤起病，寒战高热，严重者体温上升，头痛呕吐，精神萎靡，常于短期（12小时）内出现遍及全身的瘀点、瘀斑，且迅速扩大融合成片，伴中央坏死。继尔出现面色苍灰，唇指发绀，皮肤花斑，肢端厥冷，呼吸急促，尿少，脉搏细速，血压下降等急性循环衰竭的症状，易发生DIC。脑膜刺激征大多缺如，脑脊液大多澄清，细胞数正常或轻度增加，血培养多为阳性。

2. **脑膜脑炎型**　主要以中枢神经系统症状为主。患者除高热、剧烈头痛、喷射样呕吐外，意识障碍加深，且迅速陷入昏迷，频繁惊厥，锥体束征阳性，血压可持续升高，视盘可见水肿，严重者可发生脑疝而致呼吸衰竭。

3. 混合型　兼有上述两型的临床表现，是本病最严重的一型，病死率最高。

（三）轻型

多发生于本病流行后期。病变轻微，热势不高，可有轻度头痛、咽痛等，皮肤黏膜可见少数出血点。

（四）慢性型

极少见，多为成人，以间歇发热、皮疹及关节疼痛为特征，诊断主要依据发热期反复多次的血培养阳性。

◎ 要点五　实验室检查

（一）血象

白细胞明显增加，一般在 $20×10^9/L$ 左右，中性粒细胞比例为 80%~90%。

（二）脑脊液检查

明确诊断的重要方法，初起或休克型患者脑脊液多无改变。其他型可见脑脊液压力升高，外观混浊，白细胞明显增高，蛋白质增高，而糖及氯化物明显降低。但流脑初期或经抗菌药物治疗后，脑脊液改变可以不典型。

（三）细菌学检查

1. 涂片　刺破皮肤瘀点，挤出少量组织液，或脑脊液沉淀涂片，革兰染色后查找病原体，阳性率可达 60%~80%，因此为早期诊断本病的重要方法。

2. 细菌培养　取患者血液、瘀斑组织液、脑脊液、骨髓等作病原菌培养，阳性者可确诊，但阳性率低。应在使用抗菌药物前采集标本。

（四）血清学检查

1. 特异性抗原检测　应用对流免疫电泳法、乳胶凝集试验、酶联免疫吸附试验、放射免疫法等，检测血、脑脊液中的脑膜炎奈瑟菌抗原，具有灵敏度高、特异性强、快捷等优点。主要用于

早期诊断，阳性率 90% 以上。

2. 特异性抗体检测　应用间接血凝法、杀菌抗体测定等。如恢复期血清效价大于急性期 4 倍以上，则有诊断价值，阳性率可达 70%。但因抗体多在发病 1 周后才开始升高，故无早期诊断价值。

（五）分子生物学检查

应用 PCR 技术检测血清和脑脊液中的脑膜炎奈瑟菌 DNA，敏感性、特异性高。

◎ 要点六　诊断与鉴别诊断

（一）诊断

1. 流行病学资料　冬春季发病，当地有本病发生或流行，或与患者密切接触。

2. 临床表现　突起高热、头痛、呕吐，皮肤黏膜瘀点、瘀斑，脑膜刺激征。

3. 实验室检查　白细胞及中性粒细胞明显升高，脑脊液呈化脓性改变，尤其是细菌学培养阳性及流脑特异性血清免疫检测阳性为确诊的主要依据。

（二）鉴别诊断

1. 其他化脓性脑膜炎　常继发于其他感染、颅脑外伤、手术等，例如肺炎、中耳炎、皮肤疖肿、颅脑手术、腰穿、麻醉、手术造影等。无季节性，确诊有赖于细菌学检测。

2. 流行性乙型脑炎　有严格季节性，在 7~9 月间流行。无皮肤黏膜瘀点。脑脊液澄清，白细胞数很少超过 $1.0×10^9/L$，以淋巴细胞为主，糖和氯化物正常。血清或脑脊液特异性 IgM 抗体检测有诊断价值。

3. 结核性脑膜炎　起病缓，病程长，有结核病史或密切接触史，有低热、盗汗、消瘦等结核常见症状，无皮肤瘀点，无季节性。脑脊液呈毛玻璃状，白细胞在 $0.5×10^9/L$ 以下，以淋巴细胞为主。脑脊液涂片可检出抗酸杆菌。

4. 虚性脑膜炎　败血症、伤寒、肺炎等全身性感染常因有高毒血症而发生脑膜刺激征。脑脊液除压力增高外，其余一般正常。

5. 中毒型细菌性痢疾　夏秋季高发，脑脊

液检查阴性，粪便常规检查及细菌培养有助于鉴别。

◎ 要点七 治疗

（一）普通型流脑的治疗

1. 一般治疗 早诊断、早隔离，保证液体量、热量及电解质供应。密切观察病情变化，加强护理，防止褥疮、呼吸道感染及其他并发症。

2. 病原治疗

一旦高度怀疑流脑，应在 30 分钟内给予抗菌治疗。

（1）青霉素 为首选药，较大剂量青霉素能使脑脊液内药物达到有效浓度，从而获得满意疗效。成人剂量为 800 万 U，每 8 小时 1 次。儿童剂量为 20 万~40 万 U/kg，分 3 次加入 5% 葡萄糖溶液内静脉滴注，疗程 5~7 天。对青霉素过敏者禁用。

（2）头孢菌素类 第三代头孢菌素对脑膜炎奈瑟菌抗菌活性高，易通过血脑屏障。C 群菌株可作为首选。头孢噻肟，成人 2g，儿童 50mg/kg，每 6 小时 1 次。头孢曲松，成人 2g，儿童 50~100mg/kg，每 12 小时静脉滴注 1 次，疗程 7 天。

（3）氯霉素 对脑膜炎奈瑟菌敏感，脑脊液中药物浓度高。因其有骨髓抑制作用，故不作首选。每日剂量：成人 2~3g，儿童 50~75mg/kg，根据病情分次加入葡萄糖溶液内静脉滴注。

（4）磺胺类药 磺胺嘧啶或复方磺胺甲噁唑脑脊液中药物浓度高，但因其副作用多、耐药菌株增多，故已较少选用。

以上各种抗菌药物的疗程均为 5~7 日。用药 1~2 日病情不见缓解或加重者，应调整抗菌治疗方案。

3. 对症治疗 高热时可用物理及药物降温；惊厥时可用地西泮，颅内高压时应予脱水剂。

（二）暴发型流脑的治疗

1. 休克型

（1）病原治疗 首选第三代头孢菌素或青霉素，用法同前。还可联合用药。

（2）抗休克治疗 ①扩充血容量及纠正酸中毒治疗：最初 1 小时内成年人 1000mL，儿童 10~20mL/kg，快速静脉滴注。输注液体为 5% 碳酸氢钠液 5mL/kg 和低分子右旋糖酐液。此后酌情使用晶体液和胶体液，24 小时输入液量为 2000~3000mL，儿童为 50~80mL/kg，其中含钠液体应占 1/2 左右，补液量应视具体情况而定，原则为"先盐后糖、先快后慢"。用 5% 碳酸氢钠液纠正酸中毒。②血管活性药物应用：在扩充血容量和纠正酸中毒基础上，使用血管活性药物。常用药物为莨菪类，首选不良反应较小的山莨菪碱（654-2），每次 0.3~0.5mg/kg，重者可用 1mg/kg，隔 10~15 分钟静脉注射 1 次，见面色转红、四肢温暖、血压上升后，减少剂量，延长给药时间，一般需维持 6 小时，待病情稳定后逐渐停药。阿托品可替代山莨菪碱。

（3）DIC 的治疗 高度怀疑有 DIC 宜尽早应用肝素，剂量为 0.5~1.0mg/kg，以后可 4~6 小时重复给药一次。应用肝素时，用凝血时间监测，要求凝血时间维持在正常值的 2.5~3 倍为宜。多数患者应用 1~2 次即可见效而停用。高凝状态纠正后，应输入新鲜血液、血浆及应用维生素 K，以补充血容量。

（4）肾上腺皮质激素的使用 适应证为毒血症症状明显的患者。地塞米松，成人每天 10~20mg，儿童 0.2~0.5mg/（kg·d），分 1~2 次静脉滴注；或用氢化可的松，成人每天 300~500mg，儿童 8~10mg/（kg·d）静脉滴注，一般不超过 3 天。

（5）保护重要脏器功能 注意心、肾功能，根据情况对症治疗。

2. 脑膜炎型

（1）病原治疗 同休克型。

（2）脑水肿治疗 用 20% 甘露醇及时脱水可以减轻脑水肿，剂量每次 1~2g/kg，静脉推注或快速滴注，每 4~6 小时一次，重症患者可用高渗葡萄糖与甘露醇交替应用，直至颅内高压症状好转为止。亦可同时应用糖皮质激素。

（3）呼吸衰竭的处理　及时吸氧、吸痰，保持呼吸道通畅。给予呼吸兴奋剂洛贝林、尼可刹米交替静脉注射，并视病情做气管插管，并进行心肺监护。

（4）对症治疗　高热及惊厥者应予物理及药物降温，必要时行亚冬眠疗法。

（三）慢性型的治疗

本型主要以病原治疗为主。

◎ 要点八　预防

（一）控制传染源

早发现、早隔离、早治疗。患者一般隔离至症状消失后 3 日，密切接触者应医学观察 7 日。

（二）切断传播途径

搞好环境卫生，注意室内通风，流行期间避免到拥挤的公共场所，外出应戴口罩。

（三）保护易感人群

1. 菌苗注射　最佳免疫方案是在预测区域流行到来之前，对易感人群进行一次普种，要求覆盖率达 85% 以上，对 6 个月~2 岁的婴幼儿隔年再加强免疫一次，共两次。我国多年来应用 A 群多糖菌苗，接种后保护率达 90% 左右，但近年 C 群流行增多，我国已开始接种 A+C 结合菌苗，也有较好的免疫效果。

2. 药物预防　对密切接触者可用复方磺胺甲噁唑预防，成人每日 2g，儿童每日 50~100mg/kg，分两次口服，连服 3 日。另外，头孢曲松、氧氟沙星等也能起到良好的预防作用。

细目二　伤　寒

伤寒（typhoid fever）是由伤寒杆菌（Salmonella typhi）经消化道传播引起的急性肠道传染病。临床特征为持续发热、表情淡漠、相对缓脉、玫瑰皮疹、肝脾肿大和白细胞少等。有时可出现肠出血、肠穿孔等严重并发症。

◎ 要点一　病原学

伤寒杆菌属沙门菌属 D 组，革兰染色阴性，大小（2~3.0）μm×（0.6~1.0）μm，短杆状，有鞭毛，能活动，不产生芽孢和荚膜。含有菌体 O、鞭毛 H、表面 Vi 抗原。O 抗原和 H 抗原的抗原性较强，可刺激机体产生相应的特异性、非保护性 IgM 和 IgG 抗体，临床可用于血清凝集试验（肥达反应）；Vi 抗原的抗原性较弱，随伤寒杆菌的清除其抗体也随之消失，可用于慢性带菌者的调查及疗效评价。伤寒杆菌产生内毒素，对伤寒的发病起着较重要作用。伤寒杆菌能在普通培养基上生长，在含有胆汁的培养基上生长更好。

伤寒杆菌在自然界中的生存力较强，在自然水中可存活 2~3 周，在粪便中能存活 1~2 个月，在肉、蛋、牛奶中如温度适宜还可繁殖。耐低温，在冰冻环境中可存活数月。对光、热、干燥的抵抗力较弱。加热 60℃ 15 分钟或煮沸后即刻死亡。对常用化学消毒剂敏感。

◎ 要点二　流行病学

（一）传染源

患者和带菌者是本病唯一传染源。患者自潜伏期开始即从粪便中排菌，发病后 2~4 周排菌量最多，传染性最强。少数患者病后可成为长期带菌者，持续带菌超过 3 个月者称为慢性带菌者。

（二）传播途径

主要经粪－口途径传播。病菌常随被粪便污染的食物和水进入体内，可引起暴发性流行，在发展中国家的地方性流行中，水源污染常起关键性作用，卫生条件差的地区还可通过污染的手、苍蝇或其他昆虫（如蟑螂等）等媒介可机械性携带伤寒杆菌引起传播。散发流行多经日常生活接触传播。

（三）易感人群

人对伤寒普遍易感，病后可获得持久免疫力。预防接种可获得一定的免疫力，使发病机会减少，病情减轻。

（四）流行特征

世界各地均有发病，亚热带、热带地区及卫生条件较差的地区多见，我国发病率已明显下降。但在 2004—2014 年平均每年报告 10 起暴发疫情。全年均可有散发，夏秋季高发。发病以学龄儿童和青年多见。

◎ 要点三　发病机制与病理

（一）发病机制

人体摄入伤寒杆菌后是否发病取决于所摄入细菌的数量、致病性以及宿主的防御能力。例如，当胃酸的 pH 值小于 2 时伤寒杆菌很快被杀灭。伤寒杆菌摄入量达 10^5 以上才能引起发病，超过 10^7 或更多时将引起伤寒的典型疾病。而非特异性防御机制异常，如胃内胃酸减少和原先有幽门螺杆菌感染等有利于伤寒杆菌的定位和繁殖，此时引起发病的伤寒杆菌数量也相应降低。

未被胃酸杀灭的部分伤寒杆菌将到达回肠下段，穿过黏膜上皮屏障，侵入回肠集合淋巴结（Peyer's patches）的单核-吞噬细胞内繁殖形成初发病灶，进一步侵犯肠系膜淋巴结经胸导管进入血液循环，形成第一次菌血症。此时，临床上处于潜伏期。伤寒杆菌被单核-巨噬细胞系统吞噬、繁殖后再次进入血液循环，形成第二次菌血症。伤寒杆菌向肝、脾、胆、骨髓、肾和皮肤等器官组织播散，肠壁淋巴结出现髓样肿胀、增生、坏死，临床上处于初期和极期（相当于病程的第 1~3 周）。在胆道系统内大量繁殖的伤寒杆菌随胆汁排到肠道，一部分随粪便排出体外；另一部分经肠道黏膜再次侵入肠壁淋巴结，使原先致敏的淋巴组织发生更严重的炎症反应，可引起溃疡形成，临床上处于缓解期（相当于病程的第 3~4 周）。在极期和缓解期，当坏死或溃疡病变累及血管时，可引起肠出血（intestinal bleeding）；当溃疡侵犯小肠的肌层和浆膜层时，可引起肠穿孔（enteric perforation）。随着机体免疫力的增强，伤寒杆菌在血液和各个脏器中被清除，肠壁溃疡愈合，临床上处于恢复期。伤寒杆菌释放脂多糖内毒素可激活单核-吞噬细胞释放白细胞介素-1 和肿瘤坏死因子等细胞因子，引起持续发热、表情淡漠、相对缓脉、休克和白细胞减少等表现。

（二）病理

伤寒的病理改变主要为全身单核-吞噬细胞系统的炎性增生反应，镜下见以巨噬细胞为主的细胞浸润，吞噬细胞内可见被吞噬的淋巴细胞、红细胞、伤寒杆菌及坏死组织碎屑，称为"伤寒细胞"，是本病的特征性病变。若伤寒细胞聚积成团，则称为"伤寒结节"。主要病变部位在回肠末段肠壁的集合淋巴结和孤立淋巴滤泡。病程第一周，淋巴组织增生、肿胀，呈纽扣样突起，第二周淋巴组织坏死，第三周坏死组织开始脱落，形成溃疡，第四周以后溃疡组织逐渐愈合，一般不留瘢痕。若病灶波及血管，可引起肠出血，若溃疡深达浆膜层，可导致肠穿孔。

肠系膜淋巴结也有类似病变，脾脏充血肿大，镜下可见红髓明显充血，也可见到灶性坏死。肝脏肿大，肝细胞局灶性坏死，镜下可见肝细胞混浊肿胀、变性，吞噬细胞聚集，形成伤寒结节。部分重症可引起肾脏、心肌、支气管、肺、胆囊等组织器官病变。

◎ 要点四　临床表现

潜伏期 3~60 日，通常 1~2 周。

（一）典型伤寒

1. **初期（侵袭期）**　病程第 1 周。缓慢起病，发热是最早出现的症状，体温呈弛张热型，逐渐上升，于 3~7 日内达 39℃ 或以上。常伴有头痛、全身不适、乏力、食欲减退、腹部不适等症。部分患者出现便秘或腹泻。病程第一周末脾肝可及。

2. **极期**　病程第 2~3 周。

（1）**高热**　持续性高热达 39~40℃，多为稽留热型，少数为弛张热或不规则热型，一般持续 10~14 日，免疫功能低下者可持续 2~3 个月之久。

（2）**消化系统表现**　食欲不振，腹部隐痛、便秘或腹泻，可有便血，腹部压痛，以右下腹明显。

（3）**神经系统表现**　神经系统表现的轻重与病情轻重成正比。呈特殊的中毒面容，表情淡漠、反应迟钝、听力减退，重者可有谵妄、抓空、昏迷或出现脑膜刺激征（虚性脑膜炎），儿童可出现抽搐。

（4）循环系统表现　可有相对缓脉、重脉，并发中毒性心肌炎时，相对缓脉不明显。病情严重者可有脉搏细速、血压下降、循环衰竭等表现。

（5）肝脾大　多数患者于起病1周左右可有脾大，质软或有轻压痛。部分患者肝脏亦大，重者可出现黄疸、肝功能异常，提示有中毒性肝炎存在。

（6）皮疹　部分患者于病程第7~14日皮肤出现暗红色小斑丘疹，称为玫瑰疹，散在分布于前胸和上腹部，2~4mm大小，压之退色，数目不多，6~10个，分批出现，多在2~4日内消失。

此期极易出现肠出血和肠穿孔等并发症。

3. 缓解期　相当于病程第4周。人体对伤寒杆菌的抵抗力逐渐增强，病情开始好转，体温波动性下降，食欲逐渐好转，腹胀逐渐消失。本期仍有肠出血或肠穿孔的危险。

4. 恢复期　病程第5周。体温已恢复正常，症状和体征消失，食欲好转，常有饥饿感。约需1个月左右康复。

（二）不典型伤寒

近年来由于预防注射和抗菌药物的广泛应用，典型的伤寒病例逐渐减少，不典型或轻型患者增多。

1. 轻型　症状较轻，体温多在38℃左右，病程短，1~2周即可痊愈。多见于儿童，或早期接受抗菌药物治疗，或已接受过伤寒菌苗注射者。目前临床上较多见，易漏诊或误诊。

2. 暴发型　起病急，进展迅速，病情重。表现为突发超高热或体温不升，中毒症状重，血压下降，常并发中毒性脑病、中毒性心肌炎、中毒性肝炎、休克、DIC、肠麻痹等，皮疹多显著。预后凶险。

3. 迁延型　起病与典型伤寒相同，由于机体免疫功能低下，发热持续时间长，热程可达5周以上。常见于合并有慢性血吸虫病和慢性肝炎等患者，患者热程可达数月之久。

4. 逍遥型　发热及毒血症状轻微，可照常工作。部分患者以肠出血或肠穿孔就医始被发现。

5. 小儿伤寒　不同的年龄阶段发病特点不同，年龄越小，临床表现越不典型。学龄儿童多为轻型，表现与成人相近。婴幼儿的临床表现不典型，起病急，中毒症状重，发热多呈不规则热型，腹痛、腹泻、呕吐等胃肠道症状明显，肝脾大常见，玫瑰疹和相对缓脉少见，白细胞计数常增多。儿童患者病情较轻，病程短，易并发支气管肺炎，较少并发肠出血、肠穿孔，病死率低。

6. 老年人伤寒　临床表现常不典型。发热不很高，但持续时间长，虚弱明显，常并发支气管肺炎、中毒性心肌炎或心力衰竭、持续性胃肠功能紊乱，病程长，恢复慢，病死率高。

（三）再燃与复发

伤寒缓解期患者，体温开始下降，但尚未达到正常时，又再度升高，持续5~7日后退热，称再燃。患者进入恢复期，体温正常1~3周后，发热等临床症状再度出现，称为复发。不论是再燃还是复发，都是病灶内伤寒杆菌未被完全消灭，当机体免疫力不足时再度繁殖并侵入血流，此时血培养也可阳性。多见于抗菌疗程过短的患者。

（四）慢性带菌者

常在伤寒患者随访时发现，但也有无伤寒病史者，可能当时症状较轻，未引起注意。成年女性多见，儿童少见。多为胆囊带菌，胆囊造影可发现胆石或胆囊功能障碍，有时可发展为急性胆囊炎。慢性泌尿道带菌者少见。

（五）并发症

由于抗菌药物的应用，病变可得到及时控制，所以伤寒并发症已明显减少，但由于临床表现不典型，延误诊断，致肠出血、肠穿孔才确诊者也不少见。常见的并发症有肠出血、肠穿孔、中毒性肝炎、中毒性心肌炎、肺炎、胆囊炎、骨髓炎、肾盂肾炎等。

◎ 要点五 实验室检查

（一）常规检查

1. **血液** 白细胞计数减少或正常，中性粒细胞减少；嗜酸粒细胞计数减少或消失，此有助于诊断和判断病情；血小板也可减少。

2. **尿液** 可有少量蛋白尿或管型。

3. **粪便** 可有便血或粪便隐血试验阳性。当病变侵及结肠黏膜时，患者可有黏液便，甚或脓血便。

（二）血清学检查

伤寒血清凝集试验又称为肥达反应（Widal reaction）。对可疑伤寒或副伤寒患者用已知的菌体抗原及鞭毛抗原检测患者血清中相应抗体的凝集效价。菌体抗原"O"为伤寒杆菌、副伤寒甲、乙杆菌的共同抗原，可刺激机体产生抗体IgM，出现早，但维持时间短。鞭毛抗原刺激机体产生的抗体为IgG，出现晚，但维持时间长。检测时所用的抗原有伤寒杆菌菌体"O"抗原、鞭毛"H"抗原、副伤寒甲、乙、丙鞭毛抗原5种。对伤寒有辅助诊断价值，常在病程第1周末出现阳性，第3~4周阳性率可达90%，其效价随病程的演变而递增，第4~5周达高峰，至恢复期应有4倍以上升高。

肥达反应的临床意义：

（1）正常人血清中可能有低效价凝集抗体存在，通常"O"效价≥1:80，"H"效价≥1:160，或者"O"抗体效价有4倍以上升高，才有诊断价值；

（2）每周检查1次，如凝集效价逐次递增，则更具诊断意义；

（3）只有"O"抗体效价的升高，可能是疾病的早期；

（4）仅有"H"抗体效价增高，而"O"抗体效价不高，可能是患过伤寒，或接种过伤寒、副伤寒菌苗的回忆反应；

（5）"O"抗体效价增高只能推断为伤寒类感染，不能区别伤寒或副伤寒，诊断时需依鞭毛抗体凝集效价而定。

（6）若肥达反应阴性，不能排除伤寒。有少数伤寒患者肥达反应始终呈阴性，其原因可能有：①感染轻，特异性抗体产生少。②早期应用有效抗菌药物或接受糖皮质激素治疗者，特异性抗体的形成受到影响。③患者过于衰弱，免疫反应低下，或患丙种球蛋白缺乏症，不能产生特异性抗体。

（三）病原学检查

细菌培养是确诊伤寒的主要手段。

1. **血培养** 病程第1周阳性率最高，可达80%~90%，以后阳性率逐渐下降，至第4周常转为阴性，复发或再燃时可又呈阳性。

2. **骨髓培养** 阳性率较血培养为高，可达90%。阳性率受病程及应用抗菌药的影响小，已开始抗菌治疗者仍可获阳性结果。

3. **粪便培养** 整个病程中均可阳性，第3~4周阳性率最高，可达75%。粪便培养阳性表示大便排菌，有传染性，除外慢性胆囊带菌者，对伤寒有诊断意义。

4. **尿培养** 早期常为阴性，病程3~4周阳性率约25%。

◎ 要点六 诊断与鉴别诊断

（一）诊断

1. **流行病学资料** 流行季节、当地有伤寒流行，与伤寒患者有密切接触史等。

2. **临床表现** 持续性发热1周以上、特殊中毒面容、相对缓脉、玫瑰疹、肝脾大等典型表现，出现肠出血和肠穿孔等并发症，均高度提示伤寒的可能。

3. **实验室检查** 外周血白细胞减少、嗜酸粒细胞减少或消失，肥达反应阳性。确诊有赖于血或骨髓培养检出伤寒杆菌。

（二）鉴别诊断

1. **病毒感染** 上呼吸道和消化道病毒感染均可出现较长时间的发热、腹部不适、白细胞减少等类似于伤寒的表现，但病毒感染起病较急，常伴有明显上呼吸道症状或肠道症状，多无特殊中毒面容、玫瑰疹、相对缓脉等伤寒特征性表现，肥达反应及细菌培养均阴性。

2. 斑疹伤寒 流行性斑疹伤寒多见于冬春季，地方性斑疹伤寒多见夏秋季。一般起病较急，脉搏快，多有明显头痛。第5~6病日出现皮疹，数量多，且可有出血性皮疹。外斐反应阳性。治疗后退热快。

3. 败血症 部分革兰阴性杆菌败血症白细胞计数不高，可与伤寒混淆。败血症患者常有胆道、泌尿道、肠道等处原发感染病灶，热型多不规则或为弛张热，中性粒细胞常增高及核左移，血培养可分离出相应致病菌。

4. 急性血行播散性肺结核 患者多有结核病史，常伴盗汗、脉搏快，胸部 X 线检查可见两肺分布均匀的粟粒样病灶。

5. 钩端螺旋体病 钩端螺旋体病的流感伤寒型在夏秋季流行期间常见，发热与伤寒相似，但有疫水接触史，起病急，伴畏寒，眼结膜充血，全身酸痛，尤以腓肠肌疼痛与压痛为著，见腹股沟淋巴结肿大等。外周血白细胞增高。病原学、血清学检查可确诊。

6. 恶性组织细胞增生病 有不规则发热、进行性贫血和出血、肝脾大明显、淋巴结肿大，病情进展迅速，抗菌治疗无效。全血细胞减少，骨髓穿刺可发现恶性组织细胞。

◎ 要点七 治疗

（一）一般治疗

1. 隔离与休息 给予消化道隔离，临床症状消失后每周1次、连续2次粪便培养阴性方可解除隔离。发热期患者必须卧床休息。

2. 护理 注意皮肤及口腔的护理，密切观察体温、脉搏、血压、腹部、大便等变化。

3. 饮食 给予高热量、高维生素、易消化、低糖、低脂肪的无渣饮食。退热后，食欲增强时，仍应继续进食一段时间无渣饮食，以防诱发肠出血和肠穿孔。注意维持水、电解质平衡。

（二）对症治疗

1. 高热 适当应用物理降温，慎用解热镇痛类药，以免虚脱。

2. 便秘 可用开塞露或用生理盐水低压灌肠，禁用泻剂和高压灌肠。

3. 腹泻 可用收敛药，忌用鸦片制剂。

4. 腹胀 可用松节油腹部热敷及肛管排气，禁用新斯的明类药物。

5. 激素的应用 对毒血症症状明显和高热患者，如无禁忌，可在足量有效抗菌治疗下短期使用糖皮质激素，疗程1~3日。

（三）病原治疗

1. 氟喹诺酮类 是治疗伤寒的首选药物。抗菌谱广，杀菌作用强，能抑制细菌 DNA 旋转酶，阻碍 DNA 复制，口服吸收完全，体内分布广，胆囊浓度高，副作用少，不易产生耐药。目前常用的药物有氧氟沙星、左氧氟沙星、环丙沙星等。疗程14日。孕妇、儿童、哺乳期妇女慎用。

2. 头孢菌素类 第三代头孢菌素在体外对伤寒杆菌有强大抗菌活性，体内分布广，胆汁浓度高，不良反应少，尤其适用于孕妇、儿童、哺乳期妇女等患者。常用的有头孢曲松、头孢噻肟、头孢哌酮等，疗程14日。

3. 氯霉素 耐药率及复发率高，且毒副作用大，现已很少使用。

4. 其他抗菌药 有氨苄西林或阿莫西林、复方磺胺甲噁唑等也可酌情选用。

（四）带菌者的治疗

成人带菌者可用氨苄西林、阿莫西林、氧氟沙星、环丙沙星等治疗，疗程4~6周。伴有胆囊炎或胆石症者，可行胆囊切除术，术前术后均需抗菌治疗。

（五）并发症的治疗

1. 肠出血 绝对卧床休息，禁食，密切观察血压、脉搏、神志变化及粪便情况；如患者烦躁不安，可给予镇静剂；禁用泻剂及灌肠。注意水电解质的补充，应用止血药，必要时酌情输血。经积极内科治疗仍出血不止者，应考虑手术治疗。

2. 肠穿孔 禁食，胃肠减压，静脉补充液体，保证热量供给和水电解质平衡。加强抗菌特别是抗革兰阴性菌及厌氧菌的抗菌药。必要时可考虑外科手术治疗。

3. 中毒性心肌炎 卧床休息，注意输液量和速度，营养心肌治疗。必要时应用糖皮质激素。有心衰者，可酌情使用小剂量毛花苷 C 等强心剂。

◎ **要点八 预防**

1. 控制传染源 患者应及早隔离治疗，体温正常 15 日后，大便培养每周 1 次，连续 2 次阴性方可解除隔离。患者及带菌者的排泄物、用具等应严格消毒。

2. 切断传播途径 是预防伤寒的关键措施。搞好"三管一灭"（管理饮食、水源、粪便，消灭苍蝇），养成良好的个人卫生习惯。

3. 保护易感人群 对高危人群可进行预防接种。常用伤寒、副伤寒甲、乙三联疫苗，也可口服伤寒杆菌 Ty21a 活菌苗。以上疫苗仅有部分免疫作用。

细目三 细菌性痢疾

细菌性痢疾（bacillary dysentery）简称菌痢，是由志贺菌感染引起的肠道传染病。菌痢主要通过消化道传播，终年散发，夏秋季可引起流行。其主要病理变化为直肠、乙状结肠的炎症与溃疡。主要表现为腹痛、腹泻、排黏液脓血便以及里急后重等，可伴有发热及全身毒血症状，严重者可出现感染性休克和（或）中毒性脑病。由于志贺菌各组及各血清型之间无交叉免疫，且病后免疫力差，故可反复感染。一般为急性，少数迁延成慢性。

◎ **要点一 病原学**

志贺菌属于肠杆菌科，为革兰阴性杆菌，菌体短小，无荚膜和芽孢，有菌毛，为兼性厌氧菌，在有氧和无氧条件下均能生长。最适生长温度为 37℃，最适 pH 为 7.2～7.4。在普通培养基上生长良好。根据生化反应和菌体 O 抗原不同，可将志贺菌分为 A、B、C、D 四群，分别相当于痢疾志贺菌、福氏志贺菌、鲍氏志贺菌、宋内志贺菌，共有 47 个血清型（其中 A 群 15 个，B 群 13 个，C 群 18 个，D 群 1 个）及多个亚型。痢疾志贺菌感染病情较重，福氏志贺菌感染易转为慢性，宋内志贺菌感染病情轻，多不典型。我国的优势血清型为福氏 2a、宋内、痢疾 I 型，其他血清型相对比较少见。宋内志贺菌抵抗力最强，福氏志贺菌次之，痢疾志贺菌最弱。

志贺菌可产生内毒素及外毒素。内毒素可引起全身反应如发热、毒血症及休克等。外毒素即志贺毒素（Shigatoxin），有肠毒性、神经毒性和细胞毒性，甚至可使部分患者发生溶血性尿毒综合征等严重表现。痢疾志贺菌产生外毒素的能力最强。

志贺菌存在于患者和带菌者的粪便中，抵抗力弱，加热 60℃ 10 分钟可被杀死，对酸和一般消毒剂敏感。在粪便中数小时内死亡，在污染物品及瓜果、蔬菜上可存活 10～20 日。

◎ **要点二 流行病学**

（一）传染源

主要是急、慢性菌痢患者和带菌者。非典型患者、慢性患者及带菌者容易误诊或漏诊，且难于管理，在流行病学中具有重要意义。

（二）传播途径

主要经粪-口途径传播。志贺菌随感染者粪便排出后，通过污染食物、水、手及生活用品等经口感染，也可经苍蝇或其他昆虫（如蟑螂等）媒介传播。食物或饮用水被污染可引起暴发或流行。

（三）人群易感性

人群普遍易感。病后可获得一定的免疫力，但持续时间短，且不同菌群及血清型间无交叉免疫，故易反复或重复感染。

（四）流行特征

菌痢主要集中发生在发展中国家，尤其是医

疗条件差且水源不安全的地区。全球每年志贺菌感染人次估计为 1.67 亿，其中绝大部分在发展中国家。2015 年的数据表明，志贺菌感染是全世界腹泻死亡的第二大原因，是 5 岁以下儿童腹泻死亡的第三大原因。我国目前菌痢的发病率仍显著高于发达国家，但总体看发病率有逐年下降的趋势。各地菌痢发生率差异不大，终年散发，有明显的季节性。本病夏秋季发病率高可能和降雨量多、苍蝇密度高以及进食生冷瓜果食品机会有关。

◎ 要点三　发病机制与病理

（一）发病机制

志贺菌进入机体后是否发病，取决于三个要素：细菌数量、致病力和人体抵抗力。志贺菌进入消化道后，大部分被胃酸杀死，少数进入下消化道的细菌也可因正常菌群的拮抗作用、肠道分泌型 IgA 的阻断作用而不能致病。致病力强的志贺菌即使 10~100 个细菌进入人体也可引起发病。当人体抵抗力下降时，少量细菌也可致病。

志贺菌经口进入体内，在结肠黏膜上皮细胞和固有层中繁殖、释放毒素，引起炎症反应和小血管循环障碍，致肠黏膜炎症、坏死及溃疡，出现腹痛、腹泻，黏液脓血便等。

志贺菌的主要致病物质是内毒素。内毒素吸收入血后，不但可以引起发热和毒血症，还可直接作用于肾上腺髓质、交感神经系统和单核-吞噬细胞系统，释放各种血管活性物质，引起微循环障碍，进而引起感染性休克、DIC 及重要脏器功能衰竭，临床上表现为中毒型菌痢。

志贺菌的外毒素具有细胞毒性，可导致肠黏膜上皮细胞损伤，神经毒性可引起神经系统症状，肠毒素类似霍乱肠毒素，可导致水样泻，甚至可引起出血性结肠炎和溶血性尿毒综合征。

（二）病理

菌痢的主要病变部位是乙状结肠和直肠，严重者可以波及整个结肠甚至回肠末端。急性期肠黏膜的基本病理变化是弥漫性纤维蛋白渗出性炎症，典型病变过程为初期的急性卡他性炎症，随后出现特征性假膜性炎症和浅溃疡形成，经 1 周病变逐渐愈合，不留瘢痕。

急性中毒型菌痢肠道病变轻微，多数仅见充血水肿，个别病例结肠有浅表溃疡，突出的病理改变为大脑及脑干水肿，神经细胞可有变性。部分病例肾上腺充血，皮质萎缩。

慢性菌痢肠黏膜水肿和肠壁增厚，肠黏膜溃疡不断形成和修复，可有瘢痕和息肉形成，少数病例甚至发生肠腔狭窄。

◎ 要点四　临床表现

潜伏期一般为 1~4 日，短者可为数小时，长者可达 7 日。

临床表现因志贺菌的型别、感染的轻重、机体的状态、病变的范围及程度而各异。根据病程长短和病情严重程度可以分为 2 期 6 型。

（一）急性菌痢

根据毒血症及肠道症状轻重，可分为 3 型。

1. 典型菌痢　起病急，有发热（体温可达 39℃ 或更高）、腹痛、腹泻、里急后重、黏液或脓血便，并有头痛、乏力、食欲减退等全身中毒症状。腹泻多先为稀水样便，1~2 日转为黏液样脓血便，每日十余次至数十次，粪便量少，伴有里急后重。体征有肠鸣音亢进，左下腹压痛等。自然病程为 10~14 日，少数转为慢性。

2. 轻型菌痢　全身中毒症状轻微，可无发热或有低热。腹泻水样或稀糊便，每日 10 次以内，可有黏液，但无脓血，腹痛较轻，可有左下腹压痛，里急后重较轻或缺如，易被误诊为肠炎。病程 3~7 日，少数也可转为慢性。

3. 重型菌痢　多见于老年、体弱和营养不良的患者。急起发热，腹泻每天 30 次以上，为稀水脓血便，偶尔排出片状假膜，甚至大便失禁，腹痛、里急后重明显。后期可出现严重腹胀及中毒性肠麻痹，常伴呕吐，严重失水可引起外周循环衰竭。部分病例以中毒性休克为突出表现者，则体温不升，常有酸中毒和水、电解质平衡紊乱。少数患者可出现心、肾功能不全。

4. 中毒型菌痢　多见于 2~7 岁儿童，成人偶有发生。起病急骤、发展快、病势凶险。突起畏寒、高热，全身中毒症状重，可有烦躁、嗜睡、昏迷或抽搐等，数小时内可迅速发生循环衰竭和呼吸衰竭。肠道症状不明显或缺如。按临床表现不同可分为下列 3 型。

（1）休克型（周围循环衰竭型）　较为常见，以感染性休克为主要表现。面色苍白、四肢厥冷、皮肤出现花斑、发绀、脉搏细速等，血压下降，救治不及时可出现心、肾功能不全和意识障碍。重型病例不易逆转，可致多脏器功能损伤与衰竭，危及生命。

（2）脑型（呼吸衰竭型）　以中枢神经系统表现为主。由于脑血管痉挛，脑缺血、缺氧，出现脑水肿、颅内压增高甚至脑疝。患者表现为剧烈头痛、频繁呕吐、烦躁、惊厥、昏迷、瞳孔不等大、对光反射减弱或消失等，严重者可出现中枢性呼吸衰竭。此型病情严重，病死率高。

（3）混合型　兼有上述两型的表现，病情最为凶险，病死率最高（90% 以上）。该型实质上包括循环系统、呼吸系统及中枢神经系统等多脏器功能损害与衰竭。

（二）慢性菌痢

急性菌痢反复发作或迁延不愈达 2 个月以上者即为慢性菌痢。菌痢慢性化的原因有：原有营养不良、胃肠道慢性疾病、肠道分泌型 IgA 减少等机体抵抗力低下，或急性期治疗不当；福氏志贺菌感染；耐药菌株感染等。根据临床表现不同，慢性菌痢可分为 3 型。

1. 慢性迁延型　急性菌痢病情迁延不愈，时轻时重，反复出现腹痛、腹泻，大便常有黏液及脓血。长期腹泻可致营养不良、贫血等。

2. 急性发作型　有慢性菌痢史，常因进食生冷食物或受凉、劳累等因素诱发，出现急性发作，表现类似急性菌痢，但发热等中毒症状较轻。

3. 慢性隐匿型　有急性菌痢史，无明显症状，但粪便培养可检出志贺菌，结肠镜检可发现黏膜有炎症或溃疡等病变。

慢性菌痢中以慢性迁延型最为多见，慢性隐匿型最少。

◎ **要点五　实验室检查与其他检查**

1. 大便常规　粪便外观为黏液、脓血便，镜检可见白细胞（≥15 个/高倍视野）、脓细胞和少数红细胞，如见到吞噬细胞则更有助于诊断。

2. 血常规　急性菌痢白细胞总数增多，可达（10~20）×10^9/L，以中性粒细胞为主。慢性患者可有贫血。

3. 细菌培养　粪便培养出志贺菌是确诊的主要依据。应在使用抗菌药物前采集新鲜标本，取脓血部分及时送检，早期多次送检有助于提高阳性率。

4. 特异性核酸检测　采用核酸杂交或 PCR 可直接检查粪便中的志贺菌核酸，具有灵敏度高、特异性强、对标本要求低等优点。

5. X 线钡灌肠　慢性期可见肠道痉挛，动力改变，结肠袋消失，肠腔狭窄，肠黏膜增厚等。

6. 结肠镜检查　慢性患者可发现肠壁病变，病变部位刮取分泌物培养可提高志贺菌检出率，且有助于鉴别诊断。

◎ **要点六　诊断与鉴别诊断**

（一）诊断

细菌性痢疾应依据流行病学资料、临床表现及实验室检查等进行综合诊断，确诊需依据病原学检查结果。

1. 流行病学资料　夏秋季有不洁饮食或与菌痢患者有接触史。

2. 临床表现　急性期表现有发热、腹痛、腹泻、黏液或脓血便、里急后重。慢性菌痢患者常有急性菌痢史，病程超过两个月。中毒型菌痢以儿童多见，有高热、惊厥、意识障碍及呼吸、循环衰竭，起病时肠道症状轻微或无，常需盐水灌肠或肛拭子取便行粪便检查方可诊断。

3. 实验室检查　粪便镜检有大量白细胞或脓细胞（≥15 个/高倍视野），可见红细胞；确诊需粪便培养志贺菌阳性。

（二）鉴别诊断

菌痢应与各种腹泻类疾病相鉴别。

1. 急性菌痢的鉴别诊断

（1）急性阿米巴痢疾　鉴别要点见下表。

细菌性痢疾与阿米巴痢疾的鉴别

鉴别要点	急性细菌性痢疾	阿米巴痢疾
病原	志贺菌	溶组织内阿米巴原虫
流行方式	散发或流行或暴发	散发
潜伏期	1~7 日	数周至数月
全身症状	起病急，全身中毒症状重，多有发热	起病缓，全身中毒症状轻或无，多无发热
腹部表现	腹痛、腹泻明显，便次频繁，左下腹压痛	腹痛轻，便次少，右下腹轻度压痛
里急后重	明显	不明显
粪便检查	量少，黏液或脓血便，镜检可见大量白细胞、少量红细胞及吞噬细胞，粪便培养志贺菌阳性	量多，呈暗红色果酱样，有腥臭味，红细胞多于白细胞，可见夏科-雷登结晶，可找到溶组织内阿米巴滋养体或包囊
结肠镜检查	病变以乙状结肠及直肠为主，肠黏膜弥漫性充血、水肿、浅表溃疡	病变主要在结肠回盲部及升结肠，见散发潜行溃疡，周围红晕，溃疡间肠黏膜正常

（2）其他细菌性肠道感染　大肠埃希菌、空肠弯曲菌、气单胞菌等细菌引起的肠道感染也可出现痢疾样表现，鉴别有赖于粪便病原菌的培养检出。

（3）细菌性食物中毒　因进食被沙门菌、金黄色葡萄球菌、副溶血弧菌、大肠埃希菌等病菌或毒素污染的食物引起。有共同进食者集体发病，大便镜检白细胞常不超过 5 个/高倍视野。确诊有赖于从可疑食物及患者呕吐物或粪便中检出同一致病菌或毒素。

（4）其他　还需与急性肠套叠、急性坏死出血性小肠炎等相鉴别。

2. 中毒型菌痢的鉴别诊断

流行性乙型脑炎（乙脑）　多发生于夏秋季，常有高热、惊厥、昏迷等表现，需与中毒型菌痢相鉴别。乙脑起病与进展相对缓慢，循环衰竭少见，意识障碍及脑膜刺激征明显，脑脊液可有蛋白及白细胞增高，粪便检查多无异常，乙脑病毒特异性抗体 IgM 阳性可资鉴别。

3. 慢性菌痢的鉴别诊断
慢性菌痢需与直结肠癌、慢性血吸虫病及非特异性溃疡性结肠炎等疾病相鉴别，特异性病原学检查、病理和结肠

镜检可资鉴别。

◎ 要点七　治疗

急性期以抗菌治疗为主，慢性期除抗菌治疗外还应改善肠道功能，中毒型菌痢应及时针对病情采取综合性措施救治。

（一）急性菌痢

1. 一般治疗及对症治疗　隔离至消化道症状消失，大便培养连续两次阴性。中毒症状重者应卧床休息。饮食以流质易消化饮食为主，忌食多渣、生冷、油腻及刺激性食物。腹泻明显可予口服补液盐（ORS），必要时可同时静脉补液，以维持水、电解质及酸碱平衡。高热者以物理降温为主，必要时适当使用退热药；腹痛剧烈者可予颠茄片或阿托品解痉止痛。

2. 病因治疗　抗菌治疗可缩短病程、减轻病情和缩短排菌期，防止转为慢性或带菌者。志贺菌对抗菌药物的耐药率逐年增长，并呈多重耐药，因此，应根据当地志贺菌耐药情况、个体差异、大便培养及药敏试验结果选择敏感抗菌药物，避免滥用。疗程为 3~5 日。

（1）氟喹诺酮类药物　为首选，但儿童、孕

妇及哺乳期患者应慎用。常用的有环丙沙星、左氧氟沙星、加替沙星等，不能口服者也可静脉滴注。

（2）二线药物　主要为三代头孢菌素。可选用匹美西林（pivmecillinam）、头孢曲松（ceftriaxone）及头孢哌酮等，也可用阿奇霉素（azithromycin）。二线药物只有在志贺菌株对环丙沙星等耐药时才考虑应用。给予有效抗菌治疗48小时内症状会有改善，否则提示有耐药可能。

（3）小檗碱（黄连素）　有减少肠道分泌的作用，在使用抗菌药物的同时使用，每次0.1～0.3g，每日3次，7日为一疗程。

（二）中毒型菌痢

中毒型菌痢病情凶险，应及时采取以对症治疗为主的综合救治措施。

1. 对症治疗

（1）降温止惊　高热可致惊厥，加重脑缺氧及脑水肿，应积极给予物理降温，必要时给予退热药，将体温降至38.5℃以下；高热伴烦躁、惊厥者，可采用亚冬眠疗法，予氯丙嗪和异丙嗪各1～2mg/kg肌注；反复惊厥者，可用地西泮、苯巴比妥钠等肌注后，再用水合氯醛灌肠。

（2）休克型　①迅速扩充血容量及纠正酸中毒。快速给予低分子右旋糖酐、葡萄糖生理盐水及5%碳酸氢钠等液体，补液量及成分视脱水情况而定，休克好转后则应继续静脉输液维持。②由于属低排高阻型休克，可予抗胆碱类药物改善微循环障碍，如山莨菪碱，成人每次10～20mg，儿童0.3～0.5mg/kg，根据病情每10～30分钟静脉注射1次，直至面色红润、皮肤转暖、尿量增多及血压回升可减量渐停。疗效不佳者，可改用酚妥拉明、多巴胺或间羟胺等，以改善重要脏器血流灌注。③短期使用糖皮质激素。④保护心、脑、肾等重要脏器功能。⑤有早期DIC者可予肝素抗凝治疗。

（3）脑型　①减轻脑水肿，可给予20%甘露醇，每次1～2g/kg，快速静脉滴注，每4～6小时

一次。应用血管活性药物以改善脑组织微循环，给予糖皮质激素有助于改善病情。②防治呼吸衰竭，保持呼吸道通畅，及时吸痰、吸氧。如出现呼吸衰竭可使用呼吸兴奋剂，必要时应用人工辅助呼吸。

2. 抗菌治疗　药物选择基本与急性菌痢相同，但宜采用静脉给药，成人可用环丙沙星、左旋氧氟沙星等氟喹诺酮类或三代头孢菌素。儿童首选头孢曲松等三代头孢菌素。

（三）慢性菌痢

由于慢性菌痢病情复杂，应采取以抗菌治疗为主的综合性措施。

1. 一般治疗　注意生活规律，进食易消化的食物，忌食生冷、油腻及刺激性食物，积极治疗肠道寄生虫病及其他慢性消化道疾患。

2. 病原治疗　根据病原菌药敏试验结果选用有效抗菌药物，通常联合或交替使用两种不同类型的抗菌药物，延长疗程，必要时可多疗程治疗。也可用0.3%小檗碱液、5%大蒜素液、2%磺胺嘧啶银悬液等灌肠液保留灌肠，每次100～200mL，每晚一次，10～14日为一疗程。灌肠液中可添加小剂量糖皮质激素以提高疗效。

3. 对症治疗　有肠道功能紊乱者可采用镇静或解痉药物。有菌群失调者可予微生态制剂。

◎ **要点八　预防**

菌痢的预防应采用以切断传播途径为主的综合预防措施。

1. 管理传染源　急、慢性患者和带菌者应隔离或定期进行随访，并给予彻底治疗，直至大便培养阴性。对餐饮人员、水源管理人员、托幼人员等应定期粪检，发现患者或带菌者应立即调离原工作岗位，并给予彻底治疗。

2. 切断传播途径　养成良好的个人卫生习惯，特别注意饮食和饮水卫生。

3. 保护易感人群　目前尚无获准生产的可有效预防志贺菌感染的疫苗。我国采用口服活菌苗，如F2a型"依链"株可刺激肠道产生分泌型IgA等，有一定的保护作用，而对其他类型菌痢

的流行可能无保护作用，免疫期可维持 6～12
个月。

细目四　霍　乱

霍乱（cholera）是由霍乱弧菌（Vibrio cholerae）引起的烈性肠道传染病，为我国甲类传染病，也是国际检疫传染病。通过污染的水或食物传染。在亚洲、非洲、拉丁美洲等地为高发的感染性腹泻病因之一。霍乱患者典型的临床表现为：起病急，腹泻剧，多伴呕吐，并可由此导致脱水、肌肉痉挛，严重者可发生循环衰竭和急性肾衰竭。

◎ 要点一　病原学

（一）分类

根据霍乱弧菌 O 抗原的特异性和致病性不同将其分为三群：

1. **O₁ 群霍乱弧菌**　为霍乱的主要致病菌。依其生物学性状可分为古典生物型（classical biotype）和埃尔托生物型（El-Tor biotype）。据 O 抗原的 A、B、C 抗原成分不同，O_1 群霍乱弧菌又可分为 3 个血清型：即稻叶型（Inaba，原型，含 A、C 抗原），小川型（Ogawa，异型，含 A、B 抗原）和彦岛型（Hikojima，中间型，含 A、B、C 三种抗原）。目前我国流行的霍乱弧菌以埃尔托生物型、异型为主。

2. **不典型 O₁ 群霍乱弧菌**　可被多价 O_1 群血清凝集，但不产生肠毒素，无致病性。

3. **非 O₁ 群霍乱弧菌**　不能被 O_1 群霍乱弧菌多价血清凝集，统称为不凝集弧菌。已血清型从 O_2 编排至 O_{220} 以上，一般无致病性。但其中的 O_{139} 群霍乱弧菌可产生霍乱肠毒素，能引起流行性腹泻，与 O_1 群无交叉免疫。WHO 要求将 O_{139} 群霍乱弧菌引起的腹泻与 O_1 群霍乱同等对待。

（二）形态

霍乱弧菌属弧菌科弧菌属，菌体短小稍弯曲，呈弧形或逗点状，革兰染色阴性，无芽孢和

荚膜（O_{139} 群霍乱弧菌有荚膜），长 1.5～3.0μm，宽 0.3～0.4μm。菌体的一端有一较长的鞭毛，运动极活泼。粪便涂片普通显微镜下呈鱼群样排列，暗视野显微镜下悬滴检查宛如夜空中的流星一闪而过。

（三）抗原结构

霍乱弧菌具有耐热的菌体 O 抗原和不耐热的鞭毛 H 抗原。各群霍乱弧菌 H 抗原相同，而 O 抗原不同。O 抗原有群特异性和型特异性两种抗原，是霍乱弧菌分群和分型的基础。

（四）毒素

霍乱弧菌可产生内毒素和外毒素。内毒素为多糖体，可诱发机体免疫反应，是制作菌苗产生抗菌免疫的主要成分。霍乱外毒素即霍乱肠毒素（cholera toxin，CT），是霍乱的主要致病物质。霍乱肠毒素有抗原性，可刺激机体产生中和抗体。

（五）培养特性

霍乱弧菌属兼性厌氧菌，在普通培养基中生长良好，耐碱不耐酸，在 pH8.4～8.6 碱性蛋白胨水或碱性琼脂平板上生长良好。

（六）抵抗力

古典生物型对外环境抵抗力较弱，埃尔托生物型抵抗力较强，在水体中可存活 1～3 周，在藻类、贝壳类食物上存活 1 年以上。霍乱弧菌对热、干燥、日光、化学消毒剂和酸等均很敏感，耐低温，耐碱。湿热 55℃ 15 分钟，100℃ 即刻，水中加 0.5ppm 氯 15 分钟可被杀死。在正常胃酸中能存活 4 分钟。

◎ 要点二　流行病学

自 1817 年以来，全球共发生了七次世界性霍乱大流行。一般认为前六次是由古典生物型霍乱弧菌引起的。第七次大流行始于 1961 年，是由埃尔托生物型所致，至今已流行 50 余年。

1992 年印度和孟加拉国等地先后发生了 O_{139} 群霍乱的暴发流行，专家预测，如果其成为今后霍乱流行的主要病原菌，则预示第八次世界霍乱

大流行已经开始，但目前尚难下此结论。

1820年霍乱传入我国，历次世界大流行我国均被波及。新中国成立后，古典生物型霍乱得到了有效控制。1961年第七次世界霍乱大流行开始时埃尔托生物型便传入我国沿海地区，目前除西藏无病例报告外，其余各省（市、区）均有疫情发生。1993年开始，O_{139}群霍乱在我国部分地区也相继发生了局部暴发与流行。目前霍乱在我国呈多菌群（型）混合流行的局面。

（一）传染源

患者和带菌者是传染源。典型患者频繁泻吐，发病期一般可连续排菌5天，也有2周以上者，是重要传染源。轻型患者及带菌者不易被发现，作为传染源的意义更大。

（二）传播途径

主要通过粪-口途径传播。患者吐泻物和带菌者粪便污染水源及食物，特别是水源被污染后易引起局部暴发。日常生活接触和苍蝇等媒介传播也是重要的传播途径。

（三）易感人群

人群普遍易感。感染后肠道局部免疫和体液免疫的联合作用可产生一定的免疫力，但持续时间短（至少3年），可再次感染。

（四）流行季节与地区

在我国霍乱流行季节为夏秋季，以7~10月为多。流行地区主要是沿海一带，如广东、广西、浙江、江苏、上海等省市为多。

（五）O_{139}群霍乱的流行特征

病例无家庭聚集性，发病以成人为主，男性多于女性，主要经水和食物传播。O_{139}群是首次发现的新流行株，人群普遍易感。在霍乱地方性流行区，人群对O_1群霍乱弧菌有免疫力，但不能保护免受O_{139}群霍乱弧菌的感染。现有的霍乱菌苗对O_{139}群霍乱无保护作用。

◎ 要点三　发病机制与病理

（一）发病机制

霍乱弧菌经口进入体内，是否发病取决于机体的免疫力及弧菌的致病性。正常胃酸可杀灭霍乱弧菌。只有在一次食入大量霍乱弧菌（如超过$10^{8\text{-}9}$个）时才会发病。但胃大部切除后、胃酸缺乏或被稀释均降低对霍乱弧菌的抵抗力。肠道的分泌型IgA以及血清中特异性凝集抗体、杀弧菌抗体及抗毒素抗体等也有一定的免疫保护作用。

霍乱弧菌到达肠道后，穿过肠黏膜表面的黏液层，黏附于小肠上段黏膜上皮细胞刷状缘并大量繁殖，在局部产生大量霍乱肠毒素导致发病。

霍乱肠毒素有A、B两个亚单位。A亚单位具有毒素活性。B亚单位可与肠黏膜上皮细胞刷状缘细胞膜的受体（神经节苷脂，GM_1）结合，介导A亚单位进入细胞内，激活腺苷酸环化酶，促使三磷酸腺苷（ATP）变成环磷酸腺苷（cAMP）。大量的环磷酸腺苷积聚在肠黏膜上皮细胞内，刺激隐窝细胞过度分泌水、氯化物和碳酸盐等，同时抑制绒毛细胞对氯和钠等离子的吸收。由于肠黏膜分泌增强，吸收减少，大量肠液聚集在肠腔内，形成霍乱特征性的剧烈水样腹泻。

霍乱肠毒素还能促使肠黏膜杯状细胞分泌黏液增加，使腹泻的水样便中含有大量黏液。腹泻导致的失水使胆汁分泌减少，所以腹泻物呈"米泔水"样。

（二）病理

剧烈腹泻和呕吐，导致体内水和电解质大量丢失，迅速出现脱水、电解质紊乱、代谢性酸中毒，严重者可出现循环衰竭。若不及时纠正，由循环衰竭造成的肾缺血，以及低钾和毒素对肾脏的直接作用，可引起急性肾衰竭。

本病病理特点主要是严重脱水导致的一系列改变，而组织器官器质性损害轻微。

◎ 要点四　临床表现

潜伏期1~3日，短者数小时，长者7日。突然起病，少数在发病前1~2日有头昏、疲乏、腹胀、轻度腹泻等前驱症状。古典生物型与O_{139}群霍乱弧菌引起者症状较重，埃尔托型所致者多为轻型或无症状者。

（一）典型表现

典型病例病程分为3期：

1. **泻吐期** 多以剧烈腹泻开始，病初大便尚有粪质，迅速成为黄色水样便、米泔水样便或洗肉水样血便，无粪臭，每日可达数十次，甚至失禁。一般无发热和腹痛（O_{139}群除外），无里急后重。呕吐多在腹泻数次后出现，常呈喷射状，呕吐物初为胃内容物，后为水样，严重者亦可为米泔水样，轻者可无呕吐。本期持续数小时至2~3日。

O_{139}型霍乱的特征为发热、腹痛较常见（达40%~50%），且可并发菌血症等肠道外感染。

2. **脱水期** 由于频繁的腹泻和呕吐，大量水和电解质丧失，患者迅速出现脱水和循环衰竭。表情淡漠，或烦躁不安，甚至昏迷。声音嘶哑、眼窝凹陷、口唇干燥、皮肤弹性差或消失、手指皲瘪，脉搏细速或不能触及，血压低甚至休克，少尿或无尿。酸中毒者呼吸增快，甚至呈深大呼吸（Kussmaul呼吸）。低钠可引起肌肉痉挛，多见于腓肠肌和腹直肌。低血钾可致肌张力减弱，腱反射减弱或消失，肠胀气，心律失常等。此期一般为数小时至1~2日。

3. **恢复期或反应期** 患者脱水如能得到及时纠正，多数症状迅速消失。少数患者有反应性发热，可能为循环改善后毒素吸收增加所致，一般持续1~3日后可自行消退。

（二）临床分型

根据脱水程度，临床上可分为轻、中、重3型。具体见下表。

霍乱临床分型

临床表现	轻型	中型	重型
脱水（体重%）	<5%	5%~10%	>10%
每日腹泻次数	<10次	10~20次	>20次
精神状态	正常	呆滞或不安	极度烦躁或静卧不动，甚至昏迷
音哑	无	轻度	音哑失声
皮肤	正常或略干，弹性略差	干燥，缺乏弹性	弹性消失
发绀	无	可有	明显
口唇	正常或稍干	干燥	极度干裂
眼窝、囟门凹陷	无或略陷	明显下陷	深凹，目闭不紧
指腹	正常	皱瘪	干瘪
腓肠肌痉挛	无	有	严重
脉搏	正常	细速	微弱而速或无
收缩压	正常	70~90mmHg	70mmHg以下或测不出
每日尿量	正常或略减少	<500mL	<50mL
血浆比重	1.025~1.030	1.030~1.040	>1.040

另外，还有一型称为暴发型，亦称中毒型或干性霍乱，非常罕见。此型起病急骤，进展迅速，不待出现泻吐症状即可因循环衰竭而亡。

（三）并发症

1. **肾衰竭** 是霍乱最常见的严重并发症，也是常见的死因，表现为尿量减少和氮质血症，严重者可因尿毒症而死亡。多发生于病后7~9天。

2. **急性肺水肿** 代谢性酸中毒可导致肺循环高压，后者又因补充大量不含碱的盐水而加重。

3. **其他** 如低钾综合征、心律失常等。

◎ 要点五　实验室检查与其他检查

（一）一般检查

1. **血液检查** 脱水致血液浓缩，外周血红细胞、白细胞和血红蛋白均增高；血清尿素氮、肌酐升高；钠、氯化物和碳酸氢盐降低，血 pH 下降；当酸中毒纠正后，钾离子移入细胞内，可出现血清钾明显降低。

2. 尿液检查 部分患者尿中可有少量蛋白、红白细胞及管型。

3. 粪便常规 可见黏液或少许红、白细胞。

（二）血清学检查

抗菌抗体中的抗凝集素抗体在病后第 5 日出现，1~3 周达高峰。若双份血清抗凝集素抗体滴度增长 4 倍以上，有诊断意义。主要用于流行病学调查、回顾性诊断或粪便培养阴性可疑患者的诊断。

（三）病原学检查

1. 粪便涂片染色 取粪便或早期培养物涂片做革兰染色镜检，可见革兰阴性、稍弯曲的弧菌。

2. 悬滴检查 将新鲜粪便做悬滴暗视野显微镜检查，可见运动活泼呈穿梭状的弧菌，此为动力试验阳性。加入 O_1 群抗血清后，若运动停止，或凝集成块，为制动试验阳性，表示标本中含有 O_1 群霍乱弧菌；如细菌仍活动，还应加 O_{139} 群血清做制动试验。此检查可用于快速诊断。

3. 增菌培养 所有疑为霍乱的患者，除做粪便显微镜检外，均应进行增菌培养。一般用 pH8.4 的碱性蛋白胨水，36℃~37℃增菌培养 6~8 小时后表面可形成菌膜。此时应进一步用庆大霉素（对大肠杆菌有明显的抑菌作用）琼脂平皿或碱性琼脂平板分离培养 18~24 小时，对可疑菌落进行悬滴检查，可提高检出率和早期诊断。

4. PCR 可快速诊断及进行群与型的鉴别。

5. 快速辅助检测 目前使用较多的是霍乱弧菌胶体金快速检测法。该方法主要用于检测 O_1 群和 O_{139} 群霍乱弧菌的抗原成分，操作简单。应用纯化的弧菌外膜蛋白抗血清，采用 ELISA 方法，可快速检测粪便中的弧菌抗原，用于快速诊断。

◎ **要点六 诊断与鉴别诊断**

（一）诊断

1. 疑似霍乱诊断标准 具有下列两项之一者诊断为疑似霍乱：

（1）凡有典型临床症状，如剧烈腹泻，水样便（黄水样、清水样、米泔样或血水样），伴有呕吐，迅速出现脱水，循环衰竭及肌肉痉挛（特别是腓肠肌）的首发病例，在病原学检查尚未肯定前，应诊断为疑似霍乱。

（2）霍乱流行期间有明确接触史（如同餐、同住或护理者等），并发生泻吐症状，而无其他原因可查者。

疑似病例未确诊之前按霍乱处理，大便培养每日 1 次，连续 2 次阴性可否定诊断。

2. 临床诊断 霍乱流行期间的疫区内，凡有霍乱典型症状，粪便培养 O_1 群及 O_{139} 群霍乱弧菌阴性，但无其他原因可查者。

3. 确定诊断 具有下列三项之一者可诊断为霍乱：

（1）凡有腹泻症状，粪便培养 O_1 群或 O_{139} 群霍乱弧菌阳性。

（2）在流行期间的疫区内有腹泻症状，做双份血清抗体效价测定，如血清凝集试验呈 4 倍以上或杀弧菌抗体呈 8 倍以上增长者。

（3）在疫源检查中，首次粪便培养检出 O_1 群或 O_{139} 群霍乱弧菌，前 5 日内有腹泻症状者。

4. 带菌者 指无腹泻或呕吐等临床症状，但粪便中检出 O_1 群或（和）O_{139} 群霍乱弧菌。

（二）鉴别诊断

本病应与其他病原体所引起的腹泻相鉴别，如其他弧菌（非 O_1 群及非 O_{139} 群）感染性腹泻、急性细菌性痢疾、大肠埃希菌性肠炎、空肠弯曲菌肠炎、细菌性食物中毒和病毒性胃肠炎等，确诊有赖于病原学检查结果。

◎ **要点七 治疗**

本病的处理原则是严格隔离，迅速补充水及电解质，以纠正脱水、电解质平衡紊乱和酸中毒，辅以抗菌治疗及对症治疗。

（一）一般治疗

可给予流质饮食，但剧烈呕吐者应禁食，恢复期逐渐增加饮食，重症患者应注意保暖、给氧、监测生命体征。

（二）补液治疗

及时足量补液是治疗本病的关键。补液的原则是早期、快速、足量，先盐后糖，先快后慢，纠酸补钙，见尿补钾。

1. **静脉补液**　多采用与患者丧失液体电解质浓度相似的 5：4：1 溶液，即每升液体含氯化钠 5g，碳酸氢钠 4g 和氯化钾 1g，另加 50% 葡萄糖注射液 20mL 以防止低血糖。小儿由于肾脏排钠功能较差，其比例调整为每升液体含氯化钠 2.65g，碳酸氢钠 3.75g，氯化钾 1g，葡萄糖 10g。

补液量与速度应根据患者的失水程度、血压、脉搏、尿量和血浆比重等决定，最初 24 小时总入量按临床分型的轻、中、重分别给 3000～4000mL、4000～8000mL、8000～12000mL。儿童补液量按年龄或体重计算，一般轻度脱水 120～150mL/kg，中度脱水 150～200mL/kg，重度脱水 200～250mL/kg。24 小时后的补液量及速度依据病情调整。快速补液过程中应注意防止发生心功能不全和肺水肿，还应给液体适当加温，并监测血钾的变化。

2. **口服补液**　轻、中型脱水的患者可予口服补液。口服补液可减少静脉补液量，预防静脉补液的副作用及医源性电解质紊乱，故也可用于重型患者。WHO 推荐使用口服补液盐（Oral Rehydration Salts, ORS），其配方为葡萄糖 20g（可用蔗糖 40g 或米粉 40～60g 代替）、氯化钠 3.5g、枸橼酸钠 2.9g（或碳酸氢钠 2.5g）和氯化钾 1.5g，溶于 1000mL 可饮用水内，配方中各电解质浓度均与患者排泄液的浓度相似。新的低渗口服补液盐（口服补液盐Ⅲ）尤适用于儿童，其组成成分为：每包含氯化钠为 0.65g，枸橼酸钠 0.725g，氯化钾 0.375g，无水葡萄糖 3.375g，溶于 250mL 温开水中口服。

成人轻、中型脱水在最初 6 小时内每小时服 750mL，体重不足 20kg 的儿童每小时服 250mL，然后依泻吐量调整，一般按排出量的 1.5 倍计算补液量。呕吐不一定是口服补液的禁忌，只是速度要慢一些，呕吐量也要计入补液量。

（三）抗菌治疗

早期应用抗菌药物有助于缩短腹泻和排菌时间，减少腹泻次数及排泄量，降低病后带菌率等，但不能代替补液。目前常用药物为氟喹诺酮类，如环丙沙星，成人每次 250～500mg，每日 2 次口服，或每日 400mg 静脉滴注；或多西环素，成人每次 100mg，每日 2 次口服。疗程均为 3 日。也可采用四环素、氨苄西林、红霉素或阿奇霉素、复方磺胺甲噁唑等。

（四）对症治疗

重症患者在补足液体后，若血压仍较低，提示可能存在中毒性休克，可给予糖皮质激素和血管活性药物。出现心衰、肺水肿者应调整输液速度，酌情使用利尿剂及强心剂。在补液过程中如出现低钾综合征，可口服氯化钾或静脉滴注氯化钾。急性肾衰竭患者应及时纠正酸中毒，维持水、电解质平衡，必要时实施血液透析。小檗碱有抗肠毒等作用，临床应用可减轻腹泻。

◎ 要点八　预防

1. **控制传染源**　建立健全腹泻病门诊，及时检出患者，按甲类传染病予以隔离治疗，直至症状消失。停用抗菌药物后大便培养每日一次，连续 3 次阴性方可解除隔离。对密切接触者应严密检疫 5 日，并进行粪便悬滴检查及培养和服药预防。做好国境卫生检疫和国内交通检疫。

2. **切断传播途径**　改善环境卫生，加强饮水和食品管理。养成良好的个人卫生习惯。对患者和带菌者的排泄物进行彻底消毒。消灭苍蝇、蟑螂等传播媒介。

3. **保护易感人群**　国内、外学者对霍乱疫苗的研究工作已经开展 100 多年了。随着对其致病机制以及对人群免疫反应的研究深入，现已认识到肠道黏膜免疫在霍乱免疫保护中起主要作用，霍乱疫苗的研制已转向口服疫苗方向。口服菌苗可使肠道产生特异性 IgM、IgG 和 IgA 抗体，亦能阻止弧菌黏附于肠壁而免于发病。目前，此类疫苗主要用于保护地方性流行区的高危人群。2017 年 10 月，由 50 多个联合国机构、学术和非政府组织等组成的多元化的技术合作网络——全球霍乱控制任务小组（Global Task Force on Cholera Control）发布《结束霍乱：2030 年全球路线图》（Ending Cholera-A Global Roadmap to 2030），制定了在未来 10 年让霍乱致死人数减少 90% 的目标，将帮助多达 20 个国家在相同的时间框架内根除霍乱传播。

细目五　结核病

结核病（tuberculosis）是结核分枝杆菌（Mycobacterium tuberculosis）引起的慢性感染性疾病，可累及全身多个脏器，以肺结核（pulmonary tuberculosis）最为常见，占各器官结核病总数的 80%~90%，是最主要的结核病类型。痰中排菌者称为传染性肺结核病，除少数可急起发病外，临床上多呈慢性过程。

◎ 要点一　病原学

结核分枝杆菌在分类学上属于放线菌目（Actinomycete）、分枝杆菌科、分枝杆菌属（Mycobacterium）。分枝杆菌属包含结核分枝杆菌、非结核分枝杆菌和麻风分枝杆菌。分枝杆菌所致感染中，结核分枝杆菌感染的占 90%。结核分枝杆菌再分为人结核分枝杆菌、牛结核分枝杆菌、非洲分枝杆菌和田鼠分枝杆菌等类型。其中人结核分枝杆菌为人类结核病的病原体，而免疫接种常用的卡介苗（Bacille Calmette Guerin，BCG）则来源于牛结核分枝杆菌，利用人结核分枝杆菌与牛结核分枝杆菌的抗原交叉免疫原性提供免疫保护。

结核分枝杆菌细长而稍弯，约 0.4μm × 40μm，两端微钝，不能运动，无鞭毛或芽孢。不易染色，但经品红加热染色后不能被酸性乙醇脱色，故称抗酸杆菌。

结核分枝杆菌是专性需氧菌，最适宜生长的温度为 37℃。结核分枝杆菌对营养要求较高，在特殊的培养基中才能生长，常用的培养基为罗氏培养基。结核分枝杆菌培养生长缓慢，增殖周期为 15~20 小时，至少需要 2~4 周才有可见菌落。培养是确诊结核病的重要手段，但往往耗时过长，给临床工作带来了较大影响。

结核分枝杆菌细胞的结构十分复杂，它含有许多结合成大分子复合物的不同蛋白质、糖类和脂类。结核分枝杆菌的脂质成分中磷酯、索状因子、蜡质 D 和硫酸脑苷脂与感染疾病特点密切相关。除脂质外，荚膜和蛋白质亦是致病性物质。

◎ 要点二　流行病学

（一）传染源

开放性肺结核患者的排菌是结核传播的主要来源。

（二）传播途径

1. **呼吸道传播**　主要为患者与健康人之间经空气传播。患者咳嗽排出结核分枝杆菌悬浮在飞沫中，当被人吸入后即可引起感染。

2. **消化道传播**　饮用带菌生奶经消化道感染。

3. **垂直传播**　患病孕妇经胎盘引起母婴间传播。

4. **其他途径传播**　经皮肤伤口感染和上呼吸道直接接种。

2、3、4 传播途径均极罕见。

（三）易感人群

生活贫困、居住拥挤、营养不良等因素是社会经济落后地区人群结核病高发的原因。免疫抑制状态患者尤其好发结核病。

（四）流行特征

世界卫生组织《2017 年全球结核病报告》指出：目前罹患结核病的人数不断下降，但全球的结核病负担仍然很重，2016 年全年新发病例

1040万，167万人死于结核病，估计仍有40%的患病者未获得诊断和治疗。艾滋病与结核病共感染以及耐药结核病是目前威胁全球结核病防控的两大主要问题。

据世界卫生组织估计，目前我国结核病的年发患者约为90万，占全球年发病患者病例数的8.6%，仅次于印度和印度尼西亚，居世界第三位。我国每年新发生的耐药结核病患者数仅次于印度，高耐药率是我国结核病难以控制的原因之一。我国虽不属于艾滋病高发地区，但耐多药结核（MDR-TB）问题日益严重。2016年我国新发肺结核患者中MDR-TB比例为7.1%，而复治肺结核患者中MDR-TB比例高达24%。

◎ 要点三　发病机制与病理

（一）发病机制

吸入肺泡的结核分枝杆菌可被吞噬细胞吞噬和杀灭。巨噬细胞与树突状细胞吞噬结核分枝杆菌后可以提呈结核抗原，并且释放细胞因子，引起局部免疫反应。结核分枝杆菌可以继续感染新的吞噬细胞并逐渐深入肺泡上皮。此后炎症细胞被募集至病灶处，巨噬细胞逐渐分化并最终形成分层结构的结核结节或结核肉芽肿（tuberculous granuloma）。随着肉芽肿外周的纤维致密化，进入肉芽肿的血管消失，加剧了巨噬细胞的泡沫化，形成干酪样坏死（caseous necrosis），大部分感染者体内的结核分枝杆菌可以处于静止状态持续存活，处于结核潜伏感染状态。

结核感染的发病机制中，由T细胞介导的细胞免疫（cell mediated immunity，CMI）对结核病发病、演变及转归产生决定性影响。迟发性变态反应（delay type hypersensitivity，DTH）则是宿主对结核分枝杆菌形成免疫应答的标志。DTH是德国微生物学家Robot Koch在1830年观察到的重要现象，故而称为Koch现象。

（二）病理

结核病是一种慢性病变，其基本病变包括：

1. 渗出型病变　常常是病变组织内菌量多、致敏淋巴细胞活力高和变态反应强的反映。

2. 增生型病变　当病灶内菌量少而致敏淋巴细胞数量多，则形成结核病的特征性病变——结核结节。中央为巨噬细胞衍生而来的朗汉斯巨细胞，周围由巨噬细胞转化来的类上皮细胞成层排列包绕。增生型病变的另一种表现是结核性肉芽肿，是一种弥漫性增生型病变。

3. 干酪样坏死　为病变进展的表现。坏死区域逐渐出现肉芽组织增生，最后成为纤维包裹的纤维干酪性病灶。

上述三种基本病理改变可以相互转化、交错存在，很少有单一病变独立存在，而以某一种病理改变为主。

◎ 要点四　临床表现

原发性结核感染后结核分枝杆菌可向全身传播，可累及肺脏、胸膜以及肺外器官。免疫功能正常的宿主往往将病灶局限在肺脏或其他单一的脏器，而免疫功能较弱的宿主往往造成播散性结核病或者多脏器受累。除结核病患者外，一般人群中的结核病约80%的病例表现为肺结核，15%表现为肺外结核，而5%则两者均可累及。

（一）肺结核的症状和体征

1. 全身症状　发热为肺结核最常见的全身中毒性症状，多数为长期低热，每于午后或傍晚开始，次晨降至正常，可伴有倦怠、乏力、夜间盗汗，或无明显自觉不适。有的患者表现为体温不稳定，于轻微劳动后体温略见升高，虽经休息半小时以上仍难平复。妇女于月经期前体温增高，月经后亦不能迅速恢复正常。当病灶急剧进展扩散时则出现高热，呈稽留热或弛张热，可有恶寒，但很少有寒战。

2. 呼吸系统症状　浸润性病灶患者咳嗽轻微，干咳或仅有少量黏液痰。有空洞形成时痰量增加，若伴继发感染，则痰呈脓性。合并支气管结核则咳嗽加剧，可出现刺激性呛咳，伴局限性哮鸣或喘鸣。1/3～1/2患者在不同病期内有咯血。此外，重度毒血症状和高热可引起气急，广泛肺组织破坏、胸膜增厚和肺气肿时也常发生气急，严重者可并发肺心病和心肺功能不全。少数患者可伴有结核性超敏感症候群，包括结节性红斑、疱疹性结膜炎角膜炎等。儿童肺结核还可表现为发育迟缓。儿童原发性肺结核可因气管或支气管旁淋巴结肿大压迫气管或支气管，或发生淋巴结支气管瘘而出现喘息症状。当合并有肺外结核时，可出现相应累及脏器的症状。

3. 体征 取决于病变性质、部位、范围或程度。粟粒性肺结核偶可并发急性呼吸窘迫综合征，表现为严重呼吸困难和顽固性低氧血症。病灶以渗出型病变为主的肺实变，且范围较广或为干酪性肺炎时，叩诊呈浊音，听诊闻及支气管呼吸音和细湿啰音。继发性肺结核好发于上叶尖后段，故听诊于肩胛间区闻及细湿啰音，有较大提示性诊断价值。空洞性肺结核病变位置浅表而引流支气管通畅时有支气管呼吸音或伴湿啰音；巨大空洞可闻及带金属调的空瓮音。慢性纤维空洞性肺结核的体征有患侧胸廓塌陷、气管和纵隔移位、叩诊音浊、听诊呼吸音降低或闻及湿啰音，以及肺气肿征象。支气管结核患者可闻及局限性哮鸣音，于呼气或咳嗽末较为明显。

（二）肺外结核的临床类型和表现

肺结核是结核病的主要类型，其他如淋巴结结核、骨关节结核、消化系统结核、泌尿系统结核病、生殖系统结核以及中枢神经系统结核构成整个结核病的疾病谱。腹腔内结核病变，包括肠结核、肠系膜淋巴结结核及输卵管结核等，在发展过程中往往涉及其邻近腹膜而导致局限性腹膜炎。肾结核（Renal tuberculosis）占肺外结核的15%，系结核分枝杆菌由肺部等原发病处经血行播散至肾脏所引起，起病较为隐匿，多在原发性结核感染后5~20年才发病，多见于成年人，儿童少见。女性生殖系统结核则可在出现不明原因的月经异常、不孕等情况下发现。结核性脑膜炎则可表现为头痛、喷射性呕吐、意识障碍等中枢神经系统感染症状。总之，结核病是一个全身性

的疾病，肺结核仍是结核病的主要类型，但其他系统的结核病亦不能忽视。

◎ **要点五 实验室检查与其他检查**

（一）细菌学检查

痰结核分枝杆菌检查是确诊肺结核最特异性的方法。

1. 涂片抗酸染色镜检 快速简便。在我国非结核分枝杆菌尚属少数，因此抗酸杆菌阳性则肺结核诊断基本成立。

2. 细菌培养 在未治疗的胸结核患者痰菌培养的敏感性和特异性均高于涂片检查，涂片阴性或诊断有疑时培养尤其重要。

3. 分子生物学检测 聚合酶链反应（PCR）技术可以将标本中微量的结核菌 DNA 加以扩增。结核病近年来出现了突破，其标志就是以 Xpert MTB/RIF 为代表的盒式诊断技术。该技术可直接从患者新鲜痰液或冻存痰液中检测结核分枝杆菌并判定其对利福平的耐药性，全程约 2 小时即可获得结果。由于95%以上的利福平耐药菌株有基因 rpoB 突变，而大部分利福平耐药菌株同时对异烟肼耐药，因此 Xpert MTB/RIF 不仅可鉴定是否为利福平耐药菌株，又可在一定程度上判断是否为 MDR-TB 菌株。Xpert MTB/RIF 的灵敏度为92.2%，特异度为99.2%。

（二）影像学检查

X 线影像表现取决于病变类型和性质。原发型肺结核的典型表现为肺内原发灶、淋巴管炎和肿大的肺门或纵隔淋巴结组成的哑铃状病灶。急性血行播散型肺结核在 X 线胸片上表现为散布于两肺野、分布较均匀、密度和大小相近的粟粒状阴影。继发型肺结核的 X 线表现复杂多变，成云絮片状，或斑点（片）结节状。干酪样病变密度偏高而不均匀，常有透亮区或空洞形成。胸部 CT 有助于发现隐蔽区病灶和孤性结节的鉴别诊断。X 线影像学检查对于诊断肠道结核、泌尿系统结核、生殖系统结核以及骨关节结核亦具重要价值。

（三）免疫学检查

1. 结核菌素试验（TST） 目前我国推广的方法系国际通用的结核菌素纯蛋白衍化物（purified protein derivative，PPD）皮内注射法。将 PPD 5IU（O.1mL）注入左前臂内侧上、中1/3 交界处皮内，使局部形成皮丘。48～96 小时（一般为 72 小时）观察反应，结果判断以局部硬结直径为依据：<5mm 阴性反应，5～9mm 一般阳性反应，10～19mm 中度阳性反应，≥22mm 或不足 20mm，但有水疱或坏死为强阳性反应。然而，即使 PPD 与卡介苗（BCG）存在交叉反应，在接种卡介苗的人群中无结核感染亦可出现 PPD 皮试阳性，因此特异性低。

2. 特异性结核抗原 近年来，在临床上应用更多的是以 T 细胞为基础的 γ-干扰素释放试验（interferon gamma release assays，IGRAs），比结核菌素试验有更高的敏感性与特异性，可以反映机体是否存在结核感染。试验阳性反映患者体内存在结核分枝杆菌特异的效应 T 细胞，结合临床上是否存在结核感染的症状和病灶，可辅助诊断潜伏性结核感染或活动性结核感染。

◎ 要点六 诊断与鉴别诊断

（一）诊断

1. 病史和临床表现 凡遇下列情况者应高度警惕结核病的可能性：①反复发作或迁延不愈的咳嗽咳痰，或呼吸道感染经抗炎治疗 3～4 周仍无改善；②痰中带血或咯血；③长期低热或所谓"发热待查"；④体检肩胛间区有湿罗音或局限性哮鸣音；⑤有结核病诱因或好发因素，尤其是糖尿病、免疫功能低下疾病或接受胰岛素和免疫抑制剂治疗者；⑥关节疼痛和皮肤结节性红斑等变态反应性表现；⑦有渗出性胸膜炎、肛瘘、长期淋巴结肿大、既往史以及有家庭开放性肺结核密切接触史者。

2. 潜伏性结核感染（LTBI）的诊断 潜伏性结核感染是宿主感染结核分枝杆菌后尚未发病的一种特殊状态，以皮肤结核菌素试验或 γ-干扰素释放试验阳性而无活动性结核的临床表现和影像学改变为特征。

3. 活动性结核的诊断 肺结核分确诊病例、临床诊断病例和疑似病例。

（1）确诊病例：包括干酪样坏死、仅培养阳性肺结核和仅病理学提示为结核病变者三类。其中涂阳肺结核病例需符合下列三项之一：①2 份痰标本直接涂片抗酸杆菌镜检阳性；②1 份痰标本直接涂片抗酸杆菌镜检阳性加肺部影像学检查符合活动性肺结核影像学表现；③1 份痰标本直接涂片抗酸杆菌镜检阳性加 1 份痰标本结核分枝杆菌培养阳性。培养阳性肺结核需同时符合下列两项：①痰涂片阴性；②肺部影像学检查符合活动性肺结核影像学表现加 1 份痰标本结核分枝杆菌培养阳性。

（2）临床诊断病例：亦称为涂阴肺结核，即三次痰涂片阴性，同时需符合下列条件之一者：①胸部影像学检查显示与活动性肺结核相符的病变且伴有咳嗽、咳痰、咯血等肺结核可疑症状；②肺部影像学检查显示与活动性肺结核相符的病变且结核菌素试验强阳性或 γ-干扰素释放试验阳性；③胸部影像学检查显示与活动性肺结核相符，且肺外病灶的组织病理学检查提示为结核病变者；④三次痰涂片阴性的疑似肺结核病例经诊断性治疗或随访观察可排除其他肺部疾病者。

（3）疑似病例：以下两种情况属于疑似病例：①5 岁以下儿童，有肺结核可疑症状同时有与涂阳肺结核患者密切接触史；②仅胸部影像学检查显示与活动性肺结核相符的病变。

4. 肺外结核的诊断 肺外结核累及的系统、脏器、部位及病变类型多样，确诊需要病变部位的浆膜腔积液及活检标本中获得细菌学证据，因上述标本获取过程困难，同时结核分枝杆菌阳性率较痰标本低，因此肺外结核较难实现病原学确诊。为提高早期诊断率，通常需结合病史、临床表现、实验室及其他检查、诊断性抗结核治疗效果综合诊断。

5. 结核病的诊断分类 在诊断中应同时确

定类型和按记录程序正确书写。目前我国肺结核　分类法（按病变部位）见下表。

中国肺结核分类法（按病变部位）

分类	分类标准
原发性肺结核 （代号：Ⅰ型）	为原发结核感染所致的临床病症，包括原发复合征及胸内淋巴结结核
血行播散型肺结核 （代号：Ⅱ型）	包括急性血行播散型肺结核（急性粟粒型肺结核）及亚急性、慢性血行播散型肺结核
继发型肺结核 （代号：Ⅲ型）	肺结核中的一个主要类型，包括浸润性、纤维空洞性及干酪性肺炎等
气管、支气管结核 （代号：Ⅳ型）	包括气管、支气管黏膜及黏膜下层的结核病
结核性胸膜炎 （代号：Ⅴ型）	临床上已排除其他原因引起的胸膜炎，包括结核性干性胸膜炎、结核性渗出性胸膜炎、结核性脓胸

（二）鉴别诊断

1. 肺癌 中央型肺癌常有痰中带血，肺门附近有阴影，与肺门淋巴结结核相似。周围型肺癌可呈球状、分叶状阴影，需与结核球鉴别。肺癌多见于 40 岁以上男性，多有刺激性咳嗽、胸痛和进行性消瘦。胸片上结核球周围可有卫星灶、钙化，而肺癌病灶边缘常有切迹、毛刺。胸部 CT 对鉴别有帮助。结合痰结核菌、脱落细胞检查及纤维支气管镜检查和活检等能及时鉴别。肺癌和肺结核可有并存，需注意发现。

2. 肺炎 肺门淋巴结结核不明显或原发灶周围存在大片渗出，病变波及整个肺叶并将肺门掩盖时，以及继发型肺结核主要表现为渗出性病变或干酪性肺炎时，需与细菌性肺炎鉴别。细菌性肺炎起病急，伴高热、寒战、胸痛、气急，X 线片上病变常局限于一个肺叶或肺段，血白细胞总数、中性粒细胞增多，抗生素治疗有效可协助鉴别。肺结核还须与其他病原体肺炎鉴别，如肺炎支原体肺炎，关键是病原学检测是重要的鉴别证据。

3. 肺脓肿 空洞多见于肺下叶，脓肿周围的炎症浸润较严重，空洞内常有液平面。肺结核空洞则多发生在肺上叶，空洞壁较薄，洞内很少有液平面或仅见浅液平。此外，肺脓肿起病急，高热，大量痰，痰中无结核杆菌，但有多种其他细菌，血白细胞总数和中性粒细胞数增高，抗菌药物治疗有效。慢性纤维空洞合并感染时易与慢性肺脓肿混淆，后者痰结核菌试验阴性，鉴别不难。

4. 支气管扩张 有慢性咳嗽、咳脓痰及反复咯血史，需与继发型肺结核鉴别。X 线胸片多无异常发现或仅见局部肺纹理增粗或卷发状阴影，CT 有助于确诊。应当警惕化脓性支气管扩张症可引发结核感染，细菌学检测时应考虑到结核感染的可能。

5. 非结核分枝杆菌肺病 非结核分枝杆菌（nontuberculous mycobacteria，NTM）指结核和麻风分枝杆菌以外的所有分枝杆菌，其中 NTM 肺病临床和 X 线表现类似肺结核。鉴别诊断依据菌种鉴定。

6. 其他疾病 伤寒、白血病、纵隔淋巴瘤等与结核病有诸多相似之处，具体需要结合患者临床表现、体征及辅助检查加以鉴别。

◎ 要点七　预防

1. 建立防治系统 根据我国结核病疫情，为搞好防治工作，仍须强调建立、健全和稳定各级防痨机构，负责组织施治、管、防、查的系统和全程管理，按本地区疫情和流行病学特点，制订防治规划，并开展防痨宣传，教育群众养成良好的文明卫生习惯，培训防痨业务技术人员，推动社会力量参与和支持防痨事业。

2. 早期发现和彻底治疗患者 从当地疫情实际出发，对服务性行业、学校、托幼机构及儿童玩具工作人员等定期健康检查1~2年1次。在疫情已经控制的地区可开展重点线索调查，而主要应该是门诊因症就诊病例的发现和诊断，避免漏诊和误诊。查出必治，治必彻底，只有彻底治疗患者，大幅度降低传染源密度，才能有效降低感染率和减少发病。

3. 疫苗 结核是慢性感染性疾病，化学治疗很难治愈而不复发，因此采用疫苗预防是最好的策略。但目前尚无理想的结核病疫苗。广泛使用的疫苗是卡介苗，是一种无毒牛结核分枝杆菌活菌疫苗，自1921年用于预防结核病以来，虽被积极推荐和推广，但迄今对它的作用和价值仍有争论。目前比较普遍的看法是BCG尚不足以预防感染，但可以显著降低儿童发病及其严重性，特别是结核性脑膜炎等严重结核病减少，并可减少此后内源性恶化的可能性。WHO已将BCG列入儿童扩大免疫计划。我国结核病感染率和发病率仍高，推行BCG接种仍有现实意义。由于疫苗的预防价值有限，根据我国结核病疫情，建立完善的防治系统至关重要。各级防治系统着眼于早期发现和彻底治疗患者，查出必治，治必彻底，及时正确治疗，防止耐药慢性病例的形成和积累，不仅是临床治疗的目标，亦是预防工作的中心环节。

细目六 布鲁菌病

布鲁菌病（brucellosis）又称波状热，是布鲁菌（Brucella）感染引起的自然疫源性疾病，临床上以长期发热、多汗、乏力、肌肉和关节疼痛、肝、脾及淋巴结肿大为主要特点。

◎ 要点一 病原学

布鲁菌属是一组革兰阴性短小杆菌，兼性细胞内寄生，没有鞭毛，不形成芽孢或荚膜。根据储存宿主、生化、代谢和免疫学的差异分类，布

鲁菌属至少包括6个种19个生物型：牛种（流产布鲁菌，B. abortus）、猪种（B. suis）、羊种（马尔他布鲁菌，B. melitensis）、犬种（B. canis）、绵羊附睾种（B. ouis）及沙林鼠种（B. neotomae）。其中前四种对人类致病，其致病力有所差异，近年来不断发现新的生物种。

布鲁菌含20余种蛋白抗原和脂多糖，其中脂多糖在致病中起重要作用。该菌在自然环境中生存力较强，在乳及乳制品、皮毛中能生存数月，在病畜的分泌物、排泄物及死畜的脏器中能生存4个月左右。对常用的物理消毒方法和化学消毒剂敏感，湿热60℃或紫外线照射20分钟即死亡。

◎ 要点二 流行病学

（一）传染源

目前已知有60多种家畜、家禽、野生动物是布鲁菌的宿主。与人类有关的传染源主要是羊、牛及猪，其次是犬、鹿、马、骆驼等。布鲁菌病首先在染菌动物间传播，造成带菌或发病，然后波及人类。

（二）传播途径

1. 经皮肤及黏膜接触传染 直接接触病畜或其排泄物、阴道分泌物、娩出物。在饲养、挤奶、剪毛、屠宰以及加工皮、毛、肉等过程中没有注意防护，可经受损的皮肤或眼结膜感染；也可间接接触病畜污染的环境及物品而感染。

2. 经消化道传染 食用含菌的乳类、水和食物而受到感染。

3. 经呼吸道传染 病菌污染环境后形成气溶胶，可经呼吸道感染。

4. 其他 如苍蝇携带、蜱虫叮咬也可传播本病。人与人之间罕有传播。

（三）易感人群

人群普遍易感，病后可获较强免疫力，因此再次感染者很少。疫区居民可因隐性感染而获免疫。

（四）流行特征

该病为全球性疾病，来自100多个国家每年

上报 WHO 的布鲁菌病超过 50 万例，实际发病数远高于上报数。我国于 20 世纪 60 年代到 70 年代曾进行了大规模的动物布鲁菌感染的防治，使发病率显著降低，但自 20 世纪 90 年代中期起疫情持续快速上升，布鲁菌病成为报告发病率上升速度最快的传染病之一。2016 年报告 47139 例，主要流行于西北、东北、青藏高原及内蒙古等牧区。变化趋势体现为由牧区向半牧半农区甚至农区转变，聚集暴发向散在发病转变。每年该病发病高峰位于春夏之间，与动物产仔季节有关。我国以牛种菌和羊种菌为主要的病原体。

◎ 要点三　发病机制与病理

本病的发病机制较为复杂，细菌、毒素以及变态反应均不同程度地参与疾病的发生和发展过程。

布鲁菌自皮肤或黏膜侵入人体，随淋巴液到达淋巴结，细菌在胞内生长繁殖，形成局部原发病灶。细菌在吞噬细胞内大量繁殖导致吞噬细胞破裂，随之大量细菌进入淋巴液和血液循环形成菌血症。在血液里细菌又被血流中的单核细胞吞噬，并随血流带至全身，在肝、脾、淋巴结、骨髓等处的单核-吞噬细胞系统内繁殖，形成多发性病灶。在机体各因素的作用下，病原菌释放出内毒素及菌体其他成分，可造成临床上的菌血症、毒血症和败血症。内毒素在病理损伤、临床症状方面起着重要作用。机体免疫功能正常，通过细胞免疫及体液免疫清除病菌而获痊愈。如果免疫功能不健全，或感染的菌量大、毒力强，则部分细菌被吞噬细胞吞噬带入各组织器官形成新感染灶，感染灶的细菌生长繁殖再次入血，导致疾病复发，如此反复成为慢性感染。此外，变态反应可引起病理损伤。

本病的病理变化极为广泛，几乎所有组织器官均可被侵犯，其中以单核-吞噬细胞系统最为常见。在急性期常有弥漫性细胞增生；慢性期则可出现由上皮细胞、巨噬细胞、浆细胞及淋巴细胞组成的肉芽肿。其他如心血管系统、运动系统、生殖系统、神经系统等均常有轻重不等的病变。

◎ 要点四　临床表现

潜伏期一般为 1~3 周，平均 2 周，也可长至数月甚至 1 年以上。临床上可分为急性感染和慢性感染，病程 6 个月以内为急性感染，超过 6 个月则为慢性感染。

（一）急性感染

多缓慢起病，主要症状为发热、多汗、乏力、肌肉和关节疼痛、睾丸肿痛等。发热多为不规则热，仅有 5%~20% 的患者出现典型波状热。波状热的热型特点为：发热 2~3 周后，间歇数天至 2 周，发热再起，反复多次，故本病又被称为"波状热"。多汗亦为本病突出的症状之一，常于夜间或凌晨热退时大汗淋漓。几乎全部病例都有乏力症状。肌肉和关节痛常较剧烈，为全身肌肉和多发性、游走性大关节疼痛，也可表现为滑膜炎、腱鞘炎、关节周围炎。部分患者脊柱受累，以腰椎为主，主要表现为腰痛。另外，布鲁菌病可累及泌尿生殖系统，男性表现为睾丸炎及附睾炎。女性可为卵巢炎。睾丸肿痛具特征性，占男性患者的 20%~40%，多为单侧。肝、脾、淋巴结肿大常见。其他尚可有头痛、神经痛、皮疹等。

（二）慢性感染

可由急性期发展而来，也可无急性期病史而直接表现为慢性。本期表现更是多种多样，基本上可分两类：一类是全身性非特异性症状，类似神经症和慢性疲劳综合证；另一类是器质性损害，其中以骨骼-肌肉系统最为常见，如大关节损害、肌腱挛缩等。神经系统病变也较常见，如周围神经炎、脑膜炎等。泌尿生殖系统病变也可见到，如睾丸炎、附睾炎、卵巢炎等。此外，布鲁菌病可以局限在几乎所有的器官，最常局限在骨、关节、中枢神经系统，表现为相应的临床症状和体征，如脊柱炎、肝脓肿、脾脓肿、肺炎、肾小球肾炎、胸膜炎等，胸腔积液的改变类似结核性胸膜炎。

（三）并发症和后遗症

1. 血液系统　可见贫血、白细胞和血小板减少、血小板减少性紫癜、再生障碍性贫血以及噬血细胞综合征。

2. 眼睛　可见葡萄膜炎、视神经炎、视神经盘水肿及角膜损害，多见于慢性布鲁菌病。

3. 神经及精神系统　3%~5%的患者可出现脑膜炎、脑膜脑炎、脊髓炎、多发性神经根神经病等神经系统并发症。部分患者还可出现精神症状。

4. 心血管系统　主要为心内膜炎，病死率较高。此外，偶可见心肌炎、心包炎、主动脉炎等。

5. 运动系统　部分患者表现为关节疼痛、畸形和功能障碍等，骨骼肌肉持续不定的钝痛，反反复复，迁延不愈，有的发展成为关节强直、肌肉挛缩、畸形和瘫痪等。

6. 其他　妊娠妇女罹患布鲁菌病如不进行抗菌治疗，流产、早产、死产均可发生。

◎ **要点五　实验室检查及其他检查**

（一）外周血象

白细胞计数正常或偏低。淋巴细胞相对或绝对增加，可出现少数异型淋巴细胞。红细胞沉降率在急性期加快，慢性期则正常或偏高，持续增高提示有活动性。

（二）病原学检查

取血液、骨髓、组织、脑脊液等做细菌培养，急性期培养阳性率高。

（三）免疫学检查

1. 平板凝集试验　虎红平板凝集试验（RB-PT）或平板凝集试验（PAT）结果为阳性，用于初筛。

2. 试管凝集试验（SAT）　滴度为 1:100（++）及以上；或病程 1 年以上，滴度 1:50（++）及以上；或半年内有布鲁菌疫苗接种史，滴度达 1:100（++）及以上者为阳性。

3. 补体结合试验（CFT）　滴度 1:10（++）及以上为阳性。

4. 抗人球蛋白试验　滴度 1:400（++）及以上为阳性。

5. 酶联免疫吸附试验（ELISA）　1:320 为阳性，可分别定量检测特异性 IgG、IgM 和 IgA 型抗体水平，灵敏性和特异性均较好。

（四）特殊检查

并发骨关节损害者可行 X 线、CT、MRI 等影像学检查。有心脏损害可查心电图和心肌酶。有肝损伤可做肝功能检查。对于肿大的淋巴结必要时可做淋巴结活检。有脑膜或脑实质病变者可做脑脊液及脑电图检查。脑膜炎时脑脊液的变化类似结核性脑膜炎：脑脊液中淋巴细胞增多，蛋白质增多，葡萄糖轻度减少，细菌培养及抗体检测均可出现阳性。

◎ **要点六　诊断与鉴别诊断**

（一）诊断

急性感染可通过流行病学史、临床表现和实验室检查诊断：

①流行病学接触史：有传染源密切接触史或疫区生活接触史。

②具有该病临床症状和体征并排除其他疑似疾病。

③实验室检查：病原分离、试管凝集试验、ELISA 等检查阳性。

凡具备①、②项和第③项中的任何一项检查阳性即可确诊为布鲁菌病。慢性感染者和局灶性感染者诊断有时相当困难，获得细菌培养结果最为可靠。

（二）鉴别诊断

本病急性感染应与长期发热性疾病进行鉴别，特别是同时有多汗、关节疼痛、肝脾肿大者，如伤寒、结核、类风湿关节炎、淋巴瘤、胶原病等。慢性感染则需与慢性骨关节病、神经症、慢性疲劳综合征等进行鉴别。

◎ **要点七　治疗**

（一）急性感染

1. 对症和一般治疗　注意休息，在补充营养的基础上，给予对症治疗。高热者可用物理方法降温，持续不退者可用退热剂；合并睾丸炎者，可短期加用小剂量糖皮质激素；合并脑膜炎者需给予脱水治疗。

2. 病原治疗 应选择能进入细胞内的抗菌药物，并且治疗原则为早期、联合、规律、适量、全程，必要时延长疗程，防止复发和慢性化，减少并发症的发生。

（1）成人及 8 岁以上儿童 WHO 推荐首选多西环素（又称强力霉素）（每次 100mg，每天 2 次，口服 6 周）联合利福平（每次 600～900mg，每天 1 次，口服 6 周）；或多西环素（每次 100mg，每天 2 次，口服 6 周）联合链霉素（每次 1000mg，每天 1 次，肌内注射 2～3 周）。如果不能使用上述的药物或效果不佳，可采用多西环素联合复方新诺明治疗，也可采用利福平联合氟喹诺酮类药物。

（2）8 岁以下儿童 可采用利福平联合复方新诺明治疗，也可采用利福平联合氨基糖苷类药物治疗。

（3）孕妇 可采用利福平联合复方新诺明治疗。如果在妊娠 2 周内发生布鲁菌病，选用三代头孢菌素类药物联合复方新诺明治疗，可减少妊娠中断的发生。药物治疗对孕妇存在潜在危险性，应权衡利弊使用。

（4）并发症 存在合并症者一般可考虑应用三联或三联以上药物治疗，并需适当延长疗程。

合并中枢神经系统并发症者，需采用易于透过血-脑屏障的药物，可应用多西环素、利福平联合复方新诺明或头孢曲松治疗；合并心内膜炎，也可采用上述治疗方案，但常需同时采取瓣膜置换术，疗程也应适当延长；合并脊柱炎，可采用多西环素、利福平联合链霉素（2～3 周）或庆大霉素（1 周），总疗程至少 3 个月或以上，必要时需外科手术治疗。

（二）慢性感染

治疗较为复杂，包括病原治疗、脱敏治疗及对症治疗。

1. 病原治疗 与急性感染的治疗相同，必要时需要重复治疗几个疗程。

2. 脱敏治疗 采用少量多次注射布鲁菌抗原的方式，避免引起剧烈的组织损伤，又可起到一定的脱敏作用。

3. 对症治疗 根据患者的具体情况采取相应的治疗方法。

◎ **要点八 预防**

对疫区的传染源进行检疫，治疗或捕杀病畜，加强畜产品的消毒和卫生监督，做好高危职业人群的劳动防护和菌苗接种。对流行区家畜普遍进行菌苗接种可防止本病流行。必要时可用药物预防。

第四单元 消毒与隔离

细目一 消 毒

◎ **要点一 消毒的概念**

消毒（disinfection）是指用物理、化学、生物学的方法清除或杀灭体外环境中的病原微生物，使其达到无害化程度的过程。传染病消毒是用物理或化学方法消灭停留在不同传播媒介物上

的病原体，藉以切断传播途径，阻止和控制传染的发生。如患者使用过的各种检查或治疗器械及各种被污染的物品，用物理和化学方法进行处理，杀死或灭活病原体，避免再感染和交叉感染。用于消毒的药物称为消毒剂。灭菌是一个绝对的概念，是指用物理或化学方法除去或杀灭全部微生物的过程，包括致病微生物和非致病微生物，也包括细菌芽孢和真菌孢子，灭菌后的物品

必须是完全无菌的。达到灭菌效果的消毒方法是最彻底的消毒法。

◎ **要点二　消毒的目的**

在医疗过程中常可遇到各种类型传染病患者，包括未明确诊断的传染病患者。传染病病原体大多极易从患者体内排出而传播，如肺结核患者的痰液，伤寒和菌痢患者的粪便等。一些病原体（如性病、狂犬病等）可通过与传染源直接接触而传播。被病原体污染的用品、食物等也是传播病原体的媒介。为了防止传染病的传播，避免患者被其他病原体感染，防止并发症，发生交叉感染，保护医护等人员免受感染，必须严格执行消毒制度。杀灭由传染源排到外界环境中的病原体，可防止传染病的发生和蔓延。

仅靠消毒措施还不足以达到以上目的。须同时进行必要的隔离措施和工作中的无菌操作，才能达到控制传染的目的。

不同的传播机制引起的传染病，消毒的效果有所不同。消化道传染病，病原体随排泄物或呕吐物排出体外，污染范围较为局限，如能及时正确地进行消毒，切断传播途径，中断传播的效果较好。呼吸道传染病，病原体随呼吸、咳嗽、喷嚏等排出，再通过飞沫和尘埃播散，污染范围不确切，消毒效果难以掌控。须同时采取空间隔离，才能中断传播。虫媒传染病则需采取杀虫灭鼠等方法。

◎ **要点三　消毒的种类**

（一）预防性消毒

预防性消毒指未发现传染源的情况下，对可能受病原体污染的场所、物品和人体进行的消毒措施。如日常卫生消毒、饮水消毒、餐具消毒、粪便垃圾无害化处理、饭前便后的洗手、公共场所消毒、运输工具消毒等。医院中手术室消毒，免疫缺陷患者（如骨髓移植者）层流病房属预防性消毒。预防性消毒能控制或减少未被发现或未被管理的传染源污染所引起的传染病传播。

（二）疫源地消毒

疫源地消毒是指对目前或曾经存在的传染源

地区进行消毒。可分为终末消毒与随时消毒。

1. **随时消毒**　指在传染源仍然存在的疫源地内，对传染源的排泄物、分泌物及其污染过的物品进行的及时性消毒处理。如患者住院时的卫生处理（沐浴、更衣等）；对患者呕吐物、痰液、尿液、粪便及卫生敷料的消毒处理；对病室空气、地面、家具的消毒和接触患者或其污染物品脱手套后的洗手等。不同的传染病，由于病原体的排出途径不同，随时消毒的范围、对象与采用的方法也不同。如肠道传染病应及时对排出的粪便消毒，还要定时对可能被粪便或被手污染的衣服、床单、日用品、门把手、家具等消毒。随时消毒是防止交叉感染的重要措施之一。

2. **终末消毒**　指传染源离开疫源地（如转送、痊愈出院或死亡后），对其曾经产生的含有病原体的排泄物、分泌物以及排泄物、分泌物所污染的物品及场所进行的最后一次彻底消毒。终末消毒包括患者的终末处理和原居住地或病室单位的终末处理。

（1）**患者的终末处理**　患者转科或出院前个人用品须消毒后方能带离隔离区；死亡患者应用消毒液浸湿的棉球塞住口、鼻、肛门及阴道，尸体用消毒液浸湿的尸单包裹，放入有"传染"标记字样的不透水袋子内送火葬。

（2）**病室单位的终末处理**　被服放入污物袋，消毒后再清洗；将棉被展开，床垫、枕芯竖放，打开抽屉、柜门，紧闭门窗，然后用紫外线灯或消毒剂熏蒸消毒。消毒后打开门窗通风，用消毒液擦拭家具、墙面及地面。

终末消毒的目的是完全杀灭和清除患者所播散遗留的病原体。终末消毒应在患者离开后立即进行。

◎ **要点四　消毒方法**

（一）消毒方法的分类

根据消毒杀灭微生物的种类和强弱，将各种物理和化学消毒方法分为灭菌法和高、中、低效消毒法四大类。

1. **灭菌法**　可以杀灭包括细菌芽孢的一切

微生物。该类消毒方法有热力、电离辐射、微波等物理方法和甲醛、戊二醛、过氧乙酸、环氧乙烷等化学灭菌剂。

2. 高效消毒法 能杀灭一切细菌繁殖体（包括分枝杆菌）、病毒、真菌及其孢子，并对细菌芽孢有显著杀灭作用。主要有紫外线消毒法和臭氧、含氯消毒剂、过氧化氢等。

3. 中效消毒法 能杀灭除细菌芽孢以外的各种微生物。主要有超声波消毒法和中效消毒剂如醇类、碘类、酚类消毒剂等。

4. 低效消毒法 只能消灭细菌繁殖体、部分真菌和亲脂性病毒。物理低效消毒方法有通风换气、冲洗和洗手等；化学低效消毒剂有氯己定（洗必泰）、苯扎溴铵（新洁尔灭）等。

（二）物理消毒法

物理消毒法是利用物理因素作用于病原微生物，将之清除或杀灭。常用的有热力、光照、微波、辐射、过滤除菌等方法。

1. 热力消毒法 利用热力破坏微生物的蛋白质、核酸、细胞壁和细胞膜，从而导致其死亡，是应用最早、效果可靠、使用最广泛的方法。

（1）煮沸消毒 本方法主要适用于食物、器皿、衣物及金属器械等。在100℃水中煮沸10分钟左右即可杀死细菌繁殖体，但不能杀灭细菌芽孢。煮沸法杀死芽孢需要数十分钟甚至数小时。对于被乙肝病毒等病毒污染的物品，煮沸的时间也应该延至15~20分钟。

（2）高压蒸汽灭菌 效果可靠，既可杀灭细菌繁殖体，也可杀灭细菌芽孢。本方法适用于一切耐热、耐潮物品的消毒。通常压力为98kPa，温度为121~126℃，时间15~20分钟。

（3）真空压力蒸汽灭菌 即先机械抽为真空使灭菌器内形成负压，再导入蒸汽。蒸汽压力达205.8 kPa（2.1kg/cm²），温度达132℃，2分钟内能杀灭芽孢。

（4）火烧消毒 对被细菌芽孢污染的器具，应先用95%乙醇火烧后再行高压蒸汽灭菌消毒，

以防止细菌芽孢污染的扩散。

（5）巴氏消毒法 即利用热力灭菌与蒸汽消毒，温度65~75℃，10~15分钟，能杀灭细菌繁殖体，但不能杀死芽孢。

2. 光照消毒法 又称辐射消毒法，主要利用紫外线的杀菌作用，使菌体蛋白质发生光解、变性而致细菌死亡。此法穿透力差，对真菌孢子、细菌芽孢效果差，对HIV等无效，可以造成对人体的损伤，如皮肤红斑、紫外线眼炎和臭氧中毒等。包括：①日光暴晒法。②紫外线灯管消毒法。③臭氧灭菌灯消毒法。

3. 电离辐射灭菌法 利用放射性核素⁶⁰Co发射高能γ射线或电子加速器产生的高能电子束进行辐射灭菌。适用于不耐热的物品灭菌，多用于精密医疗器械、生物医学制品（人工器官、移植器官等）和一次性医用品等的灭菌。但其设备昂贵，且对人及物品有一定的损害。

4. 微波消毒灭菌法 靠微波产热灭菌。常用于食物及餐具的消毒、医疗药品及耐热非金属材料器械的消毒灭菌。

5. 过滤除菌 医院内常用过滤除菌来清除空气及液体中的微生物。如空气过滤是通过三级空气过滤器，选用合理的气流方式，除掉空气中0.5~5μm的尘埃，达到洁净空气的目的。

（三）化学消毒法

化学消毒法是采用各种化学消毒剂清除或杀灭微生物的方法。化学消毒剂种类繁多，分为灭菌剂和高、中、低效消毒剂（参见前述消毒方法的分类）。

（1）含氯消毒剂 常用的有漂白粉、次氯酸钠、氯胺及二氯异氰尿酸钠等。这类消毒剂在水中产生次氯酸，有杀菌作用强、杀菌谱广、作用快、余氯毒性低及价廉等特点，但对金属制品有腐蚀作用。适用于餐（茶）具、环境、水、疫源地等的消毒。

（2）氧化消毒剂 如过氧乙酸、过氧化氢、臭氧、高锰酸钾等。主要靠其强大的氧化能力灭菌，其杀菌谱广、速效，但对金属、纺织物等有

较强腐蚀性与刺激性。

（3）**醛类消毒剂** 常用的有甲醛和戊二醛等，有广谱、高效、快速杀菌的作用。戊二醛对橡胶、塑料、金属器械等物品无腐蚀性，适用于精密仪器、内镜的消毒，但对皮肤、黏膜有刺激性。

（4）**杂环类气体消毒剂** 主要有环氧乙烷、环氧丙烷等，为广谱高效消毒剂，杀灭芽孢能力强，对一般物品无损害。常用于电子设备、医疗器械、精密仪器及皮毛等的消毒。有时可将惰性气体和二氧化碳加入环氧乙烷中混合使用，以减少其燃爆危险。

（5）**碘类消毒剂** 常用的有2%碘酊及0.5%碘伏，有广谱、快速杀菌的作用。碘伏是碘与表面活性剂、灭菌增效剂经独特工艺络合而成的一种高效、广谱、无毒、稳定性好的新型消毒剂。该产品对有害细菌及繁殖体等具有较强的杀灭作用，并对创伤有消炎、止血、加快黏膜再生的功能，对皮肤及黏膜无刺激性、易脱碘。碘伏适用于手术前手消毒，手术及注射部位的清洗，皮肤烧伤、烫伤、划伤等伤口的清洗消毒，以及妇产科黏膜冲洗、感染部位消毒、器皿消毒等。

（6）**醇类消毒剂** 主要有75%乙醇及异丙醇。乙醇可迅速杀灭细菌繁殖体，但对HBV及细菌芽孢作用较差。异丙醇杀菌作用大于乙醇，但毒性较大。

（7）**其他消毒剂** ①酚类，如来苏、苯酚等。②季铵盐类，为阳离子表面活性剂，如新洁尔灭、消毒净等。③氯己定：可用于手、皮肤、医疗器械等的消毒。这些消毒剂均不能杀灭细菌芽孢，属低效消毒剂。

◎ **要点五 消毒方法的监测**

消毒效果是评价消毒方法是否合理、可靠的最重要指标。常用的消毒效果监测方法有：

1. **物理测试法** 通过仪表来测试消毒时的温度、压力及强度等。

2. **化学指示剂测试法** 利用其颜色变化指示灭菌时所达到的温度。

3. **生物指示剂测试法** 利用非致病菌芽孢作为指示菌以测定灭菌效果。

4. **自然菌采样测定法** 用于表面消毒效果检测。

5. **无菌检查法** 检测样品中的需氧菌、厌氧菌和真菌，除阳性对照外，其他均不得有菌生长。

细目二 隔 离

◎ **要点一 隔离的概念**

隔离（isolation）是将传染期内的传染病患者或病原携带者置于不能传染给他人的条件之下，暂时避免与周围人群接触，防止病原体扩散，便于管理和消毒，同时也使患者得到及时的治疗。对于不明原因的突发传染病，有效的隔离措施对控制其播散往往起决定性作用。根据不同的传染病病原学和流行病学特点，采取的隔离措施和隔离检疫期限也有所不同。一般应将传染源隔离至不再排出病原体为止。

患者在隔离期间，应严格遵守传染病医院或隔离病房的消毒隔离制度，自觉地接受医护人员的管理。患者应在规定的场所内活动，不能随意离开隔离范围；不能随意会客；不能将使用的物品或剩余食品到处乱丢；应在指定的厕所大小便或消毒处理排泄物等。

◎ **要点二 隔离的种类**

根据传播途径不同，隔离分为以下几种：

（一）**严密隔离**（strict isolation）

适用于经飞沫、分泌物、排泄物直接或间接传播的烈性传染病及传播途径不明的传染病，如鼠疫（肺鼠疫）、肺炭疽、传染性非典型肺炎、霍乱等的隔离。凡传染性强、病死率高的传染病均需采取严密隔离。

1. 患者住单间病室，同类患者可同住一室，关闭门窗，禁止陪伴和探视患者。

2. 进入病室的医务人员戴口罩、帽子，穿隔离衣，换鞋，注意手清洗与消毒，必要时戴手套。

3. 患者分泌物、排泄物、污染物品、敷料等严格消毒。

4. 室内采用单向正压通气，室内的空气及地面定期喷洒消毒液或用紫外线照射。

（二）呼吸道隔离（respiratory isolation）

适用于以空气中的飞沫传播为主的传染病，如肺结核、流脑、百日咳、麻疹、腮腺炎等的隔离。

1. 同类患者可同住一室，关闭门窗。

2. 室内喷洒消毒液或用紫外线照射进行定期消毒。

3. 患者口鼻、呼吸道分泌物应消毒。

4. 进入病室的医务人员戴口罩、帽子，穿隔离衣。

（三）肠道隔离（enteric precaution）

适用于以粪-口途径传播为主的传染病，如伤寒、细菌性痢疾、甲型和戊型肝炎、肠道病毒感染（如脑炎、脑膜炎、心肌炎、脊髓灰质炎等）、感染性腹泻或胃肠炎（大肠杆菌、沙门菌、空肠弯曲菌、阿米巴原虫、耶尔森菌、轮状病毒等）等的隔离。通过隔离可切断粪-口传播途径。

（四）接触隔离（contact isolation）

适用于经体表或伤口直接或间接接触而感染的疾病，如破伤风、气性坏疽、金黄色葡萄球菌感染、A群链球菌肺炎、狂犬病等的隔离。

（五）血液-体液隔离（blood bodyfluid precaution）

主要用于预防直接或间接接触传染性血液或体液的传染性疾病，如乙型肝炎、丙型肝炎、艾滋病、弓形体感染、梅毒、疟疾、钩体病、回归热、登革热、黑热病等的预防。

（六）虫媒隔离（arthropods isolation）

适用于以昆虫为媒介而传播的疾病，如乙型脑炎、流行性出血热、疟疾、斑疹伤寒、回归热等的隔离。

（七）保护性隔离（protection isolation）

适用于抵抗力低或极易感染的患者，如严重烧伤、早产儿、白血病、脏器移植及免疫缺陷患者等的隔离。

◎ 要点三　隔离的期限

隔离期是根据传染病的最长传染期而确定的，同时应根据临床表现和微生物检验结果来决定是否可以解除隔离。某些传染病患者出院后尚应追踪观察。

细目三　医院感染

◎ 要点一　医院感染的概念

（一）定义

WHO 2002 年对医院感染的定义为：是病人在医院获得的不同于入院病因的感染。这种感染在入院时不存在，也不处于潜伏期，而是发生在医院或其他医疗保健机构内，入院 48 小时后发生的感染。在医院获得而出院后才发病的感染及医疗保健机构工作人员的职业性感染也属于医院感染。

医院感染（healthcare associated infection）有广义和狭义之分。

广义医院感染是指任何人员在医院活动期间遭受病原体侵袭而引起的感染。广义医院感染的内涵：①明确了医院感染必须发生在医院范围内，包括在医院内感染出院后发病的，但不包括在入院时处于感染潜伏期者。②感染与发病是在不同阶段产生的，其顺序是感染-潜伏期-发病。因此潜伏期是判断感染发生时间与地点的重要依据。③感染对象包括一切在医院内活动的人群，即患者（住院、门诊）、医院工作人员、访客、陪客和探视者等。

由于就诊患者、访客、陪客和探视者在医院的时间短暂，获得感染的因素多而复杂，常难以确定感染是否来自医院，故实际上医院感染的对象主要是住院患者和医院工作人员，即狭义的医院感染，也就是我们通常所指的医院感染。

医院感染是指住院患者在医院内获得的感染，包括在住院期间发生的感染和在医院内获得出院后发生的感染，但不包括入院前已开始或者入院时已处于潜伏期的感染。医院工作人员在医院内获得的感染也属医院感染。

（二）诊断标准

依据卫生部医院感染诊断标准（试行），下列情况属于医院感染：

1. 无明确潜伏期的感染，规定入院48小时后发生的感染为医院感染；有明确潜伏期的感染，自入院起超过平均潜伏期后发生的感染为医院感染。

2. 本次感染直接与上次住院有关。

3. 在原有感染基础上出现其他部位新的感染（除外脓毒血症迁徙灶），或在原感染已知病原体基础上又分离出新的病原体（排除污染和原来的混合感染）的感染。

4. 新生儿在分娩过程中和产后获得的感染。

5. 由于诊疗措施激活的潜在性感染，如疱疹病毒、结核杆菌等的感染。

6. 医务人员在医院工作期间获得的感染。

下列情况不属于医院感染：

1. 皮肤黏膜开放性伤口只有细菌定殖而无炎症表现。

2. 由于创伤或非生物性因子刺激而产生的炎症表现。

3. 新生儿经胎盘获得（出生后48小时内发病）的感染，如单纯疱疹、弓形体、水痘等。

4. 患者原有的慢性感染在医院内急性发作。

5. 潜在感染激活（如带状疱疹、梅毒、结核）。

（三）临床常见的医院感染

虽然医院感染发生的部位不同，病原体亦有多种，但严重影响患者医疗安全、有措施可以控制的常见医院感染主要包括四种：①中心导管相关血流感染（central line associated blood stream infection，CLABSI）；②呼吸机相关肺炎（ventilator associated pneumonia，VAP）；③尿管相关尿路感染（catheter associated urinary tract infection，CAUTI）；④手术部位感染（surgical site infection，SSI）。此处主要介绍CLABSI、VAP、

CAUTL、SSI四个重点部位医院感染的诊断标准。

1. 中心导管相关血流感染 血流感染包括原发血流感染和继发血流感染。原发血流感染指有细菌学证据的血流感染，而没有明确的其他部位感染。CLABSI特指留置中心导管大于2天，留置期间或拔除导管48小时内发生的原发血流感染。

原发血流感染的诊断标准：

标准1：患者有1个或多个血培养检出致病菌，且与其他部位感染无关。

标准2：患者具备以下症状或体征之一：发热（>38℃）、寒战、低血压，且上述症状、体征以及实验室阳性结果与其他部位感染无关，并具备以下标准之一：不同时间（48小时内）采集的2次或以上血培养发现常见皮肤污染菌，如类白喉杆菌、芽孢杆菌、丙酸杆菌属、凝固酶阴性葡萄球菌（包括表葡）、草绿色链球菌、气球菌属、微球菌属。

2. 呼吸机相关肺炎 呼吸道感染一直占我国医院感染的首位，但呼吸机相关肺炎（VAP）的具体发病率尚不清楚。由于机械通气显著增加了患者发生肺炎的机会，因此欧美等国家对VAP进行了主动监测。美国国家医疗安全网络（National Health care Safety Network，NHSN）报告，2012年共监测到VAP 3957例，感染率为0.0~4.4/千置管日，且多数病原菌为耐药细菌。因此，临床对VAP应高度重视。

肺炎的诊断依赖于影像学、临床和实验室检查结果。VAP特指气管插管患者机械通气超过2天，患者插管期间或拔除插管48小时内发生的肺炎。呼吸机相关肺炎的诊断标准：

（1）症状、体征、实验室证据 至少符合下列之一：①发热（>38℃），无其他已知的原因；②白细胞增多（>12×10⁹/L）或白细胞减少（<4×10⁹/L）；③年龄≥70岁者，精神状态改变，无其他已知的原因。且至少具备以下2项：①新出现的脓痰，或痰的性质改变，呼吸道分泌物增加，或吸痰增加；②新发或加重的咳嗽、呼吸困难、

呼吸急促；③啰音或支气管呼吸音；④换气恶化（如氧饱和度降低、需氧量增加或通气需求增加）。

（2）影像学证据 2套或多套胸片，至少符合下列之一：①新发或进行性或持续性浸润、实变、空洞形成；②若患者无心肺基础疾病（如呼吸窘迫综合征、肺水肿、慢性阻塞性肺疾病），一次确定的胸片即可。

3. 导尿管相关尿路感染 导尿管相关尿路感染是常见的医院感染之一，尿路感染处理不及时，常导致膀胱炎、肾盂肾炎、革兰阴性菌血症、前列腺炎、附睾炎、睾丸炎等并发症。因此，我们必须充分重视尿管相关尿路感染，特别是有尿路操作时，应采取有效措施，预防感染发生。导尿管相关尿路感染特指留置导尿管>2天，留置期间或拔出导尿管48小时内发生的尿路感染。

4. 手术部位感染 手术部位感染是指发生在切口或手术深部器官或腔隙的感染，如切口感染、器官脓肿、腹膜炎等，不包括术后与手术操作无关的感染，如术后肺炎、尿路感染等。手术部位感染分为表浅切口感染、深部切口感染和器官/腔隙感染。手术部位感染是外科常见的并发症，美国NHSN2014年监测数据显示，SSI总体感染率为0.743%，我国学者报道的感染率因手术部位不同而呈现显著不同。虽然手术室空气层流技术、灭菌技术、保护屏障、手术技巧、围术期抗菌药物使用等控制措施不断改善，但SSI依然是重要的医院感染，造成的发病率、病死率仍是外科面临的难题。

◎ **要点二 医院感染的防护原则**

为保障医疗安全，做好医院感染的防控，要求所有医务人员在工作中必须采取标准预防（Standard Precautions），即医院所有的患者均被视为具有潜在传染的患者，即认定患者的血液、体液、分泌物（不包括汗液）、排泄物等均具有传染性，须进行隔离，不论是否有明显的血迹污染或是否接触非完整的皮肤与黏膜，接触上述物质者，必须采取防护措施，根据传播途径采取空气、飞沫、接触隔离。这是预防医院感染的有效措施。

标准预防是针对医院所有患者和医务人员采取的一组预防医院感染措施，包括手卫生，根据预期可能的暴露选用手套、隔离衣、口罩、护目镜或防护面屏，以及安全注射，也包括穿戴合适的防护用品处理患者环境中污染的物品与医疗器械等。

（一）标准预防基本特点

1. 强调双向防护，既要防止疾病从患者传至医护人员，又要防止疾病从医护人员传至患者。

2. 既要防止血源性疾病的传播，也要防止非血源性疾病的传播。

3. 根据疾病的主要传播途径，采取相应的隔离措施，包括接触隔离、空气隔离、和飞沫隔离。

（二）标准预防操作原则

1. 标准预防针对所有为患者实施诊断、治疗、护理等操作的全过程。不论患者是否传染病患者，都要采取标准预防。

2. 标准预防技术包括洗手、戴手套、穿隔离衣、戴防护眼镜和面罩等基本措施。

3. 医务人员进行有可能接触患者体液、血液的诊疗和护理操作时必须戴手套。操作完毕，脱去手套后应立即洗手，必要时进行手消毒。

4. 在诊疗、护理操作过程中，有可能发生血液、体液飞溅到医务人员面部时，医务人员应当戴具有防渗透性能的口罩、防护眼镜；有可能发生血液、体液大面积飞溅或者有可能污染医务人员身体时，还应当穿戴具有防渗透性能的隔离衣或者围裙。

5. 医务人员手部皮肤发生破损，在进行有可能接触患者血液、体液的诊疗和护理操作时必须戴双层手套。戴手套操作过程中，要避免已经污染的手套触摸清洁区域或物品。

6. 医务人员在进行侵袭性诊疗、护理操作过程中，要保证充足的光线，并特别注意防止被针头、缝合针、刀片等锐器刺伤或划伤。

7. 使用后的锐器应当直接放入耐刺、防渗漏的锐器盒，或者利用针头处理设备进行安全处置，也可以使用具有安全性能的注射器、输液器等医用锐器，以防刺伤。

8. 立即清洁污染的环境。

9. 禁止将使用后的一次性针头重新套上针头套。禁止用手直接接触使用后的针头、刀片等锐器。

10. 保证废弃物的正确处理。要求运输废弃物的人必须戴厚质乳胶清洁手套，处理体液废弃物必须戴防护眼镜。

（三）隔离措施

由于标准预防的基本措施中不能有效预防经由空气、飞沫、接触途径传播的感染性疾病。因此，还需要根据疾病的传播途径采取相应的接触隔离、空气隔离和飞沫隔离措施。

1. 接触隔离 接触传播指病原微生物通过手、媒介物直接或间接接触导致的传播，是医院感染主要而常见的传播途径，包括直接接触传播和间接接触传播。

已诊断或怀疑是接触传播的疾病或因患者环境中有接触传播的严重疾病，除实施标准预防之外，还要实施接触隔离。接触隔离技术主要有：

（1）设置隔离单元。

（2）洗手和手套。

（3）隔离衣。

（4）对患者和探视者进行隔离规定宣教，使之配合遵守。

（5）必须转运患者时，患者及运送人员都要防护。

（6）可重复使用的物品，应彻底清洁和适当地消毒灭菌。

（7）正确处置医疗废物。

（8）使用隔离标识等。

2. 空气隔离 空气传播是指病原微生物（如 SARS-CoV）经由悬浮在空气中的微粒-气溶胶（微粒直径≤5μm）携带通过空气流动导致的传播。这种微粒能在空气中悬浮时间长，并可随气流漂浮到远处，可造成多人感染，甚至导致医院感染暴发。

已诊断或怀疑由空气传播的疾病除实施标准预防的基本措施之外，还要实施空气隔离。空气隔离技术主要有：

（1）单人房间、专门的空气处理系统和通风设备以防止空气传播。

（2）医务人员和进入该环境的人员应使用呼吸道保护装置、帽子、防护服。

（3）如病情容许，患者应戴外科口罩并定期更换。

3. 飞沫隔离 飞沫传播又称微粒传播，是指经由带有病原微生物的较大飞沫微粒（微粒直径>5μm）在空气中短距离移动而发生的传播。飞沫微粒在空气中悬浮的时间不长，喷射的距离一般不超过 1m。

已诊断或怀疑是由飞沫传播的疾病除实施标准预防之外，还应实施飞沫隔离。飞沫隔离技术主要有：

（1）最好将患者安置在单独隔离室。

（2）相同病原体感染的患者同用一隔离室时，每床间距应不少于 1 米，不需要专用的空气处理设备，房间门可以保持开放。

（3）在近距离（1 米之内）接触患者时应戴口罩。

（4）限制患者的活动和外出，如果必须外出，患者必须戴口罩。

医学人文

医学伦理学

第一单元　医学伦理学与医学目的、医学模式

细目一　医学伦理学

◎ 要点一　伦理学、医学伦理学、医学道德

1. 伦理学亦称道德哲学，是关于道德现象及其理论的学科。道德是人们在社会生活实践中形成，由经济基础决定，用善恶标准评价，以社会舆论、内心信念和传统习俗来调节的人与人、人与社会、人与自然之间关系的原则和规范的总和。

2. 医学伦理学是伦理学与医学相互交融的一门学科，是应用伦理学的理论、方法研究医学活动中的道德的科学。医学伦理学的主要目的，是为医疗实践及其相关领域的活动，提供价值标准和行为规范。

3. 医学道德是医务人员的职业道德，简称医德，是医务人员处理与患者、与社会关系的原则和规范。医务人员的道德品质对人民健康和医疗质量具有保障作用，对医疗卫生事业具有促进作用，对社会文明具有推动作用。

◎ 要点二　医学伦理学的研究对象、研究内容

1. 医学伦理学的研究对象是医学活动中的道德现象和道德关系。医学活动中的道德现象包括：医德意识现象、医德规范现象和医德活动现象。医学活动中的道德关系包括：医务人员与患者、患者家属的关系，医务人员之间的关系，医务人员与社会的关系，医务人员与医学发展的关系。

2. 医学伦理学的研究内容是医学道德理论、医学道德规范体系、医学道德实践。医学道德理论包括：医学道德的起源、本质、特点、发生发展规律、社会作用；医学历史中的医学道德；医学伦理学的基本理论，医学伦理学的发展趋势。医学道德规范体系包括：医德的原则、规范、范畴。医学道德实践包括：医学道德教育和修养，医德评价的标准和方法，医学临床、卫生保健、医学研究、医学发展中问题的道德研究。

细目二　医学目的、医学模式

◎ 要点一　医学目的的内涵

1. 医学目的是为满足社会需求而确定的目标，体现了对医务人员的理想和愿望。医学目的激励着医务人员的行为，引领着医学技术的发展方向。

2. 自医学产生之日起，人们就将医学目的确定为"救死扶伤""克服疾病""延长生命""避免死亡"。这一崇高的目标激励着一代代的医学工作者不断努力。随着社会和医学的发展，医学目的也在完善。现代医学目的是，致力于预防疾病，

减少发病率，促进和维护健康；治疗疾病，解除由疾病引起的痛苦；照料患者，维护患者尊严，延长寿命，追求安详死亡；提高生命质量，优化生存环境，增进身心健康。

◎ **要点二　医学模式的类型**

1. **神灵主义医学模式**　原始的与巫术交织的医学模式，将人的生命和健康看作是神灵所赐，将疾病归因为天谴神罚或鬼魂附体，维护健康和治疗疾病依靠求神问卜、祈祷神灵。

2. **自然哲学医学模式**　以古代朴素的唯物论和辩证法为指导，根据经验、直觉或思辨推理进行医疗活动的医学模式。中国传统医学中的阴阳五行学说和"六淫""七情"病因学说，古希腊医学家希波克拉底的"四体液"学说，都是这一模式的典型代表。它结束了在原始医学中长期巫医不分的状态，驱逐了医学中的鬼神成分，开始将零散的医学知识综合和条理化。

3. **机械论医学模式**　在西方经验哲学和现代物理学的影响下发展起来的医学模式。16—17世纪，欧洲文艺复兴运动带来了工业革命，推动了科学进步，也影响了医学。把人比作机器，用机械观解释一切人体现象，把疾病看作人体某部分零件失灵。这种医学模式忽视了生命的生物复杂性和社会复杂性。

4. **生物医学模式**　以19世纪以来细菌学、生理学、病理学、免疫学、遗传学等生物学科发展为基础的医学模式，认为疾病的发生是外界特定的生物或理化因素，作用于人体的细胞、组织或器官上，导致形态学或化学上的变化和功能障碍，这种变化可以测量，治疗疾病就是消除和调整这些特定的生物或理化因素。

生物医学模式通过实验观察认识生命现象、疾病过程和原因，使医学彻底摆脱了宗教神学和唯心主义观念的束缚，对人体的形态结构、生理病理、发病机制进行深入的研究，形成了比较完整的科学体系，奠定了现代医学的基础。这种医学模式的缺点是忽视了社会环境、个体行为、生活方式、心理因素等对人体健康和疾病的影响。

5. **生物–心理–社会医学模式**　1977年，由美国罗彻斯特大学精神病学和内科学教授恩格尔提出，强调个体心理、生活方式、生物遗传、社会环境等因素对健康的重要影响，认为人的心理与生理、精神与躯体、机体内外环境是相互作用的，心理、社会因素与疾病的发生、发展、转化有着密切的联系。认识人类的健康和疾病，既要考虑生物学因素，又要重视心理、社会因素的影响。维护人的健康、治疗人的疾病需应用生物、心理、社会诸多学科、技术的方法。

生物–心理–社会医学模式是对生物医学模式的发展和完善，使医学从自然科学、技术科学发展到自然科学与社会科学、人文科学结合、交叉，对医疗卫生事业的各个领域都产生了重大而深远的影响，在医学实践中落实生物–心理–社会医学模式是医务工作者的任务。

第二单元　中国医学的道德传统

细目一　中国古代医学家的道德境界

张仲景　汉代著名医学家。生活在社会动乱之际，豪强混战，烧杀抢掠，烈性传染病到处流行，百姓死亡无数。他以"救人活命"为己任，用高超的医术为百姓解除痛苦。他反对"孜孜汲汲，惟名利是务"的不良风气，强调救治病人不分贵贱贫富，"上以疗君亲之疾，下以救贫贱之厄"。他任长沙太守时，仍不忘为百姓诊治疾病。鉴于当时朝廷规定，太守不能进入民众屋舍，不能外出给百姓看病，他便每逢初一、十五大开衙门，不问政事，而让患病的百姓入堂，在公堂上为患者诊治疾病，被尊称为"坐堂大夫"。

孙思邈 唐代著名医学家，视病人如亲人，无欲无求，普同一等，先发大慈恻隐之心，不管昼夜寒暑，饥渴疲劳，一心救助。在《备急千金要方》中，他设专篇论述医德与医术的关系，对医生在为患者诊治疾病中的道德要求做出了详细说明。如"论大医习业""论大医精诚"提出的医德原则和医德规范是中国传统医德的重要内容，成为后世医家行为的规范，成为激励后世医家践行医德的精神力量。

细目二　中国现代医学家的道德境界

张孝骞 被尊为"医圣""协和泰斗""湘雅轩辕"，对患者极端负责，以诊治疑难病症闻名内科学界。他说："每一个病例都是一个研究课题。"他格外重视搜集、分析临床第一手资料，有用记录本记录疑难病例的习惯，详细记录患疑难疾病患者的姓名、年龄、病案号、病情、各种检查、初步诊断、医学界有关文献和逐步确诊的过程。协和医院图书馆保存着他诊治疑难病症写下的56本记录。他将"戒、慎、恐、惧"作为自己的座右铭，教导学生："我们诊治病人就要有'如临深渊，如履薄冰'的态度，一定要认真仔细，避免误诊漏诊、延误病情。病人以性命相托，我们怎能不诚惶诚恐？"他的临床思维和诊治模式是"和病人在一起"，他说："在患者面前，我们永远是个小学生。"

林巧稚 著名妇产科专家。她看病的最大特点是：不论患者是高级干部还是贫苦农民，都同样认真，同样负责，一丝不苟。她将一件件善事，做在一位位患者身上。她深入农村，针对妇女的疾病进行调查研究，组织全国性的滴虫阴道炎的防治和大规模的宫颈癌的普查工作。她一生没有结婚，却亲自接生了50 000多个婴儿，被尊称为"万婴之母"。她说："生平最爱听的声音，就是婴儿出生后的第一声啼哭。"1984年，逝世前，她留下遗嘱，将毕生积蓄3万元人民币捐给协和医院托儿所。

细目三　中国当代医学家的道德境界

屠呦呦 共和国勋章、诺贝尔生理学或医学奖、联合国教科文组织生命科学研究金奖等许多殊荣获得者，为人类健康事业做出了巨大贡献。她六十多年潜心中医药科技创新，勇于克服困难，在研究发现青蒿素的过程中经历了190次失败。在动物实验成功后的关键环节，她和助手在自己身上做试验，成为青蒿素人体试验的首批志愿者。青蒿素应用于临床，挽救了千百万人的生命。她说："这是中医中药走向世界的一项荣誉，它属于科研团队中的每一个人，属于中国科学家群体。"已年近90岁高龄的屠呦呦仍不懈努力，解决了青蒿素药物治疗疟疾中出现的耐药难题，并探索出了青蒿素药物新的适应证。

钟南山 我国"公共卫生事件应急体系建设的重要推动者"。2003年初春，传染性非典型性肺炎疫情严峻，在广州专门接纳"非典"患者的医院不堪重负的情况下，钟南山带领呼吸病研究所的医务人员挺身而出，要求"把重病人都送到我这里来"。他亲临一线，直接面对"非典"患者，率先摸索出一套有效防治"非典"的方案，为广东卫生行政部门及时制定救治方案提供了决策依据，使广东成为全球"非典"患者治愈率最高、死亡率最低的地区之一。这一方案被世界卫生组织认为对全世界抗击"非典"有指导意义，成为通用的救治方案。如今84岁的钟南山院士，仍坚守在临床一线，参与门诊、会诊、查房工作。2020年，在抗击新冠肺炎的战斗中，钟南山院士是国家专家组组长，从疫情发生到我国防控疫情取得重大战略成果，始终奔波在防控疫情前线。

第三单元　医学伦理学的理论基础

细目一　生命论

◎ 要点一　生命神圣论

指人的生命至高无上，神圣不可侵犯。

◎ 要点二　生命质量论

1. 生命质量的标准。包括主要质量（个体的身体或智力状态）、根本质量（生命的意义和目的，与其他人在社会和道德上的相互作用）和操作质量（如智商，用来测知智能方面的质量）。

2. 生命质量论有利于提高人口素质；有利于控制人口增长；有利于人类自我认识的飞跃。为医务人员对某些不同生命质量的病人，采取相应的治疗原则、方法和手段提供了理论依据，对于合理、公正地分配卫生资源也具有重要的意义。

◎ 要点三　生命价值论

1. 生命价值论是生命神圣与生命质量统一的理论。判断生命价值高低或大小，主要有两个因素：一是生命的内在价值，即体力和智力，是生命价值判断的前提和基础；二是生命的外在价值，即对他人、社会的贡献，是生命价值的目的和归宿。

2. 生命价值论将生命的内在价值和外在价值统一起来，可以避免用个体生命的某一阶段或某个时期来判断生命价值的片面性。

细目二　人道论

◎ 要点一　医学人道主义的含义

医学人道主义是人道主义思想在医学领域中的具体体现，是将人道主义的标准和准则贯彻在医学实践领域所产生的医学价值标准和行动准则。医学人道主义的内涵包括：在关于人的价值标准问题上，认为人的生命是宝贵的，人的生命和尊严具有最高的价值，应当受到尊重。在如何行动的问题上，医学人道主义要求医务人员应当同情、关心、尊重和爱护患者，努力为患者免除疾病的痛苦，维护患者的身体健康。

◎ 要点二　医学人道主义的核心内容

1. 尊重病人的生命。
2. 尊重病人的人格。
3. 尊重病人的权利。

细目三　美德论

◎ 要点一　美德论

美德论，是研究和探讨人应该具有什么样的美德和品格的理论。

◎ 要点二　医德品质

医德品质是指医务人员在长期的职业行为中形成和表现出来的稳定的医学道德气质、习惯和特征。医德品质是医德认识、医德情感和医德意志的统一。

医德品质的内容是：

1. 仁爱　以人道主义的精神关心爱护患者，尊重患者的权利，同情患者的痛苦，全身心地为患者服务。

2. 严谨　严肃认真的工作作风，精勤不倦的科学精神。

3. 诚挚　忠诚医学科学，潜心医学事业，对患者讲诚信，具有宽厚、诚挚的人格品德。

4. 公正　对待患者一视同仁，在医疗资源分配等问题上公平公正。

5. 奉献　以患者和社会的利益为重。为维护患者和社会利益，敢于牺牲自身利益。

细目四 功利论

◎ 要点一 功利论的含义

功利论，是以"功利"作为道德标准的学说。功利论继承发展了历史上幸福论和快乐主义的伦理传统，认为人的本性就是追求快乐和幸福。由于利益是幸福和快乐的基础，所以追求利益就成为了道德的标准。

◎ 要点二 医德功利的特征

1. 在疾病的预防、诊断、治疗、康复上建功立业；对病人所患疾病做出正确的诊断和有效的治疗，使病人尽早康复。

2. 具有明确的为病人解除病痛的动机，做出正确的诊断，达到显著的治疗康复效果。

细目五 道义论

◎ 要点一 道义论的含义

强调人的责任、义务。人与人之间的相互尊重、关心、帮助成为社会道义。

◎ 要点二 医学道义论

强调医务人员的责任和义务。尊重病人，理解病人的疾苦，为病人提供及时有效的诊治是医务人员应承担的社会道义。

第四单元 医学道德的规范体系

细目一 医学道德原则

◎ 要点一 尊重

在医疗活动中，同情、关心、体贴患者，尊重患者的人格，尊重患者的自主决定权，尊重患者的隐私，尊重患者家属。

◎ 要点二 无伤

从患者的利益出发，为患者提供最佳的诊治、护理，努力避免对患者造成不应有的伤害，不做过度检查，不做过度治疗。

◎ 要点三 公正

在医疗服务中一视同仁，公平对待每一位患者，公正分配医疗卫生资源，公正对待患者，有利于患者心理平衡，有利于医患关系和谐，有利于提高医疗效果，有利于维护社会公正环境。

细目二 医学道德规范

◎ 要点一 医学道德规范的含义

医学道德规范是医务人员在各种医学活动中应遵守的行为准则，是医学道德基本原则的具体体现。

◎ 要点二 医学道德规范的内容

1988年，国家卫生部颁布了《医务人员医德规范及其实施办法》，将医学道德规范概括为：

救死扶伤，忠于医业；
钻研医术，精益求精；
一视同仁，平等待患；
慎言守密，礼貌待人；
廉洁奉公，遵纪守法；
互学互尊，团结协作。

细目三 医学道德范畴

◎ 要点一 权利与义务

1. 患者权利是指患者在患病就医期间所拥有的权利和应该享受的利益，也称患者权益。患者权利包括：平等享有医疗的权利，获得自己所患疾病真实情况、共同参与诊断和医疗方案的制订和实施等知情同意的权利，监督医疗过程的权利，对个人隐私保密的权利，拒绝治疗、拒绝参加临床试验的权利。

2. 医务人员权利是维护、保证患者普遍、平等医疗权利的实现，促进患者的身心健康，是以履行义务为前提的。在有利于患者疾病诊治的前提下，医务人员的权利具有一定的自主性。自主性包括：有权对患者的疾病做出判断，采取必要的治疗措施；有权根据病情的需要开具诊断证明；有权要求患者或患者家属配合诊治。在特殊情况下，医师享有干涉权。如患者的自主选择意向违背社会利益、他人利益、自身根本利益时，医师可干涉患者的权利，使患者的选择无效。

3. 医务人员的义务和责任是一致的，包括：为患者诊治疾病，尽最大的努力为患者服务；为患者解除躯体痛苦和精神上的痛苦；向患者、患者家属说明病情、诊断、治疗和预后；面对疫情和重大自然灾害，进入疫区、灾区抢救伤员，保护群众健康。

◎ 要点二 情感与良心

1. 医学道德情感是医务人员对患者、对医疗卫生工作的职业态度和内心体验，是建立在对患者的生命和健康高度负责基础上的。医务人员的情感有三个特点：医学职业的特殊性、理智性、纯洁性。医务人员情感的内容包括：①同情感：见到患者的遭遇和不幸，在自己的情感上产生怜悯之情，产生愿为其解除病痛的感觉；②责任感；③事业感。

2. 医学道德良心是医务人员道德情感的深化，是医务人员在履行义务的过程中形成的道德责任感和自我评价能力。医德良心的特点：存在于医务人员意识之中的对患者和社会负责的强烈的道德责任，在内心进行自我评价的能力。医德良心的作用：医疗行为前的选择作用，医疗行为中的监督作用，医疗行为后的评价作用。

◎ 要点三 审慎与保密

1. 审慎即周密谨慎，指医务人员在医疗行为之前的周密思考和医疗过程中的谨慎认真，是医务人员在世代相袭的职业传统中形成的稳定的职业心理和习惯。坚持审慎的医疗作风，才能提高医疗质量，防止医疗差错、误诊和医疗事故。审慎的道德要求：医务人员在医疗实践的各个环节，自觉地做到认真负责、谨慎小心、一丝不苟；不断提高业务水平，在技术上做到精益求精。

2. 保密的道德要求：询问病史、查体从诊断疾病的需要出发，不有意询问患者的隐私，对在诊疗中知晓的患者隐私，为患者保守秘密；对于某些可能给患者带来沉重精神打击的诊断和预后，积极与患者家属、亲友配合，避免泄露患者的危重病情。

◎ 要点四 荣誉与幸福

1. 医务人员的荣誉，是履行了对患者、对社会的责任、义务后，得到赞许、表扬、奖励，是个人荣誉与集体荣誉的统一。

2. 医务人员的幸福，是物质生活和精神生活的统一，既包含物质生活的改善和提高，又包含精神生活的充实。医务人员只有精心为患者治疗，使患者恢复健康，才能获得幸福感。

第五单元　处理与患者关系的道德要求

细目一　医患关系的特点

◎ 要点一　医患关系

医患关系是医疗活动中首要的关系，是医学伦理学的核心问题和主要研究对象。狭义的医患关系是指行医者与患者的关系。广义的医患关系是指以医务人员为一方的群体与以患者及其家属等为一方的群体之间的医疗人际关系。

医患关系的内容可分为技术方面的关系和非技术方面的关系两部分。

1. 医患间技术方面的关系是指医患间因诊疗方案、措施的制定和实施而产生的关系。

2. 医患间非技术方面的关系是指医患交往过程中在社会、法律、道德、心理、经济等方面建立起来的人际关系。如医患间的道德关系、经济关系、价值关系、法律关系等。

◎ 要点二　医患关系的模式

1. **主动-被动型**　医生处于完全主动地位，患者处于完全被动地位，医生为患者做决策，适用于昏迷、麻醉、严重创伤、不能表达主观意识的患者。

2. **指导-合作型**　患者主动寻求医生帮助，医生具有权威性，指导患者并期待患者服从，处于主导地位，患者具有一定的主动性，但以配合医生为主，适用于急性感染的患者。

3. **共同参与型**　医生与患者有近似相等的权利和地位，医生帮助患者，患者主动参与，适用于慢性病、有一定医学知识的患者和心理治疗。

◎ 要点三　影响医患关系的主要因素

影响医患关系的因素主要存在于医务人员、患者及其家属、管理和社会方面。

1. **医生方面**　医生的医疗观、道德修养、服务态度和责任感等。

2. **病人方面**　是否遵守就医道德、对医务人员是否信任等。

3. **管理、社会方面**　医院管理制度是否科学完备、卫生法规是否健全、社会风气的影响。

◎ 要点四　处理与患者关系的道德原则

1. 以患者利益为本。
2. 尊重患者权利。
3. 一视同仁。

细目二　与患者沟通的道德要求

医务人员与患者沟通是处理医患关系基本的、重要的方法。医务人员在医患沟通中起主导作用。医务人员应确立与患者沟通的理念，坚持与患者沟通的基本原则，掌握与患者沟通的方法。

◎ 要点一　与患者沟通的原则、方法

1. **与患者沟通的原则**

（1）尊重原则：尊重患者是与患者沟通的前提。只有尊重患者，才能得到患者所患疾病的信息，进而对患者的疾病做出正确的诊断、治疗。医务人员应和蔼地与患者打招呼，不可生硬地直呼其名，更不可用门诊号、床位号呼叫患者，对年长者应用尊称。同情是尊重的基础，理解是尊重的前提。医务人员之间的相互尊重是与患者沟通的重要保障。医务人员上下级之间，同级医务人员之间，不同科室、部门之间，院内、院外医务人员之间都要相互尊重。

（2）自律原则：医务人员严格自律是与患者沟通的基础。温柔典雅，谦虚恭逊，举止合乎礼节，动作文明轻柔，不装腔作势，不妄自尊大。

（3）科学原则：与患者沟通的目的是正确诊断、及时治疗，必须严谨、规范、有序。明代名医张景岳的"十问歌"就是与患者科学沟通的坚

实载体。

2. 与患者沟通的方法

（1）认真、仔细地倾听：对门诊初诊患者，要通过全面沟通，对患者病情做出准确的判断、制定治疗方案；对复诊患者要重点沟通治疗效果，掌握病情变化，及时调整治疗方案；对住院患者要在系统检查中深入沟通；患者出院，要以叮嘱的方式沟通；回访患者，要以关切的问候方式沟通；对重症患者更要细致沟通，及时对患者家属讲清危险，研究、协商救治方案；对急症患者要快沟通，忙而不乱，快速把握疾病的症状和性质。

（2）有针对性地说明：与患者沟通要从诊断、治疗的实际出发，针对患者、患者家属受教育程度、认知水平、工作情况、年龄差异，做出认真、客观、通俗地说明。老年患者感官能力降低，思维不够敏捷，言语迟缓，医务人员尤其要耐心、细致。对婴幼儿的诊治要与监护人沟通。与需要手术治疗的患者家属沟通，要充分说明手术的意义、风险，既要有语言的沟通，还要以签署手术知情同意书的方式确认沟通的结果。在与患预后不良疾病患者的沟通中，要认真考虑患者的心理承受水平，要与其家属沟通决定怎样告知患者病情。

（3）在沟通中深入分析、及时判断：与患者沟通，不仅要听和说，而且要分析，在对沟通中获得的信息做出全面深入分析的基础上，对患者疾病做出正确判断。与患者沟通的过程，就是医务人员将患者、患者家属的诉说条理化，与医学知识、医生经验比照，形成对患者所患疾病判断的过程。与患者沟通的本质是分析，是由此及彼、由表及里、去粗取精、去伪存真，切忌主观先入、以偏概全。

◎ **要点二　医患冲突的防范**

1. 理解患者、患者家属的紧张焦虑心情，避免误解。

2. 发现矛盾，及时沟通化解。

3. 出现纠纷，尽快向上级和有关部门报告，有效处置。

第六单元　处理医务人员之间关系的道德要求

细目一　正确处理医务人员之间关系的意义

◎ **要点一　有利于提高医疗服务水平**

现代医疗服务是一个系统，各个岗位上的医务人员互相配合、共同努力才能完成诊断、治疗等工作。良好的医务人员之间关系可以提高诊断、治疗水平。医务人员之间关系不和谐会贻误患者疾病的诊治，甚至造成不可挽回的后果。

◎ **要点二　有利于医务人员成才**

青年医务人员职业素养、知识技能的提高离不开高年资医务人员的悉心指导，传帮带。

细目二　正确处理医务人员之间关系的道德原则

◎ **要点一　互相尊重**

医务人员之间虽然在职务上有上级和下级之别，在专业分工上有差异，但为患者服务的目标是一致的，在政治地位、民主权利、人格尊严上是平等的。

◎ **要点二　互相支持**

分工明确、相互依赖是现代医疗活动的鲜明特点。医务人员只有互相支持，形成合力，才能实现正确诊断、有效治疗。

◎ **要点三　互相监督**

在医疗活动中，任何疏忽、差错，都会危及患者的健康和生命。医务人员互相监督，可以避免疏忽，防范差错和事故。

◎ **要点四　互相学习**

医务人员的资历、专业、技能、经验不尽相同，虚心向他人学习，取他人之长补己之短，是医学职业的美德。

第七单元　临床诊疗的道德要求

细目一　临床诊疗的道德原则

◎ **要点一　临床诊疗的道德内涵**

临床诊疗道德是指医务人员在诊疗过程中处理好各种关系的行为准则和特殊道德要求，是医德原则、规范在临床医疗实践中的具体运用。

◎ **要点二　临床诊疗的道德原则**

1. **最优化原则**　在临床诊疗中，以最小的代价获得最大效益的决策原则，也叫最佳方案原则。其内容为：疗效最佳，安全无害，痛苦最小，耗费最少。最优化原则是最普通、最基本的治疗原则。

2. **知情同意原则**　患者或者患者家属有权知晓患者的病情，有权对医务人员采取的诊治措施决定取舍。知情同意原则是临床诊疗工作中基本的伦理准则之一。

3. **保密原则**　医务人员在防病治病中应当保守医疗秘密，不得随意泄露病人的疾病情况等个人隐私，以防对病人造成伤害。

4. **生命价值原则**　尊重人的生命，注重人的生命质量。生命价值原则是医疗行为选择的重要伦理依据。

细目二　临床诊断的道德要求

◎ **要点一　中医四诊的道德要求**

1. **安神定志**　《素问·征四失论》指出：

"精神不专，志意不理"是医生失误的重要原因之一。为了排除医生主观因素的干扰，中医诊断疾病强调安神定志。

2. **实事求是**　忠实反映症状的客观真实性。四诊获得的症状是否客观，直接影响到辨病、辨证的正确与否。对四诊收集的资料进行综合分析，得到关于疾病的特点、规律的概括和对疾病当前阶段病位病性的正确认识，进而影响到治法的正确与否。

◎ **要点二　体格检查的道德要求**

1. 全面系统，认真细致。
2. 关心体贴，减少痛苦。
3. 尊重病人，心正无私。

◎ **要点三　辅助检查的道德要求**

1. 目的明确，诊治需要。
2. 知情同意，尽职尽责。
3. 综合分析，切忌片面。
4. 密切联系，加强协作。

细目三　临床治疗的道德要求

◎ **要点一　诊治急症病人的道德要求**

1. 诊治急症患者，随机性强，时间性强，协作性强。

2. 争分夺秒，全力抢救；及时与家属沟通，敢于承担风险；与相关科室医务人员密切配合。

◎ **要点二　中医治疗的道德要求**

1. 帮助患者建立对中医治疗的认知。治疗前，讲解中医治疗的目的、方法、会出现的感觉，征得患者同意后，方可实施治疗。

2. 中医治疗大多是一位医生为一位患者服务，医生要尊重患者的隐私。

3. 尽量减轻患者痛苦。由于针灸、推拿、刮痧、刺络、拔罐均在非麻醉条件下进行，而患者对中医治疗的认知、对疼痛的耐受存在个体差异，医生在操作中态度要和蔼、手法要精准、动作要轻。

4. 确保安全。对饥饿、疲劳、精神高度紧张的患者，应在其进食、休息、解除紧张心理后再施行针灸、刮痧、刺络、拔罐等治疗。当个别患者出现"晕针""晕血"反应时，切忌慌乱，应及时采取有效措施，最大限度地解除患者的不良反应。

◎ 要点三　药物治疗的道德要求

1. **对症下药，剂量安全**　首先明确疾病的诊断和药物的性能、适应证和禁忌证，然后选择治本或标本兼治的药物。剂量要因人而异，既要看到近期效果，也要注意远期效果、不良影响。

2. **合理配伍，细致观察**　要掌握药物的配伍禁忌。在用药过程中，不管是联合还是单独用药，都应细致观察，了解药物的疗效和毒副作用，并随着病情的变化调整药物种类、剂量，以取得较好的治疗效果和防止药源性疾病的发生。

3. **节约费用，公正分配**　在确保疗效的前提下尽量节约费用。进口药、贵重药的使用要根据病情的轻重缓急全面考虑，做到公正分配，秉公处方。

◎ 要点四　手术治疗的道德要求

1. 手术前，严格掌握手术指征，征得病人知情同意，认真做好术前准备。

2. 手术中，关心病人，体贴入微；态度严肃，作风严谨；精诚团结，密切协作。

3. 手术后，严密观察，精心护理，减轻患者痛苦，促进患者康复。

◎ 要点五　心理治疗的道德要求

1. 掌握和运用心理治疗的知识、技巧，给病人以心理支持。

2. 以健康、稳定的心理状态去影响和帮助病人。

3. 为病人的隐私保密。

◎ 要点六　康复治疗的道德要求

1. 理解病人，热爱康复工作。康复不仅是临床治疗的延续和扩展，而且是防止疾病复发的重要方法。

2. 躯体康复与心理康复并重。重视康复期病人的躯体痛苦与心理创伤。针对病人的情况，制定躯体与心理共同康复的综合康复治疗方案。对有自卑、焦虑、悲观情绪的病人进行心理疏导。

3. 密切合作。康复医生、护理、技术人员密切合作；与病人家属配合；与社会工作者、特殊教育人员协作。

◎ 要点七　临终关怀的道德要求

1. 尊重患者的人格、权利。

2. 照护为主，缓解患者的疼痛。

3. 给患者以心理支持。

4. 给患者家属以安慰。

细目四　新技术临床应用的道德要求

◎ 要点一　实施人类辅助生殖技术的伦理原则

1. 有利于患者的原则。

2. 夫妻双方自愿和知情同意的原则。

3. 确保后代健康的原则。

4. 维护社会公益的原则。

5. 互盲和保密的原则。

6. 严防精子、卵子商品化的原则。

7. 伦理监督原则。

◎ 要点二　人体器官移植的伦理原则

1. 知情同意原则。器官捐献者和器官接受者都出于自愿，必须做到知情同意。

2. 尊重原则。从事人体器官移植的医疗机构及其医务人员应当履行的道德义务：捐献者知情同意；不损害活体器官捐献人正常的生理功能；尊重死亡捐献者的尊严，摘取器官完毕后尽可能恢复尸体原貌。

3. 效用原则。应恪守不伤害原则，使接受治疗者所获的利益必须远远大于风险，获得新生的机会。

4. 禁止商业化原则。任何组织或个人不得以任何形式买卖人体器官，不得从事与买卖人体器官有关的活动。

5. 保密原则。从事人体器官移植的医务人员对人体器官捐献人、接受人体器官移植手术患者的资料保密。

6. 伦理审查原则。

◎ 要点三　人类胚胎干细胞研究和应用的伦理原则

1. **尊重原则**　珍惜、尊重胚胎，只允许对 14 天内的人体胚胎开展研究。

2. **知情同意原则**　只允许使用自愿捐献的生殖细胞或辅助生殖多余的胚胎，供者必须是自愿捐献，知情同意。

3. **安全和有效原则**　在使用人类胚胎干细胞治疗疾病之前，必须经动物实验有效，并设法避免给病人带来伤害。不允许将捐献胚胎重新植入妇女子宫，不允许将人类配子与动物配子结合。

4. **防止商品化原则**　禁止买卖人体胚胎，避免妇女故意制造胚胎。

◎ 要点四　基因诊断和基因治疗的伦理原则

1. **尊重与平等原则**　无论携带有何种基因都应受到尊重，都应得到公正对待。反对基因决定论，防止基因歧视。

2. **知情同意原则**　对人体进行的基因检测和基因治疗，都必须遵守知情同意的原则，尊重患者的自主权，不能因为经济的、政治的、宗教及情感的因素使患者做出违背其本人真实意愿的决定。

3. **保护隐私原则**　基因诊断的结果属于个人所有，禁止公布。

4. **以治疗为目的原则**　基因治疗的研究和应用只能是为了更有效地预防和治疗疾病、挽救人类生命，维护和增进人类健康。

第八单元　医学研究的道德要求

细目一　医学科研工作的基本道德要求

◎ 要点　医学研究的基本道德要求

1. **道德准则**　实事求是，真诚协作。
2. **工作作风**　严肃的治学态度，严格的工作作风，严密的科学手段。

细目二　人体试验的道德要求

◎ 要点一　人体试验

人体试验是以健康人或患者为受试者，用人为的试验手段有控制地对受试者进行观察和研究，以判断相关假说的真理性的过程。

◎ 要点二　人体试验的道德原则

1. **知情同意原则**　受试者本人或家属知晓研究的目的、过程、可能承担的风险后同意参加试验是人体试验的必要前提。《中华人民共和国医师法》第 55 条第一款规定：在提供医疗卫生服务或者开展医学临床研究中，未按照规定履行告知义务或者取得知情同意的，要承担法律责任。

2. **维护病人利益原则**　人体试验必须以维护病人利益为前提，不能只顾及医学研究而牺牲病人的根本利益。受试者利益第一，医学利益第二。

3. 医学目的原则 人体试验的目的只能是为了提高医疗水平，改进预防、诊断、治疗、康复措施，加深对发病机理的了解，更好地维护、增进人类健康。

4. 伦理审查与科学审查统一原则 保障受试者安全、维护受试者权益，必须注重对研究内容科学性的审查，强化对研究项目创新点、技术路线、试验设计的审查。在中医药研究伦理审查中，要注重审查项目的临床基础，注重对项目落实整体观念、辨证论治的审查，要在伦理审查中弘扬中医药文化。

第九单元　医学道德的评价与良好医德的养成

细目一　医学道德评价

◎ 要点一　医学道德评价的标准

1. 疗效标准 指医疗行为是否有利于病人疾病的缓解、痊愈和保障生命的安全。这是评价和衡量医务人员医疗行为是否符合道德及道德水平高低的重要标志。

2. 社会标准 指医疗行为是否有利于人类生存环境的保护和改善。

3. 科学标准 指医疗行为是否有利于促进医学科学的发展和社会的进步。

◎ 要点二　医学道德评价的依据

1. 动机与效果统一 既从效果上去检验动机，又要从动机上去看待效果，对医务人员的行为做具体分析。

2. 目的和手段统一 目的决定手段，手段服从目的。同时，没有一定的手段相助，目的无法实现。在评价医务人员的医德行为时，不仅要看其目的是否正确，还要看其是否选择了恰当的手段。

◎ 要点三　医学道德评价的方式

1. 内心信念 内心信念是指医务人员发自内心地对道德义务的深刻认识、真诚信仰和强烈的责任感；是医务人员对自己行为进行善恶评价的内在动力，是医德品质构成的基本要素，也是医德评价的重要方式。内心信念是通过职业良心发挥作用的，一个具有高尚医德品质的医务工作者，能通过内心自律调整自己的医疗行为，能自觉地正确对待来自社会的评价和监督。

2. 社会舆论 社会舆论是指公众对某种社会现象、行为和事件的看法和态度，即公众的认识。社会舆论可以形成强大的精神力量，调整人们的行为，指导人们的道德生活，是医德评价中最普遍、最具有影响力的方式，在医德评价中发挥重要作用。

3. 传统习俗 传统习俗是指人们在长期的社会生活中逐步积累和形成的普遍的、稳定的、世代相传的行为方式、行为规范和道德风尚。传统习俗被社会广泛承认，并根深蒂固地存在于人们的观念之中。医德传统是传统习俗的一个组成部分，体现着医学职业特点的价值观。

细目二　医学道德教育

◎ 要点一　医学道德教育的意义

1. 有助于医务人员形成内在品质，把医学道德原则和规范转化为内心信念。

2. 有助于医务人员对病人的尊重、理解、关爱，形成良好的医德医风。

3. 有助于医疗服务水平的提高，促进卫生健康事业发展。

◎ **要点二　医学道德教育的方法**

1. 提高医德认识。

2. 培养医德情感。

3. 养成医德行为和习惯。

细目三　医学道德修养

◎ **要点一　医学道德修养的意义**

医德修养是指医务人员在医德品质、情感、意志、习惯等方面按照一定的医德原则和规范进行自我学习、自我锻炼、自我培养的过程和要达到的医德境界。医德修养通过医务人员的情操、举止、语言、品行表现。良好的医德修养是医务人员的职业特征，是社会对医务人员的期望，是医疗卫生事业发展的保障。

◎ **要点二　医学道德修养的途径**

医德修养是在学习医学和医疗活动中确立、巩固、提高的。

1. 以历史上的现实医疗活动优秀医师为榜样，确立医德修养。

2. 在医疗活动中不断反思自己的言行，巩固医德修养。

3. 伴随着医学的发展，在提高医疗水平的过程中提高医德修养。

第十单元　医学伦理学文献

细目一　国外文献

◎ **要点一　《赫尔辛基宣言》（涉及人类受试者医学研究的伦理准则）（2000年修订）**

①必须保护受试者准则。②必须符合医学目的准则。③必须经受试者知情同意准则。④必须接受伦理审查准则。

◎ **要点二　生命伦理学《吉汉宣言》（2000年）**

主张科技必须考虑公共利益。意识到生物学与医学的巨大进展，保证人权的迫切需要，滥用这个进展可能给人权带来的危险。

◎ **要点三　《国际性研究中的伦理与政策问题：发展中国家的临床试验》（2001年）**

①对临床试验伦理行动的基本要求。②提供已确定的有效治疗作为对照。③公平对待和尊重参加者。④获得试验后利益。⑤在国际性临床试验中确保保护研究参加者。

◎ **要点四　国际人类基因组组织（HUGO）伦理委员会关于人类基因组数据库的声明（2002年）**

建议：①人类基因组数据库是全球的公共财产。②个人、家庭、社群、商业实体、机构和政府应促进这项公共财产。③应该鼓励数据的自由流动以及从使用数据库研究中所获利益的公平和公正的分配。④应尊重个人、家庭与社群的选择和隐私。⑤应保护个人、家庭与社群，防止歧视和侮辱。⑥研究人员、机构与商业实体有权为数据库做出智力和财政贡献而获得公平回报。

◎ **要点五　国际医学科学组织委员会《人体生物医学研究国际道德指南》（2002年8月修订）**

指南由21条指导原则组成，旨在规范各国的人体生物医学研究政策，根据各地情况应用伦理标准，以及确立和完善伦理审查机制。

细目二 国内文献

◎ 要点一 《突发公共卫生事件应急条例》（2003年5月9日国务院375号令）

包括：①总则。②预防与应急准备。③报告与信息发布。④应急处理。⑤法律责任。⑥附则。

◎ 要点二 中华人民共和国卫生部《人类辅助生殖技术和人类精子库伦理原则》（2003年）

包括：①有利于患者的原则。②知情同意的原则。③保护后代的原则。④社会公益原则。⑤保密原则。⑥严防商业化的原则。⑦伦理监督的原则。

◎ 要点三 中华人民共和国科技部、卫生部《人胚胎干细胞研究伦理指导原则》（2003年）

该文件明确了人胚胎干细胞的来源定义、获得方式、研究行为规范等，并再次申明中国禁止进行生殖性克隆人的任何研究，禁止买卖人类配子、受精卵、胚胎或胎儿组织。

◎ 要点四 中华人民共和国国家中医药管理局《中医药临床研究伦理审查管理规范》（2010）

该文件对开展中医药临床研究的医疗机构、科研院所、高等院校的伦理委员会建设作出了规定，对在中药临床研究中尊重受试者权益、保护受试者安全作出了具体要求。

◎ 要点五 中华人民共和国卫生与计划生育委员会《涉及人的生物医学研究伦理审查办法》（2016）

该文件进一步明确了医疗卫生伦理委员会的职责和任务，补充了伦理审查的原则、规程、标准和跟踪审查的相关内容，进一步阐述了知情同意的基本内容和操作规程。

卫生法规

第一单元　卫生法概述

细目一　卫生法的概念和渊源

◎ **要点一　卫生法的概念**

卫生法是由国家制定或认可的，并以国家强制力保证实施的，调整在卫生活动过程中所发生的社会关系的法律规范的总称。

◎ **要点二　卫生法的渊源**

卫生法的渊源是指卫生法的各种具体表现形式。

1. **《宪法》**　《宪法》是国家的根本大法，是法律的母法。是国家最高权力机关——全国人民代表大会依照法定程序制定的具有最高法律效力的规范性法律文件，是各部门法的立法依据和基准。我国《宪法》中有关保护公民生命健康的医疗卫生方面的条款，就是我国卫生法的渊源之一，是制定卫生法的重要依据，并在卫生法律体系中具有最高的法律效力。

《宪法》第二十一条规定，国家发展医疗卫生事业，发展现代医药和我国传统医药，鼓励和支持农村集体经济组织、国家企业事业组织和街道组织举办各种医疗卫生设施，开展群众性的卫生活动，保护人民健康。

2. **法律**　法律作为卫生法的渊源，包括由全国人民代表大会制定的基本法律和由全国人民代表大会常务委员会制定的非基本法律，其法律效力仅次于《宪法》。

现行的由全国人民代表大会常务委员会制定的卫生法律有十多部：《食品安全法》《药品管理法》《医师法》《国境卫生检疫法》《传染病防治法》《红十字会法》《母婴保健法》《献血法》《职业病防治法》《人口与计划生育法》《基本医疗卫生与健康促进法》《中医药法》等。

3. **卫生行政法规**　国务院根据宪法和法律制定行政法规，由总理签署国务院令公布。如《医疗机构管理条例》《麻醉药品和精神药品管理条例》等。卫生行政法规的法律效力低于法律而高于地方性法规。

4. **地方性卫生法规**　地方性卫生法规在卫生法法源中也占有重要地位，它是由省、直辖市、自治区人民代表大会及其常务委员会制定的规范性文件。这些规范性文件只能在制定机关管辖范围内有效。

5. **卫生规章**　国务院卫生行政部门单独或者与国务院有关部门联合制定发布的规范性文件，称为卫生部门规章。如《医疗机构管理条例实施细则》《医师资格考试暂行办法》《抗菌药物临床应用管理办法》《中医诊所备案管理暂行办法》等。省、自治区、直辖市的人民政府，可以根据法律、行政法规和本省、自治区、直辖市的地方性法规，制定地方政府卫生规章。规章不得与《宪法》、法律、行政法规相抵触。

6. **卫生标准**　卫生标准是指以技术标准形式发布的与卫生相关的规范性文件。由于卫生法具有技术控制和法律控制的双重性质，因此卫生标准、卫生技术规范和操作规程就成为卫生法渊源的重要组成部分。

7. 卫生国际条约 卫生国际条约是指我国与外国缔结或者我国加入并生效的国际法规性文件，是卫生法的一种特殊法源，如《国际卫生条例》《麻醉品单一公约》《精神药物公约》等。一旦生效，除声明保留的条款外，一律适用于我国的国家机关和公民。

细目二　卫生法的基本原则和作用

◎ 要点一　卫生法的基本原则

卫生法的基本原则是指反映卫生法立法精神、适用于卫生法律关系的基本原则。主要有以下五个方面：

1. 卫生保护原则 卫生保护原则有两方面的内容：第一，人人有获得卫生保护的权利。第二，人人有获得有质量的卫生保护的权利。卫生法在制定和实施过程中，都必须时刻将保护公民生命健康权益放在首位。

2. 预防为主原则 预防为主是我国卫生工作的基本方针和政策，也是卫生法必须遵循的基本原则。实行预防为主原则是由卫生工作的性质和我国经济发展所决定的。

3. 公平原则 公平原则就是以利益均衡作为价值判断标准来配置卫生资源，协调卫生保健活动，以便每个社会成员普遍能得到卫生保健。

4. 保护社会健康原则 保护社会健康原则，本质上是协调个人利益与社会健康利益的关系，它是世界各国卫生法公认的目标。

5. 患者自主原则 患者自主原则是指患者经过深思熟虑就有关自己疾病的医疗问题作出合理的、理智的并负责的自我决定权。维护患者权利、尊重患者自主意识也是卫生法的基本原则之一。

◎ 要点二　卫生法的作用

我国卫生法的作用概括为三个方面：

1. 维护社会卫生秩序。

2. 保障公共卫生利益。

3. 规范卫生行政行为。

第二单元　卫生法律责任

卫生法中的法律责任可分为卫生民事责任、卫生行政责任和卫生刑事责任3种。

细目一　卫生民事责任

◎ 要点一　卫生民事责任的概念及其特征

1. 卫生民事责任的概念 卫生法中的民事责任主要是指医疗机构和卫生工作人员或从事与卫生事业有关的机构违反法律规定侵害公民的健康权利时，应向受害人承担损害赔偿责任。

2. 卫生民事责任的特征

（1）主要是财产责任；

（2）是一方当事人对另一方的责任；

（3）是补偿当事人的损失；

（4）在法律允许的条件下，民事责任可以由当事人协商解决。

◎ 要点二　卫生民事责任的构成

构成损害赔偿的民事责任，要同时具备下列四个条件：

1. 损害的事实存在；

2. 行为的违法性；

3. 行为人有过错；

4. 损害事实与行为人的过错有直接的因果关系。

◎ 要点三　卫生民事责任的承担方式

《民法典》规定承担民事责任的方式有：停止侵害；排除妨碍；消除危险；返还财产；恢复原状；修理、重作、更换；继续履行；赔偿损失；支付违约金；消除影响、恢复名誉；赔礼道歉。

卫生法所涉及的民事责任以"赔偿损失"为主要形式。

细目二　卫生行政责任

◎ 要点一　卫生行政责任的概念及其种类

卫生行政责任是指卫生行政法律关系主体违反卫生行政法律规范，尚未构成犯罪所应承担的法律后果。

根据我国现行卫生行政管理法规的规定，卫生行政责任主要包括行政处罚和行政处分两种。

◎ 要点二　卫生行政处罚的概念及其种类

卫生行政处罚是指卫生行政机关或者法律法规授权组织在职权范围内对违反卫生行政管理秩序而尚未构成犯罪的公民、法人和其他组织实施的一种卫生行政制裁。

行政处罚的种类主要有警告、罚款、没收非法财物、没收违法所得、责令停产停业、暂扣或吊销有关许可证等。

◎ 要点三　卫生行政处分的概念及其种类

卫生行政处分是指有管辖权的国家机关或企事业单位的行政领导对所属一般违法失职人员给予的一种行政制裁。

行政处分的种类主要有警告、记过、记大过、降级、撤职、开除等形式。

细目三　卫生刑事责任

◎ 要点一　卫生刑事责任的概念

卫生刑事责任是指违反卫生法的行为侵害了《刑法》所保护的社会关系，构成犯罪所应承担的法律后果。

◎ 要点二　实现刑事责任的方式

根据我国《刑法》规定，实现刑事责任的方式是刑罚。刑罚包括主刑和附加刑。主刑有管制、拘役、有期徒刑、无期徒刑、死刑。它们只能单独适用。附加刑有罚金、剥夺政治权利、没收财产。附加刑是补充主刑适用的刑罚方法，既可以独立适用，也可以附加适用。

◎ 要点三　违反卫生法的刑事责任

我国《刑法》规定了十余个与违反卫生法有关的罪名。

1. 生产、销售假药、劣药罪；

2. 生产、销售不符合安全标准的食品罪；

3. 生产、销售不符合保障人体健康标准的医疗器械、医用卫生材料罪；

4. 非法行医罪，未取得医师执业资格的人非法行医；

5. 妨害传染病防治罪，违反《传染病防治法》的规定，引起甲类传染病传播或者有传播严重危险；

6. 非法采集、供应血液罪或者制作、供应血液制品罪；

7. 妨害国境卫生检疫罪，违反国境卫生检疫规定，引起检疫传染病传播或有传播严重危险；

8. 传染病菌种、毒种扩散罪；

9. 医疗事故罪，医务人员由于严重不负责任，造成就诊人死亡或严重损害就诊人身体健康。

另外，法律还规定了玩忽职守的犯罪、危害环境的犯罪等。

第三单元 《中华人民共和国医师法》

细目一 医师的概念及职责

◎ 要点一 医师的概念

医师是指依法取得医师资格，经注册在医疗卫生机构中执业的专业医务人员，包括执业医师和执业助理医师。

◎ 要点二 医师的职责

医师应当坚持人民至上、生命至上，发扬人道主义精神，弘扬敬佑生命、救死扶伤、甘于奉献、大爱无疆的崇高职业精神，恪守职业道德，遵守执业规范，提高执业水平，履行防病治病、保护人民健康的神圣职责。

细目二 医师资格考试制度

◎ 要点一 执业医师资格考试的条件

具有下列条件之一的，可以参加执业医师资格考试：

1. 具有高等学校相关医学专业本科以上学历，在执业医师指导下，在医疗卫生机构中参加医学专业工作实践满一年；

2. 具有高等学校相关医学专业专科学历，取得执业助理医师执业证书后，在医疗卫生机构中执业满二年。

◎ 要点二 执业助理医师资格考试的条件

具有高等学校相关医学专业专科以上学历，在执业医师指导下，在医疗卫生机构中参加医学专业工作实践满一年的，可以参加执业助理医师资格考试。

以师承方式学习中医满三年，或者经多年实践医术确有专长的，经县级以上人民政府卫生健康主管部门委托的中医药专业组织或者医疗卫生机构考核合格并推荐，可以参加中医医师资格考试。

以师承方式学习中医或者经多年实践，医术确有专长的，由至少二名中医医师推荐，经省级人民政府中医药主管部门组织实践技能和效果考核合格后，即可取得中医医师资格及相应的资格证书。

细目三 医师执业注册制度

◎ 要点一 医师注册的条件及办理

取得医师资格的，可以向所在地县级以上地方人民政府卫生健康主管部门申请注册。

除《医师法》规定不予注册的情形外，受理申请的卫生健康主管部门应当自受理申请之日起二十个工作日内准予注册，将注册信息录入国家信息平台，并发给医师执业证书。

医疗卫生机构可以为本机构中的申请人集体办理注册手续。

医师经注册后，可以在医疗卫生机构中按照注册的执业地点、执业类别、执业范围执业，从事相应的医疗卫生服务。

未注册取得医师执业证书，不得从事医师执业活动。

◎ 要点二 不予注册的情形

有下列情形之一的，不予注册：

1. 无民事行为能力或者限制民事行为能力；

2. 受刑事处罚，刑罚执行完毕不满二年或者被依法禁止从事医生职业的期限未满；

3. 被吊销医师执业证书不满二年；

4. 因医师定期考核不合格被注销注册不满一年；

5. 法律、行政法规规定不得从事医疗卫生服务的其他情形。

受理申请的卫生健康主管部门对不予注册的，应当自受理申请之日起二十个工作日内书面通知申请人和其所在医疗卫生机构，并说明理由。

细目四　医师的权利、义务和执业规则

◎ 要点一　医师的权利

1. 在注册的执业范围内，按照有关规范进行医学诊查、疾病调查、医学处置、出具相应的医学证明文件，选择合理的医疗、预防、保健方案；

2. 获取劳动报酬，享受国家规定的福利待遇，按照规定参加社会保险并享受相应待遇；

3. 获得符合国家规定标准的执业基本条件和职业防护装备；

4. 从事医学教育、研究、学术交流；

5. 参加专业培训，接受继续医学教育；

6. 对所在医疗卫生机构和卫生健康主管部门的工作提出意见和建议，依法参与所在机构的民主管理；

7. 法律、法规规定的其他权利。

◎ 要点二　医师的义务

1. 树立敬业精神，恪守职业道德，履行医师职责，尽职尽责救治患者，执行疫情防控等公共卫生措施；

2. 遵循临床诊疗指南，遵守临床技术操作规范和医学伦理规范等；

3. 尊重、关心、爱护患者，依法保护患者隐私和个人信息；

4. 努力钻研业务，更新知识，提高医学专业技术能力和水平，提升医疗卫生服务质量；

5. 宣传推广与岗位相适应的健康科普知识，对患者及公众进行健康教育和健康指导；

6. 法律、法规规定的其他义务。

◎ 要点三　医师执业规则

1. 医师实施医疗、预防、保健措施，签署有关医学证明文件，必须亲自诊查、调查，并按照规定及时填写病历等医学文书，不得隐匿、伪造、篡改或者擅自销毁病历等医学文书及有关资料。医师不得出具虚假医学证明文件以及与自己执业范围无关或者与执业类别不相符的医学证明文件。

2. 对需要紧急救治的患者，医师应当采取紧急措施进行诊治；不得拒绝急救处置。

因抢救生命垂危的患者等紧急情况，不能取得患者或者其近亲属意见的，经医疗机构负责人或者授权的负责人批准，可以立即实施相应的医疗措施。

国家鼓励医师积极参与公共交通工具等公共场所急救服务；医师因自愿实施急救造成受助人损害的，不承担民事责任。

3. 医师应当使用经依法批准或备案的药品、消毒药剂和医疗器械，采用合法、合规、科学的诊疗方法。除按照规范用于诊断治疗外，不得使用麻醉药品、医疗用毒性药品、精神药品和放射性药品等。

4. 医师在诊疗活动中应当向患者说明病情、医疗措施和其他需要告知的事项。需要实施手术、特殊检查、特殊治疗的，医师应当及时向患者具体说明医疗风险、替代医疗方案等情况，并取得其明确同意；不能或者不宜向患者说明的，应当向患者的近亲属说明，并取得其明确同意。医师开展药物、医疗器械临床试验和其他医学临床研究应当符合国家有关规定，遵守医学伦理规范，依法通过伦理审查，取得书面知情同意。

5. 医师应当坚持安全有效、经济合理的用药原则，遵循药品临床应用指导原则、临床诊疗指南和药品说明书等合理用药。在尚无有效或者更好治疗手段等特殊情况下，医师取得患者明确知情同意后，可以采用药品说明书中未明确但具有循证医学证据的药品用法实施治疗。医疗机构应当建立管理制度，对医师处方、用药医嘱的适宜性进行审核，严格规范医师用药行为。

6. 执业医师按照国家有关规定，经所在医疗卫生机构同意，可以通过互联网等信息技术提供部分常见病、慢性病复诊等适宜的医疗卫生服务。国家支持医疗卫生机构之间利用互联网等信息技术开展远程医疗合作。

7. 医师不得利用职务之便，索要、非法收受财物或者牟取其他不正当利益；不得对患者实施不必要的检查、治疗。

8. 遇有自然灾害、事故灾难、公共卫生事件和社会安全事件等严重威胁人民生命健康的突发事件时，县级以上人民政府卫生健康主管部门根据需要组织医师参与卫生应急处置和医疗救治，医师应当服从调遣。

9. 在执业活动中有下列情形之一的，医师应当按照有关规定及时向所在医疗卫生机构或者有关部门、机构报告：

（1）发现传染病、突发不明原因疾病或者异常健康事件；

（2）发生或者发现医疗事故；

（3）发现可能与药品、医疗器械有关的不良反应或者不良事件；

（4）发现假药或者劣药；

（5）发现患者涉嫌伤害事件或者非正常死亡；

（6）法律、法规规定的其他情形。

10. 执业助理医师应当在执业医师的指导下，在医疗卫生机构中按照注册的执业类别、执业范围执业。在乡、民族乡、镇和村医疗卫生机构以及艰苦边远地区县级医疗卫生机构中执业的执业助理医师，可以根据医疗卫生服务情况和本人实践经验，独立从事一般的执业活动。

细目五 《医师法》规定的法律责任

◎ 要点一 民事责任

违反《医师法》规定造成人身、财产损害的，依法承担民事责任。

◎ 要点二 行政责任

1. 在医师资格考试中有违反考试纪律等行为，情节严重的，一年至三年内禁止参加医师资格考试。以不正当手段取得医师资格证书或者医师执业证书的，由发给证书的卫生健康主管部门予以撤销，三年内不受理其相应申请。伪造、变造、买卖、出租、出借医师执业证书的，由县级以上人民政府卫生健康主管部门责令改正，没收违法所得，并处违法所得二倍以上五倍以下的罚款，违法所得不足一万元的，按一万元计算；情节严重的，吊销医师执业证书。

2. 违反《医师法》规定，医师在执业活动中有下列行为之一的，由县级以上人民政府卫生健康主管部门责令改正，给予警告；情节严重的，责令暂停六个月以上一年以下执业活动直至吊销医师执业证书：

（1）在提供医疗卫生服务或者开展医学临床研究中，未按照规定履行告知义务或者取得知情同意；

（2）对需要紧急救治的患者，拒绝急救处置，或者由于不负责任延误诊治；

（3）遇有自然灾害、事故灾难、公共卫生事件和社会安全事件等严重威胁人民生命健康的突发事件时，不服从卫生健康主管部门调遣；

（4）未按照规定报告有关情形；

（5）违反法律、法规、规章或者执业规范，造成医疗事故或者其他严重后果。

3. 违反《医师法》规定，医师在执业活动中有下列行为之一的，由县级以上人民政府卫生健康主管部门责令改正，给予警告，没收违法所得，并处一万元以上三万元以下的罚款；情节严重的，责令暂停六个月以上一年以下执业活动直至吊销医师执业证书：

（1）泄露患者隐私或者个人信息；

（2）出具虚假医学证明文件，或者未经亲自诊查、调查，签署诊断、治疗、流行病学等证明文件或者有关出生、死亡等证明文件；

（3）隐匿、伪造、篡改或者擅自销毁病历等医学文书及有关资料；

（4）未按照规定使用麻醉药品、医疗用毒性药品、精神药品、放射性药品等；

（5）利用职务之便，索要、非法收受财物或者牟取其他不正当利益，或者违反诊疗规范，对患者实施不必要的检查、治疗造成不良后果；

（6）开展禁止类医疗技术临床应用。

4. 违反《医师法》规定，医师未按照注册的执业地点、执业类别、执业范围执业的，由县级以上人民政府卫生健康主管部门或者中医药主管部门责令改正，给予警告，没收违法所得，并处一万元以上三万元以下的罚款；情节严重的，责令暂停六个月以上一年以下执业活动直至吊销医师执业证书。

5. 严重违反医师职业道德、医学伦理规范，造成恶劣社会影响的，由省级以上人民政府卫生健康主管部门吊销医师执业证书或者责令停止非法执业活动五年直至终身禁止从事医疗卫生服务或者医学临床研究。

6. 违反《医师法》规定，非医师行医的，由县级以上人民政府卫生健康主管部门责令停止非法执业活动，没收违法所得和药品、医疗器械，并处违法所得二倍以上十倍以下的罚款，违法所得不足一万元的，按一万元计算。

7. 违反《医师法》规定，医疗卫生机构未履行报告职责，造成严重后果的，由县级以上人民政府卫生健康主管部门给予警告，对直接负责的主管人员和其他直接责任人员依法给予处分。卫生健康主管部门和其他有关部门工作人员或者医疗卫生机构工作人员弄虚作假、滥用职权、玩忽职守、徇私舞弊的，依法给予处分。

◎ **要点三 刑事责任**

违反《医师法》规定，构成犯罪的，依法追究刑事责任。

第四单元 《中华人民共和国药品管理法》

细目一 概　述

◎ **要点一 《药品管理法》的立法目的**

为加强药品监督管理，保证药品质量，保障公众用药安全和合法权益，保护和促进公众健康，特制定本法。

◎ **要点二 药品的法定含义**

药品是指用于预防、治疗、诊断人的疾病，有目的地调节人的生理机能并规定有适应证或者功能主治、用法和用量的物质，包括中药、化学药和生物制品等。

◎ **要点三 药品必须符合法定要求**

1. 必须是《中华人民共和国药品管理法》（以下简称《药品管理法》）明确规定的药品含义中所包括的内容。

2. 必须符合《药品管理法》有关规定要求：

（1）药品生产、经营的主体具有合法资质。从事药品生产活动，应当经所在地省、自治区、直辖市人民政府药品监督管理部门批准，取得药品生产许可证。无药品生产许可证的，不得生产药品。从事药品批发活动，应当经所在地省、自治区、直辖市人民政府药品监督管理部门批准，取得药品经营许可证。从事药品零售活动，应当经所在地县级以上地方人民政府药品监督管理部门批准，取得药品经营许可证。无药品经营许可证的，不得经营药品。

（2）在中国境内上市的药品，应当经国务院药品监督管理部门批准，取得药品注册证书。

（3）药品必须符合国家药品标准。国务院药品监督管理部门颁布的《中华人民共和国药典》和药品标准为国家药品标准。

细目二 禁止生产(包括配制)、销售假药与劣药

◎ 要点一 禁止生产(包括配制)、销售假药

有下列情形之一的,为假药:

1. 药品所含成分与国家药品标准规定的成分不符;

2. 以非药品冒充药品或者以他种药品冒充此种药品;

3. 变质的药品;

4. 药品所标明的适应证或者功能主治超出规定范围。

◎ 要点二 禁止生产(包括配制)、销售劣药

有下列情形之一的,为劣药:

1. 药品成分的含量不符合国家药品标准;

2. 被污染的药品;

3. 未标明或者更改有效期的药品;

4. 未注明或者更改产品批号的药品;

5. 超过有效期的药品;

6. 擅自添加防腐剂、辅料的药品;

7. 其他不符合药品标准的药品。

细目三 特殊药品的管理

◎ 要点一 特殊药品的分类

特殊药品包括麻醉药品、精神药品、医疗用毒性药品、放射性药品等,国家对其实行特殊管理。

◎ 要点二 麻醉药品和精神药品管理的相关规定

1.《麻醉药品和精神药品管理条例》的相关规定 《麻醉药品和精神药品管理条例》第四条规定:国家对麻醉药品药用原植物以及麻醉药品和精神药品实行管制。

第三十条规定:麻醉药品和第一类精神药品不得零售。禁止使用现金进行麻醉药品和精神药品交易,但是个人合法购买麻醉药品和精神药品的除外。

第三十二条规定:第二类精神药品零售企业应当凭执业医师出具的处方,按规定剂量销售第二类精神药品,并将处方保存2年备查;禁止超剂量或者无处方销售第二类精神药品;不得向未成年人销售第二类精神药品。

第三十八条规定:医疗机构应当按照国务院卫生主管部门的规定,对本单位执业医师进行有关麻醉药品和精神药品使用知识的培训、考核,经考核合格的,授予麻醉药品和第一类精神药品处方资格。执业医师取得麻醉药品和第一类精神药品的处方资格后,方可在本医疗机构开具麻醉药品和第一类精神药品处方,但不得为自己开具该种处方。

医疗机构应当将具有麻醉药品和第一类精神药品处方资格的执业医师名单及其变更情况,定期报送所在地设区的市级人民政府卫生主管部门,并抄送同级药品监督管理部门。

医务人员应当根据国务院卫生主管部门制定的临床应用指导原则,使用麻醉药品和精神药品。

第三十九条规定:具有麻醉药品和第一类精神药品处方资格的执业医师,根据临床应用指导原则,对确需使用麻醉药品或者第一类精神药品的患者,应当满足其合理用药需求。在医疗机构就诊的癌症疼痛患者和其他危重患者得不到麻醉药品或者第一类精神药品时,患者或者其亲属可以向执业医师提出申请。具有麻醉药品和第一类精神药品处方资格的执业医师认为要求合理的,应当及时为患者提供所需麻醉药品或者第一类精神药品。

第四十二条规定:医疗机构抢救病人急需麻醉药品和第一类精神药品而本医疗机构无法提供时,可以从其他医疗机构或者定点批发企业紧急借用;抢救工作结束后,应当及时将借用情况报

所在地设区的市级药品监督管理部门和卫生主管部门备案。

第四十四条规定：医务人员为了医疗需要携带少量麻醉药品和精神药品出入境的，应当持有省级以上人民政府药品监督管理部门发放的携带麻醉药品和精神药品证明。海关凭携带麻醉药品和精神药品证明放行。

2.《处方管理办法》的相关规定 《处方管理办法》第二十三条规定：为门（急）诊患者开具的麻醉药品注射剂，每张处方为一次常用量；控缓释制剂，每张处方不得超过 7 日常用量；其他剂型，每张处方不得超过 3 日常用量。

第一类精神药品注射剂，每张处方为一次常用量；控缓释制剂，每张处方不得超过 7 日常用量；其他剂型，每张处方不得超过 3 日常用量。哌甲酯用于治疗儿童多动症时，每张处方不得超过 15 日常用量。

第二类精神药品一般每张处方不得超过 7 日常用量；对于慢性病或某些特殊情况的患者，处方用量可以适当延长，医师应当注明理由。

第二十四条规定：为门（急）诊癌症疼痛患者和中、重度慢性疼痛患者开具的麻醉药品、第一类精神药品注射剂，每张处方不得超过 3 日常用量；控缓释制剂，每张处方不得超过 15 日常用量；其他剂型，每张处方不得超过 7 日常用量。

第二十六条规定：对于需要特别加强管制的麻醉药品，盐酸二氢埃托啡处方为一次常用量，仅限于二级以上医院内使用；盐酸哌替啶处方为一次常用量，仅限于医疗机构内使用。

第五十条规定：处方由调剂处方药品的医疗机构妥善保存。普通处方、急诊处方、儿科处方保存期限为 1 年，医疗用毒性药品、第二类精神药品处方保存期限为 2 年，麻醉药品和第一类精神药品处方保存期限为 3 年。

◎ 要点三 医疗用毒性药品管理的相关规定

《医疗用毒性药品管理办法》第九条规定：

医疗单位供应和调配毒性药品，凭医师签名的正式处方。每次处方剂量不得超过 2 日极量。

细目四 《药品管理法》及相关法规、规章对医疗机构及其人员的有关规定

◎ 要点一 医疗机构药品使用的管理规定

医疗机构购进药品，应当建立并执行进货检查验收制度，验明药品合格证明和其他标识；不符合规定要求的，不得购进和使用。

医疗机构应当坚持安全有效、经济合理的用药原则，遵循药品临床应用指导原则、临床诊疗指南和药品说明书等合理用药，对医师处方、用药医嘱的适宜性进行审核。

依法经过资格认定的药师或者其他药学技术人员调配处方，应当进行核对，对处方所列药品不得擅自更改或者代用。对有配伍禁忌或者超剂量的处方，应当拒绝调配；必要时，经处方医师更正或者重新签字，方可调配。

医疗机构配制的制剂，应当是本单位临床需要而市场上没有供应的品种，并应当经所在地省、自治区、直辖市人民政府药品监督管理部门批准；但是，法律对配制中药制剂另有规定的除外。医疗机构配制的制剂应当按照规定进行质量检验；合格的，凭医师处方在本单位使用。经国务院药品监督管理部门或者省、自治区、直辖市人民政府药品监督管理部门批准，医疗机构配制的制剂可以在指定的医疗机构之间调剂使用。

医疗机构配制的制剂不得在市场上销售。

◎ 要点二 处方的管理规定

《处方管理办法》第二条规定：处方是指由注册的执业医师和执业助理医师（以下简称医师）在诊疗活动中为患者开具的、由取得药学专业技术职务任职资格的药学专业技术人员（以下简称药师）审核、调配、核对，并作为患者用药凭证的医疗文书。处方包括医疗机构病区用药医嘱单。

第四条规定：医师开具处方和药师调剂处方

应当遵循安全、有效、经济的原则。处方药应当凭医师处方销售、调剂和使用。

第十七条规定：医师开具处方应当使用经药品监督管理部门批准并公布的药品通用名称、新活性化合物的专利药品名称和复方制剂药品名称。医师开具院内制剂处方时应当使用经省级卫生行政部门审核、药品监督管理部门批准的名称。医师可以使用由卫生部公布的药品习惯名称开具处方。

第十九条规定：处方一般不得超过 7 日用量；急诊处方一般不得超过 3 日用量；对于某些慢性病、老年病或特殊情况，处方用量可适当延长，但医师应当注明理由。

第三十七条规定：药师调剂处方时必须做到"四查十对"：查处方，对科别、姓名、年龄；查药品，对药名、剂型、规格、数量；查配伍禁忌，对药品性状、用法用量；查用药合理性，对临床诊断。

◎ 要点三 关于禁止药品购销中账外暗中给予、收受回扣或者其他利益的规定

《药品管理法》第八十八条规定：禁止药品上市许可持有人、药品生产企业、药品经营企业和医疗机构在药品购销中给予、收受回扣或者其他不正当利益。禁止药品上市许可持有人、药品生产企业、药品经营企业或者代理人以任何名义给予使用其药品的医疗机构的负责人、药品采购人员、医师、药师等有关人员财物或者其他不正当利益。禁止医疗机构的负责人、药品采购人员、医师、药师等有关人员以任何名义收受药品上市许可持有人、药品生产企业、药品经营企业或者代理人给予的财物或者其他不正当利益。

细目五 《药品管理法》规定的法律责任

◎ 要点一 民事责任

1. 药品上市许可持有人、药品生产企业、药品经营企业或者医疗机构违反本法规定，给用药者造成损害的，依法承担赔偿责任。

2. 因药品质量问题受到损害的，受害人可以向药品上市许可持有人、药品生产企业请求赔偿损失，也可以向药品经营企业、医疗机构请求赔偿损失。接到受害人赔偿请求的，应当实行首负责任制，先行赔付；先行赔付后，可以依法追偿。

3. 生产假药、劣药或者明知是假药、劣药仍然销售、使用的，受害人或者其近亲属除请求赔偿损失外，还可以请求支付价款十倍或者损失三倍的赔偿金；增加赔偿的金额不足一千元的，为一千元。

◎ 要点二 行政责任

1. 生产、销售假药的，没收违法生产、销售的药品和违法所得，责令停产停业整顿，吊销药品批准证明文件，并处违法生产、销售的药品货值金额十五倍以上三十倍以下的罚款；货值金额不足十万元的，按十万元计算；情节严重的，吊销药品生产许可证、药品经营许可证或者医疗机构制剂许可证，十年内不受理其相应申请；药品上市许可持有人为境外企业的，十年内禁止其药品进口。

2. 生产、销售劣药的，没收违法生产、销售的药品和违法所得，并处违法生产、销售的药品货值金额十倍以上二十倍以下的罚款；违法生产、批发的药品货值金额不足十万元的，按十万元计算，违法零售的药品货值金额不足一万元的，按一万元计算；情节严重的，责令停产停业整顿直至吊销药品批准证明文件、药品生产许可证、药品经营许可证或者医疗机构制剂许可证。生产、销售的中药饮片不符合药品标准，尚不影响安全性、有效性的，责令限期改正，给予警告；可以处十万元以上五十万元以下的罚款。

3. 药品使用单位使用假药、劣药的，按照销售假药、零售劣药的规定处罚；情节严重的，法定代表人、主要负责人、直接负责的主管人员和其他责任人员有医疗卫生人员执业证书的，还应当吊销执业证书。

4. 医疗机构违反本法规定，将其配制的制剂在市场上销售的，责令改正，没收违法销售的制剂和违法所得，并处违法销售制剂货值金额二倍以上五倍以下的罚款；情节严重的，并处货值金额五倍以上十五倍以下的罚款；货值金额不足五万元的，按五万元计算。

◎ 要点三　刑事责任

违反本法规定，构成犯罪的，依法追究刑事责任。

◎ 要点四　有关单位或者个人在药品购销中违法给予、收受回扣应承担的法律责任

医疗机构的负责人、药品采购人员、医师、药师等有关人员收受药品上市许可持有人、药品生产企业、药品经营企业或者代理人给予的财物或者其他不正当利益的，由卫生健康主管部门或者本单位给予处分，没收违法所得；情节严重的，还应当吊销其执业证书。

第五单元　《中华人民共和国传染病防治法》

细目一　概　述

◎ 要点一　《传染病防治法》的立法目的

为了预防、控制和消除传染病的发生与流行，保障人体健康和公共卫生，制定本法。

◎ 要点二　我国对传染病防治实行的方针

国家对传染病防治实行预防为主的方针，防治结合、分类管理、依靠科学、依靠群众。

◎ 要点三　法定传染病的分类

《传染病防治法》根据传染病的传播方式、速度及对人类危害程度的不同，将其分为甲类、乙类和丙类三类。

甲类传染病是指：鼠疫、霍乱。

乙类传染病是指：传染性非典型肺炎、艾滋病、病毒性肝炎、脊髓灰质炎、人感染高致病性禽流感、麻疹、流行性出血热、狂犬病、流行性乙型脑炎、登革热、炭疽、细菌性和阿米巴性痢疾、肺结核、伤寒和副伤寒、流行性脑脊髓膜炎、百日咳、白喉、新生儿破伤风、猩红热、布鲁菌病、淋病、梅毒、钩端螺旋体病、血吸虫病、疟疾。

丙类传染病是指：流行性感冒、流行性腮腺炎、风疹、急性出血性结膜炎、麻风病、流行性和地方性斑疹伤寒、黑热病、包虫病、丝虫病，除霍乱、细菌性和阿米巴性痢疾、伤寒和副伤寒以外的感染性腹泻病。

上述规定以外的其他传染病，根据其暴发、流行情况和危害程度，需要列入乙类、丙类传染病的，由国务院卫生行政部门决定并予以公布。国务院卫生行政部门已将人感染N7N9禽流感列入乙类传染病管理，将手足口病列入丙类传染病进行管理。

对乙类传染病中传染性非典型肺炎、炭疽中的肺炭疽，采取本法所称甲类传染病的预防、控制措施。其他乙类传染病和突发原因不明的传染病需要采取本法所称甲类传染病的预防、控制措施的，由国务院卫生行政部门及时报经国务院批准后予以公布、实施。

省、自治区、直辖市人民政府对本行政区域内常见、多发的其他地方性传染病，可以根据情况决定按照乙类或者丙类传染病管理并予以公布，报国务院卫生行政部门备案。

细目二　传染病预防与疫情报告

◎ 要点一　国家建立传染病预防的相关制度

1. 国家实行有计划的预防接种制度。国务院卫生行政部门和省、自治区、直辖市人民政府卫生行政部门，根据传染病预防、控制的需要，制定传染病预防接种规划并组织实施。用于预防接种的疫苗必须符合国家质量标准。

国家对儿童实行预防接种证制度。国家免疫规划项目的预防接种实行免费。医疗机构、疾病预防控制机构与儿童的监护人应当相互配合，保证儿童及时接受预防接种。具体办法由国务院制定。

2. 国家建立传染病监测制度。国务院卫生行政部门制定国家传染病监测规划和方案。省、自治区、直辖市人民政府卫生行政部门根据国家传染病监测规划和方案，制定本行政区域的传染病监测计划和工作方案。各级疾病预防控制机构对传染病的发生、流行以及影响其发生、流行的因素进行监测；对国外发生、国内尚未发生的传染病或者国内新发生的传染病，进行监测。

3. 国家建立传染病预警制度。国务院卫生行政部门和省、自治区、直辖市人民政府根据传染病发生、流行趋势的预测，及时发出传染病预警，根据情况予以公布。

县级以上地方人民政府应当制定传染病预防控制预案，报上一级人民政府备案。

地方人民政府和疾病预防控制机构接到国务院卫生行政部门或者省、自治区、直辖市人民政府发出的传染病预警后，应当按照传染病预防、控制预案，采取相应的预防、控制措施。

4. 国家建立传染病菌种、毒种库。对可能导致甲类传染病传播的以及国务院卫生行政部门规定的菌种、毒种和传染病检测样本，确需采集、保藏、携带、运输和使用的，须经省级以上人民政府卫生行政部门批准。

◎ 要点二　各级医疗机构和疾病预防控制机构在传染病预防控制中的职责

1. 各级医疗机构必须严格执行国务院卫生行政部门规定的管理制度、操作规范，防止传染病的医源性感染和医院感染。应当确定专门的部门或者人员，承担传染病疫情报告、本单位的传染病预防、控制以及责任区域内的传染病预防工作；承担医疗活动中与医院感染有关的危险因素监测、安全防护、消毒、隔离和医疗废物处置工作。

疾病预防控制机构应当指定专门人员负责对医疗机构内传染病预防工作进行指导、考核，开展流行病学调查。

2. 各级疾病预防控制机构在传染病预防控制中履行下列职责：

①实施传染病预防控制规划、计划和方案；

②收集、分析和报告传染病监测信息，预测传染病的发生、流行趋势；

③开展对传染病疫情和突发公共卫生事件的流行病学调查、现场处理及其效果评价；

④开展传染病实验室检测、诊断、病原学鉴定；

⑤实施免疫规划，负责预防性生物制品的使用管理；

⑥开展健康教育、咨询，普及传染病防治知识；

⑦指导、培训下级疾病预防控制机构及其工作人员开展传染病监测工作；

⑧开展传染病防治应用性研究和卫生评价，提供技术咨询。

国家、省级疾病预防控制机构负责对传染病发生、流行以及分布进行监测，对重大传染病流行趋势进行预测，提出预防控制对策，参与并指导对暴发的疫情进行调查处理，开展传染病病原学鉴定，建立检测质量控制体系，开展应用性研究和卫生评价。

设区的市和县级疾病预防控制机构负责传染病预防控制规划、方案的落实，组织实施免疫、消毒、控制病媒生物的危害，普及传染病防治知识，负责本地区疫情和突发公共卫生事件监测、报告，开展流行病学调查和常见病原微生物检测。

3. 疾病预防控制机构、医疗机构的实验室和从事病原微生物实验的单位，应当符合国家规定的条件和技术标准，建立严格的监督管理制度，对传染病病原体样本按照规定的措施实行严格监督管理，严防传染病病原体的实验室感染和病原微生物的扩散。

4. 疾病预防控制机构、医疗机构使用血液和血液制品，必须遵守国家有关规定，防止因输入血液、使用血液制品引起经血液传播疾病的发生。

◎ **要点三　传染病疫情报告**

疾病预防控制机构、医疗机构和采供血机构及其执行职务的人员发现本法规定的传染病疫情或者发现其他传染病暴发、流行以及突发原因不明的传染病时，应当遵循疫情报告属地管理原则，按照国务院规定的或者国务院卫生行政部门规定的内容、程序、方式和时限报告。

任何单位和个人发现传染病病人或者疑似传染病病人时，应当及时向附近的疾病预防控制机构或者医疗机构报告。

◎ **要点四　传染病疫情的通报和公布**

县级以上地方人民政府卫生行政部门应当及时向本行政区域内的疾病预防控制机构和医疗机构通报传染病疫情以及监测、预警的相关信息。接到通报的疾病预防控制机构和医疗机构应当及时告知本单位的有关人员。动物防疫机构和疾病预防控制机构，应当及时互相通报动物间和人间发生的人畜共患传染病的疫情以及相关信息。

国家建立传染病疫情信息公布制度。国务院卫生行政部门定期公布全国传染病疫情信息。省、自治区、直辖市人民政府卫生行政部门定期公布本行政区域的传染病疫情信息。

传染病暴发、流行时，国务院卫生行政部门负责向社会公布传染病疫情信息，并可以授权省、自治区、直辖市人民政府卫生行政部门向社会公布本行政区域的传染病疫情信息。

公布传染病疫情信息应当及时、准确。

细目三　传染病疫情控制措施及医疗救治

◎ **要点一　医疗机构发现传染病时应采取的措施**

1. 医疗机构发现甲类传染病时，应当及时采取下列措施：

（1）对病人、病原携带者，予以隔离治疗，隔离期限根据医学检查结果确定；

（2）对疑似病人，确诊前在指定场所单独隔离治疗；

（3）对医疗机构内的病人、病原携带者、疑似病人的密切接触者，在指定场所进行医学观察和采取其他必要的预防措施。

拒绝隔离治疗或者隔离期未满擅自脱离隔离治疗的，可以由公安机关协助医疗机构采取强制隔离治疗措施。

2. 医疗机构发现乙类或者丙类传染病人，应当根据病情采取必要的治疗和控制传播措施。

3. 医疗机构对本单位内被传染病病原体污染的场所、物品以及医疗废物，必须依照法律、法规的规定实施消毒和无害化处置。

◎ **要点二　疾病预防控制机构发现或接到传染病疫情报告时应采取的措施**

1. 对传染病疫情进行流行病学调查，根据调查情况提出划定疫点、疫区的建议，对被污染的场所进行卫生处理，对密切接触者，在指定场所进行医学观察和采取其他必要的预防措施，并向卫生行政部门提出疫情控制方案；

2. 传染病暴发、流行时，对疫点、疫区进行卫生处理，向卫生行政部门提出疫情控制方案，并按照卫生行政部门的要求采取措施；

3. 指导下级疾病预防控制机构实施传染病预防、控制措施，组织、指导有关单位对传染病疫情的处理。

◎ 要点三　各级政府部门在传染病发生时应采取的紧急措施

1. 传染病暴发、流行时，县级以上地方人民政府应当立即组织力量，按照预防、控制预案进行防治，切断传染病的传播途径，必要时，报经上一级人民政府决定，可以采取下列紧急措施并予以公告：

（1）限制或者停止集市、影剧院演出或者其他人群聚集的活动；

（2）停工、停业、停课；

（3）封闭或者封存被传染病病原体污染的公共饮用水源、食品以及相关物品；

（4）控制或者扑杀染疫野生动物、家畜家禽；

（5）封闭可能造成传染病扩散的场所。

上级人民政府接到下级人民政府关于采取前款所列紧急措施的报告时，应当即时作出决定。

紧急措施的解除，由原决定机关决定并宣布。

2. 甲类、乙类传染病暴发、流行时，县级以上地方人民政府报经上一级人民政府决定，可以宣布本行政区域部分或者全部为疫区；国务院可以决定并宣布跨省、自治区、直辖市的疫区。省、自治区、直辖市人民政府可以决定对本行政区域内的甲类传染病疫区实施封锁；但是，封锁大、中城市的疫区或者封锁跨省、自治区、直辖市的疫区，以及封锁疫区导致中断干线交通或者封锁国境的，由国务院决定。疫区封锁的解除，由原决定机关决定并宣布。

◎ 要点四　医疗救治

医疗机构应当对传染病病人或者疑似传染病病人提供医疗救护、现场救援和接诊治疗，实行传染病预检、分诊制度；对传染病病人、疑似传染病病人，应当引导至相对隔离的分诊点进行初诊；书写病历记录以及其他有关资料，并妥善保管。

医疗机构不具备相应救治能力的，应当将患者及其病历记录复印件一并转至具备相应救治能力的医疗机构。

细目四　相关机构及其人员违反《传染病防治法》有关规定应承担的法律责任

◎ 要点一　民事责任

《传染病防治法》规定：单位和个人违反本法，导致传染病传播、流行，给他人人身、财产造成损害的，应依法承担民事责任。

◎ 要点二　行政责任

医疗机构违反本法规定的下列情形之一的，由县级以上人民政府卫生行政部门责令改正，通报批评，给予警告；造成传染病传播、流行或者其他严重后果的，对负有责任的主管人员和其他直接责任人员，依法给予降级、撤职、开除的处分，并可以依法吊销有关责任人员的执业证书；构成犯罪的，依法追究刑事责任。

1. 未按照规定承担本单位的传染病预防、控制工作，医院感染控制任务和责任区域内的传染病预防工作的；

2. 未按照规定报告传染病疫情，或者隐瞒、谎报、缓报传染病疫情的；

3. 发现传染病疫情时，未按照规定对传染病病人、疑似传染病病人提供医疗救护、现场救援、接诊、转诊的，或者拒绝接受转诊的；

4. 未按照规定对本单位内被传染病病原体污染的场所、物品以及医疗废物实施消毒或者无害化处置的；

5. 未按照规定对医疗器械进行消毒，或者对按照规定一次使用的医疗器具未予销毁，再次使用的；

6. 在医疗救治过程中未按照规定保管医学记录资料的；

7. 故意泄露传染病病人、病原携带者、疑似传染病病人、密切接触者涉及个人隐私的有关信息、资料的。

疾病预防控制机构违反本法规定，有下列情形之一的，由县级以上人民政府卫生行政部门责令限期改正，通报批评，给予警告；对负有责任的主管人员和其他直接责任人员，依法给予降级、撤职、开除的处分，并可以依法吊销有关责任人员的执业证书；构成犯罪的，依法追究刑事责任：

1. 未依法履行传染病监测职责的；

2. 未依法履行传染病疫情报告、通报职责，或者隐瞒、谎报、缓报传染病疫情的；

3. 未主动收集传染病疫情信息，或者对传染病疫情信息和疫情报告未及时进行分析、调查、核实的；

4. 发现传染病疫情时，未依据职责及时采取本法规定的措施的；

5. 故意泄露传染病病人、病原携带者、疑似传染病病人、密切接触者涉及个人隐私的有关信息、资料的。

◎ **要点三　刑事责任**

单位和个人违反本法，构成犯罪的，依法追究刑事责任。

第六单元　《突发公共卫生事件应急条例》

细目一　概　述

◎ **要点一　突发公共卫生事件的概念**

本条例所称突发公共卫生事件（以下简称突发事件），是指突然发生，造成或者可能造成社会公众健康严重损害的重大传染病疫情、群体性不明原因疾病、重大食物和职业中毒以及其他严重影响公众健康的事件。

◎ **要点二　突发公共卫生事件应急工作的方针及原则**

突发事件应急工作，应当遵循预防为主、常备不懈的方针，贯彻统一领导、分级负责、反应及时、措施果断、依靠科学、加强合作的原则。

细目二　突发公共卫生事件的预防与应急准备

◎ **要点一　突发公共卫生事件应急预案制定与预案的主要内容**

1. 突发事件应急预案的制定：国务院卫生行政主管部门按照分类指导、快速反应的要求，制定全国突发事件应急预案，报请国务院批准。

省、自治区、直辖市人民政府根据全国突发事件应急预案，结合本地实际情况，制定本行政区域的突发事件应急预案。

2. 全国突发事件应急预案应包括的主要内容：

（1）突发事件应急处理指挥部的组成和相关部门的职责；

（2）突发事件的监测与预警；

（3）突发事件信息的收集、分析、报告、通报制度；

（4）突发事件应急处理技术和监测机构及其任务；

（5）突发事件的分级和应急处理工作方案；

（6）突发事件预防、现场控制，应急设施、设备、救治药品和医疗器械以及其他物资和技术的储备与调度；

（7）突发事件应急处理专业队伍的建设和培训。

◎ **要点二　突发公共卫生事件预防控制体系**

1. 国家建立统一的突发事件预防控制体系。

2. 县级以上人民政府建立和完善突发事件监测与预警系统。

3. 县级以上人民政府卫生行政主管部门指定机构负责开展突发事件的日常监测。

4. 县级以上地方人民政府卫生行政主管部门，应当定期对医疗卫生机构和人员开展突发事件应急处理相关知识、技能的培训，定期组织医疗卫生机构进行突发事件应急演练，推广最新知识和先进技术。

细目三　突发公共卫生事件的报告与信息发布

◎ 要点一　突发公共卫生事件应急报告制度与报告情形

1. 国家建立突发事件应急报告制度　国务院卫生行政主管部门制定突发事件应急报告规范，建立重大、紧急疫情信息报告系统。

2. 突发事件的报告情形和报告时限要求　突发事件监测机构、医疗卫生机构和有关单位发现有下列情形之一的，应当在 2 小时内向所在地县级人民政府卫生行政主管部门报告；接到报告的卫生行政主管部门应当在 2 小时内向本级人民政府报告，并同时向上级人民政府卫生行政主管部门和国务院卫生行政主管部门报告；县级人民政府应当在接到报告后 2 小时内向设区的市级人民政府或者上一级人民政府报告；设区的市级人民政府应当在接到报告后 2 小时内向省、自治区、直辖市人民政府报告；省、自治区、直辖市人民政府应当在接到报告 1 小时内，向国务院卫生行政主管部门报告：

（1）发生或者可能发生传染病暴发、流行的；

（2）发生或者发现不明原因的群体性疾病的；

（3）发生传染病菌种、毒种丢失的；

（4）发生或者可能发生重大食物和职业中毒事件的。

国务院卫生行政主管部门对可能造成重大社会影响的突发事件，应当立即向国务院报告。

任何单位和个人对突发事件不得隐瞒、缓报、谎报或者授意他人隐瞒、缓报、谎报。

◎ 要点二　突发公共卫生事件的信息发布

国家建立突发事件的信息发布制度。国务院卫生行政主管部门负责向社会发布突发事件的信息。必要时，可以授权省、自治区、直辖市人民政府卫生行政主管部门向社会发布本行政区域内突发事件的信息。

信息发布应当及时、准确、全面。

细目四　突发公共卫生事件的应急处理

◎ 要点一　应急预案的启动

突发事件发生后，卫生行政主管部门应当组织专家对突发事件进行综合评估，初步判断突发事件的类型，提出是否启动突发事件应急预案的建议。在全国范围内或者跨省、自治区、直辖市范围内启动全国突发事件应急预案，由国务院卫生行政主管部门报国务院批准后实施。省、自治区、直辖市启动突发事件应急预案，由省、自治区、直辖市人民政府决定，并向国务院报告。

◎ 要点二　应急预案的实施

1. 医疗卫生机构、监测机构和科学研究机构，应当服从突发事件应急处理指挥部的统一指挥，相互配合、协作，集中力量开展相关的科学研究工作。

2. 根据突发事件应急处理的需要，突发事件应急处理指挥部有权紧急调集人员、储备的物资、交通工具以及相关设施、设备；必要时，对人员进行疏散或者隔离，并可以依法对传染病疫区实行封锁。

3. 参加突发事件应急处理的工作人员，应当按照预案的规定，采取卫生防护措施，并在专业人员的指导下进行工作。

4. 医疗卫生机构应采取的措施

医疗卫生机构应当对因突发事件致病的人员提供医疗救护和现场救援，对就诊病人必须接诊治疗，并书写详细、完整的病历记录；对需要转送的病人，应当按照规定将病人及其病历记录的复印件转送至接诊的或者指定的医疗机构。

医疗卫生机构内应当采取卫生防护措施，防

止交叉感染和污染。

医疗卫生机构应当对传染病病人密切接触者采取医学观察措施。

医疗机构收治传染病病人、疑似传染病病人，应当依法报告所在地的疾病预防控制机构。

5. 有关部门、医疗卫生机构应当对传染病做到早发现、早报告、早隔离、早治疗，切断传播途径，防止扩散。

6. 在突发事件中需要接受隔离治疗、医学观察措施的病人、疑似病人和传染病病人密切接触者在卫生行政主管部门或者有关机构采取医学措施时应当予以配合；拒绝配合的，由公安机关依法协助强制执行。

细目五 《突发公共卫生事件应急条例》规定的法律责任

◎ 要点一 医疗机构违反《突发公共卫生事件应急条例》规定应追究的法律责任

医疗卫生机构有下列行为之一的，由卫生行政主管部门责令改正、通报批评、给予警告；情节严重的，吊销《医疗机构执业许可证》；对主要负责人、负有责任的主管人员和其他直接责任人员依法给予降级或者撤职的纪律处分；造成传染病传播、流行或者对社会公众健康造成其他严重危害后果，构成犯罪的，依法追究刑事责任：

1. 未依照本条例的规定履行报告职责，隐

瞒、缓报或者谎报的；

2. 未依照本条例的规定及时采取控制措施的；

3. 未依照本条例的规定履行突发事件监测职责的；

4. 拒绝接诊病人的；

5. 拒不服从突发事件应急处理指挥部调度的。

◎ 要点二 在突发事件处理工作中有关单位和个人未履行职责应承担的法律责任

在突发事件应急处理工作中，有关单位和个人未依照本条例的规定履行报告职责，隐瞒、缓报或者谎报，阻碍突发事件应急处理工作人员执行职务，拒绝国务院卫生行政主管部门或者其他有关部门指定的专业技术机构进入突发事件现场，或者不配合调查、采样、技术分析和检验的，对有关责任人员依法给予行政处分或者纪律处分；触犯《中华人民共和国治安管理处罚条例》，构成违反治安管理行为的，由公安机关依法予以处罚；构成犯罪的，依法追究刑事责任。

◎ 要点三 在突发事件发生期间扰乱公共秩序应追究的法律责任

在突发事件发生期间，散布谣言、哄抬物价、欺骗消费者，扰乱社会秩序、市场秩序的，由公安机关或者工商行政管理部门依法给予行政处罚；构成犯罪的，依法追究刑事责任。

第七单元 《医疗纠纷预防和处理条例》

细目一 概述

◎ 要点一 医疗纠纷的概念

本条例所称医疗纠纷，是指医患双方因诊疗

活动引发的争议。

◎ 要点二 医疗纠纷的处理原则

处理医疗纠纷，应当遵循公平、公正、及时的原则，实事求是，依法处理。

◎ **要点三　医疗纠纷的合作共治中的部门责任**

县级以上人民政府应当加强对医疗纠纷预防和处理工作的领导、协调，将其纳入社会治安综合治理体系，建立部门分工协作机制，督促部门依法履行职责。

卫生主管部门负责指导、监督医疗机构做好医疗纠纷的预防和处理工作，引导医患双方依法解决医疗纠纷。

司法行政部门负责指导医疗纠纷人民调解工作。

公安机关依法维护医疗机构治安秩序，查处、打击侵害患者和医务人员合法权益以及扰乱医疗秩序等违法犯罪行为。

财政、民政、保险监督管理等部门和机构按照各自职责做好医疗纠纷预防和处理的有关工作。

细目二　医疗纠纷的预防

◎ **要点一　预防医疗纠纷的原则**

国家建立医疗质量安全管理体系，深化医药卫生体制改革，规范诊疗活动，改善医疗服务，提高医疗质量，预防、减少医疗纠纷。在诊疗活动中，医患双方应当互相尊重，维护自身权益，应当遵守有关法律、法规的规定。

医疗机构及其医务人员在诊疗活动中应当以患者为中心，加强人文关怀，严格遵守医疗卫生法律、法规、规章和诊疗相关规范、常规，恪守职业道德。

◎ **要点二　医疗机构的职责**

医疗机构应当对其医务人员进行医疗卫生法律、法规、规章和诊疗相关规范、常规的培训，并加强职业道德教育。

医疗机构应当加强医疗风险管理，完善医疗风险的识别、评估和防控措施，定期检查措施落实情况，及时消除隐患。

医疗机构应当制定并实施医疗质量安全管理制度，设置医疗服务质量监控部门或者配备专（兼）职人员，加强对诊断、治疗、护理、药事、检查等工作的规范化管理，优化服务流程，提高服务水平。

医疗机构应当按照国务院卫生主管部门制定的医疗技术临床应用管理规定，开展与其技术能力相适应的医疗技术服务，保障临床应用安全，降低医疗风险；采用医疗新技术的，应当开展技术评估和伦理审查，确保安全有效、符合伦理。开展手术、特殊检查、特殊治疗等具有较高医疗风险的诊疗活动，医疗机构应当提前预备应对方案，主动防范突发风险。

医疗机构应当依照有关法律、法规的规定，严格执行药品、医疗器械、消毒药剂、血液等的进货查验、保管等制度。禁止使用无合格证明文件、过期等不合格的药品、医疗器械、消毒药剂、血液等。

医疗机构应当建立健全医患沟通机制，对患者在诊疗过程中提出的咨询、意见和建议，应当耐心解释、说明，并按照规定进行处理；对患者就诊疗行为提出的疑问，应当及时予以核实、自查，并指定有关人员与患者或者其近亲属沟通，如实说明情况。

医疗机构应当建立健全投诉接待制度，设置统一的投诉管理部门或者配备专（兼）职人员，在医疗机构显著位置公布医疗纠纷解决途径、程序和联系方式等，方便患者投诉或者咨询。

◎ **要点三　医务人员的责任**

医务人员在诊疗活动中应当向患者说明病情和医疗措施。需要实施手术，或者开展临床试验等存在一定危险性、可能产生不良后果的特殊检查、特殊治疗的，医务人员应当及时向患者说明医疗风险、替代医疗方案等情况，并取得其书面同意；在患者处于昏迷等无法自主作出决定的状态或者病情不宜向患者说明等情形下，应当向患者的近亲属说明，并取得其书面同意。紧急情况下不能取得患者或者其近亲属意见的，经医疗机构负责人或者授权的负责人批准，可以立即实施

相应的医疗措施。

医疗机构及其医务人员应当按照国务院卫生主管部门的规定，填写并妥善保管病历资料。因紧急抢救未能及时填写病历的，医务人员应当在抢救结束后6小时内据实补记，并加以注明。任何单位和个人不得篡改、伪造、隐匿、毁灭或者抢夺病历资料。

◎ 要点四 患者的权利与义务

患者有权查阅、复制其门诊病历、住院志、体温单、医嘱单、化验单（检验报告）、医学影像检查资料、特殊检查同意书、手术同意书、手术及麻醉记录、病理资料、护理记录、医疗费用以及国务院卫生主管部门规定的其他属于病历的全部资料。

患者要求复制病历资料的，医疗机构应当提供复制服务，并在复制的病历资料上加盖证明印记。复制病历资料时，应当有患者或者其近亲属在场。医疗机构应患者的要求为其复制病历资料，可以收取工本费，收费标准应当公开。

患者死亡的，其近亲属可以依照规定，查阅、复制病历资料。

患者应当遵守医疗秩序和医疗机构有关就诊、治疗、检查的规定，如实提供与病情有关的信息，配合医务人员开展诊疗活动。

细目三 医疗纠纷的处理

◎ 要点一 医疗纠纷的处理途径

发生医疗纠纷，医患双方可以通过下列途径解决：

1. 双方自愿协商；
2. 申请人民调解；
3. 申请行政调解；
4. 向人民法院提起诉讼；
5. 法律、法规规定的其他途径。

◎ 要点二 医疗纠纷中患者的权利

发生医疗纠纷，医疗机构应当告知患者或者其近亲属下列事项：

1. 解决医疗纠纷的合法途径；
2. 有关病历资料、现场实物封存和启封的规定；
3. 有关病历资料查阅、复制的规定。

患者死亡的，还应当告知其近亲属有关尸检的规定。

◎ 要点三 病历资料、现场实物等的封存与处理

发生医疗纠纷需要封存、启封病历资料的，应当在医患双方在场的情况下进行。封存的病历资料可以是原件，也可以是复制件，由医疗机构保管。病历尚未完成需要封存的，对已完成病历先行封存；病历按照规定完成后，再对后续完成部分进行封存。医疗机构应当对封存的病历开列封存清单，由医患双方签字或者盖章，各执一份。病历资料封存后医疗纠纷已经解决，或者患者在病历资料封存满3年未再提出解决医疗纠纷要求的，医疗机构可以自行启封。

疑似输液、输血、注射、用药等引起不良后果的，医患双方应当共同对现场实物进行封存、启封，封存的现场实物由医疗机构保管。需要检验的，应当由双方共同委托依法具有检验资格的检验机构进行检验；双方无法共同委托的，由医疗机构所在地县级人民政府卫生主管部门指定。疑似输血引起不良后果，需要对血液进行封存保留的，医疗机构应当通知提供该血液的血站派员到场。现场实物封存后医疗纠纷已经解决，或者患者在现场实物封存满3年未再提出解决医疗纠纷要求的，医疗机构可以自行启封。

患者死亡，医患双方对死因有异议的，应当在患者死亡后48小时内进行尸检；具备尸体冻存条件的，可以延长至7日。尸检应当经死者近亲属同意并签字，拒绝签字的，视为死者近亲属不同意进行尸检。不同意或者拖延尸检，超过规定时间，影响对死因判定的，由不同意或者拖延的一方承担责任。尸检应当由按照国家有关规定取得相应资格的机构和专业技术人员进行。医患双方可以委派代表观察尸检过程。

◎ 要点四　医疗纠纷的人民调解

申请医疗纠纷人民调解的，由医患双方共同向医疗纠纷人民调解委员会提出申请；一方申请调解的，医疗纠纷人民调解委员会在征得另一方同意后进行调解。申请人可以以书面或者口头形式申请调解。书面申请的，申请书应当载明申请人的基本情况、申请调解的争议事项和理由等；口头申请的，医疗纠纷人民调解员应当当场记录申请人的基本情况、申请调解的争议事项和理由等，并经申请人签字确认。

医疗纠纷人民调解委员会获悉医疗机构内发生重大医疗纠纷，可以主动开展工作，引导医患双方申请调解。医疗纠纷人民调解委员会调解医疗纠纷，不得收取费用。

当事人已经向人民法院提起诉讼并且已被受理，或者已经申请卫生主管部门调解并且已被受理的，医疗纠纷人民调解委员会不予受理；已经受理的，终止调解。

医疗纠纷人民调解委员会应当自受理之日起30个工作日内完成调解。需要鉴定的，鉴定时间不计入调解期限。因特殊情况需要延长调解期限的，医疗纠纷人民调解委员会和医患双方可以约定延长调解期限。超过调解期限未达成调解协议的，视为调解不成。

医患双方经人民调解达成一致的，医疗纠纷人民调解委员会应当制作调解协议书。调解协议书经医患双方签字或者盖章，人民调解员签字并加盖医疗纠纷人民调解委员会印章后生效。达成调解协议的，医疗纠纷人民调解委员会应当告知医患双方可以依法向人民法院申请司法确认。

◎ 要点五　医疗损害鉴定

医疗纠纷人民调解委员会、卫生主管部门调解医疗纠纷，需要进行医疗损害鉴定以明确责任的，由医患双方共同委托医学会或者司法鉴定机构进行鉴定，也可以经医患双方同意，由医疗纠纷人民调解委员会、卫生主管部门委托鉴定。

医学会或者司法鉴定机构接受委托从事医疗损害鉴定，应当由鉴定事项所涉专业的临床医学、法医学等专业人员进行鉴定；医学会或者司法鉴定机构没有相关专业人员的，应当从规定的医疗损害鉴定专家库中抽取相关专业专家进行鉴定。

医疗损害鉴定专家库由设区的市级以上人民政府卫生、司法行政部门共同设立。专家库应当包含医学、法学、法医学等领域的专家。

鉴定费预先向医患双方收取，最终按照责任比例承担。

医学会或者司法鉴定机构开展医疗损害鉴定，应当执行规定的标准和程序，尊重科学，恪守职业道德，对出具的医疗损害鉴定意见负责，不得出具虚假鉴定意见。

◎ 要点六　医疗纠纷的行政调解

医患双方申请医疗纠纷行政调解的，应当参照人民调解的规定向医疗纠纷发生地县级人民政府卫生主管部门提出申请。

卫生主管部门应当自收到申请之日起5个工作日内作出是否受理的决定。当事人已经向人民法院提起诉讼并且已被受理的，或者已经申请医疗纠纷人民调解委员会调解并且已被受理的，卫生主管部门不予受理；已经受理的，终止调解。

卫生主管部门应当自受理之日起30个工作日内完成调解。需要鉴定的，鉴定时间不计入调解期限。超过调解期限未达成调解协议的，视为调解不成。

医患双方经卫生主管部门调解达成一致的，应当签署调解协议书。

细目四　法律责任

◎ 要点一　医疗机构的法律责任

医疗机构篡改、伪造、隐匿、毁灭病历资料的，对直接负责的主管人员和其他直接责任人员，由县级以上人民政府卫生主管部门给予或者责令给予降低岗位等级或者撤职的处分，对有关医务人员责令暂停6个月以上1年以下执业活动；造成严重后果的，对直接负责的主管人员和其他直接责任人员给予或者责令给予开除的处分，对有关医务人员由原发证部门吊销执业证书；构成犯罪的，依法追究刑事责任。

医疗机构及其医务人员有下列情形之一的，由县级以上人民政府卫生主管部门责令改正，给予警告，并处 1 万元以上 5 万元以下罚款；情节严重的，对直接负责的主管人员和其他直接责任人员给予或者责令给予降低岗位等级或者撤职的处分，对有关医务人员可以责令暂停 1 个月以上 6 个月以下执业活动；构成犯罪的，依法追究刑事责任：

1. 未按规定制定和实施医疗质量安全管理制度；

2. 未按规定告知患者病情、医疗措施、医疗风险、替代医疗方案等；

3. 开展具有较高医疗风险的诊疗活动，未提前预备应对方案防范突发风险；

4. 未按规定填写、保管病历资料，或者未按规定补记抢救病历；

5. 拒绝为患者提供查阅、复制病历资料服务；

6. 未建立投诉接待制度、设置统一投诉管理部门或者配备专（兼）职人员；

7. 未按规定封存、保管、启封病历资料和现场实物；

8. 未按规定向卫生主管部门报告重大医疗纠纷；

9. 其他未履行本条例规定义务的情形。

要点二　医务人员的法律责任

参见"要点一　医疗机构的法律责任"。

要点三　鉴定机构、尸检机构的法律责任

医学会、司法鉴定机构出具虚假医疗损害鉴定意见的，由县级以上人民政府卫生、司法行政部门依据职责没收违法所得，并处 5 万元以上 10 万元以下罚款，对该医学会、司法鉴定机构和有关鉴定人员责令暂停 3 个月以上 1 年以下医疗损害鉴定业务，对直接负责的主管人员和其他直接责任人员给予或者责令给予降低岗位等级或者撤职的处分；情节严重的，该医学会、司法鉴定机构和有关鉴定人员 5 年内不得从事医疗损害鉴定业务或者撤销登记，对直接负责的主管人员和其他直接责任人员给予或者责令给予开除的处分；构成犯罪的，依法追究刑事责任。

尸检机构出具虚假尸检报告的，由县级以上人民政府卫生、司法行政部门依据职责没收违法所得，并处 5 万元以上 10 万元以下罚款，对该尸检机构和有关尸检专业技术人员责令暂停 3 个月以上 1 年以下尸检业务，对直接负责的主管人员和其他直接责任人员给予或者责令给予降低岗位等级或者撤职的处分；情节严重的，撤销该尸检机构和有关尸检专业技术人员的尸检资格，对直接负责的主管人员和其他直接责任人员给予或者责令给予开除的处分；构成犯罪的，依法追究刑事责任。

要点四　医疗纠纷人民调解员的法律责任

医疗纠纷人民调解员有下列行为之一的，由医疗纠纷人民调解委员会给予批评教育、责令改正；情节严重的，依法予以解聘：

1. 偏袒一方当事人；

2. 侮辱当事人；

3. 索取、收受财物或者牟取其他不正当利益；

4. 泄露医患双方个人隐私等事项。

要点五　卫生行政机关及人员的法律责任

县级以上人民政府卫生主管部门和其他有关部门及其工作人员在医疗纠纷预防和处理工作中，不履行职责或者滥用职权、玩忽职守、徇私舞弊的，由上级人民政府卫生等有关部门或者监察机关责令改正；依法对直接负责的主管人员和其他直接责任人员给予处分；构成犯罪的，依法追究刑事责任。

第八单元 《中华人民共和国中医药法》

细目一 概 述

◎ 要点一 《中医药法》制定目的、适用范围

1. 制定目的 继承和弘扬中医药,保障和促进中医药事业发展,保护人民健康。

2. 适用范围 适用的对象范围:本法所称中医药,是包括汉族和少数民族医药在内的我国各民族医药的统称,是反映中华民族对生命、健康和疾病的认识,具有悠久历史传统和独特理论及技术方法的医药学体系。适用的时间范围:自2017年7月1日起施行。

◎ 要点二 发展中医药事业的原则、方针

中医药事业是我国医药卫生事业的重要组成部分。国家大力发展中医药事业,实行中西医并重的方针,建立符合中医药特点的管理制度,充分发挥中医药在我国医药卫生事业中的作用。

特别强调发展中医药事业应当遵循中医药发展规律,坚持继承和创新相结合,保持和发挥中医药特色和优势,运用现代科学技术,促进中医药理论和实践的发展。鼓励中医、西医相互学习,相互补充,协调发展,发挥各自优势,促进中西医结合。

细目二 中医药服务

◎ 要点一 中医药服务体系和能力建设

县级以上人民政府应当将中医医疗机构建设纳入医疗机构设置规划,举办规模适宜的中医医疗机构,扶持有中医药特色和优势的医疗机构发展。合并、撤销政府举办的中医医疗机构或者改变其中医医疗性质,应当征求上一级人民政府中医药主管部门的意见。

政府举办的综合医院、妇幼保健机构和有条件的专科医院、社区卫生服务中心、乡镇卫生院,应当设置中医药科室。

县级以上人民政府应当采取措施,增强社区卫生服务站和村卫生室提供中医药服务的能力。

国家支持社会力量举办中医医疗机构。社会力量举办的中医医疗机构在准入、执业、基本医疗保险、科研教学、医务人员职称评定等方面享有与政府举办的中医医疗机构同等的权利。

◎ 要点二 中医诊所、中医医师的准入管理制度

举办中医医疗机构应当按照国家有关医疗机构管理的规定办理审批手续,并遵守医疗机构管理的有关规定。

举办中医诊所的,将诊所的名称、地址、诊疗范围、人员配备情况等报所在地县级人民政府中医药主管部门备案后即可开展执业活动。中医诊所应当将本诊所的诊疗范围、中医医师的姓名及其执业范围在诊所的明显位置公示,不得超出备案范围开展医疗活动。

从事中医医疗活动的人员应当依照规定,通过中医医师资格考试取得中医医师资格,并进行执业注册。中医医师资格考试的内容应当体现中医药特点。

以师承方式学习中医或者经多年实践,医术确有专长的人员,由至少两名中医医师推荐,经省、自治区、直辖市人民政府中医药主管部门组织实践技能和效果考核合格后,即可取得中医医师资格;按照考核内容进行执业注册后,即可在注册的执业范围内,以个人开业的方式或者在医疗机构内从事中医医疗活动。国务院中医药主管部门应当根据中医药技术方法的安全风险拟订本款规定人员的分类考核办法,报国务院卫生行政部门审核、发布。

◎ 要点三　保持中医药服务的特色

开展中医药服务，应当以中医药理论为指导，运用中医药技术方法，并符合国务院中医药主管部门制定的中医药服务基本要求。

中医医疗机构配备医务人员应当以中医药专业技术人员为主，主要提供中医药服务；经考试取得医师资格的中医医师按照国家有关规定，经培训、考核合格后，可以在执业活动中采用与其专业相关的现代科学技术方法。在医疗活动中采用现代科学技术方法的，应当有利于保持和发挥中医药特色和优势。

社区卫生服务中心、乡镇卫生院、社区卫生服务站以及有条件的村卫生室应当合理配备中医药专业技术人员，并运用和推广适宜的中医药技术方法。

◎ 要点四　中医药服务的政策支持、保障

县级以上人民政府应当发展中医药预防、保健服务，并按照国家有关规定将其纳入基本公共卫生服务项目统筹实施。

县级以上人民政府应当发挥中医药在突发公共卫生事件应急工作中的作用，加强中医药应急物资、设备、设施、技术与人才资源储备。

医疗卫生机构应当在疾病预防与控制中积极运用中医药理论和技术方法。

◎ 要点五　中医医疗广告管理

医疗机构发布中医医疗广告，应当经所在地省、自治区、直辖市人民政府中医药主管部门审查批准；未经审查批准，不得发布。发布的中医医疗广告内容应当与经审查批准的内容相符合，并符合《中华人民共和国广告法》的有关规定。

◎ 要点六　中医药服务的监督

县级以上人民政府中医药主管部门应当加强对中医药服务的监督检查，并将下列事项作为监督检查的重点：

1. 中医医疗机构、中医医师是否超出规定的范围开展医疗活动；

2. 开展中医药服务是否符合国务院中医药主管部门制定的中医药服务基本要求；

3. 中医医疗广告发布行为是否符合本法的规定。

中医药主管部门依法开展监督检查，有关单位和个人应当予以配合，不得拒绝或者阻挠。

细目三　中药保护与发展

◎ 要点一　中药材质量管理制度

国家制定中药材种植养殖、采集、贮存和初加工的技术规范、标准，加强对中药材生产流通全过程的质量监督管理，保障中药材质量安全。

国家鼓励发展中药材规范化种植养殖，严格管理农药、肥料等农业投入品的使用，禁止在中药材种植过程中使用剧毒、高毒农药，支持中药材良种繁育，提高中药材质量。

国家建立道地中药材评价体系，支持道地中药材品种选育，扶持道地中药材生产基地建设，加强道地中药材生产基地生态环境保护，鼓励采取地理标志产品保护等措施保护道地中药材。

国务院药品监督管理部门应当组织并加强对中药材质量的监测，定期向社会公布监测结果。国务院有关部门应当协助做好中药材质量监测有关工作。

采集、贮存中药材以及对中药材进行初加工，应当符合国家有关技术规范、标准和管理规定。

国家鼓励发展中药材现代流通体系，提高中药材包装、仓储等技术水平，建立中药材流通追溯体系。药品生产企业购进中药材应当建立进货查验记录制度。中药材经营者应当建立进货查验和购销记录制度，并标明中药材产地。

◎ 要点二　中药饮片管理制度

国家保护中药饮片传统炮制技术和工艺，支持应用传统工艺炮制中药饮片，鼓励运用现代科学技术开展中药饮片炮制技术研究。

对市场上没有供应的中药饮片，医疗机构可以根据本医疗机构医师处方的需要，在本医疗机

构内炮制、使用。医疗机构应当遵守中药饮片炮制的有关规定，对其炮制的中药饮片的质量负责，保证药品安全。医疗机构炮制中药饮片，应当向所在地设区的市级人民政府药品监督管理部门备案。

根据临床用药需要，医疗机构可以凭本医疗机构医师的处方对中药饮片进行再加工。

◎ 要点三　促进中药制剂发展管理制度

生产符合国家规定条件的来源于古代经典名方的中药复方制剂，在申请药品批准文号时，可以仅提供非临床安全性研究资料。具体管理办法由国务院药品监督管理部门会同中医药主管部门制定。古代经典名方，是指至今仍广泛应用、疗效确切、具有明显特色与优势的古代中医典籍所记载的方剂。具体目录由国务院中医药主管部门会同药品监督管理部门制定。

国家鼓励医疗机构根据本医疗机构临床用药需要配制和使用中药制剂，支持应用传统工艺配制中药制剂，支持以中药制剂为基础研制中药新药。

医疗机构配制中药制剂，应当依照《中华人民共和国药品管理法》的规定取得医疗机构制剂许可证，或者委托取得药品生产许可证的药品生产企业、取得医疗机构制剂许可证的其他医疗机构配制中药制剂。委托配制中药制剂，应当向委托方所在地省、自治区、直辖市人民政府药品监督管理部门备案。医疗机构对其配制的中药制剂的质量负责；委托配制中药制剂的，委托方和受托方对所配制的中药制剂的质量分别承担相应责任。

医疗机构配制的中药制剂品种，应当依法取得制剂批准文号。但是，仅应用传统工艺配制的中药制剂品种，向医疗机构所在地省、自治区、直辖市人民政府药品监督管理部门备案后即可配制，不需要取得制剂批准文号。

细目四　中医药人才培养与科学研究、中医药传承与文化传播

◎ 要点一　完善学历教育

国家完善中医药学校教育体系，支持专门实施中医药教育的高等学校、中等职业学校和其他教育机构的发展。中医药学校教育的培养目标、修业年限、教学形式、教学内容、教学评价及学术水平评价标准等，应当体现中医药学科特色，符合中医药学科发展规律。

◎ 要点二　增强人才培养的针对性

中医药教育应当遵循中医药人才成长规律，以中医药内容为主，体现中医药文化特色，注重中医药经典理论和中医药临床实践、现代教育方式和传统教育方式相结合。

◎ 要点三　鼓励中医药师承教育

国家发展中医药师承教育，支持有丰富临床经验和技术专长的中医医师、中药专业技术人员在执业、业务活动中带徒授业，传授中医药理论和技术方法，培养中医药专业技术人员。

◎ 要点四　鼓励中医药科学研究

国家鼓励科研机构、高等学校、医疗机构和药品生产企业等，运用现代科学技术和传统中医药研究方法，开展中医药科学研究，加强中西医结合研究，促进中医药理论和技术方法的继承和创新。

国家采取措施支持对中医药古籍文献、著名中医药专家的学术思想和诊疗经验以及民间中医药技术方法的整理、研究和利用。国家鼓励组织和个人捐献有科学研究和临床应用价值的中医药文献、秘方、验方、诊疗方法和技术。

国家采取措施，加强对中医药基础理论和辨证论治方法，常见病、多发病、慢性病和重大疑难疾病、重大传染病的中医药防治，以及其他对中医药理论和实践发展有重大促进作用的项目的科学研究。

◎ 要点五　中医药传承

对具有重要学术价值的中医药理论和技术方法，省级以上人民政府中医药主管部门应当组织遴选本行政区域内的中医药学术传承项目和传承人，并为传承活动提供必要的条件。传承人应当开展传承活动，培养后继人才，收集整理并妥善保存相关的学术资料。属于非物质文化遗产代表性项目的，依照《中华人民共和国非物质文化遗产法》的有关规定开展传承活动。

国家建立中医药传统知识保护数据库、保护名录和保护制度。中医药传统知识持有人对其持有的中医药传统知识享有传承使用的权利，对他人获取、利用其持有的中医药传统知识享有知情同意和利益分享等权利。

◎ 要点六　中医药文化传播

县级以上人民政府应当加强中医药文化宣传，普及中医药知识，鼓励组织和个人创作中医药文化和科普作品。

开展中医药文化宣传和知识普及活动，应当遵守国家有关规定。任何组织或者个人不得对中医药作虚假、夸大宣传，不得冒用中医药名义牟取不正当利益。

广播、电视、报刊、互联网等媒体开展中医药知识宣传，应当聘请中医药专业技术人员进行。

细目五　保障措施与法律责任

◎ 要点一　中医药事业发展的政策支持与条件保障

县级以上人民政府应当为中医药事业发展提供政策支持和条件保障，将中医药事业发展经费纳入本级财政预算。

县级以上人民政府及其有关部门制定基本医疗保险支付政策、药物政策等医药卫生政策，应当有中医药主管部门参加，注重发挥中医药的优势，支持提供和利用中医药服务。

县级以上人民政府及其有关部门应当按照法定价格管理权限，合理确定中医医疗服务的收费项目和标准，体现中医医疗服务成本和专业技术价值。

县级以上地方人民政府有关部门应当按照国家规定，将符合条件的中医医疗机构纳入基本医疗保险定点医疗机构范围，将符合条件的中医诊疗项目、中药饮片、中成药和医疗机构中药制剂纳入基本医疗保险基金支付范围。

◎ 要点二　中医药标准体系

国家加强中医药标准体系建设，根据中医药特点对需要统一的技术要求制定标准并及时修订。中医药国家标准、行业标准由国务院有关部门依据职责制定或者修订，并在其网站上公布，供公众免费查阅。

国家推动建立中医药国际标准体系。

◎ 要点三　中医药行政部门的法律责任

县级以上人民政府中医药主管部门及其他有关部门未履行本法规定的职责的，由本级人民政府或者上级人民政府有关部门责令改正；情节严重的，对直接负责的主管人员和其他直接责任人员，依法给予处分。

◎ 要点四　中医医疗机构的法律责任

违反本法规定，中医诊所超出备案范围开展医疗活动的，由所在地县级人民政府中医药主管部门责令改正，没收违法所得，并处一万元以上三万元以下罚款；情节严重的，责令停止执业活动。

中医诊所被责令停止执业活动的，其直接负责的主管人员自处罚决定作出之日起五年内不得在医疗机构内从事管理工作。医疗机构聘用上述不得从事管理工作的人员从事管理工作的，由原发证部门吊销执业许可证或者由原备案部门责令停止执业活动。

◎ 要点五　中医医师（考核取得）的法律责任

违反本法规定，经考核取得医师资格的中医医师超出注册的执业范围从事医疗活动的，由县级以上人民政府中医药主管部门责令暂停六个月以上一年以下执业活动，并处一万元以上三万元 以下罚款；情节严重的，吊销执业证书。

第九单元 《医疗机构从业人员行为规范》

◎ **要点一 总则**

第一条 为规范医疗机构从业人员行为，根据医疗卫生有关法律法规、规章制度，结合医疗机构实际，制定本规范。

第二条 本规范适用于各级各类医疗机构内所有从业人员，包括：

（一）管理人员。指在医疗机构及其内设各部门、科室从事计划、组织、协调、控制、决策等管理工作的人员。

（二）医师。指依法取得执业医师资格或执业助理医师资格，经注册在医疗机构从事医疗、预防、保健及临床、科研、教学等工作的人员。

（三）护士。指经执业注册取得护士执业证书，依法在医疗机构从事护理工作的人员。

（四）医技人员。指医疗技术人员，主要包括医疗机构内各种检验检查科室技术人员、口腔技师、康复理疗师、医学物理工程师和医疗器械检验、维护人员等。

（五）药学技术人员。指依法取得药学专业技术职称，在医疗机构从事药学工作的药师及技术人员。

（六）其他人员。指除以上五类人员外，在医疗机构从业的其他人员，主要包括物资、总务、设备、信息、统计、财务、基本建设、后勤等部门工作人员。

第三条 医疗机构从业人员，既要遵守本文件所列基本行为规范，又要遵守与职业相对应的分类行为规范。

◎ **要点二 医疗机构从业人员基本行为规范**

第四条 以人为本，践行宗旨。坚持救死扶伤、防病治病的宗旨，以病人为中心，全心全意为人民健康服务。

第五条 遵纪守法，依法执业。自觉遵守国家法律法规，遵守医疗卫生行业规章和纪律，严格执行所在医疗机构各项制度规定。

第六条 尊重患者，关爱生命。遵守医学伦理道德，尊重患者的知情同意权和隐私权，为患者保守医疗秘密，维护患者合法权益；尊重患者被救治的权利，不因种族、宗教、地域、贫富、地位、残疾、疾病等歧视患者。

第七条 优质服务，医患和谐。言语文明，举止端庄，认真践行医疗服务承诺，加强与患者的交流与沟通，自觉维护行业形象。

第八条 廉洁自律，恪守医德。弘扬高尚医德，严格自律，不索取和非法收受患者财物，不利用执业之便谋取不正当利益；不收受医疗器械、药品、试剂等生产、销售企业或人员以各种名义、形式给予的回扣、提成，不参与其提供的各类娱乐活动；不违规参与医疗广告宣传和药品医疗器械促销，不倒卖号源。

第九条 严谨求实，精益求精。热爱学习，钻研业务，努力提高专业素养，抵制学术不端行为。

第十条 爱岗敬业，团结协作。忠诚职业，尽职尽责，正确处理同行同事间关系，互相尊重，互相配合，和谐共事。

第十一条 乐于奉献，热心公益。积极参加上级安排的指令性医疗任务和社会公益性的扶贫、义诊、助残、支农、援外等活动，主动开展公众健康教育。

◎ **要点三 管理人员行为规范**

第十二条 牢固树立科学的发展观和正确的业绩观，坚持医疗机构的社会公益性，加强制度建设和文化建设，与时俱进，创新进取，努力提升医疗质量、保障医疗安全、提高服务水平。

第十三条　认真履行管理职责，努力提高管理能力，依法承担管理责任，不断改进工作作风，切实服务临床一线。

第十四条　坚持依法、科学、民主决策，正确行使权力，遵守决策程序，推进院务公开，自觉接受监督，尊重员工民主权利。

第十五条　遵循公平、公正、公开原则，严格人事招录、评审、聘任制度，不在人事工作中谋取不正当利益。

第十六条　严格落实医疗机构各项内控制度，加强财物管理，合理调配资源，遵守国家采购政策，不违反规定干预和插手药品、医疗器械采购和基本建设等工作。

第十七条　加强医疗质量管理，建立健全医疗风险管理机制。

第十八条　尊重人才，鼓励公平竞争和学术创新，建立完善科学的人员考核、激励、惩戒制度，不从事或包庇学术造假等违规违纪行为。

第十九条　恪尽职守，勤勉高效，严格自律，发挥表率作用。

◎ 要点四　医师行为规范

第二十条　遵循医学科学规律，不断更新医学理念和知识，保证医疗技术应用的科学性、合理性。

第二十一条　规范行医，严格遵循临床诊疗规范和技术操作规范，使用适宜诊疗技术和药物，因病施治，合理医疗，不隐瞒、误导或夸大病情，不过度医疗。

第二十二条　认真执行医疗文书制度，规范书写、妥善保存病历材料，不隐匿、伪造或违规涂改、销毁医学文书及有关资料，不违规签署医学证明文件。

第二十三条　按规定履行医疗事故、传染病疫情和涉嫌伤害事件或非正常死亡报告职责。

第二十四条　认真履行医师职责，强化责任安全意识，积极防范和控制医疗责任差错事件。

第二十五条　开展医疗新技术时，保障患者及家属在充分知情条件下对诊疗决策的决定权，不违规进行试验性医疗。

◎ 要点五　护士行为规范

第二十六条　提高综合素质，尊重关心爱护患者，为患者提供专业医学照顾，注重沟通，体现人文关怀。

第二十七条　全面履行护理职责，正确执行疾病护理常规和临床护理技术规范，严格落实各项规章制度，为患者提供优质的护理服务。

第二十八条　竭诚协助医生诊治，密切观察患者病情。发现患者病情危急，应立即通知医师；在紧急情况下为抢救垂危患者生命，应及时实施必要的紧急救护。

第二十九条　严格执行医嘱，发现医嘱违反法律、法规、规章或者诊疗技术规范，应及时与医师沟通。

第三十条　按照《病历书写基本规范》要求，及时准确、完整规范书写护理病历，认真管理，不伪造、隐匿或违规涂改、销毁护理病历。

◎ 要点六　医技人员行为规范

第三十一条　爱护仪器设备，遵守各类操作规范，发现患者的检查项目不符合医学常规的，应及时与医师沟通。

第三十二条　正确运用医学术语，及时、准确出具检查、检验报告，不谎报数据，不伪造报告。发现检查检验结果达到危急值时，应及时提示医师注意。

第三十三条　指导和帮助患者配合检查，耐心帮助患者查询结果，对接触传染性物质或放射性物质的相关人员，进行告知并给予必要的防护。

第三十四条　合理采集、使用、保护、处置标本，不得违规买卖标本，谋取不正当利益。

◎ 要点七　药学技术人员行为规范

第三十五条　严格执行药品管理法律法规，科学指导用药，保障用药合理、安全。

第三十六条　认真履行处方审核调配职责，坚持查对制度，不得对处方所列药品擅自更改或代用。

第三十七条 配合医师做好患者用药使用禁忌、不良反应、注意事项和使用方法的解释说明，详尽解答用药疑问。

第三十八条 严格执行药品采购、验收、保管、供应等各项制度规定，不得私自销售、使用非正常途径采购的药品。

第三十九条 加强药品不良反应监测，自觉执行药品不良反应报告制度。

◎ **要点八　其他人员行为规范**

第四十条 热爱本职工作，认真履行岗位职责，增强为临床服务的意识，保障医疗机构正常运营。

第四十一条 刻苦学习，钻研技术，熟练掌握本职业务技能，认真执行各项具体工作制度和技术操作常规。

第四十二条 严格执行财务、物资、采购等管理制度，认真做好设备和物资的计划、采购、保管、报废等工作，廉洁奉公，不谋私利。

第四十三条 严格执行医疗废物处理规定，不得随意丢弃、倾倒、堆放、使用、买卖医疗废物。

第四十四条 严格执行信息安全和医疗数据保密制度，不得随意泄露、买卖医学信息。

第四十五条 勤俭节约，爱护公物，保持环境卫生，为患者提供清洁整齐、舒适便捷、秩序良好的就医环境。

◎ **要点九　实施与监督**

第四十六条 医疗机构行政领导班子负责本规范的贯彻实施。主要责任人要以身作则，模范遵守本规范，同时抓好本单位的贯彻实施。

第四十七条 医疗机构相关职能部门协助行政领导班子抓好本规范的落实，纪检监察纠风部门负责对实施情况进行监督检查。

第四十八条 各级卫生行政部门要加强对辖区内各级各类医疗机构及其从业人员贯彻执行本规范的监督检查。

第四十九条 医疗机构及其从业人员实施和执行本规范的情况，应列入医疗机构校验管理和医务人员年度考核、定期考核和医德考评的重要内容，作为医疗机构等级评审、医务人员职称晋升、评先评优的重要依据。

第五十条 医疗机构从业人员违反本规范的，由所在单位视情节轻重，给予批评教育、通报批评、取消当年评优评职资格或缓聘、解职待聘、解聘。其中需要追究党纪、政纪责任的，由有关纪检监察部门按照党纪政纪案件的调查处理程序办理；需要给予行政处罚的，由有关卫生行政部门依法给予警告、暂停执业或吊销执业证书；涉嫌犯罪的，移送司法机关依法处理。

第十单元　《中华人民共和国基本医疗卫生与健康促进法》

细目一　概　述

◎ **要点一　《基本医疗卫生与健康促进法》立法目的、适用范围**

立法目的：为了发展医疗卫生与健康事业，保障公民享有基本医疗卫生服务，提高公民健康水平，推进健康中国建设。

适用范围：从事医疗卫生、健康促进及其监督管理活动，适用本法。本法自 2020 年 6 月 1 日起施行。

◎ **要点二　发展医疗卫生与健康事业的原则、方针**

医疗卫生与健康事业应当坚持以人民为中心，为人民健康服务。医疗卫生事业应当坚持公益性原则。

国家加强医学基础科学研究，鼓励医学科学技术创新，支持临床医学发展，促进医学科技成果的转化和应用，推进医疗卫生与信息技术融合发展，推广医疗卫生适宜技术，提高医疗卫生服务质量。国家发展医学教育，完善适应医疗卫生事业发展需要的医学教育体系，大力培养医疗卫生人才。

国家大力发展中医药事业，坚持中西医并重、传承与创新相结合，发挥中医药在医疗卫生与健康事业中的独特作用。

国家合理规划和配置医疗卫生资源，以基层为重点，采取多种措施优先支持县级以下医疗卫生机构发展，提高其医疗卫生服务能力。

国家加大对医疗卫生与健康事业的财政投入，通过增加转移支付等方式重点扶持革命老区、民族地区、边疆地区和经济欠发达地区发展医疗卫生与健康事业。

国家鼓励和支持公民、法人和其他组织通过依法举办机构和捐赠、资助等方式，参与医疗卫生与健康事业，满足公民多样化、差异化、个性化健康需求。公民、法人和其他组织捐赠财产用于医疗卫生与健康事业的，依法享受税收优惠。

国家鼓励和支持医疗卫生与健康促进领域的对外交流合作。开展医疗卫生与健康促进对外交流合作活动，应当遵守法律、法规，维护国家主权、安全和社会公共利益。

◎ **要点三　尊重、保护公民的健康权**

国家和社会尊重、保护公民的健康权。

国家实施健康中国战略，普及健康生活，优化健康服务，完善健康保障，建设健康环境，发展健康产业，提升公民全生命周期健康水平。国家建立健康教育制度，保障公民获得健康教育的权利，提高公民的健康素养。

国家建立基本医疗卫生制度，建立健全医疗卫生服务体系，保护和实现公民获得基本医疗卫生服务的权利。

细目二　基本医疗卫生服务

◎ **要点一　基本医疗卫生服务的含义和组成**

基本医疗卫生服务，是指维护人体健康所必需、与经济社会发展水平相适应、公民可公平获得的，采用适宜药物、适宜技术、适宜设备提供的疾病预防、诊断、治疗、护理和康复等服务。

基本医疗卫生服务包括基本公共卫生服务和基本医疗服务。基本公共卫生服务由国家免费提供。

◎ **要点二　基本公共卫生服务相关管理制度**

县级以上人民政府通过举办专业公共卫生机构、基层医疗卫生机构和医院，或者从其他医疗卫生机构购买服务的方式提供基本公共卫生服务。

国家建立健全突发事件卫生应急体系，制定和完善应急预案，组织开展突发事件的医疗救治、卫生学调查处置和心理援助等卫生应急工作，有效控制和消除危害。

国家建立传染病防控制度，制定传染病防治规划并组织实施，加强传染病监测预警，坚持预防为主、防治结合，联防联控，群防群控，源头防控，综合治理，阻断传播途径，保护易感人群，降低传染病的危害。任何组织和个人应当接受、配合医疗卫生机构为预防、控制、消除传染病危害依法采取的调查、检验、采集样本、隔离治疗、医学观察等措施。

国家实行预防接种制度，加强免疫规划工作。居民有依法接种免疫规划疫苗的权利和义务。政府向居民免费提供免疫规划疫苗。

国家建立慢性非传染性疾病防控与管理制

度，对慢性非传染性疾病及其致病危险因素开展监测、调查和综合防控干预，及时发现高危人群，为患者和高危人群提供诊疗、早期干预、随访管理和健康教育等服务。

国家加强职业健康保护。县级以上人民政府应当制定职业病防治规划，建立健全职业健康工作机制，加强职业健康监督管理，提高职业病综合防治能力和水平。用人单位应当控制职业病危害因素，采取工程技术、个体防护和健康管理等综合治理措施，改善工作环境和劳动条件。

国家发展妇幼保健事业，建立健全妇幼健康服务体系，为妇女、儿童提供保健及常见病防治服务，保障妇女、儿童健康。国家采取措施，为公民提供婚前保健、孕产期保健等服务，促进生殖健康，预防出生缺陷。

国家发展老年人保健事业。国务院和省、自治区、直辖市人民政府应当将老年人健康管理和常见病预防等纳入基本公共卫生服务项目。

国家发展残疾预防和残疾人康复事业，完善残疾预防和残疾人康复及其保障体系，采取措施为残疾人提供基本康复服务。县级以上人民政府应当优先开展残疾儿童康复工作，实行康复与教育相结合。

国家建立健全院前急救体系，为急危重症患者提供及时、规范、有效的急救服务。卫生健康主管部门、红十字会等有关部门、组织应当积极开展急救培训，普及急救知识，鼓励医疗卫生人员、经过急救培训的人员积极参与公共场所急救服务。公共场所应当按照规定配备必要的急救设备、设施。急救中心（站）不得以未付费为由拒绝或者拖延为急危重症患者提供急救服务。

国家发展精神卫生事业，建设完善精神卫生服务体系，维护和增进公民心理健康，预防、治疗精神障碍。国家采取措施，加强心理健康服务体系和人才队伍建设，促进心理健康教育、心理评估、心理咨询与心理治疗服务的有效衔接，设立为公众提供公益服务的心理援助热线，加强未成年人、残疾人和老年人等重点人群心理健康

服务。

◎ 要点三　基本医疗服务相关管理制度

基本医疗服务主要由政府举办的医疗卫生机构提供。鼓励社会力量举办的医疗卫生机构提供基本医疗服务。

国家推进基本医疗服务实行分级诊疗制度，引导非急诊患者首先到基层医疗卫生机构就诊，实行首诊负责制和转诊审核责任制，逐步建立基层首诊、双向转诊、急慢分治、上下联动的机制，并与基本医疗保险制度相衔接。县级以上地方人民政府根据本行政区域医疗卫生需求，整合区域内政府举办的医疗卫生资源，因地制宜建立医疗联合体等协同联动的医疗服务合作机制。鼓励社会力量举办的医疗卫生机构参与医疗服务合作机制。

国家推进基层医疗卫生机构实行家庭医生签约服务，建立家庭医生服务团队，与居民签订协议，根据居民健康状况和医疗需求提供基本医疗卫生服务。

◎ 要点四　公民接受医疗卫生服务时的权利与义务

公民接受医疗卫生服务，对病情、诊疗方案、医疗风险、医疗费用等事项依法享有知情同意的权利。需要实施手术、特殊检查、特殊治疗的，医疗卫生人员应当及时向患者说明医疗风险、替代医疗方案等情况，并取得其同意；不能或者不宜向患者说明的，应当向患者的近亲属说明，并取得其同意。法律另有规定的，依照其规定。开展药物、医疗器械临床试验和其他医学研究应当遵守医学伦理规范，依法通过伦理审查，取得知情同意。

公民接受医疗卫生服务，应当受到尊重。医疗卫生机构、医疗卫生人员应当关心爱护、平等对待患者，尊重患者人格尊严，保护患者隐私。

公民接受医疗卫生服务，应当遵守诊疗制度和医疗卫生服务秩序，尊重医疗卫生人员。

细目三　医疗卫生机构

◎ 要点一　医疗卫生服务体系

国家建立健全由基层医疗卫生机构、医院、专业公共卫生机构等组成的城乡全覆盖、功能互补、连续协同的医疗卫生服务体系。

国家加强县级医院、乡镇卫生院、村卫生室、社区卫生服务中心（站）和专业公共卫生机构等的建设，建立健全农村医疗卫生服务网络和城市社区卫生服务网络。

◎ 要点二　各类医疗机构提供的主要服务

基层医疗卫生机构主要提供预防、保健、健康教育、疾病管理，为居民建立健康档案，常见病、多发病的诊疗以及部分疾病的康复、护理，接收医院转诊患者，向医院转诊超出自身服务能力的患者等基本医疗卫生服务。

医院主要提供疾病诊治，特别是急危重症和疑难病症的诊疗，突发事件医疗处置和救援以及健康教育等医疗卫生服务，并开展医学教育、医疗卫生人员培训、医学科学研究和对基层医疗卫生机构的业务指导等工作。

专业公共卫生机构主要提供传染病、慢性非传染性疾病、职业病、地方病等疾病预防控制和健康教育、妇幼保健、精神卫生、院前急救、采供血、食品安全风险监测评估、出生缺陷防治等公共卫生服务。

各级各类医疗卫生机构应当分工合作，为公民提供预防、保健、治疗、护理、康复、安宁疗护等全方位全周期的医疗卫生服务。

各级人民政府采取措施支持医疗卫生机构与养老机构、儿童福利机构、社区组织建立协作机制，为老年人、孤残儿童提供安全、便捷的医疗和健康服务。

◎ 要点三　举办医疗机构的条件

举办医疗机构，应当具备下列条件，按照国家有关规定办理审批或者备案手续：

1. 有符合规定的名称、组织机构和场所；
2. 有与其开展的业务相适应的经费、设施、设备和医疗卫生人员；
3. 有相应的规章制度；
4. 能够独立承担民事责任；
5. 法律、行政法规规定的其他条件。

医疗机构依法取得执业许可证。禁止伪造、变造、买卖、出租、出借医疗机构执业许可证。

各级各类医疗卫生机构的具体条件和配置应当符合国务院卫生健康主管部门制定的医疗卫生机构标准。

◎ 要点四　医疗卫生机构的分类管理

国家对医疗卫生机构实行分类管理。

医疗卫生服务体系坚持以非营利性医疗卫生机构为主体、营利性医疗卫生机构为补充。政府举办非营利性医疗卫生机构，在基本医疗卫生事业中发挥主导作用，保障基本医疗卫生服务公平可及。

以政府资金、捐赠资产举办或者参与举办的医疗卫生机构不得设立为营利性医疗卫生机构。

医疗卫生机构不得对外出租、承包医疗科室。非营利性医疗卫生机构不得向出资人、举办者分配或者变相分配收益。

政府举办的医疗卫生机构应当坚持公益性质，所有收支均纳入预算管理，按照医疗卫生服务体系规划合理设置并控制规模。

国家鼓励政府举办的医疗卫生机构与社会力量合作举办非营利性医疗卫生机构。

政府举办的医疗卫生机构不得与其他组织投资设立非独立法人资格的医疗卫生机构，不得与社会资本合作举办营利性医疗卫生机构。

国家采取多种措施，鼓励和引导社会力量依法举办医疗卫生机构，支持和规范社会力量举办的医疗卫生机构与政府举办的医疗卫生机构开展多种类型的医疗业务、学科建设、人才培养等合作。

社会力量举办的医疗卫生机构在基本医疗保险定点、重点专科建设、科研教学、等级评审、特定医疗技术准入、医疗卫生人员职称评定等方面享有与政府举办的医疗卫生机构同等的权利。

社会力量可以选择设立非营利性或者营利性医疗卫生机构。社会力量举办的非营利性医疗卫生机构按照规定享受与政府举办的医疗卫生机构同等的税收、财政补助、用地、用水、用电、用气、用热等政策，并依法接受监督管理。

◎ 要点五　医疗卫生技术临床应用的分类管理

国家对医疗卫生技术的临床应用进行分类管理，对技术难度大、医疗风险高，服务能力、人员专业技术水平要求较高的医疗卫生技术实行严格管理。

医疗卫生机构开展医疗卫生技术临床应用，应当与其功能任务相适应，遵循科学、安全、规范、有效、经济的原则，并符合伦理。

◎ 要点六　发生突发事件时医疗卫生机构和人员管理

发生自然灾害、事故灾难、公共卫生事件和社会安全事件等严重威胁人民群众生命健康的突发事件时，医疗卫生机构、医疗卫生人员应当服从政府部门的调遣，参与卫生应急处置和医疗救治。对致病、致残、死亡的参与人员，按照规定给予工伤或者抚恤、烈士褒扬等相关待遇。

细目四　医疗卫生人员

◎ 要点一　医疗卫生人员培养规划

国家制定医疗卫生人员培养规划，建立适应行业特点和社会需求的医疗卫生人员培养机制和供需平衡机制，完善医学院校教育、毕业后教育和继续教育体系，建立健全住院医师、专科医师

规范化培训制度，建立规模适宜、结构合理、分布均衡的医疗卫生队伍。

国家加强全科医生的培养和使用。全科医生主要提供常见病、多发病的诊疗和转诊、预防、保健、康复，以及慢性病管理、健康管理等服务。

◎ 要点二　医疗卫生人员的执业活动管理

国家对医师、护士等医疗卫生人员依法实行执业注册制度。医疗卫生人员应当依法取得相应的职业资格。

医疗卫生人员应当弘扬敬佑生命、救死扶伤、甘于奉献、大爱无疆的崇高职业精神，遵守行业规范，恪守医德，努力提高专业水平和服务质量。医疗卫生行业组织、医疗卫生机构、医学院校应当加强对医疗卫生人员的医德医风教育。

医疗卫生人员应当遵循医学科学规律，遵守有关临床诊疗技术规范和各项操作规范以及医学伦理规范，使用适宜技术和药物，合理诊疗，因病施治，不得对患者实施过度医疗。

医疗卫生人员不得利用职务之便索要、非法收受财物或者牟取其他不正当利益。

◎ 要点三　医疗卫生人员的人事、薪酬、奖励制度

国家建立健全符合医疗卫生行业特点的人事、薪酬、奖励制度，体现医疗卫生人员职业特点和技术劳动价值。

对从事传染病防治、放射医学和精神卫生工作以及其他在特殊岗位工作的医疗卫生人员，应当按照国家规定给予适当的津贴。津贴标准应当定期调整。

对在医疗卫生与健康事业中做出突出贡献的组织和个人，按照国家规定给予表彰、奖励。

◎ 要点四　医疗卫生人员定期到基层和艰苦边远地区从事医疗卫生工作制度

国家建立医疗卫生人员定期到基层和艰苦边远地区从事医疗卫生工作制度。

国家采取定向免费培养、对口支援、退休返

聘等措施,加强基层和艰苦边远地区医疗卫生队伍建设。

执业医师晋升为副高级技术职称的,应当有累计一年以上在县级以下或者对口支援的医疗卫生机构提供医疗卫生服务的经历。

对在基层和艰苦边远地区工作的医疗卫生人员,在薪酬津贴、职称评定、职业发展、教育培训和表彰奖励等方面实行优惠待遇。

国家加强乡村医疗卫生队伍建设,建立县乡村上下贯通的职业发展机制,完善对乡村医疗卫生人员的服务收入多渠道补助机制和养老政策。

◎ 要点五　医疗卫生人员执业环境保障

全社会应当关心、尊重医疗卫生人员,维护良好安全的医疗卫生服务秩序,共同构建和谐医患关系。

医疗卫生人员的人身安全、人格尊严不受侵犯,其合法权益受法律保护。禁止任何组织或者个人威胁、危害医疗卫生人员人身安全,侵犯医疗卫生人员人格尊严。

国家采取措施,保障医疗卫生人员执业环境。

细目五　药品供应保障

◎ 要点一　国家基本药物制度

国家实施基本药物制度,遴选适当数量的基本药物品种,满足疾病防治基本用药需求。

国家公布基本药物目录,根据药品临床应用实践、药品标准变化、药品新上市情况等,对基本药物目录进行动态调整。

基本药物按照规定优先纳入基本医疗保险药品目录。

国家提高基本药物的供给能力,强化基本药物质量监管,确保基本药物公平可及、合理使用。

◎ 要点二　药品追溯制度和供求监测体系

国家建立健全药品研制、生产、流通、使用全过程追溯制度,加强药品管理,保证药品质量。

国家建立健全药品供求监测体系,及时收集和汇总分析药品供求信息,定期公布药品生产、流通、使用等情况。

细目六　健康促进

◎ 要点　健康知识的宣传和普及

各级人民政府应当加强健康教育工作及其专业人才培养,建立健康知识和技能核心信息发布制度,普及健康科学知识,向公众提供科学、准确的健康信息。

医疗卫生、教育、体育、宣传等机构、基层群众性自治组织和社会组织应当开展健康知识的宣传和普及。医疗卫生人员在提供医疗卫生服务时,应当对患者开展健康教育。新闻媒体应当开展健康知识的公益宣传。健康知识的宣传应当科学、准确。

细目七　资金保障、监督管理与法律责任

◎ 要点一　发展医疗卫生与健康事业的资金保障

各级人民政府应当切实履行发展医疗卫生与健康事业的职责,建立与经济社会发展、财政状况和健康指标相适应的医疗卫生与健康事业投入机制,将医疗卫生与健康促进经费纳入本级政府预算,按照规定主要用于保障基本医疗服务、公共卫生服务、基本医疗保障和政府举办的医疗卫生机构建设和运行发展。

县级以上人民政府通过预算、审计、监督执法、社会监督等方式,加强资金的监督管理。

◎ 要点二　医疗保障体系

国家建立以基本医疗保险为主体，商业健康保险、医疗救助、职工互助医疗和医疗慈善服务等为补充的、多层次的医疗保障体系。国家鼓励发展商业健康保险，满足人民群众多样化健康保障需求。国家完善医疗救助制度，保障符合条件的困难群众获得基本医疗服务。

国家建立健全基本医疗保险经办机构与协议定点医疗卫生机构之间的协商谈判机制，科学合理确定基本医疗保险基金支付标准和支付方式，引导医疗卫生机构合理诊疗，促进患者有序流动，提高基本医疗保险基金使用效益。

基本医疗保险基金支付范围由国务院医疗保障主管部门组织制定，并应当听取国务院卫生健康主管部门、中医药主管部门、药品监督管理部门、财政部门等的意见。省、自治区、直辖市人民政府可以按照国家有关规定，补充确定本行政区域基本医疗保险基金支付的具体项目和标准，并报国务院医疗保障主管部门备案。国务院医疗保障主管部门应当对纳入支付范围的基本医疗保险药品目录、诊疗项目、医疗服务设施标准等组织开展循证医学和经济性评价，并应当听取国务院卫生健康主管部门、中医药主管部门、药品监督管理部门、财政部门等有关方面的意见。评价结果应当作为调整基本医疗保险基金支付范围的依据。

◎ 要点三　医疗卫生综合监督管理体系

国家建立健全机构自治、行业自律、政府监管、社会监督相结合的医疗卫生综合监督管理体系。

县级以上人民政府卫生健康主管部门对医疗卫生行业实行属地化、全行业监督管理。

县级以上地方人民政府卫生健康主管部门应当建立医疗卫生机构绩效评估制度，组织对医疗卫生机构的服务质量、医疗技术、药品和医用设备使用等情况进行评估。评估应当吸收行业组织和公众参与。评估结果应当以适当方式向社会公开，作为评价医疗卫生机构和卫生监管的重要依据。

县级以上人民政府卫生健康主管部门、医疗保障主管部门应当建立医疗卫生机构、人员等信用记录制度，纳入全国信用信息共享平台，按照国家规定实施联合惩戒。

县级以上地方人民政府卫生健康主管部门及其委托的卫生健康监督机构，依法开展本行政区域医疗卫生等行政执法工作。

县级以上人民政府卫生健康主管部门应当积极培育医疗卫生行业组织，发挥其在医疗卫生与健康促进工作中的作用，支持其参与行业管理规范、技术标准制定和医疗卫生评价、评估、评审等工作。

国家保护公民个人健康信息，确保公民个人健康信息安全。任何组织或者个人不得非法收集、使用、加工、传输公民个人健康信息，不得非法买卖、提供或者公开公民个人健康信息。

◎ 要点四　医疗卫生机构的法律责任

违反本法规定，未取得医疗机构执业许可证擅自执业的，由县级以上人民政府卫生健康主管部门责令停止执业活动，没收违法所得和药品、医疗器械，并处违法所得五倍以上二十倍以下的罚款，违法所得不足一万元的，按一万元计算。

违反本法规定，伪造、变造、买卖、出租、出借医疗机构执业许可证的，由县级以上人民政府卫生健康主管部门责令改正，没收违法所得，并处违法所得五倍以上十五倍以下的罚款，违法所得不足一万元的，按一万元计算；情节严重的，吊销医疗机构执业许可证。

违反本法规定，有下列行为之一的，由县级以上人民政府卫生健康主管部门责令改正，没收违法所得，并处违法所得二倍以上十倍以下的罚款，违法所得不足一万元的，按一万元计算；对直接负责的主管人员和其他直接责任人员依法给予处分：

1. 政府举办的医疗卫生机构与其他组织投资设立非独立法人资格的医疗卫生机构；

2. 医疗卫生机构对外出租、承包医疗科室；

3. 非营利性医疗卫生机构向出资人、举办者分配或者变相分配收益。

违反本法规定，医疗卫生机构等的医疗信息安全制度、保障措施不健全，导致医疗信息泄露，或者医疗质量管理和医疗技术管理制度、安全措施不健全的，由县级以上人民政府卫生健康等主管部门责令改正，给予警告，并处一万元以上五万元以下的罚款；情节严重的，可以责令停止相应执业活动，对直接负责的主管人员和其他直接责任人员依法追究法律责任。

◎ 要点五　医疗卫生人员的法律责任

违反本法规定，医疗卫生人员有下列行为之一的，由县级以上人民政府卫生健康主管部门依照有关执业医师、护士管理和医疗纠纷预防处理等法律、行政法规的规定给予行政处罚：

1. 利用职务之便索要、非法收受财物或者牟取其他不正当利益；

2. 泄露公民个人健康信息；

3. 在开展医学研究或提供医疗卫生服务过程中未按照规定履行告知义务或者违反医学伦理规范。

前款规定的人员属于政府举办的医疗卫生机构中的人员的，依法给予处分。

附录

中医执业助理医师资格考试大纲（2020年版）·医学综合考试

（含具有规定学历的执业助理医师、师承或确有专长的执业助理医师）

医学综合考试

中医学基础

中医基础理论

单元	细目	要点
第一单元　中医学理论体系	一、中医学概念与学科属性	1. 中医学的概念
		2. 中医学的学科属性
	二、中医学理论体系的主要特点	1. 整体观
		2. 辨证论治
第二单元　精气学说	一、精气学说的概念	1. 精的概念
		2. 气的概念
		3. 精气的概念
	二、精气学说的基本内容	1. 精气的运动与变化
		2. 天地精气化生为人
第三单元　阴阳学说	一、阴阳的概念	1. 阴阳的含义
		2. 事物阴阳属性的绝对性和相对性
	二、阴阳学说的主要内容	1. 阴阳对立制约
		2. 阴阳互根互用
		3. 阴阳交感互藏
		4. 阴阳的消长
		5. 阴阳的转化
	三、阴阳学说在中医学中的应用	1. 在组织结构和生理机能方面的应用
		2. 在病理方面的应用
		3. 在疾病诊断方面的应用
		4. 在疾病预防和治疗方面的应用
第四单元　五行学说	一、五行学说的概念	1. 五行的概念
		2. 五行的特性和事物与现象的五行归类

续表

单元	细目	要点
第四单元　五行学说	二、五行学说的基本内容	1. 五行相生与相克
		2. 五行制化
		3. 五行相乘与相侮
		4. 五行的母子相及
	三、五行学说在中医学中的应用	1. 在生理方面的应用
		2. 在病理方面的应用
		3. 在疾病诊断方面的应用
		4. 在疾病治疗方面的应用
第五单元　藏象学说	藏象学说	1. 藏象及藏象学说的概念与特点
		2. 五脏、六腑、奇恒之腑的分类
第六单元　五脏	一、五脏的生理功能与特性	1. 心的生理功能与特性
		2. 肺的生理功能与特性
		3. 脾的生理功能与特性
		4. 肝的生理功能与特性
		5. 肾的生理功能与特性
	二、五脏之间的关系	1. 心与肺的关系
		2. 心与脾的关系
		3. 心与肝的关系
		4. 心与肾的关系
		5. 肺与脾的关系
		6. 肺与肝的关系
		7. 肺与肾的关系
		8. 肝与脾的关系
		9. 肝与肾的关系
		10. 脾与肾的关系
	三、五脏与五体、五官九窍、五志、五液和季节的关系	1. 五脏与五体的关系
		2. 五脏的外华
		3. 五脏与五官九窍的关系
		4. 五脏与五志、五神的关系
		5. 五脏与五液的关系
		6. 五脏与季节的关系
第七单元　六腑	一、六腑的生理功能	1. 胆的生理功能
		2. 胃的生理功能和生理特性
		3. 小肠的生理功能
		4. 大肠的生理功能

单元	细目	要点
第七单元　六腑	一、六腑的生理功能	5. 膀胱的生理功能
		6. 三焦的概念和生理功能
	二、五脏与六腑之间的关系	1. 心与小肠的关系
		2. 肺与大肠的关系
		3. 脾与胃的关系
		4. 肝与胆的关系
		5. 肾与膀胱的关系
第八单元　奇恒之腑	一、脑	1. 脑的生理功能
		2. 脑与脏腑精气的关系
	二、女子胞	1. 女子胞的生理功能
		2. 女子胞与脏腑经络的关系
第九单元　精、气、血、津液、神	一、精	1. 人体之精的概念
		2. 人体之精的生成
		3. 人体之精的功能
		4. 人体之精的分类
	二、气	1. 人体之气的概念
		2. 人体之气的生成
		3. 人体之气的功能
		4. 人体之气的分类
		5. 人体之气的气化
	三、血	1. 血的基本概念
		2. 血的生成
		3. 血的运行
		4. 血的功能
	四、津液	1. 津液的基本概念
		2. 津液的生成输布与排泄
		3. 津液的功能
	五、神	1. 人体之神的基本概念
		2. 人体之神的生成
		3. 人体之神的分类
		4. 人体之神的作用
	六、精、气、血、津液、神之间的关系	1. 气与血的关系
		2. 气与津液的关系
		3. 精、血、津液之间的关系
		4. 精、气、神之间的关系

续表

单元	细目	要点
第十单元　经络	一、经络学说概述	1. 经络的基本概念
		2. 经络系统的组成
	二、十二经脉	1. 十二经脉的走向规律
		2. 十二经脉的交接规律
		3. 十二经脉的分布规律
		4. 十二经脉的表里关系
		5. 十二经脉的流注次序
	三、奇经八脉	1. 奇经八脉的含义及其循行和功能特点
		2. 督脉、任脉、冲脉、带脉、跷脉和维脉的循行特点和基本功能
	四、经别、别络、经筋、皮部	1. 经别的概念、特点和生理机能
		2. 别络的概念、特点和生理机能
		3. 经筋的概念、特点和生理机能
		4. 皮部的概念和应用
	五、经络的生理机能和经络学说的应用	1. 经络的生理功能
		2. 经络学说的应用
第十一单元　体质	一、体质的概念和构成	1. 体质的概念
		2. 体质的构成
		3. 体质的特点
	二、体质学说的应用	1. 体质与病因病机
		2. 体质与诊治
		3. 体质与养生
第十二单元　病因	一、六淫	1. 六淫的概念
		2. 六淫的共同致病特点
		3. 六淫各自的性质及致病特点
		(1) 风邪的性质及致病特点
		(2) 寒邪的性质及致病特点
		(3) 暑邪的性质及致病特点
		(4) 湿邪的性质及致病特点
		(5) 燥邪的性质及致病特点
		(6) 火（热）邪的性质及致病特点
	二、疠气	1. 疠气的概念
		2. 疠气的致病特点
	三、七情内伤	1. 情志内伤的基本概念
		2. 七情与脏腑精气的关系

单元	细目	要点
第十二单元　病因	三、七情内伤	3. 情志内伤的致病特点
	四、饮食失宜	1. 饮食不节
		2. 饮食偏嗜
		3. 饮食不洁
	五、劳逸失度	1. 过度劳累
		2. 过度安逸
	六、痰饮	1. 痰饮的概念
		2. 痰饮的形成
		3. 痰饮的致病特点
	七、瘀血	1. 瘀血的概念
		2. 瘀血的形成
		3. 瘀血的致病特点
		4. 瘀血致病的症状特点
第十三单元　发病	一、发病的基本原理	1. 正气与邪气的概念
		2. 正气不足是发病的基础
		3. 邪气是发病的重要条件
		4. 邪正相搏的胜负与发病
	二、影响发病的主要因素	1. 环境与发病
		2. 体质与发病
		3. 精神状态与发病
	三、发病类型	1. 感邪即发
		2. 徐发
		3. 伏而后发
		4. 继发
		5. 合病与并病
		6. 复发
第十四单元　病机	一、邪正盛衰	1. 邪正盛衰与虚实变化
		2. 邪正盛衰与疾病转归
	二、阴阳失调	1. 阴阳偏盛
		2. 阴阳偏衰
		3. 阴阳互损
		4. 阴阳格拒
		5. 阴阳亡失
		6. 阴阳转化

单元	细目	要点
第十四单元 病机	三、精、气、血失常	1. 精的失常
		2. 气的失常
		3. 血的失常
		4. 精、气、血关系失调
	四、津液代谢失常	1. 津液不足
		2. 津液输布、排泄障碍
		3. 津液与气血关系失调
	五、内生"五邪"	1. 内生"五邪"的概念
		2. 风气内动
		3. 寒从中生
		4. 湿浊内生
		5. 津伤化燥
		6. 火热内生
	六、疾病传变	1. 疾病传变的形式
		2. 病性转化
第十五单元 防治原则	一、预防	1. 治未病的概念
		2. 未病先防
		3. 既病防变
	二、治则	1. 治则、治法的基本概念
		2. 正治与反治
		3. 治标与治本
		4. 扶正与祛邪
		5. 调整阴阳
		6. 调理精气血津液
		7. 三因制宜
第十六单元 养生与寿夭	一、养生	1. 养生的基本概念
		2. 养生的原则与方法
	二、生命的寿夭	1. 生命的寿夭规律
		2. 决定寿夭的基本因素

中医诊断学

单元	细目	要点
第一单元 绪论	绪论	中医诊断的基本原则
第二单元 望诊	一、望神	1. 得神、失神、少神、假神的常见临床表现及其意义
		2. 神乱的常见临床表现及其意义
	二、望面色	1. 常色与病色的分类、临床表现及其意义
		2. 五色主病的临床表现及其意义
	三、望形态	1. 形体强弱胖瘦的临床表现及其意义
		2. 姿态异常（动静姿态、异常动作）的临床表现及其意义
	四、望头面五官	1. 望头、发的主要内容及其临床意义
		2. 面肿、腮肿及口眼㖞斜的临床表现及其意义
		3. 目的脏腑分属，望目色、目形、目态的主要内容及其临床意义
		4. 望口、唇、齿、龈的主要内容及其临床意义
		5. 望咽喉的主要内容及其临床意义
	五、望皮肤	1. 望皮肤色泽的内容及其临床意义
		2. 望斑疹的内容及其临床意义
	六、望排出物	望痰、涕的内容及其临床意义
	七、望小儿食指络脉	1. 望小儿食指络脉的方法及其正常表现
		2. 小儿食指络脉病理变化的临床表现及其意义
第三单元 望舌	一、舌诊原理与方法	1. 舌诊原理
		2. 舌诊方法与注意事项
	二、正常舌象	正常舌象的特点及临床意义
	三、望舌质	1. 舌色变化（淡白、淡红、红、绛、青紫）的特征与临床意义
		2. 舌形变化（老嫩、胖瘦、点刺、裂纹、齿痕）的特征与临床意义
		3. 舌态变化（强硬、痿软、颤动、歪斜、吐弄、短缩）的特征与临床意义
	四、望舌苔	1. 苔质变化（厚薄、润燥、腐腻、剥落、真假）的特征与临床意义
		2. 苔色变化（白、黄、灰黑）的特征与临床意义

单元	细目	要点
第三单元　望舌	五、舌象综合分析	1. 舌质和舌苔的综合诊察
		2. 舌诊的临床意义
第四单元　闻诊	一、听声音	1. 音哑与失音的临床表现及其意义
		2. 谵语、郑声、独语、错语、狂言、言謇的临床表现及其意义
		3. 咳嗽、喘、哮的临床表现及其意义
		4. 呕吐、呃逆、嗳气的临床表现及其意义
		5. 太息的临床表现及其意义
	二、嗅气味	1. 口气、排泄物之气味异常的临床意义
		2. 病室气味异常的临床意义
第五单元　问诊	一、问诊内容	1. 主诉的概念与意义
		2. 十问歌
	二、问寒热	1. 恶寒发热的临床表现及其意义
		2. 但寒不热的临床表现及其意义
		3. 但热不寒（壮热、潮热、微热）的临床表现及其意义
		4. 寒热往来的临床表现及其意义
	三、问汗	1. 特殊汗出（自汗、盗汗）的临床表现及其意义
		2. 局部汗出（头汗、手足心汗）的临床表现及其意义
	四、问疼痛	1. 疼痛的性质及其临床意义
		2. 问头痛、胸痛、胁痛、胃脘痛、腹痛、腰痛的要点及其临床意义
	五、问头身胸腹	问头晕、胸闷、心悸、脘痞、腹胀的要点及其临床意义
	六、问耳目	1. 耳鸣、耳聋的临床表现及其意义
		2. 目眩的临床表现及其意义
	七、问睡眠	1. 失眠的临床表现及其意义
		2. 嗜睡的临床表现及其意义
	八、问饮食与口味	1. 口渴与饮水：口渴多饮、渴不多饮的临床表现及其意义
		2. 食欲与食量：食欲减退、厌食、消谷善饥、饥不欲食、除中的临床表现及其意义
		3. 口味：口淡、口甜、口黏腻、口酸、口涩、口苦、口咸的临床表现及其意义

续表

单元	细目	要点
第五单元　问诊	九、问二便	1. 大便异常（便次、便质、排便感觉）的临床表现及其意义
		2. 小便异常（尿次、尿量、排尿感觉）的临床表现及其意义
	十、问经带	1. 经期、经量异常的临床表现及其意义
		2. 闭经、痛经、崩漏的临床表现及其意义
		3. 带下异常（白带、黄带）的临床表现及其意义
第六单元　脉诊	一、脉诊概说	1. 脉象形成原理
		2. 诊脉部位
		3. 诊脉方法及注意事项
		4. 脉象要素
	二、正常脉象	1. 正常脉象的表现
		2. 正常脉象的特点（胃、神、根）
	三、常见脉象的特征与临床意义	1. 常见脉象的脉象特征及鉴别（浮脉、沉脉、迟脉、数脉、虚脉、实脉、洪脉、细脉、滑脉、涩脉、弦脉、紧脉、缓脉、濡脉、弱脉、微脉、结脉、促脉、代脉）
		2. 常见脉象的临床意义
第七单元　按诊	按诊	1. 按诊的方法与注意事项
		2. 按肌肤手足的内容及其临床意义
		3. 按腹部辨疼痛、痞满、积聚的要点
第八单元　八纲辨证	一、概述	八纲辨证的概念
	二、表里	1. 表证与里证的概念
		2. 表证与里证的临床表现、辨证要点
		3. 表证与里证的鉴别要点
	三、寒热	1. 寒证与热证的概念
		2. 寒证与热证的临床表现、鉴别要点
	四、虚实	1. 虚证与实证的概念
		2. 虚证与实证的临床表现、鉴别要点
	五、阴阳	1. 阴证与阳证的概念
		2. 阴证与阳证的鉴别要点
		3. 阳虚证、阴虚证的临床表现
		4. 亡阳证、亡阴证的临床表现与鉴别要点

续表

单元	细目	要点
第八单元　八纲辨证	六、八纲证候间的关系	1. 证候相兼、错杂与转化（寒证转化为热证、热证转化为寒证、实证转虚）的概念
		2. 证候真假（寒热真假、虚实真假）的鉴别要点
第九单元　气血津液辨证	一、气病辨证	1. 气虚证的临床表现、辨证要点
		2. 气陷证的临床表现、辨证要点
		3. 气不固证的临床表现、辨证要点
		4. 气滞证的临床表现、辨证要点
		5. 气逆证的临床表现、辨证要点
	二、血病辨证	1. 血虚证的临床表现、辨证要点
		2. 血瘀证的临床表现、辨证要点
		3. 血热证的临床表现、辨证要点
		4. 血寒证的临床表现、辨证要点
	三、气血同病辨证	气滞血瘀、气虚血瘀、气血两虚、气不摄血、气随血脱证的临床表现、辨证要点
	四、津液病辨证	1. 痰证的临床表现、辨证要点
		2. 水停证的临床表现、辨证要点
		3. 津液亏虚证的临床表现、辨证要点
第十单元　脏腑辨证	一、心与小肠病辨证	1. 心气虚、心阳虚、心阳虚脱证的临床表现、鉴别要点
		2. 心血虚、心阴虚证的临床表现、鉴别要点
		3. 心脉痹阻证的临床表现及瘀阻心脉、痰阻心脉、寒凝心脉、气滞心脉四证的鉴别
		4. 痰蒙心神、痰火扰神证的临床表现、鉴别要点
		5. 心火亢盛证的临床表现
		6. 瘀阻脑络证的临床表现
		7. 小肠实热证的临床表现
	二、肺与大肠病辨证	1. 肺气虚、肺阴虚证的临床表现、鉴别要点
		2. 风寒犯肺、寒痰阻肺、饮停胸胁证的临床表现、鉴别要点
		3. 风热犯肺、肺热炽盛、痰热壅肺、燥邪犯肺证的临床表现、鉴别要点
		4. 肠道湿热、肠热腑实、肠燥津亏证的临床表现、鉴别要点

续表

单元	细目	要点
第十单元 脏腑辨证	三、脾与胃病辨证	1. 脾气虚、脾阳虚、脾虚气陷、脾不统血证的临床表现、鉴别要点
		2. 湿热蕴脾、寒湿困脾证的临床表现、鉴别要点
		3. 胃气虚、胃阳虚、胃阴虚证的临床表现、鉴别要点
		4. 胃热炽盛、寒饮停胃证的临床表现、鉴别要点
		5. 寒滞胃肠、食滞胃肠、胃肠气滞证的临床表现、鉴别要点
	四、肝与胆病辨证	1. 肝血虚、肝阴虚证的临床表现、鉴别要点
		2. 肝郁气滞、肝火炽盛、肝阳上亢证的临床表现、鉴别要点
		3. 肝风内动四证的临床表现、鉴别要点
		4. 寒滞肝脉证的临床表现
		5. 肝胆湿热证的临床表现
		6. 胆郁痰扰证的临床表现
	五、肾与膀胱病辨证	1. 肾阳虚、肾阴虚、肾精不足、肾气不固、肾虚水泛证的临床表现、鉴别要点
		2. 膀胱湿热证的临床表现
	六、脏腑兼病辨证	1. 心肾不交、心脾气血虚证的临床表现、鉴别要点
		2. 肝火犯肺、肝胃不和、肝脾不调证的临床表现、鉴别要点
		3. 心肺气虚、脾肺气虚、肺肾气虚证的临床表现、鉴别要点
		4. 心肾阳虚、脾肾阳虚证的临床表现、鉴别要点
		5. 心肝血虚、肝肾阴虚、肺肾阴虚证的临床表现、辨证要点
	七、脏腑辨证各相关证候的鉴别	各脏腑间相关证候的鉴别要点

中 药 学

单元	细目	要点
第一单元　中药的性能	一、四气	1. 结合有代表性的药物认识四气
		2. 四气的作用及适应证
	二、五味	1. 结合有代表性的药物认识五味
		2. 五味的作用及适应证
	三、升降浮沉	1. 各类药物的升降浮沉趋向
		2. 影响药物升降浮沉的主要因素
	四、归经	1. 归经的临床意义
		2. 结合有代表性的药物认识归经
	五、毒性	引起毒性反应的原因
第二单元　中药的配伍	中药配伍的内容	1. 各种配伍关系的意义
		2. 各种配伍关系的临床对待原则
第三单元　中药的用药禁忌	一、配伍禁忌	1. "十八反"的内容
		2. "十九畏"的内容
	二、证候禁忌	证候禁忌的概念及内容
	三、妊娠用药禁忌	妊娠禁忌药的分类与使用原则
	四、服药饮食禁忌	服药时一般的饮食禁忌
第四单元　中药的剂量与用法	一、剂量	影响中药剂量的因素
	二、中药的用法	煎煮方法（包括先煎、后下、包煎、另煎、烊化、冲服等）
第五单元　解表药	一、概述	解表药的使用注意事项
	二、发散风寒药	1. 麻黄、桂枝、紫苏、荆芥、防风的性能、功效、应用
		2. 生姜、香薷、羌活、白芷、细辛、辛夷的功效、主治病证
		3. 藁本、苍耳子的功效
		4. 麻黄、香薷、细辛、荆芥、辛夷的用法用量
		5. 麻黄、桂枝、细辛、苍耳子的使用注意
		6. 麻黄与桂枝、荆芥与防风等相似药物的功用异同
	三、发散风热药	1. 薄荷、柴胡、葛根的性能、功效、应用
		2. 牛蒡子、蝉蜕、桑叶、菊花的功效、主治病证
		3. 蔓荆子、升麻的功效

单元	细目	要点
第五单元　解表药	三、发散风热药	4. 薄荷、柴胡、葛根的用法
		5. 牛蒡子的使用注意
		6. 薄荷、牛蒡子与蝉蜕，桑叶与菊花，柴胡、葛根与升麻等相似药物功用的异同
第六单元　清热药	一、概述	清热药的使用注意事项
	二、清热泻火药	1. 石膏、知母、栀子的性能、功效、应用
		2. 芦根、天花粉、夏枯草的功效、主治病证
		3. 淡竹叶、决明子的功效
		4. 石膏、知母、栀子、决明子的用法
		5. 石膏、天花粉的使用注意
		6. 石膏与知母等相似药物功用的异同
	三、清热燥湿药	1. 黄芩、黄连、黄柏的性能、功效、应用
		2. 龙胆、苦参的功效、主治病证
		3. 苦参的使用注意
		4. 黄芩、黄连与黄柏，栀子与龙胆等相似药物性能、功用的异同
	四、清热解毒药	1. 金银花、连翘的性能、功效、应用
		2. 大青叶、板蓝根、青黛、贯众、蒲公英、鱼腥草、射干、白头翁的功效、主治病证
		3. 穿心莲、紫花地丁、土茯苓、山豆根、大血藤、败酱草、马齿苋、鸦胆子、白花蛇舌草的功效
		4. 青黛、鸦胆子的用法用量
		5. 鸦胆子的使用注意
		6. 金银花与连翘等相似药物功用的异同
	五、清热凉血药	1. 生地黄、玄参、牡丹皮的性能、功效、应用
		2. 赤芍的功效、主治病证
		3. 紫草、水牛角的功效
		4. 水牛角的用法
		5. 玄参、赤芍、紫草的使用注意
		6. 生地黄与玄参、牡丹皮与赤芍等相似药物性能、功用的异同
	六、清虚热药	1. 青蒿、地骨皮的性能、功效、应用
		2. 白薇、银柴胡、胡黄连的功效
		3. 青蒿的用法
		4. 牡丹皮与地骨皮、黄连与胡黄连等相似药物功用的异同

续表

单元	细目	要点
第七单元　泻下药	一、概述	泻下药的使用注意事项
	二、攻下药	1. 大黄的性能、功效、应用
		2. 芒硝的功效、主治病证
		3. 番泻叶的功效
		4. 大黄、芒硝、番泻叶的用法用量
		5. 大黄、芒硝、番泻叶的使用注意
		6. 大黄与芒硝等相似药物性能功用的异同
	三、润下药	火麻仁、郁李仁、松子仁的功效、主治病证
	四、峻下逐水药	1. 甘遂、牵牛子、巴豆霜的功效、主治病证
		2. 甘遂、牵牛子、巴豆霜的用法用量
		3. 甘遂、牵牛子、巴豆霜的使用注意
第八单元　祛风湿药	一、概述	祛风湿药的使用注意事项
	二、祛风寒湿药	1. 独活、川乌、木瓜的性能、功效、应用
		2. 威灵仙、蕲蛇、乌梢蛇的功效、主治病证
		3. 川乌、蕲蛇的用法
		4. 川乌的使用注意
		5. 羌活与独活、独活与威灵仙等相似药物性能、功用的异同
	三、祛风湿热药	1. 秦艽的性能、功效、应用
		2. 防己的功效、主治病证
		3. 豨莶草、络石藤的功效
		4. 豨莶草的用法用量
		5. 防己的使用注意
		6. 秦艽与防己等相似药物性能、功用的异同
	四、祛风湿强筋骨药	1. 桑寄生的性能、功效、应用
		2. 五加皮的功效、主治病证
		3. 狗脊的功效
		4. 五加皮与桑寄生等相似药物功用的异同
第九单元　化湿药	一、概述	化湿药的使用注意事项
	二、具体药物	1. 广藿香、苍术、厚朴的性能、功效、应用
		2. 砂仁、豆蔻的功效、主治病证
		3. 佩兰的功效
		4. 砂仁、豆蔻的用法用量
		5. 苍术与厚朴相似药物功用的异同

续表

单元	细目	要点
第十单元 利水渗湿药	一、概述	利水渗湿药的使用注意事项
	二、利水消肿药	1. 茯苓、薏苡仁的性能、功效、应用
		2. 猪苓、泽泻的功效、主治病证
		3. 薏苡仁的用法
		4. 茯苓与薏苡仁等相似药物性能、功用的异同
	三、利尿通淋药	1. 车前子的性能、功效、应用
		2. 滑石的功效、主治病证
		3. 瞿麦、地肤子、海金沙、石韦、草薢的功效
		4. 车前子、滑石、海金沙的用法
		5. 车前子与滑石等相似药物功用的异同
	四、利湿退黄药	1. 茵陈、金钱草的性能、功效、应用
		2. 虎杖的功效、主治病证
		3. 虎杖与大黄等相似药物性能功用的异同
第十一单元 温里药	一、概述	温里药的使用注意事项
	二、具体药物	1. 附子、干姜、肉桂、吴茱萸的性能、功效、应用
		2. 小茴香的功效、主治病证
		3. 丁香、高良姜、花椒的功效
		4. 附子、肉桂、吴茱萸、花椒的用法用量
		5. 附子、肉桂、丁香的使用注意
		6. 附子与干姜、附子与肉桂等相似药物功用的异同
第十二单元 理气药	一、概述	理气药的使用注意事项
	二、具体药物	1. 陈皮、枳实、木香、香附的性能、功效、应用
		2. 青皮、川楝子、乌药、薤白的功效、主治病证
		3. 檀香、佛手、大腹皮的功效
		4. 木香、檀香的用法
		5. 川楝子的使用注意
		6. 陈皮与青皮，木香、乌药与香附等相似药物功用的异同

单元	细目	要点
第十三单元　消食药	具体药物	1. 山楂、莱菔子、麦芽、鸡内金的性能、功效、应用
		2. 神曲的功效、主治病证
		3. 麦芽、莱菔子的使用注意
第十四单元　驱虫药	一、概述	驱虫药的使用注意事项
	二、具体药物	槟榔的性能、功效、应用
第十五单元　止血药	一、概述	止血药的使用注意事项
	二、凉血止血药	1. 小蓟、地榆的性能、功效、应用
		2. 大蓟、槐花、侧柏叶、白茅根的功效、主治病证
		3. 地榆的使用注意
		4. 大蓟与小蓟等相似药物功用的异同
	三、化瘀止血药	1. 三七、茜草的性能、功效、应用
		2. 蒲黄的功效、主治病证
		3. 三七、蒲黄的用法用量
		4. 三七、蒲黄的使用注意
		5. 三七、茜草与蒲黄，生蒲黄与炒蒲黄等相似药物功用的异同
	四、收敛止血药	1. 白及的性能、功效、应用
		2. 仙鹤草、血余炭的功效、主治病证
		3. 白及的使用注意
	五、温经止血药	1. 艾叶的性能、功效、应用
		2. 炮姜的功效
第十六单元　活血化瘀药	一、概述	活血化瘀药的使用注意事项
	二、活血止痛药	1. 川芎、延胡索、郁金的性能、功效、应用
		2. 姜黄、乳香的功效、主治病证
		3. 延胡索的用法
		4. 郁金、乳香的使用注意
		5. 郁金与姜黄等相似药物功用的异同
	三、活血调经药	1. 丹参、红花、益母草、牛膝的性能、功效、应用
		2. 桃仁、鸡血藤的功效、主治病证
		3. 牛膝的用法
		4. 丹参的使用注意
		5. 川芎与丹参等相似药物性能、功用的异同

单元	细目	要点
第十六单元　活血化瘀药	四、活血疗伤药	土鳖虫、骨碎补的功效
	五、破血消癥药	莪术、三棱、水蛭的功效
第十七单元　化痰止咳平喘药	一、概述	化痰止咳平喘药的使用注意事项
	二、温化寒痰药	1. 半夏、旋覆花的性能、功效、应用
		2. 天南星、芥子的功效、主治病证
		3. 白前的功效
		4. 半夏、天南星、芥子、旋覆花的用法用量
		5. 半夏、天南星、芥子的使用注意
		6. 几种半夏炮制品、半夏与天南星等相似药物功用的异同
	三、清化热痰药	1. 川贝母、浙贝母、瓜蒌、桔梗的性能、功效、应用
		2. 竹茹的功效、主治病证
		3. 竹沥、天竺黄、前胡、海藻的功效
		4. 竹沥的用法用量
		5. 川贝母、浙贝母、瓜蒌、海藻的使用注意
		6. 川贝母与浙贝母等相似药物性能、功用的异同
	四、止咳平喘药	1. 苦杏仁、百部、紫苏子的性能、功效、应用
		2. 紫苏子、桑白皮的功效、主治病证
		3. 苦杏仁、百部的用法
		4. 苦杏仁、百部的使用注意
		5. 苦杏仁与紫苏子、桑白皮与葶苈子等相似药物性能、功用的异同
第十八单元　安神药	一、概述	安神药的使用注意事项
	二、重镇安神药	1. 朱砂、磁石的性能、功效、应用
		2. 龙骨的功效、主治病证
		3. 琥珀的功效
		4. 朱砂、磁石、龙骨、琥珀的用法用量
		5. 朱砂、磁石的使用注意
		6. 朱砂与磁石等相似药物性能、功用的异同
	三、养心安神药	1. 酸枣仁的性能、功效、应用
		2. 柏子仁、远志的功效、主治病证
		3. 合欢皮的功效
		4. 远志的使用注意
		5. 酸枣仁与柏子仁等相似药物功用的异同

单元	细目	要点
第十九单元　平肝息风药	一、概述	平肝息风药的使用注意事项
	二、平抑肝阳药	1. 石决明、牡蛎的性能、功效、应用
		2. 赭石的功效、主治病证
		3. 珍珠母、蒺藜的功效
		4. 石决明、珍珠母、牡蛎、赭石的用法
		5. 赭石的使用注意
		6. 决明子与石决明、龙骨与牡蛎等相似药物功用的异同
	三、息风止痉药	1. 羚羊角、牛黄、钩藤、天麻的性能、功效、应用
		2. 地龙、全蝎、僵蚕的功效、主治病证
		3. 蜈蚣的功效
		4. 羚羊角、牛黄、钩藤、全蝎、蜈蚣的用法用量
		5. 牛黄、全蝎、蜈蚣的使用注意
		6. 羚羊角与牛黄、钩藤与天麻等相似药物功用的异同
第二十单元　开窍药	一、概述	开窍药的使用注意事项
	二、具体药物	1. 麝香的性能、功效、应用
		2. 冰片、石菖蒲的功效、主治病证
		3. 苏合香的功效
		4. 麝香、冰片、苏合香的用法用量
		5. 麝香、冰片的使用注意
		6. 麝香与冰片等相似药物功用的异同
第二十一单元　补虚药	一、概述	补虚药的使用注意事项
	二、补气药	1. 人参、黄芪、白术、甘草的性能、功效、应用
		2. 西洋参、党参、山药的功效、主治病证
		3. 太子参、白扁豆、大枣、蜂蜜的功效
		4. 人参、西洋参、黄芪、白术、甘草的用法用量
		5. 人参、白术、甘草的使用注意
		6. 人参与党参、苍术与白术等相似药物性能、功用的异同

单元	细目	要点
第二十一单元 补虚药	三、补阳药	1. 鹿茸、杜仲、续断、菟丝子的性能、功效、应用
		2. 紫河车、淫羊藿、巴戟天、补骨脂的功效、主治病证
		3. 肉苁蓉、益智仁的功效
		4. 鹿茸的用法用量
		5. 鹿茸的使用注意
		6. 杜仲与桑寄生、杜仲与续断等相似药物功效、主治病证的异同
	四、补血药	1. 当归、熟地黄、白芍的性能、功效、应用
		2. 阿胶、何首乌的功效、主治病证
		3. 当归、阿胶的用法
		4. 当归、熟地黄、白芍、阿胶的使用注意
		5. 白芍与赤芍等相似药物性能、功用的异同
	五、补阴药	1. 北沙参、麦冬、龟甲、鳖甲的性能、功效、应用
		2. 百合、天冬、石斛、玉竹、枸杞子的功效、主治病证
		3. 黄精、女贞子、墨旱莲的功效
		4. 女贞子、龟甲、鳖甲的用法
		5. 北沙参的使用注意
		6. 麦冬与天冬、龟甲与鳖甲等相似药物功用的异同
第二十二单元 收涩药	一、概述	收涩药的使用注意事项
	二、固表止汗药	麻黄根、浮小麦的功效
	三、敛肺涩肠药	1. 五味子、乌梅的性能、功效、应用
		2. 诃子、肉豆蔻的功效、主治病证
		3. 赤石脂的功效
		4. 诃子的用法
		5. 赤石脂的使用注意
		6. 五味子与乌梅等相似药物功用的异同
	四、固精缩尿止带药	1. 山茱萸的性能、功效、应用
		2. 桑螵蛸、海螵蛸、芡实的功效、主治病证
		3. 金樱子的功效
		4. 莲子与芡实等相似药物功用的异同

续表

单元	细目	要点
第二十三单元　攻毒杀虫止痒药	一、概述	攻毒杀虫止痒药的使用注意事项
	二、具体药物	硫黄的功效、主治病证

续表

方 剂 学

单元	细目	要点
第一单元 总论	一、方剂与治法	1. 方剂与治法的关系
		2. 常用治法
	二、方剂的组成与变化	1. 方剂的组成方法
		2. 方剂的变化形式
	三、剂型	常用剂型汤剂、丸剂、散剂、膏剂的特点
第二单元 解表剂	一、概述	解表剂的适用范围及应用注意事项
	二、辛温解表	1. 麻黄汤、桂枝汤的组成药物、功用、主治证候、配伍意义及全方配伍特点
		2. 小青龙汤、九味羌活汤的组成药物、功用、主治证候及配伍意义
	三、辛凉解表	1. 银翘散的组成药物、功用、主治证候、配伍意义及全方配伍特点
		2. 麻黄杏仁甘草石膏汤的组成药物、功用、主治证候及配伍意义
		3. 桑菊饮的组成药物、功用及主治证候
	四、扶正解表	败毒散的组成药物、功用、主治证候及配伍意义
第三单元 泻下剂	一、概述	泻下剂的适用范围及应用注意事项
	二、寒下	大承气汤的组成药物、功用、主治证候、配伍意义及全方配伍特点
	三、温下	温脾汤的组成药物、功用、主治证候及配伍意义
	四、润下	麻子仁丸的组成药物、功用及主治证候
第四单元 和解剂	一、概述	和解剂的适用范围及应用注意事项
	二、和解少阳	1. 小柴胡汤的组成药物、功用、主治证候、配伍意义及全方配伍特点
		2. 蒿芩清胆汤的组成药物、功用、主治证候及配伍意义
	三、调和肝脾	1. 逍遥散的组成药物、功用、主治证候、配伍意义及全方配伍特点
		2. 四逆散的组成药物、功用及主治证候
	四、调和肠胃	半夏泻心汤的组成药物、功用、主治证候、配伍意义及全方配伍特点

单元	细目	要点
第五单元 清热剂	一、概述	清热剂的适用范围及应用注意事项
	二、清气分热	白虎汤的组成药物、功用、主治证候及配伍意义
	三、清营凉血	1. 清营汤的组成药物、功用、主治证候及配伍意义
		2. 犀角地黄汤的组成药物、功用及主治证候
	四、清热解毒	黄连解毒汤的组成药物、功用、主治证候及配伍意义
	五、清脏腑热	1. 龙胆泻肝汤的组成药物、功用、主治证候、配伍意义及全方配伍特点
		2. 导赤散、清胃散、泻白散、左金丸的组成药物、功用、主治证候及配伍意义
		3. 白头翁汤的组成药物、功用、主治证候
	六、清虚热	青蒿鳖甲汤的组成药物、功用、主治证候及配伍意义
第六单元 祛暑剂	一、概述	祛暑剂的适用范围及应用注意事项
	二、祛暑解表	香薷散的组成药物、功用、主治证候及配伍意义
	三、祛暑利湿	六一散的组成药物、功用及主治证候
	四、祛暑益气	清暑益气汤（《温热经纬》）的组成药物、功用及主治证候
第七单元 温里剂	一、概述	温里剂的适用范围及应用注意事项
	二、温中祛寒	理中丸、小建中汤的组成药物、功用、主治证候、配伍意义
	三、回阳救逆	四逆汤的组成药物、功用、主治证候及配伍意义
	四、温经散寒	当归四逆汤的组成药物、功用及主治证候
第八单元 表里双解剂	一、概述	表里双解剂的适用范围及应用注意事项
	二、解表清里	葛根黄芩黄连汤的组成药物、功用、主治证候
	三、解表攻里	1. 大柴胡汤的组成药物、功用、主治证候及配伍意义
		2. 防风通圣散的功用、主治证候

单元	细目	要点
第九单元 补益剂	一、概述	补益剂的适用范围及应用注意事项
	二、补气	1. 补中益气汤的组成药物、功用、主治证候、配伍意义及全方配伍特点
		2. 四君子汤、参苓白术散、生脉散的组成药物、功用、主治证候及配伍意义
		3. 玉屏风散的功用及主治证候
	三、补血	四物汤、归脾汤的组成药物、功用、主治证候及配伍意义
	四、气血双补	炙甘草汤的组成药物、功用、主治证候及配伍意义
	五、补阴	1. 六味地黄丸的组成药物、功用、主治证候、配伍意义及全方配伍特点
		2. 左归丸的功用及主治证候
	六、补阳	1. 肾气丸的组成药物、功用、主治证候、配伍意义及全方配伍特点
		2. 右归丸的功用及主治证候
	七、阴阳双补	地黄饮子的组成药物、功用、主治证候及配伍意义
第十单元 固涩剂	一、概述	固涩剂的适用范围及应用注意事项
	二、固表止汗	牡蛎散的组成药物、功用、主治证候及配伍意义
	三、涩肠固脱	真人养脏汤的组成药物、功用、主治证候及配伍意义
	四、涩精止遗	桑螵蛸散的组成药物、功用、主治证候及配伍意义
	五、固崩止带	固冲汤的组成药物、功用、主治证候及配伍意义
第十一单元 安神剂	一、概述	安神剂的适用范围及应用注意事项
	二、重镇安神	朱砂安神丸的组成药物、功用、主治证候及配伍意义
	三、滋养安神	天王补心丹、酸枣仁汤的组成药物、功用、主治证候、配伍意义
第十二单元 开窍剂	一、概述	开窍剂的适用范围及应用注意事项
	二、凉开	安宫牛黄丸、紫雪、至宝丹的功用及主治证候
	三、温开	苏合香丸的功用及主治证候

单元	细目	要点
第十三单元　理气剂	一、概述	理气剂的适用范围及应用注意事项
	二、行气	1. 越鞠丸、半夏厚朴汤、瓜蒌薤白白酒汤的组成药物、功用、主治证候及配伍意义
		2. 柴胡疏肝散的组成药物、功用及主治证候
	三、降气	1. 苏子降气汤的组成药物、功用、主治证候、配伍意义及全方配伍特点
		2. 旋覆代赭汤的组成药物、功用及主治证候
第十四单元　理血剂	一、概述	理血剂的适用范围及应用注意事项
	二、活血祛瘀	1. 血府逐瘀汤、补阳还五汤的组成药物、功用、主治证候、配伍意义及全方配伍特点
		2. 桃核承气汤、温经汤、桂枝茯苓丸、生化汤的组成药物、功用、主治证候及配伍意义
	三、止血	1. 咳血方、黄土汤的组成药物、功用、主治证候、配伍意义
		2. 小蓟饮子的组成药物、功用、主治证候
第十五单元　治风剂	一、概述	治风剂的适用范围及应用注意事项
	二、疏散外风	1. 川芎茶调散的组成药物、功用、主治证候、配伍意义及全方配伍特点
		2. 消风散、牵正散的组成药物、功用、主治证候及配伍意义
		3. 小活络丹的组成药物、功用及主治证候
	三、平息内风	1. 羚角钩藤汤、镇肝熄风汤的组成药物、功用、主治证候、配伍意义及全方配伍特点
		2. 天麻钩藤饮的组成药物、功用及主治证候
第十六单元　治燥剂	一、概述	治燥剂的适用范围及应用注意事项
	二、轻宣外燥	杏苏散、清燥救肺汤的组成药物、功用、主治证候及配伍意义
	三、滋阴润燥	1. 麦门冬汤的组成药物、功用、主治证候、配伍意义及全方配伍特点
		2. 玉液汤的组成药物、功用、主治证候及配伍意义
第十七单元　祛湿剂	一、概述	祛湿剂的适用范围及应用注意事项
	二、燥湿和胃	1. 藿香正气散的组成药物、功用、主治证候、配伍意义及全方配伍特点
		2. 平胃散的组成药物、功用、主治证候及配伍意义

单元	细目	要点
第十七单元　祛湿剂	三、清热祛湿	1. 茵陈蒿汤的组成药物、功用、主治证候、配伍意义、全方配伍特点
		2. 八正散、三仁汤的组成药物、功用、主治证候及配伍意义
	四、利水渗湿	五苓散、猪苓汤的组成药物、功用及主治证候
	五、温化寒湿	1. 实脾散、真武汤的组成药物、功用、主治证候、配伍意义、全方配伍特点
		2. 苓桂术甘汤的功用、主治证候
	六、祛湿化浊	完带汤的组成药物、功用、主治证候、配伍意义及全方配伍特点
	七、祛风胜湿	1. 独活寄生汤的组成药物、功用、主治证候、配伍意义及全方配伍特点
		2. 羌活胜湿汤的组成药物、功用、主治证候及配伍意义
第十八单元　祛痰剂	一、概述	祛痰剂的适用范围及应用注意事项
	二、燥湿化痰	二陈汤、温胆汤的组成药物、功用、主治证候及配伍意义
	三、清热化痰	清气化痰丸的组成药物、功用及主治证候
	四、润燥化痰	贝母瓜蒌散的组成药物、功用及主治证候
	五、温化寒痰	苓甘五味姜辛汤的组成药物、功用及主治证候
	六、化痰息风	半夏白术天麻汤的组成药物、功用、主治证候及配伍意义
第十九单元　消食剂	一、概述	消食剂的适用范围及应用注意事项
	二、消食化滞	保和丸的组成药物、功用、主治证候及配伍意义
	三、健脾消食	健脾丸的组成药物、功用、主治证候、配伍意义及全方配伍特点
第二十单元　驱虫剂	具体方剂	乌梅丸的组成药物、功用、主治证候及配伍意义
第二十一单元　治痈疡剂	一、概述	治痈疡剂的适用范围及应用注意事项
	二、散结消痈	1. 仙方活命饮的组成药物、功用、主治证候及配伍意义
		2. 大黄牡丹汤的组成药物、功用、主治证候及配伍意义

中医临床

中医内科学

单元	细目	要点
第一单元　肺系病证	一、感冒	1. 概述
		2. 病因病机
		3. 诊断与鉴别诊断
		4. 辨证论治
		5. 转归预后
		6. 预防调护
	二、咳嗽	1. 概述
		2. 病因病机
		3. 诊断与鉴别诊断
		4. 辨证论治
		5. 转归预后
		6. 预防调护
	三、哮病	1. 概述
		2. 病因病机
		3. 诊断与鉴别诊断
		4. 辨证论治
		5. 转归预后
		6. 预防调护
	四、喘证	1. 概述
		2. 病因病机
		3. 诊断与鉴别诊断
		4. 辨证论治
		5. 转归预后
		6. 预防调护
	五、肺痈	1. 概述
		2. 病因病机

单元	细目	要点
第一单元　肺系病证	五、肺痈	3. 诊断与鉴别诊断
		4. 辨证论治
		5. 转归预后
	六、肺痨	1. 概述
		2. 病因病机
		3. 诊断与鉴别诊断
		4. 辨证论治
		5. 预防调护
	七、肺胀	1. 概述
		2. 病因病机
		3. 诊断与鉴别诊断
		4. 辨证论治
第二单元　心系病证	一、心悸	1. 概述
		2. 病因病机
		3. 诊断与鉴别诊断
		4. 辨证论治
	二、胸痹	1. 概述
		2. 病因病机
		3. 诊断与鉴别诊断
		4. 辨证论治
		5. 转归预后
		6. 预防调护
	三、不寐	1. 概述
		2. 病因病机
		3. 诊断与鉴别诊断
		4. 辨证论治
		5. 预防调护
第三单元　脑系病证	一、头痛	1. 概述
		2. 病因病机
		3. 诊断与鉴别诊断
		4. 根据头痛的不同部位判断其经络归属

续表

单元	细目	要点
第三单元　脑系病证	一、头痛	5. 辨证论治
		6. 根据头痛的不同部位选用不同的"引经药"
		7. 转归预后
	二、眩晕	1. 概述
		2. 病因病机
		3. 诊断与鉴别诊断
		4. 辨证论治
		5. 转归预后
		6. 预防调护
	三、中风	1. 概述
		2. 病因病机
		3. 诊断与鉴别诊断
		4. 辨证论治
		5. 转归预后
		6. 预防调护
	四、痫病	1. 概述
		2. 病因病机
		3. 诊断
	五、痴呆	1. 概述
		2. 病因病机
		3. 诊断与鉴别诊断
		4. 辨证论治
第四单元　脾胃病证	一、胃痛	1. 概述
		2. 病因病机
		3. 诊断与鉴别诊断
		4. 辨证论治
		5. 转归预后
		6. 预防调护
	二、胃痞	1. 概述
		2. 病因病机
		3. 诊断与鉴别诊断
		4. 辨证论治
		5. 预防调护
	三、呕吐	1. 概述
		2. 病因病机

单元	细目	要点
第四单元　脾胃病证	三、呕吐	3. 诊断与鉴别诊断
		4. 辨证论治
		5. 预防调护
	四、噎膈	1. 概述
		2. 病因病机
		3. 诊断与鉴别诊断
		4. 辨证论治
	五、呃逆	1. 概述
		2. 病因病机
		3. 诊断与鉴别诊断
		4. 辨证论治
	六、腹痛	1. 概述
		2. 病因病机
		3. 诊断与鉴别诊断
		4. 辨证论治
		5. 转归预后
		6. 预防调护
	七、泄泻	1. 概述
		2. 病因病机
		3. 诊断与鉴别诊断
		4. 辨证论治
		5. 转归预后
		6. 预防调护
	八、痢疾	1. 概述
		2. 病因病机
		3. 诊断
		4. 辨证论治
		5. 转归预后
		6. 预防调护
	九、便秘	1. 概述
		2. 病因病机
		3. 诊断与鉴别诊断
		4. 辨证论治
第五单元　肝胆病证	一、胁痛	1. 概述
		2. 病因病机

续表

单元	细目	要点
第五单元　肝胆病证	一、胁痛	3. 诊断与鉴别诊断
		4. 辨证论治
		5. 转归预后
	二、黄疸	1. 概述
		2. 病因病机
		3. 诊断与鉴别诊断
		4. 辨证论治
	三、积证	1. 概述
		2. 病因病机
第六单元　肾系病证	一、水肿	1. 概述
		2. 病因病机
		3. 诊断与鉴别诊断
		4. 辨证论治
		5. 转归预后
		6. 预防调护
	二、淋证	1. 概述
		2. 病因病机
		3. 诊断与鉴别诊断
		4. 辨证论治
		5. 转归预后
		6. 预防调护
	三、癃闭	1. 概述
		2. 病因病机
		3. 诊断
		4. 辨证论治
		5. 常用外治法
		6. 转归预后
第七单元　气血津液病证	一、郁证	1. 概述
		2. 病因病机
		3. 诊断与鉴别诊断
		4. 辨证论治
		5. 预防调护
	二、血证	1. 概述
		2. 病因病机

续表

单元	细目	要点
第七单元 气血津液病证	二、血证	3. 诊断与鉴别诊断
		4. 辨证论治
		5. 转归预后
		6. 预防调护
	三、痰饮	1. 概述
		2. 分类
		3. 病因病机
		4. 辨证论治
	四、消渴	1. 概述
		2. 病因病机
		3. 诊断与鉴别诊断
		4. 辨证论治
		5. 转归预后
		6. 预防调护
	五、内伤发热	1. 概述
		2. 病因病机
		3. 诊断
		4. 辨证论治
	六、虚劳	1. 概述
		2. 病因病机
		3. 诊断与鉴别诊断
		4. 辨证论治
		5. 转归预后
	七、癌病	1. 概述
		2. 病因病机
		3. 诊断与鉴别诊断
第八单元 肢体经络病证	一、痹证	1. 概述
		2. 病因病机
		3. 诊断与鉴别诊断
		4. 辨证论治
		5. 转归预后
		6. 预防调护
	二、痿证	1. 概述
		2. 病因病机
		3. 诊断与鉴别诊断

续表

单元	细目	要点
第八单元　肢体经络病证	三、颤证	1. 概述
		2. 病因病机
		3. 诊断与鉴别诊断
		4. 辨证论治
	四、腰痛	1. 概述
		2. 病因病机
		3. 诊断与鉴别诊断
		4. 辨证论治

中医外科学

单元	细目	要点
第一单元　中医外科疾病辨证	一、阴阳辨证	以局部症状辨别阴阳
	二、部位辨证	1. 发于上部的疾病的病因与特点
		2. 发于中部的疾病的病因与特点
		3. 发于下部的疾病的病因与特点
	三、局部辨证	1. 辨肿
		2. 辨肿块结节
		3. 辨痛
		4. 辨痒
		5. 辨脓
		6. 辨溃疡
		7. 辨出血
第二单元　中医外科疾病治法	一、内治法	外科内治法三个总则消、托、补的定义和适应证
	二、外治法	1. 膏药、油膏的临床应用
		2. 箍围药的适应证、用法及注意点
		3. 掺药的种类及临床应用
		4. 切开法的适应证及具体运用
		5. 引流法、垫棉法的适应证、用法及注意点
第三单元　疮疡	一、疖	1. 疖的定义与特点
		2. 疖的病因病机
		3. 疖的临床表现
		4. 疖的治疗方法
	二、疔	1. 疔的特点与种类
		2. 颜面部疔疮的定义与特点
		3. 颜面部疔疮的病因病机
		4. 颜面部疔疮的临床表现及与疖的鉴别
		5. 颜面部疔疮的治疗
		6. 手足部疔疮的临床表现
		7. 手足部疔疮成脓期切开引流要求
		8. 红丝疔的定义、特点及治疗

续表

单元	细目	要点
第三单元 疮疡	三、痈	1. 痈的概念与特点
		2. 痈的病因病机
		3. 痈的辨证论治方法
		4. 颈痈的特点与治疗
	四、发	1. 发的概念与特点
		2. 锁喉痈、臀痈的临床特点与治疗
	五、丹毒	1. 丹毒的临床特点及不同部位丹毒的病名
		2. 丹毒的病因病机
		3. 丹毒的内、外治法
第四单元 乳房疾病	一、乳痈	1. 乳痈的病因病机
		2. 乳痈的临床表现
		3. 乳痈的治疗
		4. 乳痈的预防与调护
	二、乳癖	1. 乳癖的概念与特点
		2. 乳癖的病因病机
		3. 乳癖的临床表现
		4. 乳癖的辨证论治
	三、乳核	1. 乳核的特点与临床表现
		2. 乳核的辨证论治
	四、乳岩	1. 乳岩的发病情况与特点
		2. 乳岩的诊断
		3. 乳岩的辨证分型治疗
第五单元 瘿	一、气瘿	1. 气瘿的病因病机
		2. 气瘿的临床表现
		3. 气瘿的内治法与预防
	二、肉瘿	1. 肉瘿的概念、特点
		2. 肉瘿的病因病机
		3. 肉瘿的辨证论治

单元	细目	要点
第五单元　瘿	三、瘿痈	1. 瘿痈的含义与特点
		2. 瘿痈的诊断
		3. 瘿痈的内外治法
	四、石瘿	1. 石瘿的含义与特点
		2. 石瘿的病因病机与诊断
		3. 石瘿的治疗
第六单元　瘤、岩	一、脂瘤	脂瘤的诊断
	二、血瘤	血瘤的诊断
	三、肉瘤	肉瘤的概念及临床表现特点
第七单元　皮肤及性传播疾病	一、概述	1. 皮肤及性传播疾病的病因病机
		2. 皮肤及性传播疾病的辨证
		3. 皮肤及性传播疾病的治法
	二、蛇串疮	1. 蛇串疮的概念与特点
		2. 蛇串疮的辨证论治
	三、疣	1. 不同疣的特点与好发部位
		2. 寻常疣、扁平疣、传染性软疣的治疗
	四、癣	1. 头癣、手足癣、体癣和花斑癣的临床特点与诊断
		2. 癣的治疗
	五、白屑风	1. 白屑风的概念与特点
		2. 白屑风的辨证论治
	六、油风	1. 油风的概念与特点
		2. 油风的辨证论治
	七、虫咬皮炎	1. 虫咬皮炎的概念与特点
		2. 虫咬皮炎的辨证论治
	八、疥疮	1. 疥疮的病因病机
		2. 疥疮的临床特点
		3. 疥疮的治疗与预防
	九、湿疮	1. 湿疮的临床特点
		2. 湿疮的病因病机
		3. 湿疮的辨证治疗

单元	细目	要点
第七单元 皮肤及性传播疾病	十、接触性皮炎	1. 接触性皮炎的诊断要点
		2. 接触性皮炎与急性湿疮、颜面丹毒的鉴别
		3. 接触性皮炎的治疗
	十一、药毒	1. 药毒的病因病机
		2. 药毒的诊断
		3. 药毒的治疗
		4. 药毒的预防与调护
	十二、瘾疹	瘾疹的诊断与治疗
	十三、牛皮癣	1. 牛皮癣的皮损特点
		2. 牛皮癣的治疗
	十四、白疕	1. 白疕（寻常型）的皮损特点
		2. 白疕（寻常型）的辨证治疗
	十五、淋病	1. 淋病的病因病机
		2. 淋病的诊断
		3. 淋病的辨证论治
		4. 淋病的其他治疗方法
	十六、尖锐湿疣	1. 尖锐湿疣的病因病机
		2. 尖锐湿疣的诊断
		3. 尖锐湿疣的鉴别诊断
		4. 尖锐湿疣的辨证论治
		5. 尖锐湿疣的其他治疗方法
第八单元 肛门直肠疾病	一、痔	1. 痔的概念与分类
		2. 内痔的病因病机、诊断与治疗
		3. 血栓性外痔的诊断与治疗
		4. 混合痔的诊断与治疗
	二、息肉痔	1. 息肉痔的概念
		2. 息肉痔的病因病机
		3. 息肉痔的诊断与鉴别诊断
		4. 息肉痔的治疗
	三、肛痈	1. 肛痈的定义及病因病机
		2. 肛痈的诊断
		3. 肛痈的治疗
	四、肛漏	1. 肛漏的病因病机
		2. 肛漏的诊断与分类

单元	细目	要点
第八单元　肛门直肠疾病	四、肛漏	3. 肛漏的挂线疗法和切开疗法的适应证、禁忌证及治疗原理
	五、肛裂	1. 肛裂的定义与病因病机
		2. 肛裂的诊断
		3. 肛裂的辨证论治
		4. 肛裂手术治疗的不同方法及其适应证
	六、脱肛	1. 脱肛的定义及病因病机
		2. 脱肛的症状与分类
		3. 一度直肠黏膜脱垂与内痔脱出的鉴别
		4. 脱肛的内治法
		5. 脱肛的其他疗法
	七、锁肛痔	1. 锁肛痔的主要症状及常用检查方法
		2. 锁肛痔的鉴别诊断
		3. 锁肛痔的治疗
第九单元　泌尿男性疾病	一、子痈	1. 子痈的概念
		2. 子痈的病因病机、诊断及治疗
	二、子痰	1. 子痰的概念
		2. 子痰的病因病机、诊断及治疗
	三、尿石症	1. 尿石症的病因病机
		2. 尿石症的诊断
		3. 尿石症的治疗方法
	四、精浊	1. 精浊的病因病机
		2. 精浊的诊断
		3. 精浊的辨证论治
第十单元　周围血管疾病	一、青蛇毒	1. 青蛇毒的病因病机
		2. 青蛇毒的临床表现与常见类型
		3. 青蛇毒的辨证论治
	二、筋瘤	1. 筋瘤的定义与特点
		2. 筋瘤的治疗方法
	三、臁疮	1. 臁疮的病因病机
		2. 臁疮的局部辨证
		3. 臁疮的治疗
	四、脱疽	1. 脱疽的定义、特点与病因病机
		2. 脱疽的诊断与鉴别诊断
		3. 脱疽的辨证论治

续表

单元	细目	要点
第十一单元 其他外科疾病	一、烧伤	1. 烧伤面积的计算方法及烧伤深度的分类
		2. 中小面积烧伤创面的正确处理
	二、毒蛇咬伤	1. 我国常见毒蛇的种类、有毒蛇与无毒蛇在形态和齿痕上的区别
		2. 毒蛇咬伤的治疗措施
	三、肠痈	1. 肠痈的病因病机
		2. 肠痈的诊断
		3. 肠痈的辨证论治

中医妇科学

单元	细目	要点
第一单元　女性生殖器官	一、外生殖器	1. 阴户的位置
		2. 阴户的功能
	二、内生殖器	1. 阴道的位置及功能
		2. 子门的位置及功能
		3. 子宫的位置形态及功能和特性
第二单元　女性生殖生理	一、月经的生理	1. 月经的生理现象
		2. 月经产生的机理
		3. 月经的周期变化
		4. 绝经机理
	二、带下生理	1. 带下的生理现象及作用
		2. 带下产生的机理
	三、妊娠生理	1. 受孕机理
		2. 妊娠的生理现象
		3. 预产期的计算方法
	四、产褥生理	1. 临产先兆
		2. 正产现象
		3. 产褥期生理
	五、哺乳生理	哺乳生理
第三单元　妇科疾病的病因病机	一、病因	1. 寒热湿邪
		2. 情志因素
		3. 生活因素
		4. 体质因素
	二、病机	1. 脏腑功能失常
		2. 气血失调
		3. 冲任督带损伤
		4. 胞宫、胞脉、胞络受损
		5. 肾-天癸-冲任-胞宫轴失调
第四单元　妇科疾病的诊断与辨证	一、四诊	1. 问诊
		2. 望诊
		3. 闻诊
		4. 切诊

续表

单元	细目	要点
第四单元　妇科疾病的诊断与辨证	二、辨证要点	1. 常用辨证方法
		2. 月经病、带下病、妊娠病、产后病的辨证要点
		3. 辨病与辨证
第五单元　妇科疾病的治疗	一、常用内治法	1. 调补脏腑
		2. 调理气血
		3. 温经散寒
		4. 利湿祛痰
		5. 调理冲任督带
		6. 调治胞宫
		7. 调节肾-天癸-冲任-胞宫生殖轴
	二、常用外治法	1. 坐浴
		2. 外阴、阴道冲洗
		3. 阴道纳药
		4. 贴敷法
		5. 宫腔注入
		6. 直肠导入
		7. 中药离子导入
第六单元　月经病	一、概述	1. 月经病的定义
		2. 月经病的病因病机
		3. 月经病的诊断
		4. 月经病的辨证
		5. 月经病的治疗原则
		6. 治疗中应注意的问题
	二、月经先期	1. 概述
		2. 病因病机
		3. 月经先期与经间期出血的鉴别
		4. 辨证论治
	三、月经后期	1. 概述
		2. 病因病机
		3. 月经后期与早孕的鉴别
		4. 辨证论治
	四、月经先后无定期	1. 概述
		2. 病因病机

单元	细目	要点
第六单元 月经病	四、月经先后无定期	3. 鉴别诊断
		4. 辨证论治
	五、月经过多	1. 概述
		2. 病因病机
		3. 辨证论治
	六、月经过少	1. 概述
		2. 病因病机
		3. 月经过少与激经的鉴别
		4. 辨证论治
	七、经期延长	1. 概述
		2. 病因病机
		3. 辨证论治
	八、经间期出血	1. 概述
		2. 病因病机
		3. 鉴别诊断
		4. 辨证论治
	九、崩漏	1. 概述
		2. 病因病机
		3. 崩漏的诊断与鉴别诊断
		4. 崩漏治疗原则及塞流、澄源、复旧的含义
		5. 急症处理和辨证论治
		6. 崩漏血止后的治疗
		7. 预防与调护
	十、闭经	1. 概述
		2. 病因病机
		3. 闭经的诊断
		4. 鉴别诊断
		5. 闭经的治疗原则
		6. 辨证论治
	十一、痛经	1. 概述
		2. 病因病机
		3. 辨证要点
		4. 痛经发作时的急症处理
		5. 辨证论治
		6. 预防与调护

续表

单元	细目	要点
第六单元　月经病	十二、经行乳房胀痛	1. 概述
		2. 病因病机
		3. 辨证论治
	十三、经行头痛	1. 概述
		2. 病因病机
		3. 辨证论治
	十四、经行感冒	1. 概述
		2. 病因病机
		3. 辨证论治
	十五、经行身痛	1. 概述
		2. 病因病机
		3. 辨证论治
	十六、经行泄泻	1. 概述
		2. 病因病机
		3. 辨证论治
	十七、经行浮肿	1. 概述
		2. 病因病机
		3. 辨证论治
	十八、经行吐衄	1. 概述
		2. 病因病机
		3. 辨证论治
	十九、经行情志异常	1. 概述
		2. 病因病机
		3. 辨证论治
	二十、绝经前后诸证	1. 概述
		2. 病因病机
		3. 辨证论治
		4. 预防与调护
第七单元　带下病	一、概述	1. 带下病的定义
		2. 带下病的治疗原则
	二、带下过多	1. 概述
		2. 病因病机
		3. 辨证要点
		4. 辨证论治

续表

单元	细目	要点
第七单元　带下病	二、带下过多	5. 外治法
		6. 预防与调护
	三、带下过少	1. 概述
		2. 病因病机
		3. 辨证论治
第八单元　妊娠病	一、概述	1. 妊娠病的定义
		2. 妊娠病的范围
		3. 妊娠病的诊断
		4. 妊娠病的发病机理
		5. 妊娠病的治疗原则
		6. 妊娠期间用药的注意事项
	二、妊娠恶阻	1. 概述
		2. 病因病机
		3. 鉴别诊断
		4. 辨证论治
		5. 妊娠恶阻的调摄
	三、异位妊娠	1. 概述
		2. 病因病机
		3. 异位妊娠的诊断与鉴别诊断
		4. 异位妊娠的临床表现
		5. 急症处理及手术适应证
		6. 辨证论治
		7. 预防与调护
	四、胎漏、胎动不安	1. 概述
		2. 病因病机
		3. 流产鉴别诊断
		4. 辨证论治
		5. 预防与调护
	五、滑胎	1. 概述
		2. 病因病机
		3. 诊断
		4. 辨证论治
		5. 预防与调护
	六、子肿	1. 概述
		2. 子气、皱脚、脆脚的含义

续表

单元	细目	要点
第八单元　妊娠病	六、子肿	3. 病因病机
		4. 辨证论治
	七、妊娠小便淋痛	1. 概述
		2. 病因病机
		3. 辨证论治
第九单元　产后病	一、概述	1. 产后病的定义
		2. 产后"三冲""三病""三急"的含义
		3. 产后病的病因病机
		4. 产后病的诊断与产后"三审"
		5. 产后病的治疗原则
		6. 产后用药"三禁"
		7. 产后病的预防与调护
	二、产后发热	1. 概述
		2. 病因病机
		3. 诊断
		4. 急症处理
		5. 辨证论治
		6. 预防与调护
	三、产后腹痛	1. 概述
		2. 病因病机
		3. 鉴别诊断
		4. 辨证论治
		5. 预防与调护
	四、产后身痛	1. 概述
		2. 病因病机
		3. 鉴别诊断
		4. 辨证论治
	五、产后恶露不绝	1. 概述
		2. 病因病机
		3. 鉴别诊断
		4. 辨证论治
		5. 预防与调护
	六、缺乳	1. 概述
		2. 病因病机
		3. 辨证论治

单元	细目	要点
第十单元 妇科杂病	一、概述	1. 妇科杂病的定义
		2. 妇科杂病的范围
		3. 病因病机
		4. 杂病的治疗
	二、癥瘕	1. 概述
		2. 病因病机
		3. 鉴别诊断
		4. 辨证论治
	三、盆腔炎	1. 概述
		2. 病因病机
		3. 盆腔炎的诊断
		4. 鉴别诊断
		5. 辨证论治
		6. 预防与调护
	四、不孕症	1. 概述
		2. 病因病机
		3. 不孕症的诊断
		4. 辨证论治
		5. 辨病与辨证结合
		6. 预防与调护
	五、阴痒	1. 概述
		2. 病因病机
		3. 诊断
		4. 辨证论治
		5. 阴痒的外治法
	六、阴挺	1. 概述
		2. 病因病机
		3. 子宫脱垂的诊断与分度
		4. 辨证论治
		5. 预防与调护
第十一单元 计划生育	一、避孕	1. 工具避孕
		2. 药物避孕
	二、人工流产	1. 人工流产的适应证和禁忌证
		2. 人工流产并发症的诊断与防治
		3. 药物流产的适应证和禁忌证

续表

单元	细目	要点
第十一单元　计划生育	三、经腹输卵管结扎术	绝育手术的适应证和禁忌证
第十二单元　妇产科特殊检查与常用诊断技术	一、妇科检查	1. 双合诊
		2. 三合诊
	二、妇科特殊诊断技术	1. 基础体温测定
		2. 常用女性内分泌激素测定
		3. 宫腔镜检查
		4. 腹腔镜检查

中医儿科学

单元	细目	要点
第一单元　儿科学基础	一、小儿年龄分期	年龄分期的标准及特点
	二、小儿生长发育	1. 体重测量方法、正常值及临床意义
		2. 身长（高）测量方法、正常值及临床意义
		3. 囟门测量方法、闭合时间及临床意义
		4. 头围的测量方法、正常值及临床意义
		5. 胸围的测量方法、正常值及临床意义
		6. 乳牙和恒牙的萌出时间、数目正常值及临床意义
		7. 呼吸、脉搏、血压的正常值及与年龄增长的关系
	三、小儿生理、病因、病理特点	1. 生理特点及临床意义
		2. 病理特点及临床意义
	四、儿科四诊特点	1. 儿科四诊应用特点
		2. 望诊特点及临床意义
		3. 闻诊特点及临床意义
		4. 切诊特点及临床意义
	五、儿科治法概要	1. 儿科常用内治法的用药原则、给药剂量及方法
		2. 儿科常用外治法及其临床应用
第二单元　儿童保健	婴儿期保健	1. 新生儿的特殊生理现象
		2. 新生儿护养的主要措施
		3. 喂养方式及选择原则
		4. 母乳喂养的方法、优点、注意事项及断母乳适宜时间
		5. 人工喂养方法
		6. 混合喂养方法
		7. 添加辅食的原则
第三单元　新生儿疾病	胎黄	1. 概述
		2. 病因病机
		3. 病理性黄疸诊断及鉴别诊断
		4. 辨证论治
		5. 其他疗法
第四单元　肺系病证	一、感冒	1. 概述
		2. 病因病机

单元	细目	要点
第四单元　肺系病证	一、感冒	3. 诊断要点与鉴别诊断
		4. 辨证论治
	二、乳蛾	1. 概述
		2. 病因病机
		3. 诊断要点与鉴别诊断
		4. 辨证论治
	三、咳嗽	1. 概述
		2. 病因病机
		3. 辨证论治
	四、肺炎喘嗽	1. 概述
		2. 病因病机
		3. 诊断要点
		4. 辨证论治
		5. 肺炎合并心力衰竭的诊断
	五、哮喘	1. 概述
		2. 病因病机
		3. 诊断要点与鉴别诊断
		4. 辨证论治
		5. 其他疗法
		6. 预防与调护
	六、反复呼吸道感染	1. 概述
		2. 病因病机
		3. 诊断要点
		4. 辨证论治
第五单元　脾系病证	一、鹅口疮	1. 概述
		2. 病因病机
		3. 诊断要点
		4. 辨证论治
		5. 其他疗法
	二、口疮	1. 概述
		2. 病因病机
		3. 诊断要点与鉴别诊断
		4. 辨证论治
		5. 药物外治
	三、泄泻	1. 概述
		2. 病因病机

单元	细目	要点
第五单元 脾系病证	三、泄泻	3. 诊断要点与鉴别诊断
		4. 辨证论治
	四、厌食	1. 概述
		2. 病因病机
		3. 诊断要点
		4. 辨证论治
		5. 预防与调护
	五、积滞	1. 概述
		2. 病因病机
		3. 诊断要点与鉴别诊断
		4. 辨证论治
	六、疳证	1. 概述
		2. 病因病机
		3. 诊断要点与鉴别诊断
		4. 辨证论治
	七、腹痛	1. 概述
		2. 病因病机
		3. 诊断要点与鉴别诊断
		4. 辨证论治
	八、便秘	1. 概述
		2. 病因病机
		3. 诊断要点
		4. 辨证论治
		5. 预防与调护
	九、营养性缺铁性贫血	1. 概述
		2. 病因病机
		3. 诊断要点
		4. 辨证论治
		5. 西医治疗
		6. 预防与调护
第六单元 心肝病证	一、汗证	1. 概述
		2. 病因病机
		3. 诊断要点与鉴别诊断
		4. 辨证论治
		5. 预防与调护

续表

单元	细目	要点
第六单元　心肝病证	二、病毒性心肌炎	1. 概述
		2. 病因病机
		3. 诊断要点
		4. 辨证论治
		5. 西医治疗
	三、注意力缺陷多动障碍	1. 概述
		2. 病因病机
		3. 诊断要点与鉴别诊断
		4. 辨证论治
	四、惊风	1. 急惊风与慢惊风的概述
		2. 急惊风与慢惊风的病因病机
		3. 急惊风与慢惊风的诊断要点
		4. 急惊风与慢惊风的辨证论治
		5. 急惊风的西医治疗
		6. 急惊风与慢惊风的预防与调护
第七单元　肾系病证	一、水肿	1. 概述
		2. 病因病机
		3. 急性肾小球肾炎与肾病综合征的诊断要点与鉴别诊断
		4. 辨证论治
		5. 西医治疗
		6. 预防与调护
	二、尿频	1. 概述
		2. 病因病机
		3. 泌尿系感染及白天尿频综合征的诊断要点与鉴别诊断
		4. 辨证论治
	三、遗尿	1. 概述
		2. 病因病机
		3. 诊断要点与鉴别诊断
		4. 辨证论治
		5. 预防与调护
第八单元　传染病	一、麻疹	1. 概述
		2. 病因病机
		3. 诊断要点与鉴别诊断

续表

单元	细目	要点
第八单元 传染病	一、麻疹	4. 麻疹顺证的辨证论治
		5. 预防与调护
	二、奶麻	1. 概述
		2. 辨证论治
	三、风痧	1. 概述
		2. 病因病机
		3. 诊断要点与鉴别诊断
		4. 辨证论治
		5. 预防与调护
	四、丹痧	1. 概述
		2. 病因病机
		3. 丹痧的诊断要点及出疹性疾病的鉴别诊断
		4. 辨证论治
		5. 西医治疗
	五、水痘	1. 概述
		2. 病因病机
		3. 诊断要点
		4. 辨证论治
		5. 预防与调护
	六、手足口病	1. 概述
		2. 病因病机
		3. 诊断要点与鉴别诊断
		4. 辨证论治
		5. 预防与调护
	七、痄腮	1. 概述
		2. 病因病机
		3. 诊断要点与鉴别诊断
		4. 辨证论治
		5. 药物外治
		6. 预防与调护
第九单元 虫证	蛔虫病	1. 概述
		2. 诊断要点
		3. 辨证论治
		4. 其他疗法
		5. 预防与调护

续表

单元	细目	要点
第十单元　其他病证	一、紫癜	1. 概述
		2. 病因病机
		3. 过敏性紫癜与免疫性血小板减少症的诊断要点与鉴别诊断
		4. 辨证论治
		5. 西医治疗
		6. 预防与调护
	二、维生素 D 缺乏性佝偻病	1. 概述
		2. 病因病机
		3. 诊断要点
		4. 辨证论治
		5. 西医治疗
		6. 预防与调护
	三、传染性单核细胞增多症	1. 概述
		2. 病因病机
		3. 诊断要点
		4. 辨证论治
		5. 西医治疗

续表

针 灸 学

单元	细目	要点
第一单元 经络系统	一、经络系统的组成	经络系统的组成
	二、十二经脉	1. 十二经脉的名称
		2. 十二经脉的分布规律
		3. 十二经脉的属络表里关系
		4. 十二经脉的循行走向与交接规律
	三、奇经八脉	1. 奇经八脉的名称
		2. 奇经八脉的作用
	四、十五络脉	十五络脉的分布
	五、十二经筋	十二经筋的分布
第二单元 经络学说的临床应用	经络学说的临床应用	1. 诊断方面
		2. 治疗方面
第三单元 腧穴的分类	腧穴的分类	十四经穴、经外奇穴、阿是穴
第四单元 腧穴的主治特点和规律	一、主治特点	1. 近治作用
		2. 远治作用
		3. 特殊作用
	二、主治规律	分经主治规律
第五单元 特定穴	特定穴	1. 特定穴的分类及概念
		2. 原穴、络穴、背俞穴、募穴、八脉交会穴、八会穴的内容及临床应用
第六单元 腧穴的定位方法	腧穴的定位方法	1. 骨度分寸定位法
		2. 体表解剖标志定位法
		3. 手指同身寸定位法
第七单元 手太阴肺经、腧穴	手太阴肺经、腧穴	1. 经脉循行
		2. 主治概要
		3. 常用腧穴的定位、主治要点和操作：尺泽、列缺、太渊、鱼际、少商
第八单元 手阳明大肠经、腧穴	手阳明大肠经、腧穴	1. 经脉循行
		2. 主治概要
		3. 常用腧穴的定位、主治要点和操作：商阳、合谷、手三里、曲池、肩髃、迎香

续表

单元	细目	要点
第九单元　足阳明胃经、腧穴	足阳明胃经、腧穴	1. 经脉循行
		2. 主治概要
		3. 常用腧穴的定位、主治要点和操作：地仓、颊车、下关、天枢、归来、足三里、上巨虚、条口、丰隆、内庭
第十单元　足太阴脾经、腧穴	足太阴脾经、腧穴	1. 经脉循行
		2. 主治概要
		3. 常用腧穴的定位、主治要点和操作：隐白、公孙、三阴交、阴陵泉、血海
第十一单元　手少阴心经、腧穴	手少阴心经、腧穴	1. 经脉循行
		2. 主治概要
		3. 常用腧穴的定位、主治要点和操作：少海、通里、阴郄、神门、少冲
第十二单元　手太阳小肠经、腧穴	手太阳小肠经、腧穴	1. 经脉循行
		2. 主治概要
		3. 常用腧穴的定位、主治要点和操作：少泽、后溪、养老、天宗、听宫
第十三单元　足太阳膀胱经、腧穴	足太阳膀胱经、腧穴	1. 经脉循行
		2. 主治概要
		3. 常用腧穴的定位、主治要点和操作：睛明、攒竹、肺俞、心俞、膈俞、肝俞、脾俞、肾俞、大肠俞、次髎、委中、承山、昆仑、申脉、至阴
第十四单元　足少阴肾经、腧穴	足少阴肾经、腧穴	1. 经脉循行
		2. 主治概要
		3. 常用腧穴的定位、主治要点和操作：涌泉、太溪、照海、复溜
第十五单元　手厥阴心包经、腧穴	手厥阴心包经、腧穴	1. 经脉循行
		2. 主治概要
		3. 常用腧穴的定位、主治要点和操作：曲泽、郄门、内关、劳宫
第十六单元　手少阳三焦经、腧穴	手少阳三焦经、腧穴	1. 经脉循行
		2. 主治概要
		3. 常用腧穴的定位、主治要点和操作：中渚、外关、支沟、肩髎、翳风、丝竹空

单元	细目	要点
第十七单元 足少阳胆经、腧穴	足少阳胆经、腧穴	1. 经脉循行
		2. 主治概要
		3. 常用腧穴的定位、主治要点和操作：阳白、风池、肩井、环跳、风市、阳陵泉、悬钟、丘墟、足临泣
第十八单元 足厥阴肝经、腧穴	足厥阴肝经、腧穴	1. 经脉循行
		2. 主治概要
		3. 常用腧穴的定位、主治要点和操作：大敦、行间、太冲、期门
第十九单元 督脉、腧穴	督脉、腧穴	1. 经脉循行
		2. 主治概要
		3. 常用腧穴的定位、主治要点和操作：腰阳关、大椎、哑门、百会、水沟、印堂
第二十单元 任脉、腧穴	任脉、腧穴	1. 经脉循行
		2. 主治概要
		3. 常用腧穴的定位、主治要点和操作：中极、关元、气海、神阙、中脘、膻中、廉泉、承浆
第二十一单元 奇穴	奇穴	常用奇穴的定位、主治要点和操作：四神聪、太阳、夹脊、十宣、外劳宫、内膝眼、胆囊、阑尾
第二十二单元 毫针刺法	一、针刺准备	1. 消毒
		2. 体位
	二、进针方法	1. 指切进针法
		2. 夹持进针法
		3. 舒张进针法
		4. 提捏进针法
	三、针刺的方向、角度和深度	1. 方向
		2. 角度
		3. 深度
	四、行针手法	基本手法
	五、得气	得气的概念及临床意义
	六、针刺补泻	1. 捻转补泻
		2. 提插补泻
		3. 平补平泻

单元	细目	要点
第二十二单元　毫针刺法	七、针刺异常情况	1. 晕针
		2. 滞针
		3. 血肿
		4. 断针
		5. 弯针
		6. 刺伤内脏
		7. 刺伤脑与脊髓
		8. 外周神经损伤
	八、针刺注意事项	1. 施术部位的宜忌
		2. 患者状态的宜忌
		3. 病情的宜忌
第二十三单元　灸法	一、灸法的作用	1. 温经散寒
		2. 扶阳固脱
		3. 消瘀散结
		4. 防病保健
		5. 引热外行
	二、灸法的种类	1. 艾炷灸
		2. 艾条灸
		3. 温针灸
	三、灸法的注意事项	1. 施灸的禁忌
		2. 灸后处理
第二十四单元　拔罐法	拔罐法	1. 拔罐方法
		2. 拔罐的作用和适用范围
		3. 拔罐的注意事项
第二十五单元　其他针法	其他针法	1. 电针法
		2. 三棱针法
第二十六单元　针灸治疗总论	一、针灸治疗原则	1. 补虚泻实
		2. 清热温寒
		3. 治病求本
		4. 三因制宜
	二、针灸治疗作用	1. 疏通经络
		2. 调和阴阳
		3. 扶正祛邪
	三、针灸处方	1. 选穴原则
		2. 配穴方法

续表

单元	细目	要点
第二十七单元 内科病证的针灸治疗	一、头痛	1. 头痛的辨证要点
		2. 头痛的治法
		3. 头痛的选穴
		4. 头痛的治疗操作
	二、面痛	1. 面痛的辨证要点
		2. 面痛的治法
		3. 面痛的选穴
		4. 面痛的治疗操作
	三、腰痛	1. 腰痛的辨证要点
		2. 腰痛的治法
		3. 腰痛的选穴
		4. 腰痛的治疗操作
	四、痹证	1. 痹证的辨证要点
		2. 痹证的治法
		3. 痹证的选穴
		4. 痹证的治疗操作
	五、坐骨神经痛	1. 坐骨神经痛的辨证要点
		2. 坐骨神经痛的治法
		3. 坐骨神经痛的选穴
		4. 坐骨神经痛的治疗操作
	六、中风	1. 中风的辨证要点
		2. 中风的治法
		3. 中风的选穴
		4. 中风的治疗操作
	七、眩晕	1. 眩晕的辨证要点
		2. 眩晕的治法
		3. 眩晕的选穴
		4. 眩晕的治疗操作
	八、面瘫	1. 面瘫的辨证要点
		2. 面瘫的治法
		3. 面瘫的选穴
		4. 面瘫的治疗操作
	九、不寐	1. 不寐的辨证要点
		2. 不寐的治法
		3. 不寐的选穴
		4. 不寐的治疗操作

续表

单元	细目	要点
第二十七单元　内科病证的针灸治疗	十、感冒	1. 感冒的辨证要点
		2. 感冒的治法
		3. 感冒的选穴
		4. 感冒的治疗操作
	十一、哮喘	1. 哮喘的辨证要点
		2. 哮喘的治法
		3. 哮喘的选穴
		4. 哮喘的治疗操作
	十二、呕吐	1. 呕吐的辨证要点
		2. 呕吐的治法
		3. 呕吐的选穴
		4. 呕吐的治疗操作
	十三、胃痛	1. 胃痛的辨证要点
		2. 胃痛的治法
		3. 胃痛的选穴
		4. 胃痛的治疗操作
	十四、便秘	1. 便秘的辨证要点
		2. 便秘的治法
		3. 便秘的选穴
		4. 便秘的治疗操作
第二十八单元　妇儿科病证的针灸治疗	一、月经不调	1. 月经不调的辨证要点
		2. 月经不调的治法
		3. 月经不调的选穴
		4. 月经不调的治疗操作
	二、痛经	1. 痛经的辨证要点
		2. 痛经的治法
		3. 痛经的选穴
		4. 痛经的治疗操作
	三、崩漏	1. 崩漏的辨证要点
		2. 崩漏的治法
		3. 崩漏的选穴
		4. 崩漏的治疗操作
	四、绝经前后诸证	1. 绝经前后诸证的辨证要点
		2. 绝经前后诸证的治法
		3. 绝经前后诸证的选穴
		4. 绝经前后诸证的治疗操作

续表

单元	细目	要点
第二十八单元　妇儿科病证的针灸治疗	五、遗尿	1. 遗尿的辨证要点
		2. 遗尿的治法
		3. 遗尿的选穴
		4. 遗尿的治疗操作
第二十九单元　皮外伤科病证的针灸治疗	一、瘾疹	1. 瘾疹的辨证要点
		2. 瘾疹的治法
		3. 瘾疹的选穴
		4. 瘾疹的治疗操作
	二、蛇串疮	1. 蛇串疮的辨证要点
		2. 蛇串疮的治法
		3. 蛇串疮的选穴
		4. 蛇串疮的治疗操作
	三、颈椎病	1. 颈椎病的辨证要点
		2. 颈椎病的治法
		3. 颈椎病的选穴
		4. 颈椎病的治疗操作
	四、落枕	1. 落枕的辨证要点
		2. 落枕的治法
		3. 落枕的选穴
		4. 落枕的治疗操作
	五、漏肩风	1. 漏肩风的辨证要点
		2. 漏肩风的治法
		3. 漏肩风的选穴
		4. 漏肩风的治疗操作
	六、扭伤	1. 扭伤的辨证要点
		2. 扭伤的治法
		3. 扭伤的选穴
		4. 扭伤的治疗操作
第三十单元　五官科病证的针灸治疗	一、目赤肿痛	1. 目赤肿痛的辨证要点
		2. 目赤肿痛的治法
		3. 目赤肿痛的选穴
		4. 目赤肿痛的治疗操作
	二、耳鸣耳聋	1. 耳鸣耳聋的辨证要点
		2. 耳鸣耳聋的治法
		3. 耳鸣耳聋的选穴
		4. 耳鸣耳聋的治疗操作

续表

单元	细目	要点
第三十单元　五官科病证的针灸治疗	三、牙痛	1. 牙痛的辨证要点
		2. 牙痛的治法
		3. 牙痛的选穴
		4. 牙痛的治疗操作
	四、咽喉肿痛	1. 咽喉肿痛的辨证要点
		2. 咽喉肿痛的治法
		3. 咽喉肿痛的选穴
		4. 咽喉肿痛的治疗操作
第三十一单元　急症及其他病证的针灸治疗	一、晕厥	1. 晕厥的辨证要点
		2. 晕厥的治法
		3. 晕厥的选穴
		4. 晕厥的治疗操作
	二、内脏绞痛	1. 内脏绞痛的辨证要点
		2. 内脏绞痛的治法
		3. 内脏绞痛的选穴
		4. 内脏绞痛的治疗操作

西医综合

诊断学基础

单元	细目	要点
第一单元　症状学	一、发热	1. 概念
		2. 病因
		3. 临床表现
		4. 问诊要点及临床意义
	二、胸痛	1. 概念
		2. 病因
		3. 问诊要点及临床意义
	三、腹痛	1. 概念
		2. 病因
		3. 问诊要点及临床意义
	四、咳嗽与咳痰	1. 概念
		2. 病因
		3. 问诊要点及临床意义
	五、咯血	1. 概念
		2. 病因
		3. 问诊要点及临床意义
		4. 咯血与呕血的鉴别
	六、呼吸困难	1. 概念
		2. 病因
		3. 临床表现
		4. 问诊要点及临床意义
	七、水肿	1. 概念
		2. 病因
		3. 临床表现
	八、呕血与黑便	1. 概念
		2. 病因
		3. 临床表现
		4. 问诊要点及临床意义
	九、黄疸	1. 概念
		2. 各型黄疸的病因、临床表现及实验室检查特点

单元	细目	要点
第一单元　症状学	十、抽搐	1. 概念
		2. 病因
	十一、意识障碍	1. 概念
		2. 临床表现
第二单元　问诊	问诊	问诊的内容
第三单元　检体诊断	一、基本检查法	1. 视诊内容及方法
		2. 常用触诊方法及其适用范围和注意事项
		3. 叩诊的方法及常见叩诊音
		4. 嗅诊常见异常气味及临床意义
	二、全身状态检查及临床意义	1. 生命体征检查内容及临床意义
		2. 发育与体型
		3. 营养状态
		4. 意识状态
		5. 面容与表情
		6. 体位及步态
	三、皮肤检查及临床意义	皮疹、皮下出血、蜘蛛痣、水肿
	四、淋巴结检查	1. 浅表淋巴结检查方法
		2. 浅表淋巴结肿大的临床意义
	五、头部检查	1. 头颅形状、大小
		2. 眼部
		3. 鼻部（鼻窦）
		4. 口腔、腮腺
	六、颈部检查	1. 颈部血管
		2. 甲状腺
		3. 气管
	七、胸壁及胸廓检查	1. 胸部体表标志
		2. 胸廓
		3. 胸壁（胸壁压痛）
		4. 乳房
	八、肺和胸膜检查	1. 视诊
		2. 触诊
		3. 叩诊（叩诊音、肺下界）
		4. 听诊（呼吸音、啰音、胸膜摩擦音、听觉语音）
		5. 呼吸系统常见疾病的体征（肺实变、肺气肿、胸腔积液、气胸）

单元	细目	要点
第三单元　检体诊断	九、心脏、血管检查	1. 视诊
		2. 触诊
		3. 叩诊
		4. 听诊［心脏瓣膜听诊区、心率、心律、正常心音、心音改变、额外心音（喀喇音、奔马律及开瓣音）、心脏杂音、心包摩擦音］
		5. 周围血管征
	十、腹部检查	1. 视诊（外形、呼吸运动、腹壁静脉、胃肠型和蠕动波）
		2. 触诊（腹壁紧张度、压痛和反跳痛，肝、胆、脾触诊，正常腹部可触及的结构，腹部肿块触诊）
		3. 叩诊（肝、脾叩诊，移动性浊音叩诊）
		4. 听诊（肠鸣音、振水音、血管杂音）
	十一、肛门、直肠检查及临床意义	1. 视诊
		2. 指诊
	十二、脊柱与四肢检查及临床意义	1. 脊柱
		2. 四肢与关节
	十三、神经系统检查及临床意义	1. 脑神经检查（面神经）
		2. 感觉功能
		3. 运动功能（随意运动、被动运动）
		4. 生理及病理反射
		5. 脑膜刺激征及拉塞格征
第四单元　实验室诊断	一、血液的一般检查及临床意义	1. 血红蛋白测定和红细胞计数，红细胞形态变化
		2. 白细胞计数和白细胞分类，中性粒细胞核象变化
		3. 网织红细胞
		4. 血小板计数
		5. 红细胞沉降率
		6. C反应蛋白
	二、血栓与止血检查	1. 出血时间
		2. 凝血因子（活化部分凝血酶原时间、凝血酶原时间、血浆纤维蛋白原）

续表

单元	细目	要点
第四单元　实验室诊断	三、肝脏病实验室检查	1. 蛋白质代谢（血清蛋白测定）
		2. 胆红素代谢
		3. 血清酶及同工酶（ALT、AST、ALP、γ-GT、LDH）
		4. 甲、乙型病毒性肝炎标志物
	四、肾功能检查	1. 肾小球功能
		2. 肾小管功能（尿 β_2-微球蛋白、莫氏试验）
		3. 血尿酸
	五、常用生化检查	1. 糖代谢检查（血糖、葡萄糖耐量试验、血清糖化血红蛋白）
		2. 血脂（血脂四项）
		3. 电解质
	六、淀粉酶检查及心肌损伤标志物	1. 血、尿淀粉酶
		2. 心肌损伤常用酶检测（CK、CK-MB、LDH及其同工酶）
		3. 心肌蛋白检测（cTnT、cTnI）
		4. 脑钠肽
	七、免疫学检查	1. 血清免疫球蛋白及补体
		2. 感染免疫（ASO、肥达反应）
		3. 肿瘤标志物（AFP、CEA）
		4. 自身抗体检查（RF、ANA）
	八、尿液检查	1. 一般性状（尿量、颜色、气味、比重）
		2. 化学检查（蛋白、糖、酮体）
		3. 显微镜检查（细胞、管型）
		4. 尿沉渣计数
	九、粪便检查	1. 一般性状（量、颜色、性状、气味）
		2. 显微镜检查（细胞、寄生虫）
		3. 化学检查（隐血试验）
	十、浆膜腔穿刺液检查	1. 浆膜腔积液分类及常见原因
		2. 渗出液与漏出液的鉴别
	十一、脑脊液检查	1. 脑脊液检查的适应证、禁忌证
		2. 常见中枢神经系统疾病的脑脊液特点
第五单元　心电图诊断	一、心电图基本知识	1. 常用心电图导联
		2. 心电图各波段的意义

单元	细目	要点
第五单元 心电图诊断	二、心电图测量，正常心电图及临床意义	1. 心率计算及各波段测量
		2. 心电轴测定
		3. 心电图各波段正常范围及其变化的临床意义
	三、常见异常心电图及临床意义	1. 心房、心室肥大
		2. 心肌梗死及心肌缺血
		3. 心律失常（窦性心律失常、室早、异位性心动过速、心房颤动、房室传导阻滞）
		4. 血钾异常
		5. 心电图的临床应用价值
第六单元 影像诊断	一、超声诊断	1. 超声诊断的临床应用
		2. 二尖瓣、主动脉瓣膜病变声像图及心功能评价
		3. 胆囊结石、泌尿系结石的异常声像图
		4. 脂肪肝、肝硬化的异常声像图
	二、放射诊断	1. X线的特性及成像原理
		2. X线检查方法
		3. CT、磁共振成像（MRI）的临床应用
		4. 呼吸系统常见病的影像学表现
		5. 循环系统常见病的影像学表现
		6. 消化系统疾病影像学检查及常见疾病的影像学表现
		7. 泌尿系统常见病的影像学表现
		8. 骨与关节常见病的影像学表现
		9. 常见中枢神经系统疾病的影像学表现
第七单元 病历与诊断方法	病历与诊断方法	1. 病历书写的格式与内容
		2. 确立诊断的步骤及原则
		3. 诊断内容及书写

内 科 学

（师承或确有专长人员不测试）

单元	细目	要点
第一单元　呼吸系统疾病	一、慢性阻塞性肺疾病	1. 概述
		2. 病因
		3. 临床表现与并发症
		4. 实验室检查及其他检查
		5. 诊断
		6. 病情评估
		7. 治疗与预防
	二、慢性肺源性心脏病	1. 概述
		2. 病因
		3. 临床表现与并发症
		4. 实验室检查及其他检查
		5. 诊断与鉴别诊断
		6. 病情评估
		7. 治疗与预防
	三、支气管哮喘	1. 概述
		2. 病因
		3. 临床表现与并发症
		4. 实验室检查及其他检查
		5. 诊断与鉴别诊断
		6. 病情评估
		7. 治疗与预防
	四、肺炎	1. 概述
		2. 肺炎链球菌肺炎
		（1）病因
		（2）临床表现与并发症
		（3）实验室检查及其他检查
		（4）诊断与鉴别诊断
		（5）病情评估
		（6）治疗与预防
	五、原发性支气管肺癌	1. 概述
		2. 病因
		3. 病理与分类
		4. 临床表现

单元	细目	要点
第一单元　呼吸系统疾病	五、原发性支气管肺癌	5. 实验室检查及其他检查
		6. 诊断与鉴别诊断
		7. 病情评估
		8. 治疗原则
	六、慢性呼吸衰竭	1. 概述
		2. 病因
		3. 临床表现
		4. 实验室检查及其他检查
		5. 诊断与鉴别诊断
		6. 病情评估
		7. 治疗与预防
第二单元　循环系统疾病	一、急性心力衰竭	1. 心力衰竭概述
		2. 病因
		3. 临床表现
		4. 诊断与鉴别诊断
		5. 病情评估
		6. 治疗与预防
	二、慢性心力衰竭	1. 概述
		2. 病因
		3. 病理生理
		4. 临床表现
		5. 实验室检查及其他检查
		6. 诊断与鉴别诊断
		7. 病情评估
		8. 治疗与预防
	三、心律失常	1. 概述
		2. 分类
	四、快速性心律失常	1. 概述
		2. 期前收缩
		（1）临床表现
		（2）心电图诊断
		（3）治疗与预防
		3. 阵发性心动过速
		（1）病因
		（2）临床表现

续表

单元	细目	要点
第二单元　循环系统疾病	四、快速性心律失常	（3）心电图诊断
		（4）治疗与预防
		4. 心房颤动
		（1）病因
		（2）临床表现
		（3）心电图诊断
		（4）治疗与预防
	五、心脏骤停与复苏	1. 概述
		2. 病因
		3. 临床表现
		4. 病情评估
		5. 心肺复苏
	六、原发性高血压	1. 概述
		2. 病因
		3. 临床表现与并发症
		4. 实验室检查及其他检查
		5. 诊断与鉴别诊断
		6. 病情评估
		7. 治疗与预防
	七、冠状动脉性心脏病	1. 概述
		2. 临床分型
	八、心绞痛	1. 概述
		2. 发病机制
		3. 临床表现
		4. 实验室检查及其他检查
		5. 诊断与鉴别诊断
		6. 病情评估
		7. 治疗与预防
	九、急性心肌梗死	1. 概述
		2. 发病机制
		3. 临床表现
		4. 实验室检查及其他检查
		5. 诊断与鉴别诊断
		6. 病情评估
		7. 治疗与预防

续表

单元	细目	要点
第二单元　循环系统疾病	十、心脏瓣膜病	1. 概述
		2. 二尖瓣狭窄
		（1）病因
		（2）临床表现与并发症
		（3）诊断与鉴别诊断
		（4）治疗与预防
		3. 主动脉瓣关闭不全
		（1）病因
		（2）临床表现
		（3）诊断与鉴别诊断
		（4）治疗与预防
第三单元　消化系统疾病	一、慢性胃炎	1. 概述
		2. 病因与发病机制
		3. 病理
		4. 临床表现
		5. 实验室检查及其他检查
		6. 诊断与鉴别诊断
		7. 病情评估
		8. 治疗与预防
	二、消化性溃疡	1. 概述
		2. 病因
		3. 临床表现与并发症
		4. 实验室检查及其他检查
		5. 诊断与鉴别诊断
		6. 病情评估
		7. 治疗与预防
	三、胃癌	1. 概述
		2. 病因
		3. 临床表现
		4. 实验室检查及其他检查
		5. 诊断与鉴别诊断
		6. 病情评估
		7. 治疗原则
	四、溃疡性结肠炎	1. 概述
		2. 病因

单元	细目	要点
第三单元　消化系统疾病	四、溃疡性结肠炎	3. 临床表现
		4. 实验室检查及其他检查
		5. 诊断与鉴别诊断
		6. 病情评估
		7. 治疗与预防
	五、肝硬化	1. 概述
		2. 病因
		3. 临床表现与并发症（肝性脑病）
		4. 实验室检查及其他检查
		5. 诊断与鉴别诊断
		6. 病情评估
		7. 治疗与预防
	六、原发性肝癌	1. 概述
		2. 病因
		3. 临床表现
		4. 实验室检查及其他检查
		5. 诊断与鉴别诊断
		6. 病情评估
		7. 治疗原则
	七、急性胰腺炎	1. 概述
		2. 病因
		3. 临床表现
		4. 实验室检查及其他检查
		5. 诊断与鉴别诊断
		6. 病情评估
		7. 治疗与预防
第四单元　泌尿系统疾病	一、慢性肾小球肾炎	1. 概述
		2. 病因
		3. 临床表现
		4. 实验室检查及其他检查
		5. 诊断与鉴别诊断
		6. 病情评估
		7. 治疗与预防

单元	细目	要点
第四单元 泌尿系统疾病	二、尿路感染	1. 概述
		2. 病因与发病机制
		3. 临床表现
		4. 实验室检查及其他检查
		5. 诊断与鉴别诊断
		6. 病情评估
		7. 治疗与预防
	三、慢性肾脏病（慢性肾衰竭）	1. 概述
		2. 病因
		3. 临床表现
		4. 实验室检查及其他检查
		5. 诊断
		6. 病情评估
		7. 治疗与预防
第五单元 血液系统疾病	一、缺铁性贫血	1. 概述
		2. 病因
		3. 临床表现
		4. 实验室检查
		5. 诊断与鉴别诊断
		6. 病情评估
		7. 治疗与预防
	二、再生障碍性贫血	1. 概述
		2. 病因
		3. 临床表现
		4. 实验室检查
		5. 诊断与鉴别诊断
		6. 病情评估
		7. 治疗与预防
	三、白血病	概述
	四、急性白血病	1. 概述
		2. 临床表现
		3. 实验室检查
		4. 诊断与鉴别诊断
		5. 病情评估
		6. 治疗与预防

单元	细目	要点
第五单元　血液系统疾病	五、慢性髓细胞白血病	1. 概述
		2. 临床表现
		3. 实验室检查
		4. 诊断与鉴别诊断
		5. 治疗与预防
	六、原发免疫性血小板减少症	1. 概述
		2. 病因
		3. 临床表现
		4. 实验室检查
		5. 诊断与鉴别诊断
		6. 治疗与预防
	七、骨髓增生异常综合征	1. 概述
		2. 病因
		3. 临床表现
		4. 实验室检查
		5. 诊断与鉴别诊断
		6. 病情评估
		7. 治疗与预防
第六单元　内分泌与代谢疾病	一、甲状腺功能亢进症	1. 概述
		2. 病因
		3. 临床表现
		4. 实验室检查及其他检查
		5. 诊断与鉴别诊断
		6. 病情评估
		7. 治疗与预防
	二、糖尿病	1. 概述
		2. 病因
		3. 临床表现与并发症
		4. 实验室检查及其他检查
		5. 诊断与鉴别诊断
		6. 病情评估（危险因素、高危人群）
		7. 治疗与预防
	三、血脂异常	1. 概述
		2. 分类
		3. 临床表现

续表

单元	细目	要点
第六单元　内分泌与代谢疾病	三、血脂异常	4. 实验室检查
		5. 诊断
		6. 病情评估（危险分层）
		7. 治疗与预防
	四、高尿酸血症与痛风	1. 概述
		2. 临床表现
		3. 实验室检查及其他检查
		4. 诊断与鉴别诊断
		5. 病情评估
		6. 治疗与预防
第七单元　结缔组织病	类风湿关节炎	1. 概述
		2. 病因
		3. 临床表现
		4. 实验室检查及其他检查
		5. 诊断与鉴别诊断
		6. 病情评估
		7. 治疗与预防
第八单元　神经系统疾病	一、短暂性脑缺血发作	1. 概述
		2. 病因
		3. 临床表现
		4. 实验室检查及其他检查
		5. 诊断与鉴别诊断
		6. 病情评估（危险分层及预后）
		7. 治疗与预防
	二、脑梗死	1. 概述
		2. 病因
		3. 临床表现
		4. 实验室检查及其他检查
		5. 诊断与鉴别诊断
		6. 病情评估
		7. 治疗与预防
	三、脑出血	1. 概述
		2. 病因
		3. 临床表现

单元	细目	要点
第八单元　神经系统疾病	三、脑出血	4. 实验室检查及其他检查
		5. 诊断与鉴别诊断
		6. 病情评估
		7. 治疗与预防
第九单元　常见急危重症	一、休克	1. 概述
		2. 病因与分类
		3. 临床表现
		4. 诊断
		5. 病情评估
		6. 治疗与预防
	二、急性上消化道出血	1. 概述
		2. 病因
		3. 临床表现
		4. 诊断
		5. 病情评估
		6. 治疗与预防
	三、急性中毒	1. 概述
		2. 急性有机磷杀虫药中毒
		（1）病因与中毒机制
		（2）临床表现
		（3）诊断
		（4）治疗与预防
		3. 急性酒精中毒
		（1）病因与中毒机制
		（2）临床表现
		（3）诊断
		（4）治疗与预防

传染病学

单元	细目	要点
第一单元　传染病学总论	一、感染	1. 感染的概念
		2. 感染过程的表现
		3. 感染过程中病原体的作用
		4. 感染过程中免疫应答的作用
		5. 感染病的发病机制
	二、传染病的流行过程	1. 流行过程的基本条件
		2. 影响流行过程的因素
	三、传染病的特征	1. 基本特征
		2. 临床特征
	四、传染病的诊断	1. 流行病学资料
		2. 临床资料
		3. 实验室检查与其他检查
	五、传染病的治疗	1. 治疗原则
		2. 治疗方法
	六、传染病的预防	1. 管理传染源
		2. 切断传播途径
		3. 保护易感人群
第二单元　病毒感染	一、病毒性肝炎	1. 病原学
		2. 流行病学
		3. 发病机制与病理
		4. 临床表现
		5. 实验室检查与其他检查
		6. 诊断与鉴别诊断
		7. 治疗
		8. 预防
	二、流行性感冒	1. 病原学
		2. 流行病学
		3. 发病机制与病理
		4. 临床表现
		5. 实验室检查与其他检查
		6. 诊断与鉴别诊断
		7. 治疗
		8. 预防

单元	细目	要点
第二单元　病毒感染	三、人感染高致病性禽流感	1. 病原学
		2. 流行病学
		3. 发病机制与病理
		4. 临床表现
		5. 实验室检查与其他检查
		6. 诊断与鉴别诊断
		7. 治疗
		8. 预防
	四、艾滋病	1. 病原学
		2. 流行病学
		3. 发病机制与病理
		4. 临床表现
		5. 实验室检查与其他检查
		6. 诊断与鉴别诊断
		7. 预防
	五、流行性出血热	1. 病原学
		2. 流行病学
		3. 发病机制与病理
		4. 临床表现
		5. 实验室检查与其他检查
		6. 诊断与鉴别诊断
		7. 治疗
		8. 预防
	六、狂犬病	1. 病原学
		2. 流行病学
		3. 发病机制与病理
		4. 临床表现
		5. 实验室检查
		6. 诊断与鉴别诊断
		7. 治疗
		8. 预防
	七、流行性乙型脑炎	1. 病原学
		2. 流行病学
		3. 发病机制与病理
		4. 临床表现

单元	细目	要点
第二单元 病毒感染	七、流行性乙型脑炎	5. 实验室检查
		6. 诊断与鉴别诊断
		7. 治疗
		8. 预防
第三单元 细菌感染	一、流行性脑脊髓膜炎	1. 病原学
		2. 流行病学
		3. 发病机制与病理
		4. 临床表现
		5. 实验室检查
		6. 诊断与鉴别诊断
		7. 治疗
		8. 预防
	二、伤寒	1. 病原学
		2. 流行病学
		3. 发病机制与病理
		4. 临床表现
		5. 实验室检查
		6. 诊断与鉴别诊断
		7. 治疗
		8. 预防
	三、细菌性痢疾	1. 病原学
		2. 流行病学
		3. 发病机制与病理
		4. 临床表现
		5. 实验室检查与其他检查
		6. 诊断与鉴别诊断
		7. 治疗
		8. 预防
	四、霍乱	1. 病原学
		2. 流行病学
		3. 发病机制与病理
		4. 临床表现
		5. 实验室检查与其他检查
		6. 诊断与鉴别诊断

续表

单元	细目	要点
第三单元　细菌感染	四、霍乱	7. 治疗
		8. 预防
	五、结核病	1. 病原学
		2. 流行病学
		3. 发病机制与病理
		4. 临床表现
		5. 实验室检查与其他检查
		6. 诊断与鉴别诊断
		7. 预防
	六、布鲁菌病	1. 病原学
		2. 流行病学
		3. 发病机制与病理
		4. 临床表现
		5. 实验室检查与其他检查
		6. 诊断与鉴别诊断
		7. 治疗
		8. 预防
第四单元　消毒与隔离	一、消毒	1. 消毒的概念
		2. 消毒的目的
		3. 消毒的种类
		4. 消毒方法
		5. 消毒方法的监测
	二、隔离	1. 隔离的概念
		2. 隔离的种类
		3. 隔离的期限
	三、医院感染	1. 医院感染的概念
		2. 医院感染的防护原则

医学人文

医学伦理学

单元	细目	要点
第一单元　医学伦理学与医学目的、医学模式	一、医学伦理学	1. 伦理学、医学伦理学、医学道德
		2. 医学伦理学的研究对象、研究内容
	二、医学目的、医学模式	1. 医学目的的内涵
		2. 医学模式的类型
第二单元　中国医学的道德传统	一、中国古代医学家的道德境界	
	二、中国现代医学家的道德境界	
	三、中国当代医学家的道德境界	
第三单元　医学伦理学的理论基础	一、生命论	1. 生命神圣论
		2. 生命质量论
		3. 生命价值论
	二、人道论	1. 医学人道主义的含义
		2. 医学人道主义的核心内容
	三、美德论	1. 美德论
		2. 医德品质
	四、功利论	1. 功利论的含义
		2. 医德功利的特征
	五、道义论	1. 道义论的含义
		2. 医学道义论
第四单元　医学道德规范体系	一、医学道德原则	1. 尊重
		2. 无伤
		3. 公正
	二、医学道德规范	1. 医学道德规范的含义
		2. 医学道德规范的内容
	三、医学道德范畴	1. 权利与义务
		2. 情感与良心
		3. 审慎与保密
		4. 荣誉与幸福
第五单元　处理与患者关系的道德要求	一、医患关系的特点	1. 医患关系
		2. 医患关系的模式
		3. 影响医患关系的主要因素
		4. 处理与患者关系的道德原则

单元	细目	要点
第五单元　处理与患者关系的道德要求	二、与患者沟通的道德要求	1. 与患者沟通的原则、方法
		2. 医患冲突的防范
第六单元　处理医务人员之间关系的道德要求	一、正确处理医务人员之间关系的意义	1. 有利于提高医疗服务水平
		2. 有利于医务人员成才
	二、正确处理医务人员之间关系的道德原则	1. 互相尊重
		2. 互相支持
		3. 互相监督
		4. 互相学习
第七单元　临床诊疗的道德要求	一、临床诊疗的道德原则	1. 临床诊疗的道德内涵
		2. 临床诊疗的道德原则
	二、临床诊断的道德要求	1. 中医四诊的道德要求
		2. 体格检查的道德要求
		3. 辅助检查的道德要求
	三、临床治疗的道德要求	1. 诊治急症病人的道德要求
		2. 中医治疗的道德要求
		3. 药物治疗的道德要求
		4. 手术治疗的道德要求
		5. 心理治疗的道德要求
		6. 康复治疗的道德要求
		7. 临终关怀的道德要求
	四、新技术临床应用的道德要求	1. 实施人类辅助生殖技术的伦理原则
		2. 人体器官移植的伦理原则
		3. 人类胚胎干细胞研究和应用的伦理原则
		4. 基因诊断和基因治疗的伦理原则
第八单元　医学研究的道德要求	一、医学研究的基本道德要求	医学研究的基本道德要求
	二、人体试验的道德要求	1. 人体试验
		2. 人体试验的道德原则
第九单元　医学道德评价与良好医德的养成	一、医学道德评价	1. 医学道德评价的标准
		2. 医学道德评价的方式
	二、医学道德教育	1. 医学道德教育的意义
		2. 医学道德教育的方法
	三、医学道德修养	1. 医学道德修养的意义
		2. 医学道德修养的途径
第十单元　医学伦理学文献	一、国外文献	1. 赫尔辛基宣言（涉及人类受试者医学研究的伦理准则）（2000年修订）
		2. 生命伦理学吉汉宣言（2000年）

续表

单元	细目	要点
第十单元　医学伦理学文献	一、国外文献	3. 国际性研究中的伦理与政策问题：发展中国家的临床试验（2001年）
		4. 国际人类基因组组织（HUGO）伦理委员会关于人类基因组数据库的声明（2002年）
		5. 国际医学科学组织委员会《人体生物医学研究国际道德指南》（2002年8月修订）
	二、国内文献	1.《突发公共卫生事件应急条例》（2003年5月9日国务院375号令）
		2. 中华人民共和国卫生部《人类辅助生殖技术和人类精子库伦理原则》（2003年）
		3. 中华人民共和国科技部、卫生部《人胚胎干细胞研究伦理指导原则》（2003年）
		4. 中华人民共和国国家中医药管理局《中医药临床研究伦理审查管理规范》（2010）
		5. 中华人民共和国卫生与计划生育委员会《涉及人的生物医学研究伦理审查办法》（2016）

卫生法规

单元	细目	要点
第一单元　卫生法概述	一、卫生法的概念和渊源	1. 卫生法的概念
		2. 卫生法的渊源
	二、卫生法的基本原则和作用	1. 卫生法的基本原则
		2. 卫生法的作用
第二单元　卫生法律责任	一、卫生民事责任	1. 卫生民事责任的概念及其特征
		2. 卫生民事责任的构成
		3. 卫生民事责任的承担方式
	二、卫生行政责任	1. 卫生行政责任的概念及其种类
		2. 卫生行政处罚的概念及其种类
		3. 卫生行政处分的概念及其种类
	三、卫生刑事责任	1. 卫生刑事责任的概念
		2. 实现刑事责任的方式
		3. 违反卫生法的刑事责任
第三单元　《中华人民共和国医师法》	一、医师的概念及职责	1. 医师的概念
		2. 医师的职责
	二、医师资格考试制度	1. 执业医师资格考试的条件
		2. 执业助理医师资格考试的条件
	三、医师执业注册制度	1. 医师注册的条件及办理
		2. 不予注册的情形
	四、医师的权利、义务和执业规则	1. 医师的权利
		2. 医师的义务
		3. 医师执业规则
	五、《医师法》规定的法律责任	1. 民事责任
		2. 行政责任
		3. 刑事责任
第四单元　《中华人民共和国药品管理法》	一、概述	1.《药品管理法》的立法目的
		2. 药品的法定含义
		3. 药品必须符合法定要求
	二、禁止生产（包括配制）、销售假药与劣药	1. 禁止生产（包括配制）、销售假药
		2. 禁止生产（包括配制）、销售劣药
	三、特殊药品的管理	1. 特殊药品的分类
		2. 麻醉药品和精神药品管理的相关规定
		3. 医疗用毒性药品管理的相关规定

续表

单元	细目	要点
第四单元 《中华人民共和国药品管理法》	四、《药品管理法》及相关法规、规章对医疗机构及其人员的有关规定	1. 医疗机构药品使用的管理规定
		2. 处方的管理规定
		3. 关于禁止药品购销中账外暗中给予、收受回扣或者其他利益的规定
	五、《药品管理法》规定的法律责任	1. 民事责任
		2. 行政责任
		3. 刑事责任
		4. 有关单位或者个人在药品购销中违法给予、收受回扣应承担的法律责任
第五单元 《中华人民共和国传染病防治法》	一、概述	1. 《传染病防治法》的立法目的
		2. 我国对传染病防治实行的方针
		3. 法定传染病的分类
	二、传染病预防与疫情报告	1. 国家建立传染病预防的相关制度
		2. 各级医疗机构和疾病预防控制机构在传染病预防控制中的职责
		3. 传染病疫情报告
		4. 传染病疫情的通报和公布
	三、传染病疫情控制措施及医疗救治	1. 医疗机构发现传染病时应采取的措施
		2. 疾病预防控制机构发现或接到传染病疫情时应采取的措施
		3. 各级政府部门在传染病发生时应采取的紧急措施
		4. 医疗救治
	四、相关机构及其人员违反《传染病防治法》有关规定应承担的法律责任	1. 民事责任
		2. 行政责任
		3. 刑事责任
第六单元 《突发公共卫生事件应急条例》	一、概述	1. 突发公共卫生事件的概念
		2. 突发公共卫生事件应急工作的方针及原则
	二、突发公共卫生事件的预防与应急准备	1. 突发公共卫生事件应急预案制定与预案的主要内容
		2. 突发公共卫生事件预防控制体系
	三、突发公共卫生事件的报告与信息发布	1. 突发公共卫生事件应急报告制度与报告情形
		2. 突发公共卫生事件的信息发布
	四、突发公共卫生事件的应急处理	1. 应急预案的启动
		2. 应急预案的实施

单元	细目	要点
第六单元 《突发公共卫生事件应急条例》	五、《突发公共卫生事件应急条例》规定的法律责任	1. 医疗机构违反《突发公共卫生事件应急条例》规定应追究的法律责任
		2. 在突发事件处理工作中有关单位和个人未履行职责应承担的法律责任
		3. 在突发事件发生期间扰乱公共秩序应追究的法律责任
第七单元 《医疗纠纷预防和处理条例》	一、概述	1. 医疗纠纷的概念
		2. 医疗纠纷的处理原则
		3. 医疗纠纷的合作共治中的部门责任
	二、医疗纠纷的预防	1. 预防医疗纠纷的原则
		2. 医疗机构的职责
		3. 医务人员的责任
		4. 患者的权利与义务
	三、医疗纠纷的处理	1. 医疗纠纷的处理途径
		2. 医疗纠纷中患者的权利
		3. 病历资料、现场实物等的封存与处理
		4. 医疗纠纷的人民调解
		5. 医疗损害鉴定
		6. 医疗纠纷的行政调解
	四、法律责任	1. 医疗机构的法律责任
		2. 医务人员的法律责任
		3. 鉴定机构、尸检机构的法律责任
		4. 医疗纠纷人民调解员的法律责任
		5. 卫生行政机关及人员的法律责任
第八单元 《中华人民共和国中医药法》	一、概述	1. 《中医药法》制定目的、适用范围
		2. 发展中医药事业的原则、方针
	二、中医药服务	1. 中医药服务体系和能力建设
		2. 中医诊所、中医医师的准入管理制度
		3. 保持中医药服务的特色
		4. 中医药服务的政策支持、保障
		5. 中医医疗广告管理
		6. 中医药服务的监督
	三、中药保护与发展	1. 中药材质量管理制度
		2. 中药饮片管理制度
		3. 促进中药制剂发展管理制度

续表

单元	细目	要点
第八单元　《中华人民共和国中医药法》	四、中医药人才培养与科学研究、中医药传承与文化传播	1. 完善学历教育
		2. 增强人才培养的针对性
		3. 鼓励中医药师承教育
		4. 鼓励中医药科学研究
		5. 中医药传承
		6. 中医药文化传播
	五、保障措施与法律责任	1. 中医药事业发展的政策支持与条件保障
		2. 中医药标准体系规定
		3. 中医药行政部门的法律责任
		4. 中医医疗机构的法律责任
		5. 中医医师（考核取得）的法律责任
第九单元　《医疗机构从业人员行为规范》	医疗机构从业人员行为规范	1. 总则
		2. 医疗机构从业人员基本行为规范
		3. 管理人员行为规范
		4. 医师行为规范
		5. 护士行为规范
		6. 医技人员行为规范
		7. 药学技术人员行为规范
		8. 其他人员行为规范
		9. 实施与监督
第十单元《中华人民共和国基本医疗卫生与健康促进法》	一、概述	1.《基本医疗卫生与健康促进法》立法目的、适用范围
		2. 发展医疗卫生与健康事业的原则、方针
		3. 尊重、保护公民的健康权
	二、基本医疗卫生服务	1. 基本医疗卫生服务的含义和组成
		2. 基本公共卫生服务相关管理制度
		3. 基本医疗服务相关管理制度
		4. 公民接受医疗卫生服务时的权利与义务
	三、医疗卫生机构	1. 医疗卫生服务体系
		2. 各类医疗机构提供的主要服务
		3. 举办医疗机构的条件
		4. 医疗卫生机构的分类管理
		5. 医疗卫生技术临床应用的分类管理
		6. 发生突发事件时医疗卫生机构和人员管理
	四、医疗卫生人员	1. 医疗卫生人员培养规划

单元	细目	要点
第十单元《中华人民共和国基本医疗卫生与健康促进法》	四、医疗卫生人员	2. 医疗卫生人员的执业活动管理
		3. 医疗卫生人员的人事、薪酬、奖励制度
		4. 医疗卫生人员定期到基层和艰苦边远地区从事医疗卫生工作制度
		5. 医疗卫生人员执业环境保障
	五、药品供应保障	1. 国家基本药物制度
		2. 药品追溯制度和供求监测体系
	六、健康促进	健康知识的宣传和普及
	七、资金保障、监督管理与法律责任	1. 发展医疗卫生与健康事业的资金保障
		2. 医疗保障体系
		3. 医疗卫生综合监督管理体系
		4. 医疗卫生机构的法律责任
		5. 医疗卫生人员的法律责任